"十二五"职业教育国家规划教材
经全国职业教育教材审定委员会审定

全国中医药行业高等职业教育"十二五"规划教材

医药商品学

(供药品经营与管理、药品服务与管理等专业用)

主　编　甘友清（成都中医药大学峨眉学院）
副主编　张厚利（大连医科大学）
　　　　杨　胜（成都医学院）
　　　　顾勤兰（中国药科大学）
编　委　（以姓氏笔画为序）
　　　　甘友清（成都中医药大学峨眉学院）
　　　　杨　胜（成都医学院）
　　　　张厚利（大连医科大学）
　　　　周　容（成都中医药大学峨眉学院）
　　　　顾勤兰（中国药科大学）
　　　　凌莉莉（广西卫生职业技术学院）
　　　　黄　倩（重庆三峡医药高等专科学校）
　　　　廖广辉（浙江中医药大学）

中国中医药出版社
·北　京·

图书在版编目（CIP）数据

医药商品学/甘友清主编. —北京：中国中医药出版社，2015.8（2020.9重印）
全国中医药行业高等职业教育"十二五"规划教材
ISBN 978-7-5132-2500-7

Ⅰ.①医…　Ⅱ.甘…　Ⅲ.①药品—商品学—高等职业教育—教材
Ⅳ.①F763

中国版本图书馆 CIP 数据核字（2015）第 108476 号

中 国 中 医 药 出 版 社 出 版
北京市大兴区经济技术开发区科创十三街31号院二区8号楼
邮政编码　100176
传真　010 64405750
肥城新华印刷有限公司印刷
各地新华书店经销

*

开本 787×1092　1/16　印张 32.75　字数 735 千字
2015 年 8 月第 1 版　2020 年 9 月第 5 次印刷
书　号　ISBN 978-7-5132-2500-7

*

定价　98.00 元
网址　www.cptcm.com

如有印装质量问题请与本社出版部调换（010 64405510）
版权专有　侵权必究
社长热线　010 64405720
购书热线　010 64065415　010 64065413
微信服务号　zgzyycbs
书店网址　csln.net/qksd/
官方微博　http：//e.weibo.com/cptcm
淘宝天猫网址　http：//zgzyycbs.tmall.com

全国中医药职业教育教学指导委员会

主 任 委 员 卢国慧（国家中医药管理局人事教育司司长）
副主任委员 赵国胜（安徽中医药高等专科学校校长）
　　　　　　 张立祥（山东中医药高等专科学校校长）
　　　　　　 姜德民（甘肃省中医学校校长）
　　　　　　 王国辰（中国中医药出版社社长）
委　　　员 （以姓氏笔画为序）
　　　　　　 王义祁（安徽中医药高等专科学校党委副书记）
　　　　　　 王秀兰（上海中医药大学医学技术学院院长）
　　　　　　 卞　瑶（云南中医学院职业技术学院院长）
　　　　　　 方家选（南阳医学高等专科学校校长）
　　　　　　 孔令俭（曲阜中医药学校校长）
　　　　　　 叶正良（天士力控股集团有限公司生产制造事业群首席执行官）
　　　　　　 包武晓（呼伦贝尔职业技术学院蒙医蒙药系副主任）
　　　　　　 冯居秦（西安海棠职业学院院长）
　　　　　　 尼玛次仁（西藏藏医学院院长）
　　　　　　 吕文亮（湖北中医药高等专科学校校长）
　　　　　　 刘　勇（成都中医药大学峨眉学院院长、四川省食品药品学校校长）
　　　　　　 李　刚（亳州中药科技学校校长）
　　　　　　 李　铭（保山中医药高等专科学校校长）
　　　　　　 李伏君（株洲千金药业股份有限公司副总经理）
　　　　　　 李灿东（福建中医药大学副校长）
　　　　　　 李建民（黑龙江中医药大学佳木斯学院院长）
　　　　　　 李景儒（黑龙江省中医药学校校长）
　　　　　　 杨佳琦（杭州市拱墅区米市巷街道社区卫生服务中心主任）
　　　　　　 吾布力·吐尔地（新疆维吾尔医学专科学校药学系主任）
　　　　　　 吴　彬（广西中医学校校长）
　　　　　　 宋利华（连云港中医药高等职业技术学校党委书记）
　　　　　　 迟江波（烟台渤海制药集团有限公司总裁）

张美林（成都中医药大学附属医院针灸学校党委书记、副校长）
张登山（邢台医学高等专科学校教授）
张震云（山西药科职业学院副院长）
陈　燕（湖南中医药大学护理学院院长）
陈玉奇（沈阳市中医药学校校长）
陈令轩（国家中医药管理局人事教育司综合协调处副主任科员）
周忠民（渭南职业技术学院党委副书记）
胡志方（江西中医药高等专科学校校长）
徐家正（海口市中医药学校校长）
凌　娅（江苏康缘药业股份有限公司副董事长）
郭争鸣（湖南中医药高等专科学校校长）
郭桂明（北京中医医院药学部主任）
唐家奇（湛江中医学校校长、党委书记）
曹世奎（长春中医药大学职业技术学院院长）
龚晋文（山西职工医学院/山西省中医学校党委副书记）
董维春（北京卫生职业学院党委书记、副院长）
谭　工（重庆三峡医药高等专科学校副校长）
潘年松（遵义医药高等专科学校副校长）

秘 书 长 周景玉（国家中医药管理局人事教育司综合协调处副处长）

前 言

中医药职业教育是我国现代职业教育体系的重要组成部分，肩负着培养中医药多样化人才、传承中医药技术技能、促进中医药就业创业的重要职责。教育要发展，教材是根本，在人才培养上具有举足轻重的作用。为贯彻落实习近平总书记关于加快发展现代职业教育的重要指示精神和《国家中长期教育改革和发展规划纲要（2010—2020年）》，国家中医药管理局教材办公室、全国中医药职业教育教学指导委员会紧密结合中医药职业教育特点，充分发挥中医药高等职业教育的引领作用，满足中医药事业发展对于高素质技术技能中医药人才的需求，突出中医药高等职业教育的特色，组织完成了"全国中医药行业高等职业教育'十二五'规划教材"建设工作。

作为全国唯一的中医药行业高等职业教育规划教材，本版教材按照"政府指导、学会主办、院校联办、出版社协办"的运作机制，于2013年启动了教材建设工作。通过广泛调研、全国范围遴选主编，又先后经过主编会议、编委会议、定稿会议等研究论证，在千余位编者的共同努力下，历时一年半时间，完成了84种规划教材的编写工作。

"全国中医药行业高等职业教育'十二五'规划教材"，由70余所开展中医药高等职业教育的院校及相关医院、医药企业等单位联合编写，中国中医药出版社出版，供高等职业教育院校中医学、针灸推拿、中医骨伤、临床医学、护理、药学、中药学、药品质量与安全、药品生产技术、中草药栽培与加工、中药生产与加工、药品经营与管理、药品服务与管理、中医康复技术、中医养生保健、康复治疗技术、医学美容技术等17个专业使用。

本套教材具有以下特点：

1. 坚持以学生为中心，强调以就业为导向、以能力为本位、以岗位需求为标准的原则，按照高素质技术技能人才的培养目标进行编写，体现"工学结合""知行合一"的人才培养模式。

2. 注重体现中医药高等职业教育的特点，以教育部新的教学指导意见为纲领，注重针对性、适用性及实用性，贴近学生、贴近岗位、贴近社会，符合中医药高等职业教育教学实际。

3. 注重强化质量意识、精品意识，从教材内容结构、知识点、规范化、标准化、编写技巧、语言文字等方面加以改革，具备"精品教材"特质。

4. 注重教材内容与教学大纲的统一，教材内容涵盖资格考试全部内容及所有考试要求的知识点，满足学生获得"双证书"及相关工作岗位需求，有利于促进学生就业。

5. 注重创新教材呈现形式，版式设计新颖、活泼，图文并茂，配有网络教学大纲指导教与学（相关内容可在中国中医药出版社网站www.cptcm.com下载），符合职业院校学生认知规律及特点，以利于增强学生的学习兴趣。

在"全国中医药行业高等职业教育'十二五'规划教材"的组织编写过程中，得到了国家中医药管理局的精心指导，全国高等中医药职业教育院校的大力支持，相关专家和各门教材主编、副主编及参编人员的辛勤努力，保证了教材质量，在此表示诚挚的谢意！

我们衷心希望本套规划教材能在相关课程的教学中发挥积极的作用，通过教学实践的检验不断改进和完善。敬请各教学单位、教学人员及广大学生多提宝贵意见，以便再版时予以修正，提升教材质量。

国家中医药管理局教材办公室
全国中医药职业教育教学指导委员会
中国中医药出版社
2015年5月

编写说明

本教材为"全国中医药行业高等职业教育'十二五'规划教材"之一，适用于药品经营与管理、药品服务与管理等专业，也可作为医药企业员工的培训教材。

医药商品学是研究医药商品的使用价值及其在流通过程中实现商品使用价值规律的一门应用学科，是连接医药工业产品与商品流通的桥梁与纽带。医药商品学通过研究医药商品的品种与质量，研究医药商品的有效性、安全性、均一性、稳定性、经济性等基本特性及这些特性间的相互关系，探讨医药商品学的规律性、医药商品在流通领域的质量及其变化规律，探讨如何运用临床药学、临床医学、商品学、经济学、社会学、消费者心理学的观点全面评价医药商品的质量及经济效益比，以合理用药为宗旨，系统研究医药商品的使用价值。

本教材包括医药商品的基本知识、药品、其他医药商品、实训四部分。医药商品的基本知识部分主要介绍医药商品的有关概念、医药商品的特殊性、药品的分类与编码、医药商品的质量与标准、药品包装、医药商品陈列与储存养护以及我国现代医药商品经营的特点。本教材根据我国现有的用药水平及医药商品的经营现状，以2012年版国家基本药物为主，以非处方药为重点，结合《中国药典》（2015年版）收载的品种，主要介绍常用药品的名称、性状、作用、适应证、制剂与用法、不良反应、用药注意、包装贮藏、药物评价及商品信息，以及药店经营的常用医疗器械、保健食品、化妆品等其他医药商品。通过知识链接、知识拓展、处方分析等模块，有目的地介绍了一些医药市场上有代表性、有前途的新品种及相关基础知识，通过对医药商品进行全面评价，有效发挥药品的使用价值，指导消费者合理用药，合理使用相关的医药商品。

本教材根据医药商品学的特点及医药商品购销员职业资格鉴定的要求强化了实训部分。通过药品介绍、医药商品的分类与陈列保管、药品包装识别、药品外观鉴别、处方审查与调配、用药咨询等板块的案例分析及实训，培养学生调配处方能力、药品分类陈列及摆放能力、合理用药指导技能及用药咨询的药学服务能力。

本教材内容丰富、新颖、实用，突出了医药商品经营的特点，使用时各专业应根据本专业教学大纲及培养目标的要求，选取有关单元进行教学。

本教材编写分工如下：甘友清编写第一、二、三、四、十一、二十四、二十五单元及实训；张厚利编写第七、十八单元；杨胜编写第十三、十四单元；顾勤兰编写第八、九、十、二十单元；周容编写第五、十二、十七、二十一单元及实训；凌莉莉编写第

六、十五单元；黄倩编写第十九、二十二、二十三、二十七单元；廖广辉编写第十六、二十六单元。

本教材在编写过程中得到了许多专家的指教及参编单位的支持和帮助，特此感谢！

由于编者水平有限，时间仓促，教材中若存有不足，恳请各位读者提出宝贵意见，以便再版时修订提高。

《医药商品学》编委会

2015年6月

目 录

第一部分 医药商品的基本知识

第一单元 医药商品学与医药商品概述

第一节 医药商品学研究的对象和任务 ······ 2
一、医药商品学的研究对象 ······ 2
二、医药商品学的研究内容 ······ 3
三、医药商品学的任务 ······ 3
四、医药商品学的产生发展 ······ 4

第二节 医药商品分类 ······ 4
一、药品 ······ 4
二、医疗器械 ······ 8
三、保健食品 ······ 8
四、化妆品 ······ 8

第三节 医药商品的特殊性 ······ 9
一、药品的特殊性 ······ 9
二、医药商品经营特点 ······ 10

第四节 现代医药商业的发展概况 ······ 11
一、我国医药流通业的发展概况 ······ 11
二、我国医药行业改革与医药商业经营的发展 ······ 14
三、中国药品市场与世界药品市场的比较分析 ······ 15

第二单元 医药商品质量与质量管理

第一节 医药商品质量 ······ 18
一、商品质量的基本概念 ······ 18
二、药品质量的概念与特性 ······ 19

第二节 医药商品的质量标准 ······ 21
一、药品质量标准 ······ 21
二、医疗器械的质量标准 ······ 23
三、保健食品的质量标准 ······ 24

第三节 医药商品质量管理 ······ 24
一、2013年版GSP特点 ······ 24
二、GSP主要内容 ······ 25

第三单元 药品的分类与编码

第一节 药品分类 ······ 27
一、按药品剂型分类 ······ 28
二、按药品安全性与使用途径不同分类 ······ 32
三、按药品社会价值分类 ······ 35
四、按药品的特殊性分类 ······ 37
五、按医药商业保管分类 ······ 40
六、按药品的来源和生产方式进行分类 ······ 41
七、按药理作用与临床用途分类 ······ 41

第二节 药品编码 ······ 42
一、药品编码特点 ······ 42
二、国家药品编码与电子监管 ······ 43
三、地方政府及企事业采用的药品信息分类与编码 ······ 45

第四单元 药品包装

第一节 药品包装的作用与基本要求 ······ 49
一、药品包装的定义 ······ 49
二、药品包装的作用 ······ 50
三、药品包装的基本要求 ······ 51

第二节 药包材的质量与质量标准 ······ 52

一、药包材的质量要求 …………… 52
二、药包材的质量标准体系 ………… 52
三、我国药包材的质量标准 ………… 53
四、药包材的选择原则与要求 ……… 55
第三节 药品包装类别 ………………… 56
一、按包装的形态来分类 …………… 56
二、按包装在流通过程中所起作用来分类 ………………………… 57
三、按包装技术与目的分类 ………… 57
四、根据药品贮存与保管的要求分类 ……………………………… 58
第四节 药品包装材料与容器 ………… 58
一、药用玻璃包装 …………………… 58
二、药用塑料包装 …………………… 63
三、纸制品包装 ……………………… 65
四、金属材料包装 …………………… 66
五、橡胶制品包装 …………………… 66
六、复合材料包装 …………………… 67
七、药用口服固体陶瓷瓶 …………… 68
八、药用固体纸袋装硅胶干燥剂 …………………………………… 69
第五节 药品的包装标志 ……………… 69
一、药品专用标志 …………………… 69
二、注册商标 ………………………… 70
三、药品包装上的条形码 …………… 70
四、药品的运输包装标志 …………… 71
第六节 药品标签与说明书 …………… 73
一、药品标签 ………………………… 73
二、药品说明书的主要内容 ………… 74
三、药品名称 ………………………… 75
四、药品的用法和用量 ……………… 76
五、药品的批准文号 ………………… 76
六、药品的生产批号 ………………… 77
七、药品有效期 ……………………… 78
八、药品的制剂规格与包装规格 …………………………………… 79
九、药品贮藏条件 …………………… 79

第五单元 医药商品的陈列、储存与养护

第一节 医药商品的陈列 ……………… 81
一、零售药店的类型 ………………… 81
二、医药商品陈列的基本要求 ……… 82
三、药店常见的分类陈列 …………… 83
四、陈列方式 ………………………… 84
五、陈列位置的选择 ………………… 85
第二节 药品的储存与养护 …………… 87
一、药品储存的基本要求 …………… 87
二、影响药品稳定性的因素 ………… 88
三、药品的储存条件 ………………… 89
四、药品的一般保管养护方法 ……… 89
五、主要剂型的保管方法和养护 …………………………………… 90

第六单元 处方调剂

第一节 处方基本知识 ………………… 95
一、处方的定义 ……………………… 95
二、处方意义 ………………………… 95
三、处方种类 ………………………… 96
四、处方标准 ………………………… 96
五、处方规则 ………………………… 97
六、处方常用外文及其缩写 ………… 100
第二节 处方调剂 ……………………… 100
一、处方调剂的资质要求 …………… 100
二、药品调配的程序 ………………… 101
三、审核处方 ………………………… 101
四、调配处方及注意事项 …………… 101
五、药店处方调配要求 ……………… 102
第三节 处方评价 ……………………… 102
一、处方点评制度 …………………… 102
二、处方点评的结果 ………………… 102
三、处方点评的管理与处罚 ………… 103

第二部分 药 品

第七单元 抗感染药

第一节 抗生素 ………………………… 107

一、β-内酰胺类 …………… 107
二、大环内酯类 …………… 117
三、氨基糖苷类 …………… 121
四、四环素类 …………… 123
五、氯霉素类 …………… 125
六、其他抗生素 …………… 126
第二节 合成抗菌药 …………… 128
一、喹诺酮类 …………… 128
二、磺胺类药 …………… 132
三、硝基呋喃类 …………… 133
四、其他合成抗菌药 …………… 134
第三节 抗结核病药 …………… 134
第四节 抗真菌药 …………… 138
第五节 抗病毒药 …………… 144
一、核苷类逆转录酶抑制剂 …………… 145
二、非核苷类逆转录酶抑制剂 …………… 147
三、蛋白酶抑制剂 …………… 148
四、嘌呤或嘧啶核苷类似药 …………… 149
五、其他抗病毒药物 …………… 150
第六节 抗寄生虫病药 …………… 151
一、抗疟疾病药 …………… 151
二、驱肠虫药 …………… 153
三、抗阿米巴病药及抗滴虫病药 …………… 156

第八单元 解热镇痛抗炎药

第一节 解热镇痛药及非甾体抗炎药 …………… 160
第二节 抗痛风药 …………… 169

第九单元 抗变态反应药

第十单元 呼吸系统用药

第一节 祛痰药 …………… 181
一、痰液稀释药 …………… 181
二、黏痰溶解药 …………… 182
第二节 镇咳药 …………… 184
一、中枢性镇咳药 …………… 184
二、外周性镇咳药 …………… 187
第三节 抗感冒药复方制剂 …………… 188
第四节 平喘药 …………… 195
一、β肾上腺素受体激动药 …………… 196
二、磷酸二酯酶抑制剂 …………… 198
三、抗过敏平喘药 …………… 199
四、肾上腺皮质激素 …………… 201

第十一单元 消化系统用药

第一节 治疗消化性溃疡病药 …………… 207
一、抗酸药 …………… 208
二、抑制胃酸分泌药 …………… 209
三、黏膜保护药 …………… 214
四、抗幽门螺杆菌药 …………… 216
第二节 胃肠动力药 …………… 216
一、胃肠促动力药 …………… 216
二、胃肠解痉药 …………… 218
第三节 助消化药 …………… 219
第四节 止吐药 …………… 220
第五节 泻药与止泻药 …………… 221
一、泻药 …………… 221
二、止泻药 …………… 224
第六节 肠道微生态药 …………… 226
第七节 肝胆疾病用药 …………… 228
一、治疗肝炎辅助用药 …………… 228
二、利胆药 …………… 232

第十二单元 心血管系统用药

第一节 抗高血压药 …………… 236
一、肾素-血管紧张素系统抑制药 …………… 238
二、钙拮抗剂 …………… 243
三、肾上腺素受体阻断药 …………… 246
四、利尿降压药 …………… 248
五、其他降血压药 …………… 249
第二节 抗心绞痛药 …………… 252
第三节 调血脂药 …………… 256
第四节 抗休克的血管活性药 …………… 260

第十三单元　泌尿系统用药

第一节　利尿药及脱水药 …………… 263
一、强效利尿药 ………………… 264
二、中效利尿药 ………………… 266
三、弱效利尿药 ………………… 266

第二节　治疗良性前列腺增生药 …… 269
一、α₁-肾上腺素能受体拮抗剂
……………………………… 269
二、5α-还原酶抑制剂 ………… 270

第三节　血液净化透析液与置换液
……………………………… 271

第十四单元　血液及造血系统用药

第一节　抗凝血药及抗血栓药 …… 276
一、抗凝血药 …………………… 276
二、抗血栓药 …………………… 280

第二节　促凝血药 ………………… 287
一、促进凝血因子活性的促凝血药
……………………………… 288
二、抗纤维蛋白溶解的促凝血药 … 291
三、降低毛细血管通透性的促凝血药
……………………………… 292
四、外用止血药 ………………… 292

第三节　抗贫血药 ………………… 294
第四节　升白细胞药 ……………… 298
第五节　血浆及血浆代用品 ……… 300

第十五单元　激素及有关药物

第一节　肾上腺皮质激素 ………… 304
一、短效类 ……………………… 306
二、中效类 ……………………… 307
三、长效类 ……………………… 309
四、外用类 ……………………… 310

第二节　胰岛素及其他降血糖药 … 310
一、胰岛素 ……………………… 311
二、口服降血糖类药 …………… 313

第三节　甲状腺激素及抗甲状腺药
……………………………… 317
一、甲状腺激素类药 …………… 317
二、抗甲状腺药 ………………… 318

第四节　性激素 …………………… 320
一、雄激素和蛋白同化激素类药
……………………………… 321
二、雌激素和孕激素类药 ……… 322
三、选择性雌激素受体调节药 … 324

第五节　避孕药 …………………… 325

第十六单元　中枢神经系统用药

第一节　镇静催眠药 ……………… 329
一、苯二氮䓬类 ………………… 329
二、非苯二氮䓬类 ……………… 332

第二节　抗癫痫药 ………………… 334
第三节　抗帕金森病药 …………… 336
第四节　镇痛药 …………………… 337
第五节　抗精神失常药 …………… 341
一、抗精神病药 ………………… 341
二、抗抑郁症药 ………………… 344

第六节　中枢兴奋药 ……………… 346

第十七单元　维生素、矿物质及肠外肠内营养药

一、维生素类 …………………… 349
二、矿物质缺乏用药 …………… 356
三、肠外肠内营养药 …………… 358

第十八单元　麻醉药及麻醉辅助用药

第一节　全身麻醉药 ……………… 364
一、静脉麻醉药 ………………… 365
二、吸入全麻药 ………………… 367

第二节　局部麻醉药 ……………… 369
第三节　骨骼肌松弛药 …………… 371

第十九单元　临床专科用药

第一节　皮肤科用药 ……………… 374
一、消毒防腐药 ………………… 375
二、抗皮肤感染药 ……………… 376
三、肾上腺皮质激素类药物 …… 378

四、其他皮肤科用药 ……………… 379
第二节　眼科用药 ………………… 379
第三节　耳鼻喉及口腔科用药 …… 382
　　一、鼻部常用药物 ……………… 382
　　二、耳部常用药物 ……………… 383
　　三、咽喉及口腔常用药物 ……… 384
第四节　妇科用药 ………………… 385

第二十单元　抗肿瘤药

第一节　植物类抗肿瘤药 ………… 390
第二节　抗代谢类抗肿瘤药 ……… 391
第三节　分子靶向抗肿瘤药 ……… 393
　　一、单抗抗肿瘤药 ……………… 394
　　二、小分子激酶类抑制剂 ……… 395
第四节　铂类抗肿瘤药 …………… 397
第五节　抗肿瘤抗生素 …………… 398
第六节　烷化剂 …………………… 399

第二十一单元　生物制品

第一节　生物制品概述 …………… 402
　　一、生物制品的分类 …………… 403
　　二、生物制品的命名 …………… 404
　　三、生物制品的保管 …………… 405
　　四、生物制品的使用注意 ……… 405
第二节　常用生物制品 …………… 405
　　一、疫苗类 ……………………… 405
　　二、免疫血清 …………………… 409
　　三、血液制品 …………………… 410

第二十二单元　影响机体免疫功能的药物

第一节　免疫抑制剂 ……………… 414
第二节　免疫调节剂 ……………… 416
　　一、干扰素 ……………………… 417
　　二、胸腺肽 ……………………… 420
　　三、白细胞介素 ………………… 421
　　四、细胞刺激因子 ……………… 422
　　五、肿瘤坏死因子 ……………… 422

第二十三单元　糖类、盐类及酸碱平衡药

　　一、糖类药物 …………………… 425

　　二、盐类药物 …………………… 428
　　三、酸碱平衡药 ………………… 430

第二十四单元　调节生活质量药品

第一节　减肥药 …………………… 433
　　一、脂肪酶抑制剂 ……………… 434
　　二、食欲抑制剂 ………………… 435
第二节　延缓衰老药和老年病药
　　　　 ……………………………… 437
　　一、抗骨质疏松药 ……………… 437
　　二、治疗阿尔兹海默病药 ……… 439
第三节　性功能障碍改善药 ……… 442

第三部分　其他医药商品

第二十五单元　医疗器械

第一节　医疗器械的分类与管理 … 444
　　一、医疗器械定义 ……………… 445
　　二、医疗器械的分类与管理 …… 445
　　三、医疗器械标准 ……………… 446
　　四、产品注册（备案）号 ……… 447
　　五、医疗器械的说明书与标签管理
　　　　规定 ………………………… 448
第二节　医疗器械的分类目录 …… 450
　　一、器械类 ……………………… 450
　　二、材料类 ……………………… 450
　　三、仪器设备类 ………………… 451
　　四、医疗器械软件 ……………… 453
　　五、中医器械 …………………… 453
第三节　家用医疗器械 …………… 453
　　一、家用医疗器械经营特点 …… 453
　　二、药店经营的主要医疗器械
　　　　 ……………………………… 454

第二十六单元　保健食品

第一节　保健食品的定义、功能与分类
　　　　 ……………………………… 463
　　一、保健食品定义 ……………… 463
　　二、保健食品的功能与分类 …… 464

第二节 保健食品的发展状况 ········ 465
一、保健食品的发展状况 ········ 465
二、保健品的行业监管 ········ 465
三、保健食品技术规范 ········ 467

第三节 保健食品的标签、说明书及标志 ········ 467
一、保健食品的标签、说明书 ········ 467
二、保健食品的名称 ········ 468
三、保健食品标志与批准文号 ········ 468
四、如何正确选择和食用保健食品 ········ 469

第四节 药店经营的主要保健食品 ········ 469
一、功能性营养补充剂 ········ 469
二、免疫调节 ········ 471
三、改善睡眠 ········ 472
四、改善胃肠功能 ········ 472
五、中医药特色保健食品 ········ 473

第二十七单元 化妆品

第一节 化妆品定义、功能范围及分类 ········ 476
一、化妆品定义 ········ 476
二、化妆品的使用 ········ 476
三、化妆品功能 ········ 477
四、化妆品分类 ········ 477

第二节 化妆品发展状况 ········ 478
一、化妆品发展过程 ········ 478
二、化妆品行业管理 ········ 479
三、药店销售的化妆品特点 ········ 479

第三节 化妆品主要技术规范 ········ 480
一、化妆品技术规范 ········ 480
二、化妆品名称 ········ 480
三、化妆品产品技术标准编号 ········ 481
四、批准文号 ········ 482

第四节 药店主要经营的化妆品 ········ 482
一、紫外线常识 ········ 482
二、防晒霜的两个指标 ········ 482
三、防晒霜的主要作用 ········ 483
四、防晒霜的主要成分 ········ 483
五、防晒霜的选择 ········ 483

第四部分 实 训

模块一 医药商品的基本技能 ········ 485
实训一 医药商品的分类 ········ 485
实训二 医药商品的陈列 ········ 487
实训三 处方审查与调配 ········ 488
实训四 常用药品外观鉴别 ········ 490
实训五 常用医药商品的保管养护 ········ 491

模块二 用药咨询 ········ 492
实训六 抗感染药的用药咨询 ········ 492
实训七 非处方药的用药咨询 ········ 494
实训八 抗感冒药的用药咨询 ········ 496
实训九 抗消化性溃疡药的用药咨询 ········ 499
实训十 抗高血压药的用药咨询 ········ 501
实训十一 维生素类及矿物质药的用药咨询 ········ 503
实训十二 皮肤科药的用药咨询 ········ 505

主要参考书目 ········ 509

第一部分　医药商品的基本知识

第一单元　医药商品学与医药商品概述

> **学习目标**
>
> 知识目标：掌握药品、新药、医疗器械、保健食品、化妆品等医药商品的基本概念及医药商品的特殊性；掌握医药商品学的研究对象、研究内容及主要任务；熟悉我国医药产业的发展状况；了解医药商品学的产生与发展。
>
> 技能目标：能认识药品、医疗器械、保健食品等常见医药商品；能理解并解释医药商品的基本概念。

医药商品泛指医药商业企业所经营的药品、医疗器械、保健食品、化妆品等商品。医药商品学主要研究和讨论在医药商业中占重要地位的药品，适当介绍药店销售的医疗器械、保健食品、化妆品等其他医药商品。

医药商品是关系人类生命健康的重要商品，在人口老龄化、医保政策、科技进步和国家战略定位的推动下，全球生物医药产业规模迅速扩大。从 2000 年至 2010 年，全球医药市场的销售额由 3000 亿美元增长到 8500 亿美元，其增长速度远高于同期全球经济增长速度，已经成为全球经济的支柱性产业。世界医药产业被誉为"朝阳产业"。

改革开放以来，我国医药行业获得了迅速发展，2013 年生物医药制造业产值达 2.1 万亿元，医疗器械产值达到 1900 亿元。中国已成为世界上第一大原料药生产和出口国，2013 年我国出口化学原料药 236 亿美元，抗感染类、维生素类、解热镇痛类、激素等大宗原料药以及他汀类、普利类、沙坦类等特色原料药在国际医药市场上占有较大的份额，青霉素、维生素C、对乙酰氨基酚等品种已具有较强的国际竞争能力。卫生材料、一次性医院耗材、输液器、B超机、呼吸机、普通手术器械和激光类手术器械等中低端医疗器械产品，占据世界医疗器械市场的较大份额。各类医药产品的迅速发展，为我国医药工业加速国际化奠定了坚实基础，我国已成为当今世界上发展最快的医药市场之一。为了进一步推动产业发展，我国已将生物医药列为战略性新兴产业，先后制定了《促进生物产业加快发展若干政策》《"重大新药创制"科技重大专项计划》等政策，力争在"十三五"期间发展成为生物技术强国和生物产业大国。由于人口结构老龄化、新医改"全民医保"以及国民综合支付能力的提高，我国有望在未来10年成为仅次于美国的全球第二大药品市场。

第一节 医药商品学研究的对象和任务

一、医药商品学的研究对象

医药商品学主要研究医药商品的商品属性及其在流通过程中实现其使用价值规律的一门应用学科。医药商品泛指医药商业企业所经营的药品、医疗器械、保健食品、化妆品、化学试剂、玻璃仪器等商品（图1-1）。

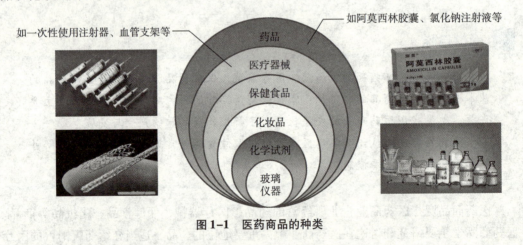

图1-1 医药商品的种类

药品、医疗器械等作为商品在市场上流通，也和其他商品一样具有使用价值和价值两个基本因素。

医药商品的使用价值是通过医药商品的自然属性及由自然属性所决定的其他因素来体现。因此，医药商品学研究的对象主要有两个方面。

1. 医药商品的自然属性 ①医药商品的名称、成分、外观、性能、规格、剂型、有效期等。②医药商品的质量。③医药商品的作用与功效。④合理用药的药学基础。医药商品在形成使用价值的属性中，起直接和主导作用的是药品的自然属性，医药商品的自然属性将决定医药商品是否能够满足预防、诊断、治疗疾病的需要。

2. 医药商品自然属性决定的有关要素 这些要素包括：①医药商品的分类。②医药商品的标准。③医药商品的包装。④医药商品的陈列、运输、储存与养护。⑤医药商品的质量评价。这些要素将决定医药商品的使用价值是否被医生、药师、消费者及医药市场所接受。

二、医药商品学的研究内容

医药商品学通过研究医药商品的品种与质量，研究医药商品的有效性、安全性、均一性、稳定性、经济性等基本特性及这些特性间的相互关系，探讨医药商品学的规律性、医药商品在流通领域的质量及其变化规律，探讨如何运用临床药学、临床医学、经济学、社会学、心理学的观点全面评价医药商品的质量、经济效益比、医药商品的使用价值等问题。

研究医药商品的使用价值必须重点研究医药商品的品种特征及合理用药，而合理用药是复杂的系统行为，由医学、药学、社会学、心理学等学科的理论知识及医生、药师和用药者个人的综合素质所决定。

随着我国市场经济的发展，医药商品学的内容也越来越丰富。医药商品学研究的内容主要包括：

1. 医药商品的质量与质量评价。
2. 医药商品的质量标准与质量控制。
3. 医药商品的质量管理与产品质量认证。
4. 医药商品的分类与编码。
5. 医药商品的包装与标志。
6. 医药商品的分类陈列、运输、储存与养护。
7. 医药商品的品种分析及品种发展规律。
8. 医药市场信息收集、整理、预测及医药新品种的市场开发。
9. 医药商品的合理使用与消费者保护。

随着现代商业的发展，现代医药商品学逐渐由商品学、经济学、临床医学、市场营销学、消费者心理学等学科与药物学有机结合而形成一门应用学科，成为连接医药工业产品与商品流通的桥梁与纽带（图1-2）。

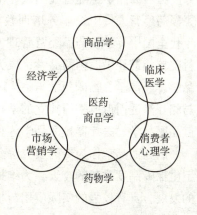

图1-2 医药商品学所涉及的学科体系

三、医药商品学的任务

医药商品学的任务主要是为了促进医药商品的生产、经营和销售，为医药企业提供医药商品的质量要求与建议，指导医药商品质量的改进和新药的开发，满足消费者的用药需要，促进医药市场的适销对路及健康发展。主要包括以下几方面：

1. 规范医药商品经营，保证为人们提供质量合格、安全有效的药品。

2. 培养医药商品经营人员用药咨询的药学服务能力，指导消费者合理用药。

3. 对医药商品进行全面评价，有效发挥药品的使用价值，提高医药企业的经济效益，促进医药市场的健康发展。

4. 研究医药商品的包装，掌握不同商品在流通过程中可能引起质变的各种因素，以利于保证医药商品质量。

5. 实现对医药商品的科学分类陈列管理。

四、医药商品学的产生发展

随着我国改革开放及市场经济地位的确立，我国医药改革的步伐也明显加快。药品降价、药价放开、处方药与非处药分类管理、连锁经营、国家基本药物目录制度、医疗保险制度改革等一系列的改革措施使中国医药企业的竞争力明显增强，促进了我国医药商业经营快速发展。

国家基本药物制度的推行，对企业产品生产经营结构的调整产生了重大影响；医疗保险制度的建立，药品的消费结构也随之出现改变；一些疗效确切、质量可靠、价格低廉的国产药、普药及新药仍将占有较大的市场份额；药品分类管理制度的实施，既为医药零售业提供了较大的市场发展空间，同时也对零售药店在人员配备、进货渠道、销售行为等方面提出了更高的要求。

医药商品学也随着我国医药市场经济而发展。20世纪80年代末中国医药公司编写了医药经营人员中级业务培训教材《医药商品学》，供药品从业人员使用。20世纪90年代全国中等学校药品经营管理专业开始增设医药商品学课程。进入21世纪后，本专科院校相继开设医药商品学，成为医药营销等专业的主要课程。医药商品学也逐渐由商品学、经济学、临床药学与临床医学、市场营销学、消费者心理学等多种学科有机结合与相互渗透而形成一门独立的学科。随着医药市场的细化，又产生了中成药商品学、保健品商品学、医疗器械商品学等独立的分支学科。

医药商品学作为专门研究医药商品的一门应用商品学，在实施药品分类管理和医疗卫生保障制度改革的今天，为维护正常的医药市场秩序，指导合理用药，促进医药经济的发展，具有较强的实际应用与指导意义。

第二节 医药商品分类

一、药品

（一）药物与药品

1. 药物 具有治疗、预防和诊断疾病的化学物质称为药物。

2. 药品 用于预防、治疗、诊断人的疾病，有目的地调节人体生理机能并规定有适应证或功能主治、用法和用量的物质，包括中药材、中药饮片、中成药、化学原料药及其制剂、抗生素、生化药品、放射性药品、血清、疫苗、血液制品和诊断药品等（图1-3）。主要有三层含义：

（1）专指用于预防、治疗、诊断人的疾病，因此药品不包括农药和兽药。

（2）其作用是有目的地调节人的生理机能并规定有适应证或者功能主治、用法和用量的物质，这就与医疗器械、保健食品及化妆品区分开来。

（3）药品范围包括中药材、中药饮片、中成药、化学原料药及其制剂、抗生素、生化药品、放射性药品、血清疫苗、血液制品和诊断药品等。

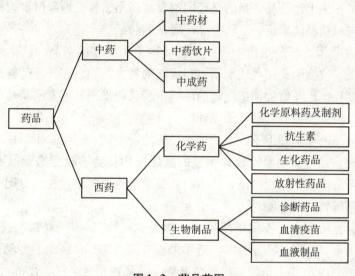

图1-3 药品范围

从两者的概念来看，药品是经国家正式批准，有批准文号，能上市销售的商品，必须是有明确的剂型、剂量、适应证、用法和用量的物质。而药物范围更大，它可能是还在实验室的东西，不一定可以上市，但有活性。制药企业进行临床试验时称为"药物临床试验"，而不是药品临床试验，涉及药时都称为药物，如试验药物、对照药物、药物来源、药物保管、药物发放等。

（二）现代药与传统药

1. 现代药是指19世纪以来发展起来的化学药品、抗生素、生物制品等，是用合成、分离、提取、化学修饰、生物技术等现代科学方法得到的物质，并且是用西医理论和方法筛选确定其药效的。现代药的化学结构基本清楚，有较完善的控制质量的标准与方法。我国一般把它称为西药。

2. 传统药是指各国历史上流传下来的药物，主要是植物药、动物药和矿物药。世界许多国家都有自己的传统药。我国的传统药主要是中药，其治病的理论、药物加工的原则和选药的依据是以中医辨证理论为指导。

从以上分析看，中药与西药的最根本的区别在于应用的医学理论不同。其实有很多现代药来源于中药，例如盐酸小檗碱（盐酸黄连素）是由黄连、黄柏、三颗针等中药材提取得到的有效成分，现已人工合成，其主要制剂有盐酸小檗碱片、复方黄连素片等。盐酸小檗碱片是按西医理论和方法筛选作为抗菌药使用，应属于现代药；而复方黄连素片中主要成分也是盐酸小檗碱，但按中医理论配方使用，用于清热燥湿，行气止痛，止痢止泻，复方黄连素片应属于中药。因此，在查阅质量标准时，盐酸小檗碱片收载于《中国药典》（二部），而复方黄连素片收载于《中国药典》（一部）。

（三）注册（上市）药品

注册药品又称为上市药品，指的是经国家食品药品监督管理部门审查批准并发给生产批准文号或进口药品注册证、医药产品注册证的药品。

1. 新药　在我国，新药是指未曾在中国境内上市销售的药品。已生产的药品，凡增加新的适应证、改变给药途径或剂型，制成新的复方制剂，亦按新药管理。改变剂型但不改变给药途径，以及增加新适应证的注册申请获得批准后不发给新药证书；靶向制剂、缓释制剂、控释制剂等特殊剂型除外。

对已上市药品改变剂型但不改变给药途径的注册申请，应当采用新技术以提高药品的质量和安全性，且与原剂型比较有明显的临床应用优势。改变剂型但不改变给药途径，以及增加新适应证的注册申请，应当由具备生产条件的企业提出；靶向制剂、缓释制剂、控释制剂等特殊剂型除外。

新药在实验室研究中尚不属于药品，可称为"药物"；但一经批准进入临床研究，以及批准生产上市，则属于药品范畴。近年来，有很多新药在临床上出现了未曾预见的毒副反应。例如，1999年上市的抗风湿药万络（药品通用名为罗非昔布），2003年的销售额已达25亿美元，2004年因发现长期或大剂量服用会增加患者心脏病和中风的发病几率，美国制药巨头默克公司不得不从全球市场上撤回。因此，新药的研制与生产不可避免地要冒一些风险。造成这种风险的主要原因是由于现有的检验技术、实验条件、实验周期的限制，仅凭有限的临床试验病例就归纳得出结论，不可能对新药作全面的评价，尤其对慢性和特异质反应的患者更是如此。

国家食品药品监督管理局根据保护公众健康的要求，可以对批准生产的新药品种设立监测期。监测期自新药批准生产之日起计算，最长不得超过5年。监测期内的新药，国家食品药品监督管理局不批准其他企业生产、改变剂型和进口。

所以，不论是新药的生产者、经营者、使用者、消费者，都不应采取盲目推崇或否定的态度，注意观察其不良反应，大胆、合理使用新药。

2. 专利药品与原研药品　专利药品指拥有化合物专利及有效成分组合物专利的药品。对专利期内药品，因知识产权保护及质量占优而享有单独定价等政策保护。

原研药品是在药品管理中逐渐形成的约定俗成的概念，一般指曾获得化合物专利及有效成分组合物专利的产品过了专利保护期。根据我国现行药品价格政策，已过专利保护期的原研制药品与仿制药品比，注射剂差价率不超过35%，其他剂型差价率不超过30%。但由于药品降价的原因，仿制药品降得多，原研药品降得少，造成原研药品与仿制药品的价格出现较大的差距。

3. 仿制药品 仿制药品是指仿制国家食品药品监督管理局已批准上市的已有国家标准的药品。仿制药申请，是指生产国家食品药品监督管理局已批准上市的已有国家标准的药品的注册申请；但是生物制品按照新药申请的程序申报。受国家行政保护的品种不得仿制。

2007年10月1日施行的《药品注册管理办法》对仿制药的研发、申报审批与生产提出了更高的要求，强调仿制药在安全性、有效性及质量上保持一致，仿制药应当与被仿制药具有同样的活性成分、给药途径、剂型、规格和相同的治疗作用。

2013年2月16日，国家食品药品监督管理局正式颁布《仿制药质量一致性评价工作方案》，对2007年修订的《药品注册管理办法》实施前批准的临床常用仿制药，分期分批进行一致性评价，评估其内在物质和临床疗效上与原研产品的一致性，旨在提高仿制药品的质量。

4. 进口药品 进口药品是指进口境外制药厂商所在生产国家或者地区的上市药品。进口药品申请，是指境外生产的药品在中国境内上市销售的注册申请。未在生产国家或者地区获得上市许可，但经国家食品药品监督管理局确认该药品安全、有效而且临床需要的，可以批准进口。批准进口的药品，发给《进口药品注册证》。中国香港、澳门和台湾地区的制药厂商申请注册的药品，发给《医药产品注册证》。

进口药品分包装，是指药品已在境外完成最终制剂生产过程，在境内由大包装规格改为小包装规格，或者对已完成内包装的药品进行外包装、放置说明书、粘贴标签等。进口分包装的药品应当执行进口药品注册标准；进口分包装药品的说明书和标签必须与进口药品的说明书和标签一致，并且应当标注分包装药品的批准文号和分包装药品生产企业的名称；提供药品的境外制药厂商应当对分包装后药品的质量负责。

（四）假药与劣药

2001年12月1日起施行的《中华人民共和国药品管理法》对假药与劣药给予了如下法定含义：

1. 假药 有下列情形之一的为假药：①药品所含成分与国家药品标准规定的成分不符的。②以非药品冒充药品或者以他种药品冒充此种药品的。

有下列情形之一的药品，按假药论处：①国务院药品监督管理部门规定禁止使用的。②依照本法必须批准而未经批准生产、进口，或者依照本法必须检验而未经检验即销售的。③变质的。④被污染的。⑤使用依照本法必须取得批准文号而未取得批准文号的原料药生产的。⑥所标明的适应证或者功能主治超出规定范围的。

2. 劣药 药品成分的含量不符合国家药品标准的，为劣药。

有下列情形之一的药品，按劣药论处：①未标明有效期或者更改有效期的。②不注明或者更改生产批号的。③超过有效期的。④直接接触药品的包装材料和容器未经批准的。⑤擅自添加着色剂、防腐剂、香料、矫味剂及辅料的。⑥其他不符合药品标准规定的。

二、医疗器械

医疗器械，是指直接或者间接用于人体的仪器、设备、器具、体外诊断试剂及校准物、材料以及其他类似或者相关的物品，包括所需要的计算机软件。其作用是：①疾病的诊断、预防、监护、治疗或者缓解。②损伤的诊断、监护、治疗、缓解或者功能补偿。③生理结构或者生理过程的检验、替代、调节或者支持。④妊娠控制。⑤生命的支持或者维持。⑥通过对来自人体的样本进行检查，为医疗或者诊断目的提供信息。

医疗器械的作用主要是通过物理的方式来完成，如声学、光学、电学、机械作用、物理屏障或者支持人体器官或人体某种功能等，不是通过药理学、免疫学或者代谢的方式获得，或者虽然有这些方式参与但是只起辅助作用。例如药物涂层血管支架属于医疗器械，对已灌封疫苗、胰岛素的注射器则属于药品；普通创可贴属于医疗器械，而云南白药创可贴则属于药品；ABO血型定型试剂、乙型肝炎表面抗原试剂等体外诊断试剂用于临床检测属于医疗器械，用于血源筛查按照药品受理和审评，需要进行批检，以保障临床用血的安全。

三、保健食品

保健食品是指声称具有特定保健功能或者以补充维生素、矿物质为目的的食品。即适宜于特定人群食用，具有调节机体功能，不以治疗疾病为目的，并且对人体不产生任何急性、亚急性或者慢性危害的食品。保健食品须具有以下属性：①食品属性。②功能属性，具有特定保健功能或者以补充维生素、矿物质为目的。③非药品属性。④对人体不产生急性或慢性的危害。

保健食品虽有调节人体某种机能的作用，但它不是人类赖以治疗疾病的物质，不是药品，不能宣传治疗疾病的功效。作为食品的一个种类，保健食品具有一般食品的共性，既可以是普通食品的形态，也可以使用片剂、胶囊等特殊剂型。保健食品的标签说明书可以标示保健功能。

保健食品必须通过严格的动物毒理和人体试食试验，确保产品无毒且有某种特殊的功能，取得批准文号后方可上市销售。而一般食品中也含有生理活性物质，但含量较低，在人体内无法达到调节机能的浓度，不能实现功效作用。

四、化妆品

化妆品是指以涂擦、喷洒或者其他类似的方法，散布于人体表面任何部位（皮肤、毛发、指甲、口唇等），以达到清洁、消除不良气味、护肤、美容和修饰目的的日用化学工业产品。

某些护肤类化妆品具有润泽皮肤、保护皮肤的作用，对于某些皮肤病也能起到一些辅助治疗的作用。如当归祛斑嫩白霜，当归中的多糖、阿魏酸、挥发油、氨基酸、维生素等多种营养成分能滋润肌肤、防止皮肤粗糙、改善肤质，使肌肤白皙洁净、光滑细腻，具有祛斑美白功效。

根据国家食品药品监督管理局的有关规定，育发、染发、烫发、脱毛、美乳、健美、除臭、祛斑、防晒的化妆品按特殊用途化妆品进行管理。

第三节 医药商品的特殊性

一、药品的特殊性

药品是人类同疾病斗争的有力武器。药品质量的好坏，直接关系到人们的身体健康和生命安危。药品特殊性表现在与人的生命健康相关、质量标准严格、专业技术性强、社会公共性、缺少需求价格弹性、消费者低选择性、需要迫切性等方面。

1. 药品质量的特殊性 药品要质量第一，确保安全有效、均一稳定，这样可以有效防止药源性疾病的发生。患者在买药的时候，并不过分计较药价多少，关键是看药品的质量，药品只有符合质量标准要求，才能保证疗效。所以，进入流通渠道的药品，只允许有合格品，绝对不允许有次品或等外品。国务院药品监督管理部门颁布的《中华人民共和国药典》和药品标准为国家药品标准，药品必须符合国家药品标准。法定的国家药品标准是判断和保证药品质量的标准，是划分药品合格和不合格的唯一依据，任何个人或单位都不得更改，不合格的药品不准出厂、销售或使用。

2. 药品管理方式的特殊性

（1）药品消费方式是被动消费，消费者对药品质量的信任完全寄托于政府，寄托于药品生产、经营及使用单位。因此，政府必须对药品的生产、经营和使用实行特殊管理，其基本目的是杜绝不合格的药品进入流通领域，保证人民群众的用药安全。

（2）患者在用药前很少知道该药品的质量标准是什么，更无法判断药品的质量好坏，患者自己不能鉴别药品的真假优劣，必须由专业检验机构中的专业人员对药品进行监督检查，患者用药是否安全完全依赖于药品本身的质量，因此，药品质量的专业性检验必须贯彻于药品的生产、经营、使用三个环节中，才能保证药品的质量。

（3）对药品监督是全方位的，这也是药品不同于一般商品的特殊性。有时，即使药品的专业检验合格，也不能确保全部药品的安全有效、均一稳定。国家对药品研制、生产、经营、使用实行严格的质量监督管理，执行 GMP、GSP、GLP、GCP、GAP 等质量管理规范。《药品经营质量管理规范》（GSP）正是由此而在实践中产生，并以此来衡量药品在流通全过程是否处于严密的控制状态，是否能确保药品的质量，防止药品流通过程中有污染、混淆、差错事故的发生。

3. 药品的专属性 主要是指药品使用的专属性，每种药品都有自己特定的功能主治和使用对象，同类药品之间不可以任意替代，"对症下药"是亘古不变的真理。药品在使用方面不具有任何随意性。患者须通过医生的检查、诊断后，在医生和药师的指导下合理使用药品，才能达到防病、治病和保护健康的目的。若滥用药物就很可能造成中毒或产生药源性疾病。国家对于药品包装、标签、使用说明书都以法规形式做了明确规定，用于指导人们用药，保证用药安全。

4. 药品的两重性 即药品的治疗作用和不良反应。是指药品在防病与治病的同时，也会发生某些不良反应，如毒性反应、变态反应、继发反应、后遗反应、耐受性与依赖性等。许多药品，特别是新药，还需要通过上市使用一段时间后，经过长期的、大量的调查、统计和分析，进行再评价，才能发现其毒副反应。为此，许多国家都在努力、逐步完善药品不良反应监测和药品质量信息反馈系统。

5. 药品的时效性 人患何种疾病、何时患病是不以人的意志为转移的。一旦生病，就立刻对药品产生强烈的需求。因此，药品的供应必须及时、有效、品种规格齐全，只有"药等病"，不能"病等药"。药品时效性，要求药品的生产、经营和使用单位要有超前和必要的储备以适应这种需要。药品只有在规定的有效期内才能保证患者用药的安全有效，过期的药品只能报废销毁。

6. 药品的社会福利性 国家实行基本药物制度，保证临床用药的基本需求；国家对基本医疗保险品种实行政府定价或指导价；国家实行药品储备制度，国内发生重大灾情、疫情及其他突发事件时，国务院规定的部门可以紧急调用企业药品。

二、医药商品经营特点

（一）国家对医药商品的经营有严格的法律要求

1. 药品经营的特殊性 由于药品的特殊性，国家对生产许可和经营资格等市场准入的资质等方面有特殊的要求。药品经营企业必须取得《药品经营许可证》。

除了国家规定的预防用药、麻醉药品、精神药品等特殊药品实行政府定价或专营外，其他普通药品逐渐引入了市场机制。对于一般商品可以用价格调节其需求，如当商品库存过多时可以搞"清仓处理"或按时令进行"削价处理"，消费者可以适当购买一些暂时用不着但生活必需的商品储存起来。由于药品具有"专属性"，而且要求"对症下药"，价格刺激和经济因素仅仅是一方面，再加上药品具有"时限性"，所以，在药品经营中具有一定的特殊性。这就要求药品经营者要正确掌握市场对药品的需求情况，以便掌握经营的主动权。

2. 国家对医疗器械实行分类管理 国家对医疗器械按照风险程度实行分类管理，共分为三类。

第一类是风险程度低，实行常规管理可以保证其安全、有效的医疗器械。例如纱布、绷带、医用橡皮膏、创口贴、基础外科手术器械等。

第二类是具有中度风险，需要严格控制管理以保证其安全、有效的医疗器械。例如医用脱脂纱布、医用脱脂棉、体温计、电子血压计等。

第三类是具有较高风险，需要采取特别措施严格控制管理以保证其安全、有效的医疗器械。例如可吸收性止血纱布（如明胶海绵）、一次性使用无菌注射器、植入器材、体外诊断试剂等。

国家对第一类医疗器械实行备案管理，第二、三类医疗器械实行注册管理；从事第三类医疗器械经营必须取得《医疗器械的经营许可证》，第二类医疗器械的经营实行备案管理。

(二) 药品的特殊性决定药品经营企业必须实施 GSP

近年来，国家出台了一系列政策标准，比如在生产领域推广实行《药品生产质量管理规范》(GMP)，在经销环节实行《药品经营质量管理规范》(GSP) 管理。只有取得 GMP、GSP 认证合格的企业，才具有生产经营资格。

1. 批发企业经营的药品品种多、规格多、数量大、移动性大，根据用户的需要，将来自不同地点众多企业的药品经过组合又分配到其他批发企业和零售药店以及医疗单位，在这个多品种的集散流通过程中，药品的差错、污染和混淆的情况随时可能发生。

2. 药品在运输过程中会遇到许多可能影响药品质量的因素。

3. 药品在流通过程中均以包装的面目出现，其质量情况的识别多数依靠外观、包装标识及文字所提示的品名、规格、批号、有效期、储存条件等管理为重点，而且其内在质量必须是专业人员通过特殊的检测仪器方可鉴定。

4. 药品从生产出来到使用之前，大部分时间在仓库里储存，且药品的有效期是在一定的储存条件下确定的，因此仓库的条件对药品的质量会产生不可忽视的影响。若储存条件不当，无疑是在给药品做"加速"试验，会大大缩短药品的有效期。

由以上情况可知，在药品流通领域必须有一套严格的规范来管理药品的质量，在药品经营环节实行《药品经营质量管理规范》(GSP)，杜绝药品流通过程中一切可能发生的问题，以确保药品的稳定性、安全性和有效性。

(三) 专业的药品经销人员

由于药品、医疗器械等医药商品的特殊性及高度的专业性，国家对药品的经销人员实行准入制度，必须取得医药商品购销员、中药购销员等技能等级证书，方能上岗。药品的销售必须由执业药师或从业药师提供指导，药品的配方必须由执业药师或药师以上职称的人员签字确认，方可销售，以保证临床用药的安全性和合理性。

第四节 现代医药商业的发展概况

一、我国医药流通业的发展概况

(一) 我国医药流通业的发展过程

1. 完全的计划经济时代 20 世纪 50~80 年代，在计划经济体制下，整个医药商业实行的是统购统销。1950 年，成立中国医药公司及天津、上海、广州、沈阳、北京等一级医药采购供应站，省级医药公司也先后组建二级（地、市）医药采购批发站和县医药公司，全国有 1000 余家二级批发站、3000 余家三级批发站。全国医药商业供应采取的是按照行政区划逐级调拨商品，实行统一管理计划，统一核算财务，统一安排网点的管理体制。全国医药商品产销计划由中国医药公司统一规划，一、二、三级批发层层下达指标，层层调拨。药品生产企业只能将药品按计划销向一级批发站及部分二级批发站，再由一级（或二级）批发站销向下一级批发站，最后由三级批发站销往医院和药店。统购统销的管理模式对统一安排市场，稳定药价，促进生产，满足人民用药需要，起到了十分重要的作用。

2. 计划经济向市场经济的过渡时期　20世纪80年代初以来，随着经济体制的不断发展，医药市场出现了多渠道经营的局面，商业部门打破了各个批发环节的固定调拨情况，指令性计划改为指导性计划。在国家"打破行政区划，减少流通环节"等政策的引导下，以及市场因素的共同作用下，统购包销被打破，商业企业不再按一、二、三级划分，层层调拨不复存在，各级药品经营企业在商品采购中，可以在全国医药工商业企业自由选购，从而改进了经营服务形式，发展了横向经济联系。随着药品流通领域政策的放开，大量的行业外资源进入药品流通领域，新的批发企业纷纷出现，药品批发的中间商大量增加。药品生产企业可不经过上级批发站，而直接将药品销往下一级批发站或直接销向医院和药店，有的药品生产企业甚至自己成立了销售公司。

到20世纪末，我国医药经营企业发展到13万多家，其中医药批发企业1.65万家，医药零售企业11.5万家。这个时期医药购销业务迅猛发展，1999年医药商品销售总额完成1216亿元，市场竞争的局面基本形成。但医药商业的"多、小、散、低、乱"，即数量多、规模小、经营分散、管理水平低、流通秩序乱等问题，在此阶段表现得格外明显。

3. 集约化阶段　1998年成立了国家药品监督管理局，2003年成立了国家食品药品监督管理局，2013年国家对食品安全办、质检局、工商局的相关职能进行整合，成立了新的国家食品药品监督管理总局，市场监管的力度明显加大。随着流通秩序好转以及工业向商业的渗透，促使医药分销从最初的自由竞争向合作型竞争过渡，其规模和范围也进一步扩大。大型医药商业公司通过资本扩张形成了一些特大型和区域性大企业，如中国药材集团公司并入中国医药集团总公司；上药集团、太极集团、三九药业、同仁堂科技、深圳海王等大型医药企业集团组建其终端连锁网络，国内开始出现集药品生产、经营于一体的大型医药集团；而中小医药企业进行差异化经营，使医药商业格局进一步变革。

（二）我国医药流通产业的特点

1. 我国医药商业发展迅速　国家宏观经济发展的持续趋好，为医药行业的改革与发展提供了良好的外部环境。医药行业被列入国家高新技术产业后，得益于国家政策的大力扶持，医药经济始终保持了旺盛的发展势头。截至2011年底，全国共有药品批发企业1.39万家；药品零售连锁企业2607家，下辖门店14.67万多家；零售单体药店27.71万多家，零售药店门店总数达42.38万多家。

2. 行业集中度显著提高　在日趋激烈的市场竞争中，通过全面的药品经营质量管理体系GSP认证促进了行业的规范化建设，通过资本运作实现兼并、联合、重组、整合现有药业资源，实现利润最大化和超常规发展，将逐步改变医药企业多、小、散、乱的现状。

与发达国家同类企业相比，国内药品批发企业存在三低（市场集中度低、服务效率低、专业化服务水平低）、一高（传统批发业务份额高）、一多（企业数量多）、一小（企业规模小）、两少（专业化技能人才少、供应链管理人才少）等特点。

2010年后，批发企业总量在减少，零售连锁药店数量在上升，表明药品流通行业"十二五"规划在行业内得到逐步落实，行业结构调整、市场集中度提高和发展连锁经营，取得了实质性进展。2011年国药集团、上药、华润控股3家医药集团企业主营收入已占全行业总额的24.8%，药品批发百强的主营收入占行业总额比重已达80%。药品零售领域的市场集中度也有所提高。2011年国药控股国大药房、重庆桐君阁大药房、广东大参林连锁药店、中国海王星辰连锁药店、老百姓大药房连锁年销售额均超30亿元，湖北同济堂药房、辽宁成大方圆医药连锁、云南鸿翔一心堂药业（集团）、上海华氏大药房年销售均超过20亿元，总体来看，零售药店仍发展缓慢，如贴近生活、贴近群众的大健康品牌少，经营理念较为传统，零售连锁经营缺乏创新，药店执业药师能力不能满足需要等。

3. 市场监管力度加大，流通秩序不断得到改善 随着药品的招标采购、药品零售限价、GSP认证加快、国家基本药物目录的推行、流通领域逐步对外资开放等一系列政策的出台，促进了企业结构的调整和企业素质的提高，有力地推动了市场流通秩序的整顿工作，医药市场的流通秩序不断得到改善。

4. 医药商业的现代物流迅速发展 2003年北京医药与西门子德马泰克合作建立现代化医药物流配送中心之后，全国各地广泛掀起了兴建大型医药物流中心的热潮。北京医药、广州医药、九州通医药集团等相继建立区域性医药商品配送中心。医药物流在医药行业中兴起，使得生产厂商、批发商、分销商等成为一种供应链上的分工协作关系。

5. 外资进入中国药品分销市场的步伐已悄然加快 2003年国家正式批准了首家医药流通合资企业中国永裕新兴医药有限公司，这意味着中国药品分销领域开放后境外资本的首次实质性介入。2005年1月1日起，我国允许外国企业从事全方位的销售服务，包括药品的采购、仓储配送、批发零售和售后服务等，这将会对我国传统的医药批发、零售运作模式产生重大的影响，我国医药商业企业将面临世界级巨头的挑战。外资进入中国药品分销市场的步伐正在加快。

6. 国家新医改拉动基层用药规模增长 近年来，在国家"强基层"的医改政策推动下，基层医疗机构用药水平持续提升，用药规模快速增长，已成为备受行业青睐、成长性最好的市场。据统计，2012年国家基本药物销售增幅较大，参与国家基本药物配送的药品批发直报企业的国家基本药物配送总额为947亿元；全国药品流通企业对一级及一级以下医院销售为808.5亿元，占行业销售总额的7.2%。

7. 药品流通服务模式创新取得新突破 面对医药分开、公立医院改革、基层医疗崛起、市场营销扁平化等行业新趋势，以往的商业服务方式和盈利模式受到严峻挑战。医药流通业围绕"医改"带来的契机，推进供应链管理应用，不断创新服务模式，多元化服务趋势日益展现，在开展对医院院内药品物流延伸服务、进行医院物流管理系统（SPD）试点、承接药房托管、承接医院药库外设管理以及药店承担社区医疗机构药房功能试点等新型服务模式方面尤为突出。据统计，2012年全国药品流通直报企业中，具有第三方医药物流资质的批发企业有56家；具有食品药品监管部门颁发的开展第三方药品物流业务确认文件的专业医药物流企业有43家；开展物流延伸服务的企业有41家；承接药房托管的企业有29家；承接医院药库外设的企业有11家。

8. 健康服务业的发展将推动医药行业持续增长　2013年，国务院发布了《关于促进健康服务业发展的若干意见》，随着新医改的推进，全民医保覆盖面的提高以及百姓对健康刚性需求的增加，大健康将疾病预防、保健、治疗和健康管理融为一体。在大健康政策的引导下，我国的医药流通行业将呈现持续增长的态势。

二、我国医药行业改革与医药商业经营的发展

进入21世纪以后，我国医药改革的步伐明显加快。医药分家、药品降价、药价放开、处方药与非处药分类管理、连锁经营、国家基本药物目录制度、医疗保险制度改革等，一系列的改革措施使中国医药企业的竞争力明显增强，必将促进我国医药商业经营快速发展。

国家基本药物目录制度和基本医疗保险药物目录的推行，对企业产品生产经营结构的调整将产生重大影响。随着新的医疗保险制度的建立，药品的消费结构随之出现调整。一些疗效确切、质量可靠、价格低廉的国产药、普药及新药仍将占有较大的市场份额。

药品分类管理制度的实施，对促进医药流通体制改革、规范医药营销、促进产品结构调整，将产生重要影响。《处方药与非处方药分类管理办法（试行）》已于2000年1月1日起实施，2005年后已全面实施处方药与非处方药的分类管理。既为医药零售业提供了较大的市场发展空间，同时也对零售药店在人员配备、进货渠道、销售行为等方面提出了相应的管理要求。

2002年国家发布了《中药现代化发展纲要》。国家将加强中药材资源的培育和保护，逐步建立中药产业化生产基地；大力发展我国的藏药、维药、苗药、彝药等民族药；探索建立中药材种植规范和中药饮片的技术标准，采用现代理论和科技手段，完善中成药的质量和技术标准，促进中药质量标准的提高；积极支持野生变种的研究开发工作，加强稀缺和濒危的野生动、植物药材资源的保护；发扬传统中医理论的精华，发展中药在治疗及营养保健方面的优势，增加剂型和品种，提高加工质量，改进包装，开拓国际市场。

2005年4月，国家食品药品监督管理局（SFDA）发布了《关于加强药品监督管理促进药品现代物流发展的意见》，将从监督管理的角度促进药品现代物流有一个较快的发展。鼓励具有药品现代物流条件的药品批发企业通过兼并、重组、联合发展，促进规范化、规模化，使企业做大做强；允许其接受已持有许可证的药品企业委托进行药品的储存、配送服务业务；允许有实力并具有现代物流基础设施及技术的企业为已持有许可

证的药品企业开展第三方药品现代物流配送。

按照医改"十二五"规划的要求,药品流通行业改革发展政策也陆续出台。2012年新修订的《药品经营质量管理规范》已于2013年6月开始实施,这是对药品流通监管政策的一次较大调整,实施企业计算机管理信息系统,控制药品购销渠道和仓储温湿度,加强票据管理、冷链管理和药品运输环节监管等规定全面提升了药品流通企业的软硬件标准和要求,提高了准入门槛,将为行业发展带来深刻影响。随着《全国药品流通行业发展规划纲要(2011~2015年)》的深入贯彻实施,商务部将继续鼓励企业兼并重组、做大做强,提高行业集中度;支持发展现代医药物流和连锁经营,进一步提升药品流通效率和现代化水平。

三、中国药品市场与世界药品市场的比较分析

1. 中国市场增长高于世界水平　中国被世界公认为新兴医药市场。由于经济的快速发展,国人可支配收入迅速增加,对健康的要求越来越高,刺激药品市场的繁荣发展;同时,科技的不断进步,廉价的劳动资源,高涨的市场需求吸引国际大制药公司在中国开设分厂,也带动了药品市场的发展。据国际医药行业信息咨询公司IMS的统计分析,2013年中国药品市场销售额已超过法国和德国,成为继美国和日本之后的全球第三大药品市场,中国成为全球医药行业持续增长的主要动力之一。

2. 中国的用药结构不合理,医药市场有待完善　根据2014年中国医药市场蓝皮书的统计数据,中国近5年来医院化学药品终端各大类药品市场份额出现了明显的变化,见表1-1。

表1-1　中国医院化学药品终端各大类药品市场份额统计表

大类	2009年	2010年	2011年	2012年	2013年
抗肿瘤与免疫调节剂	17.72%	17.10%	18.36%	18.16%	18.86%
全身用抗感染药物	23.94%	23.10%	18.89%	16.63%	15.31%
心血管系统药物	13.34%	13.41%	13.39%	14.69%	14.47%
消化系统及代谢药	12.67%	12.75%	13.46%	14.15%	14.11%
血液与造血系统药物	10.59%	11.04%	11.60%	11.53%	11.76%
神经系统药物	8.68%	9.16%	10.00%	10.52%	10.89%
肌肉与骨骼系统药物	2.89%	3.10%	3.46%	3.40%	3.37%
呼吸系统药物	2.57%	2.75%	2.71%	3.08%	3.14%
全身用激素类制剂(不含性激素)	1.88%	1.83%	1.95%	1.80%	1.92%
生殖泌尿系统和性激素类药物	1.27%	1.26%	1.32%	1.41%	1.40%
皮肤病用药	0.66%	0.64%	1.11%	0.73%	0.68%

在中国疾病死亡率统计中,恶性肿瘤、心脑血管疾病、呼吸系统疾病、消化系统疾病排在前列,但中国的用药结构,并未很好地反映这些疾病的用药需求,医药市场的培育有待完善。

3. 用药结构存在较大差异，抗生素和大输液所占比重明显偏大 近10年来，中国用药类别与市场份额中，抗生素一直占据医院用药20%左右的市场份额，而抗生素在全球和美国的市场份额低于2%。说明一定程度上，中国对抗生素存在严重的依赖和滥用现象。由于抗生素的过度使用，导致耐药菌不断增多，全球范围内减少其使用成为大趋势。卫生部管理部门于2004年发布并实施了《抗菌药物临床应用指导原则》，2012年发布并实施了《抗菌药物临床应用管理办法》，省级卫生部门制定了抗菌药物分级管理目录，规范抗菌药物临床应用行为，提高抗菌药物临床应用水平，促进临床合理应用抗菌药物，控制细菌耐药，保障医疗质量和医疗安全。

在中国另一个用药份额比较高的大类是以氯化钠、葡萄糖为代表的大输液。我国大输液产品已从一般的基础型输液发展到肠内和肠外营养液、血浆代用品、肾科产品、各种类型的输液产品、冲洗液五大类。据统计，我国每年的静脉注射患者超过50亿次，是全球最大的注射国，其中很大的部分显然是不必要的，可以通过口服等其他途径给药代替。"能口服不注射，能肌注不输液"是世界卫生组织（WHO）推荐的用药准则；静脉注射有利于控制病情，但用药的风险很大，易发生医疗事故，可能对人体造成较大的危害。过度使用输液产品已经引起了卫生管理部门的重视和关注，2014年，安徽省卫计委下发《关于加强医疗机构静脉输液管理的通知》，要求医疗机构规范静脉输液管理，尽可能减少不必要的静脉输液。安徽省作为医改试点省份，率先提出输液管理的要求和具体措施，将对其他省份起到启示作用。

4. 零售药品市场稳定增长 随着新医改的进一步推进，我国的零售药店面临严峻的生存环境。据国家食品药品监督管理总局资料显示，截至2013年11月，我国的药店总数（包括连锁门店和单体药店）为433873家。其中，单体药店数量为273809家；连锁企业数量为3376家，连锁门店为160064家。2013年中国药品零售终端规模为2558亿元，保持稳定增长。

全球药品零售市场，随着非专利药竞争势头的高涨，欧洲和北美两大成熟的全球药品零售市场增速趋于放缓；而拉美等小板块市场的需求则得到激发，药品零售市场增长提速，成为中国制药企业原料药和制剂出口的战略要地。在治疗需求上，心血管系统用药等慢性病用药增长稳定，抗肿瘤药物则随着需求的增长和新药研发及新药上市的推进而迅速增长。

总体来看，随着人民生活水平的提高、保健意识的增强、新型医疗技术的发展及人口老龄化，中国的医药市场有较大的发展潜力，但类别与品种仍亟待调整，转变旧的不良用药习惯，建立符合患者的用药结构，世界药品市场的发展值得我们借鉴。

目标检测

一、思考题

1. 药品、保健食品、医疗器械、化妆品的主要区别是什么？

2. 注册药品与新药、原研药品及仿制药品的主要区别是什么？
3. 药品的特殊性及医药商品经营特点有哪些？
4. 我国医药流通产业的特点有哪些？

二、填空题

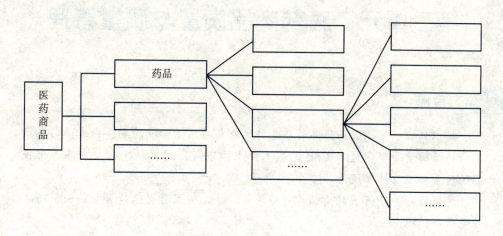

第二单元　医药商品质量与质量管理

学习目标

知识目标：掌握医药商品的质量特性及药品质量标准的主要内容；熟悉我国的药品质量管理制度及GSP的基本要求；了解医疗器械、保健食品、化妆品的质量标准及技术规范。

技能目标：分析医药商品质量与质量特性，树立患者生命安全第一、药品质量第一的观念。

第一节　医药商品质量

一、商品质量的基本概念

（一）商品质量概念

商品质量是指商品满足规定或潜在需要的特征和特性的总和，也就是商品的使用价值。商品的这些属性区别了不同产品的不同用途，满足了人们的不同需要。产品不同，用途各异，人们对产品质量的要求也不同。我们把这种要求称为产品的质量特性，例如解热镇痛药可以降低发热者的体温而不影响正常体温，即商品的特性。

商品质量的概念有狭义和广义之分，狭义的商品质量是指产品与其规定标准技术条件的符合程度，它是以国家或国际有关法规、商品标准或订购合同中的有关规定作为最低技术条件，是商品质量的最低要求和合格的依据。广义的商品质量是指商品适合其用途所需的各种特性的综合及其满足消费者需求的程度，是市场商品质量的反映。

随着科学技术的进步和商品经济的发展，现代商品的质量观已从最初仅考虑商品内在质量，发展到越来越注重商品外观质量、经济性及商品品种的综合质量。

（二）商品质量的基本要求

商品质量的基本要求是商品特性的总和能够满足需要。商品质量的要求多种多样，是因为不同的使用目的和用途会产生不同的使用要求和需要，即使对于同一用途的商品，不同的消费者也会提出不同的要求。商品质量的基本要求可以概括为商品的适用性、安全性、卫生性、可靠性、经济性、信息性等方面。

1. 适用性 是指满足这种商品主要用途所必须具备的性能。是为实现预定使用目的或规定用途，商品所必须具备的各种性能或功能。它是构成商品使用价值的基础。

2. 商品寿命 通常指商品使用寿命，有时也包括储存寿命。使用寿命是指工业品商品在规定的使用条件下，保持正常性能的使用总时间。

3. 可靠性 指商品在规定条件下和规定时间内，完成规定功能的能力。它是与商品在使用过程中的稳定性和无故障性联系在一起的一种质量特性，是评价机电类商品质量的重要指标之一。可靠性通常包括耐久性、易维修性和设计可靠性。耐久性是指日用工业品在使用时抵抗各种因素对其破坏的性能，它是评价高档耐用商品的一个重要质量特性。

4. 安全性 是指商品在储存和使用过程中对环境无污染，对人体无损害的能力。环境要求包括两个方面：一方面要求商品在生产、流通直至消费以及废弃阶段，均不致对社会和人类生存环境造成危害；另一方面要求提供能使商品正常发挥效用的环境条件，如规定的温度、湿度、电压等。

5. 经济性 是指商品的生产者、经营者、消费者都能用尽可能少的费用获得较高的商品质量，从而使企业获得最大的经济效益，消费者也会感到物美价廉。经济性反映了商品合理的寿命周期费用及商品质量的最佳水平。

6. 信息性要求 是指消费者有权获得的商品有用信息，主要包括商品的名称、用途、规格、型号、重量、容量、原材料或成分、生产厂名、生产日期、有效期、商标、质量检验标志、安全警告、储存、运输等。

7. 美观性 商品能够满足人们审美需要的属性，如商品的形态、色泽、质地、结构、气味、味道和品种多样化等。

商品质量的各项基本要求，并不是独立的、绝对的，特别是对某种商品提出具体质量要求时，不仅要根据不同的用途进行具体分析，而且还必须与社会生产力的发展、国民经济水平及人们消费习惯相适应。

二、药品质量的概念与特性

（一）药品质量的概念

药品是用于预防、治疗、诊断人的疾病，有目的地调节人的生理机能，并规定有适应证、用法和用量的物质。药品的质量是指药品能满足规定要求和需要的特征总和。其中"规定要求"主要指的是药典等药品标准中的规定，"需要"主要是指消费者的期望。

（二）药品的质量特性（quality characteristic）

根据药品的用途以及人类长期以来的用药经验，药品的质量特性主要包括有效性、安全性、稳定性、均一性等方面，如图2-1所示。药品的有效性、安全性、稳定性和均

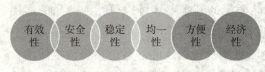

图 2-1　药品质量特性

一性是药品的固有特性，它们之间存在密切的联系，药品的稳定性和均一性将直接影响药品的使用价值，变质药品及混入杂质的药品可出现异常生理反应和毒副作用，影响药品的安全性和有效性。

1. 有效性（effectiveness）——基本特征　有效性是指药品在规定的适应证或者功能主治、用法和用量的条件下，能满足预防、治疗、诊断人的疾病，有目的地调节人的生理功能的性能。主要包括物理指标、化学指标、生物药剂学指标及药效学指标等。

物理指标：药品活性成分、辅料的含量、制剂的重量、外观等指标。

化学指标：药品活性成分化学、生物化学特性变化等指标。

生物药剂学指标：药品的崩解、溶出、吸收、分布、代谢、排泄等指标。

药效学指标：我国对有效性的表示方法为痊愈、显著有效、有效、无效，国外一些国家对有效性的表示方法为完全缓解、部分缓解、稳定、无缓解。

2. 安全性（safety）——基本特征　安全性是指使用安全，毒副作用小。它是指在按规定的适应证或者功能主治、用法和用量使用药品后，人体产生毒副反应的程度。大多数药品均有不同程度的毒副反应，因此，只有在衡量有效性大于毒副反应，或可解除、缓解毒副作用的情况下才使用某种药品。药品的安全性与有效性一起，构成药品的真正质量特性。

安全性的考察指标是指药品的毒性、不良反应、三致（致癌、致畸、致突变）、依赖性和使用禁忌等。

3. 稳定性（stability）——重要特征　稳定性是指药品在规定的条件下保持其有效性和安全性的能力。"规定条件"一般是指规定的有效期内，生产、贮存、运输和使用药品的要求。

稳定性和有效期是不可分割的部分，药品的物理、化学、微生物学和生物特征会随时间发生变化，也就是药品的有效性和安全性会变化。稳定性是指在规定的条件下保持其有效性和安全性的能力。规定条件即指规定的时间内，以及生产、贮存、运输和使用的要求，而规定的时间，即为药品的有效期。药品的有效期通过药品的稳定性考察（影响因素实验、加速实验、长期留样考察实验）得出。

药品的稳定性考察指标包括物理特性（形状、颜色、硬度等）、化学特性（含量、酸碱度等）、微生物学特性（无菌或细菌数）、生物学特性（崩解、溶出、吸收、分布等）。

4. 均一性（uniformity）——重要特征　均一性是指药品的每一单位产品（如一片药、一支注射剂，或一箱、一袋原料药等）都符合有效性、安全性的规定要求，也是药品的重要特征。

药品的均一性是在制药过程中形成的药物制剂的固有特性，考察药品均一性的指标有重量差异、含量均匀度等。

5. 方便性（convenience）　方便性是指药品的剂型与包装适合药品质量的要求，方便储存、运输和医疗使用的特性。例如口服液配备了计量准确、使用方便的量杯。

6. 经济性（economy） 经济性是指药品生产、流通过程中形成的价格水平。生产、流通过程中形成的药价水平，可影响药品的使用价值。例如原研药品与仿制药品可能存在产品质量的不同，价格有较大的差异。

随着科学技术的发展，药品的质量特性已逐步量化，能科学地进行量度，也就是通过一系列数据的指标直接或间接地反映出来。如性状、鉴别试验、含量（效价）测定、pH、安全试验、溶血试验、杂质检查、重量差异检查、含量均匀度检查等，主要是通过质量特性和质量指标来反映的。将反应药品质量特性的技术参数、指标明确规定下来，形成技术文件，这就是药品的质量标准。

第二节 医药商品的质量标准

一、药品质量标准

药品是一种特殊的商品，关系到人民用药的安全和有效，为保证其质量，国家对药品有强制执行的标准。

（一）药品质量标准的概念

为了确保人们用药的安全和有效，在药品的研究、生产、供应以及临床使用过程中均应进行严格的质量监督和检验，这就需要有法定的监督和检验的依据，即药品质量标准。

药品质量标准是国家对药品质量及其检验方法所做的技术规定，是药品生产、经营、使用、检验和监督管理部门共同遵守的法定依据。我国《药品管理法》指出，药品必须符合国家药品标准，生产、销售、使用不符合药品质量标准的药品是违法行为。

为了控制药品的质量，在药品质量标准中，规定有检验的项目、检验的方法以及限度和要求。药品质量标准必须体现药品的安全有效、技术先进、经济合理、稳定可控。

（二）我国药品质量标准的制订原则

药品质量标准的制订必须从满足社会和人民群众日益增长的对药品的需求出发，制订药品标准必须坚持质量第一，充分体现"安全有效，技术先进，经济合理"的原则，药品标准应起到促进提高质量、择优发展的作用。

《中国药典》就是按照"使用安全、疗效可靠、工艺合理、质量可控、标准完善"的基本原则制定，收载的品种基本反映我国临床用药的实际情况。

药品标准制订后，不能随意变动，但也不能一成不变。随着医药科学技术与经济的进步与发展，新药与新检测方法不断涌现，药品质量标准也应适时修订。使用药品质量标准应当以最新的版本为依据。

（三）我国的药品质量标准

2001年12月1日起施行的《中华人民共和国药品管理法》规定药品必须符合国家药

品标准；国务院药品监督管理部门颁布的《中华人民共和国药典》和药品标准为国家药品标准；国务院药品监督管理部门组织药典委员会，负责国家药品标准的制定和修订。

2007年10月1日起施行的《药品注册管理办法》中作了具体规定：国家药品标准，是指国家食品药品监督管理局颁布的《中华人民共和国药典》、药品注册标准和其他药品标准，其内容包括质量指标、检验方法以及生产工艺等技术要求。药品注册标准，是指国家食品药品监督管理局批准给申请人特定药品的标准，生产该药品的药品生产企业必须执行该注册标准。药品注册标准不得低于《中国药典》的规定。

1.《中华人民共和国药典》 简称《中国药典》，英文名称为Chinese Pharmacopoeia（简称ChP）。药典是一个国家关于药品标准的法典，是国家管理药品生产与质量的依据，和其他法令一样具有约束力。一个国家的药典在一定程度上反映了该国的药品生产、医疗及科学技术的水平，同时对保证用药安全有效、促进药品研究及药品生产水平的提高也有很大作用。大部分国家的药典出版后，一般经5~10年修订一次。出版新药典时，常常淘汰一些旧品种；根据需要有时出版增补本。

《中国药典》是国家为保证药品质量可控、确保人民用药安全有效而依法制定的药品法典，是药品研制、生产、经营、使用和管理都必须严格遵守的法定依据，是国家药品标准体系的核心，是开展国际交流与合作的重要内容。

知识链接

药典的历史沿革

我国历史上最早的药典是唐代的《新修本草》，完成于659年，是世界上最早的药典。新中国成立后，第一部《中国药典》1953年版由卫生部编印发行。其后相继发行了1963版、1977版、1985版、1990版、1995版、2000版、2005版、2010版、2015版，共10版。《中国药典》2015年版自2015年12月1日起执行。

《中国药典》2015年版进一步扩大药品品种的收载和修订，共收载品种5608种。一部收载品种2598种，其中新增品种440种。二部收载品种2603种，其中新增品种492种。三部收载品种137种，其中新增品种13种、修订品种105种。首次将上版药典附录整合为通则，并与药用辅料单独成卷作为新版药典四部。四部收载通则总数317个，其中制剂通则38个、检测方法240个、指导原则30个、标准物质和对照品相关通则9个；收载药用辅料270种，其中新增137种、修订97种。新版药典的颁布标志着我国药品标准水平再上一个新台阶。

2. 局颁标准 所有未收载入药典的药品标准。主要包括临床研究用标准（临床研究）、暂行标准（试生产）、试行标准（正式生产初期）、地方标准整理提高后的品种标准。

3. 药品注册标准 药品注册是指国家食品药品监督管理局根据药品注册申请人的申请，依照法定程序，对拟上市销售药品的安全性、有效性、质量可控性等进行审查，并决定是否同意其申请的审批过程。

药品注册标准是指国家药品食品监督管理局批准给申请人特定药品的标准，生产该药品的药品生产企业必须执行该注册标准。

药品注册标准是针对指定的药品，如果该药品有多个企业被批准生产，也就是有多个药品注册标准，但均不得低于《中国药典》的规定；注册标准仅适用于特定的企业生产该种药品，不适用于其他企业；药品监督管理部门依据该企业的药品注册标准检验、监督，不以这个企业的注册标准去检验另一个企业生产的同类药品，也不能仅以《中国药典》来检验和监督。

（四）国外药典概况

1. 美国药典与国家处方集 美国药典-国家处方集（U.S. Pharmacopeia / National Formulary，缩写为 USP-NF），目前版本为 USP 37-NF 32，于 2014 年 5 月 1 日生效。对于在美国制造和销售的药物和相关产品而言，USP-NF 是唯一由美国食品药品监督管理局（FDA）强制执行的法定标准。此外，对于制药和质量控制所必需的规范，例如测试、程序和合格标准，USP-NF 还可以作为明确的操作指导。

USP-NF 作为在美国销售的药品的法定药品质量标准。为避免因劣质产品或标示不当而引起的指控，在美国销售的药品必须遵循 USP-NF 中的标准。USP-NF 也被在全球销售药品的制造厂商广泛使用，符合 USP-NF 标准即意味着全球认可的质量保证。

2. 英国药典 英国药典（British Pharmacopoeia，缩写 BP），目前为 2014 年版，即 BP（2014）。

3. 日本药局方 日本药局方（Japanese Pharmacopoeia，缩写 JP），由厚生省颁布执行。分两部出版，第一部收载原料药及其基础制剂，第二部主要收载生药、家庭药制剂和制剂原料，日本药典最新版是 2011 年出版的第十六改正版。

4. 欧洲药典 欧洲药典（European Pharmacopoeia，缩写 EP），目前为第七版，2011 年 1 月生效。欧洲药典为其 27 成员国认可，与本国药典具有同样约束力，并且互为补充。

5. 国际药典 国际药典（International Pharmacopoeia，缩写 Ph. Int），2006 年发布了第四版，2008 年对其进行第一次增补，2011 年又对其进行了第二次增补，由世界卫生组织（WHO）颁布。国际药典不具有法律效力，国际药典收载的品种更多是关注发展中国家的需要，推荐各国使用。

二、医疗器械的质量标准

医疗器械标准分为国家标准、行业标准和注册产品标准（备案的产品技术要求）。

1. 国家标准 强制性国家标准（代号为"GB"，例如 GB18671-2009 一次性使用静脉输液针）；推荐性国家标准（代号为"GB/T"，例如 GB/T 27949-2011 医疗器械消毒剂卫生要求)。

2. 行业标准 包括医疗器械强制性行业标准（代号为"YY"，例如YY0881-2013一次性使用植入式给药装置专用针）和医疗器械推荐性行业标准（代号为"YY/T"，例如YY/T 1245-2014自动血型分析仪）。

强制性标准是必须执行；推荐性是参考执行。

3. 注册产品标准（备案的产品技术要求） 是指由制造商制定，应能保证产品安全有效，并在产品申请注册或备案时，经市级以上药品监督管理部门依据国家标准和行业标准相关要求复核的产品标准。制造商应对注册产品标准（备案的产品技术要求）所规定的内容负责。医疗器械注册产品标准（备案的产品技术要求）由各级食品药品监督管理部门负责管理。没有国家标准和行业标准的注册产品标准（备案的产品技术要求），可视为"保障人体健康的行业标准"。

三、保健食品的质量标准

按国家食品药品监督管理2005年7月1日施行的《保健食品注册管理办法》的要求，保健食品实行注册管理，必须符合其注册标准。进口保健食品须取得《进口保健食品批准证书》。

第三节　医药商品质量管理

近年来，我国医药商品的质量管理逐渐规范化，国家食品药品监督管理局（SFDA）相继颁布了《药品生产质量管理规范》（good manufacture practice，GMP）、《药品经营质量管理规范》（good supply practice，GSP）、《药品临床试验管理规范》（good clinical practice，GCP）、《药品非临床研究管理规范》（good laboratory practice，GLP）、《中药材生产质量管理规范》（good agricultural practice，GAP）等药品的研制、生产、供应、临床以及检验质量管理规范，国家推行强制认证制度的规范有GMP和GSP两种。这些规范的施行，加强了药品的全面质量管理，有利于加速我国医药产业的发展，提高药品的国际竞争力。SFDA还颁布了《保健食品注册管理办法（试行）》（2005年7月1日施行），规范保健食品的管理；2014年国务院修订颁布了《医疗器械监督管理条例》，SFDA将启动医疗器械GMP认证工作。本节主要讲述我国现行版《药品经营质量管理规范》（GSP）的主要内容及特点。

一、2013年版GSP特点

新修订的《药品经营质量管理规范》自2013年6月1日起施行。

1. 2013年版GSP修订的基本思路 ①规范药品供应链全过程。②树立质量管理体系整体意识。③建立质量风险防范机制。④与国际规则接轨。⑤充分考虑区域发展差异。⑥培养企业实施GSP的主动性。⑦建立良性运转的行业质量信誉环境。

2. 2013年版GSP修订的总体目标 新版GSP修订的总体目标：全面推进一项管理

手段，强化两个重点环节，突破三个难点问题。

（1）一项管理就是实施企业计算机管理信息系统。

（2）两个重点环节就是药品购销渠道和仓储温湿度控制。

（3）三个难点就是票据管理、冷链管理和药品运输。

3. 基本框架体系　新版 GSP 的总体结构采用总则与附录结合的形式。

总则的内容主要是药品流通各环节质量控制的基本准则、原则性要求、通用性管理规定。总则体现 GSP 实施的长期性和稳定性，尽量避免因政策、法规、行业发展、技术进步等因素变化的影响。

附录的内容可根据最新的外部因素变化而作必要、及时调整。近期 SFDA 根据 GSP 的要求相继制定了《药品经营企业计算机系统》《药品储存运输环境温湿度自动监测》《药品收货与验收》《冷藏、冷冻药品的储存与运输管理》《验证管理》等附录。

二、GSP 主要内容

新修订 GSP 共 4 章，包括总则、药品批发的质量管理、药品零售的质量管理、附则，共计 187 条。新修订 GSP 集现行 GSP 及其实施细则为一体，虽然篇幅没有大的变化，但增加了许多新的管理内容。如新修订 GSP 借鉴了国外药品流通管理的先进经验，引入供应链管理理念，结合我国国情，增加了计算机信息化管理、仓储温湿度自动检测、药品冷链管理等新的管理要求，同时引入质量风险管理、体系内审、验证等理念和管理方法，从药品经营企业人员、机构、设施设备、文件体系等质量管理要素的各个方面，对药品的采购、验收、储存、养护、销售、运输、售后管理等环节做出了许多新的规定。

1. 全面提升软件和硬件要求

（1）新修订 GSP 全面提升了企业经营的软硬件标准和要求，在保障药品质量的同时，也提高了市场准入门槛，有助于抑制低水平重复，促进行业结构调整，提高市场集中度。

（2）在软件方面，新修订 GSP 明确要求企业建立质量管理体系，设立质量管理部门或者配备质量管理人员，并对质量管理制度、岗位职责、操作规程、记录、凭证等一系列质量管理体系文件提出详细要求，并强调了文件的执行和实效；提高了企业负责人、质量负责人、质量管理部门负责人及质管、验收、养护等岗位人员的资质要求。

（3）在硬件方面，新修订 GSP 全面推行计算机信息化管理，着重规定计算机管理的设施、网络环境、数据库及应用软件功能要求；明确规定企业应对药品仓库采用温湿度自动监测系统，对仓储环境实施持续、有效的实时监测；对储存、运输冷藏、冷冻药品要求配备特定的设施设备。

2. 针对薄弱环节增设一系列新制度

（1）针对药品经营行为不规范、购销渠道不清、票据管理混乱等问题，新修订 GSP 明确要求药品购销过程必须开具发票，出库运输药品必须有随货同行单并在收货环节查验，物流活动要做到票、账、货相符，以达到规范药品经营行为，维护药品市场秩序的目的。

（2）针对委托第三方运输，新修订 GSP 要求委托方应考察承运方的运输能力和相关质量保证条件,签订明确质量责任的委托协议,并要求通过记录实现运输过程的质量追踪,强化了企业质量责任意识,提高了风险控制能力。

(3) 针对冷链管理,新修订 GSP 提高了对冷链药品储存、运输设施设备的要求,特别规定了冷链药品运输、收货等环节的交接程序和温度监测、跟踪和查验要求,对高风险品种的质量保障能力提出了更高的要求。

3. 与医改"十二五"规划及药品安全"十二五"规划等新政策紧密衔接

(1) 为落实医改"十二五"规划和药品安全"十二五"规划关于药品全品种全过程实施电子监管、保证药品可追溯的要求,新修订 GSP 规定了药品经营企业应制定执行药品电子监管的制度,并对药品验收入库、出库、销售等环节的扫码和数据上传等操作提出具体要求。

(2) 为配合药品安全"十二五"规划对执业药师配备的要求,新修订 GSP 规定了药品零售企业的法定代表人或企业负责人应当具备执业药师资格;企业应当按国家有关规定配备执业药师,负责处方审核,指导合理用药。

目标检测

一、选择题

1. 药品质量特性的基本特征指(　　)
   A. 有效性　　　B. 均一性　　　C. 安全性　　　D. 稳定性
2. 2010 年版中国药典三部指的是(　　)
   A. 中药　　　B. 西药　　　C. 化学药品　　　D. 生物制品
3. 最新版的 GSP 指的是(　　)
   A. 2000 年版　　　B. 2010 年版　　　C. 2013 年版　　　D. 2014 年版
4. 新修订的 GSP 增加(　　)的管理要求。
   A. 计算机信息化管理　　　　　　B. 仓储温湿度自动检测
   C. 药品冷链管理　　　　　　　　D. 质量风险管理
5. 具有较高风险,需要采取特别措施严格控制管理以保证其安全、有效的医疗器械是指(　　)
   A. 第一类　　　B. 第二类　　　C. 第三类　　　D. 第四类

二、思考题

1. 药品质量特性有哪些?
2. 我国医药商品质量标准和质量管理规范有哪些?
3. 简述现行 GSP 的主要特点。

第三单元　药品的分类与编码

学习目标

知识目标：掌握以剂型为主的分类管理与使用、按处方药与非处方药分类管理与使用、按药品的特殊性分类管理使用、按药品来源进行分类、按临床用途进行分类；熟悉国家基本药物目录与国家基本医疗保险、工伤保险和生育保险药品目录的特点；熟悉常见的药品编码方法。

技能目标：能对常见医药商品进行合理分类与使用，方便患者购买；能认识医药商品的分类标志，指导消费者正确识别医药商品，指导患者正确使用药品；能对常用药品进行编码分类。

第一节　药品分类

药品品种繁多，性质各异，分类的方法也不尽相同，各种分类法并非十分完善，应根据不同需要和特点进行分类。药品常按剂型、安全性、特殊性、社会价值、来源、用途及分类管理要求进行分类，如图3-1所示。

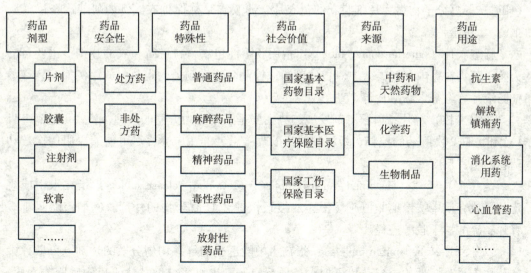

图3-1　常见药品分类

一、按药品剂型分类

药物剂型即药物制剂，是指药物根据医疗需要，为了使用、运输和贮存方便，常被加工成不同的制剂形式。以剂型为主的综合分类能在一定程度反映出药品的形态、用途、制备方法及保管储存方法等。药物剂型约有几十种，常按药品形态、给药途径等方法分为以下几大类：①液体剂型及半液体剂型：注射剂、糖浆剂、水剂、溶液剂、合剂、洗剂、酊剂、流浸膏等。②固体剂型及半固体剂型：散剂、颗粒剂、片剂、胶囊剂、丸剂、栓剂、软膏剂、浸膏、膜剂等。③气体剂型：气雾剂、喷雾剂等。

下面就临床常用的药物剂型分述如下：

1. 片剂　片剂（tablets）系指药物与适宜的辅料混匀压制而成的圆片状或异形片状的固体制剂，供内服和外用。片剂以其剂量准确、携带和使用方便、质量比较稳定，能大批量生产而且价格较低廉，深受人们的欢迎，是目前品种最多、应用最为广泛的药品剂型之一。片剂按给药途径并结合制备与作用分类如下：

（1）**口服片**　是片剂应用最广泛的给药方式，常在胃肠道内崩解吸收而发挥疗效。

①普通压制片（素片）：指药物与辅料混合后，经加工压制而成的片剂，一般不包衣的片剂多属此类，应用较广。例如多潘立酮片、琥乙红霉素片、维生素C片、复方氢氧化铝片等。

②包衣片（coated tablet）：指压制片（常称为片芯）外面包有衣膜的片剂，按照包衣物料或作用的不同，可分为糖衣片、薄膜衣片。凡具有不适的臭味、刺激性、易潮解或遇光易变质的药物，制成片剂后，宜包糖衣或薄膜衣；对一些遇胃液破坏或需要在肠内释放的药物，制成片剂后，应包肠溶衣。

糖衣片（sugar-coated tablets）系指包衣层以蔗糖为主的包衣片，是应用最早、最广泛的包衣片。例如盐酸小檗碱片、氯霉素片、牛黄解毒片等。

薄膜衣片（film-coating tablets）以羟丙基甲基纤维素（HPMC）、羟丙基纤维素（HPC）等高分子物料为片剂膜衣的包衣片，薄膜衣又称保护衣。例如阿苯达唑片（肠虫清）、三金片等。

肠溶衣片（enteric-coated tablets）指用肠溶性包衣材料进行包衣的片剂。主要目的为防止药物在胃内分解失效、对胃的刺激或控制药物在肠道内定位释放。例如双氯芬酸钠肠溶片、红霉素肠溶片等。

③缓（控）释片：口服制剂发展趋势主要是服用更为方便的剂型，长效可达到1日1次和1日2次服药的控释、缓释制剂，以改善患者的适应性，尽可能减少服用次数和药物的不良反应。

缓（控）释片（sustained-release tablets，controlled-release tablets）指在水中或规定的释放介质中缓慢地非恒速（恒速或接近恒速）释放药物的片剂。例如硫酸吗啡缓释片、硫酸沙丁胺醇控释片等。

④分散片（dispersible tablets）：指在水中能迅速崩解并均匀分散的片剂。分散片中的药物应是难溶性的。分散片可加水分散后口服，也可将分散片含于口中吮服或吞服。

分散片置水中能迅速崩解成均匀的混悬液，由于其服用方便、吸收快和生物利用度高等特点，日益受人关注。例如罗红霉素分散片、尼莫地平分散片等。

⑤咀嚼片（chewable tablets）：系指于口腔中咀嚼或吮服使片剂溶化后吞服，在胃肠道中发挥作用或经胃肠道吸收发挥全身作用的片剂。例如阿莫西林克拉维酸钾咀嚼片、阿昔洛韦咀嚼片等。

⑥多层片：指片剂各层中含有不同辅料或不同的药物，可以避免复方药物的配伍变化，使药片在体内呈现不同的疗效或兼有速效与长效的作用。例如多酶片、复方氨茶碱片等。

(2) 口腔片

①含片（buccal tablets）：指含于口腔中，药物缓慢溶解产生持久局部作用的片剂。含片中的药物应是易溶性的，主要起局部消炎、杀菌、收敛、止痛或局部麻醉用。含片比一般内服片大而硬，味道适口。例如，维生素C口含片、西地碘含片、草珊瑚含片和西瓜霜润喉片等。

②舌下片：指置于舌下能迅速溶化，药物经舌下黏膜吸收发挥全身作用的片剂。舌下片中的药物与辅料应是易溶性，主要适用于急症的治疗。例如硝酸甘油片舌下含服，能在舌下唾液中溶解后被黏膜吸收，迅速产生作用，用于急性心绞痛的发作。

③口腔贴片　口腔贴片指粘贴于口腔，经黏膜吸收后起局部或全身作用的片剂。例如甲硝唑口腔贴片。

(3) 泡腾片　泡腾片（effervescent tablets）系指含有碳酸氢钠和有机酸，遇水可产生气体而呈泡腾状的片剂。泡腾片中的药物应是易溶性的，加水产生气泡后能溶解。可供口服或外用。例如阿司匹林泡腾片、乙酰氨基酚泡腾片等。

(4) 外用片　外用片有溶液片、阴道片和阴道泡腾片等。

外用溶液片将片剂加一定量的缓冲溶液或水溶解后，使成一定浓度的溶液。例如高锰酸钾外用片等。

阴道片和阴道泡腾片在阴道内应易溶化、溶散或融化、崩解并释放药物，主要起局部消炎杀菌作用，也可给予性激素类药物。例如克霉唑阴道片、壬苯醇醚阴道片、洁尔阴泡腾片等。

(5) 中药片剂　中药片剂系指药材提取物、药材提取物加药材细粉或药材细粉加适宜辅料混匀压制或用他适宜方法制成圆片状或异形片状的制剂，又分为浸膏片、半浸膏片和全粉片。例如丹参片、复方黄连素片等。

2. 胶囊剂　胶囊剂（capsules）系指药物或加有辅料充填于空心胶囊或密封于软质囊材中的固体制剂。胶囊剂分为硬胶囊、软胶囊、缓释胶囊、控释胶囊和肠溶胶囊，主要供口服用。

(1) 硬胶囊　硬胶囊通称为胶囊。系指用适宜的制剂技术，将药物或加适宜辅料制成粉末、颗粒、小片或小丸等充填于空心胶囊中的胶囊剂。例如阿莫西林胶囊、西咪替丁胶囊、诺氟沙星胶囊等。

(2) 软胶囊　软胶囊（soft capsules）又称为胶丸。系将一定量的液体药物直接包封，或将固体药物溶解或分散在适宜的赋形剂中制成溶液、混悬液、乳状液或半固体，密封于球形或椭圆形的软质囊材中的胶囊剂。例如辅酶 Q_{10} 软胶囊、维生素 E 胶丸、硝苯地平胶丸、藿香正气软胶囊等。

(3) 缓(控)释胶囊　缓(控)释胶囊（sustained-release capsules, controlled-release capsules）系指在水中或规定的释放介质中缓慢地非恒速（恒速或接近恒速）释放药物的胶囊剂。例如布洛芬缓释胶囊、盐酸地尔硫䓬控释胶囊等。

(4) 肠溶胶囊（enteric-coated capsules）　肠溶胶囊系指硬胶囊或软胶囊是用适宜的肠溶材料制备而得，或有经肠溶材料包衣的颗粒或小丸充填胶囊而制成的胶囊剂。例如阿司匹林肠溶胶囊、奥美拉唑肠溶胶囊（洛赛克）等。

3. 注射剂　注射剂（injection）系指药物与适宜的溶剂或分散介质制成的供注入体内的溶液、乳状液或混悬液及供临用前配制或稀释成溶液或混悬液的粉末或浓溶液的无菌制剂。

注射剂俗称针剂，是指专供注入机体内的一种制剂。注射剂可分为注射液、注射用无菌粉末与注射用浓溶液。由于注射剂直接注入体内，必须符合无菌、无热源、澄明度、pH 等方面的严格的质量要求。

(1) 注射液　亦称液体注射剂，俗称"水针"。系指药物制成的供注射入体内用的无菌溶液型注射液、乳状液型注射液或混悬型注射液。可用于肌内注射、静脉注射、静脉滴注等。其中，供静脉滴注用的大体积（一般不小于 100mL）注射液，也称静脉输液，俗称"大输液"。例如葡萄糖氯化钠注射液。

(2) 注射用无菌粉末　俗称"粉针"，系指药物制成的供临用前用适宜的无菌溶液配制成澄清溶液或均匀混悬液的无菌粉末或无菌块状物。可用适宜的注射用溶剂配制后注射，也可用静脉输液配制后静脉滴注。对热敏感或在水溶液中不稳定的药物，常制成注射用菌粉末。例如，注射用青霉素钠、注射用头孢噻肟钠等药物都是在临用时用注射用水配制后使用。

4. 眼用制剂　眼用制剂系指直接用于眼部发挥治疗作用的制剂。根据形态的不同可分为以下几类：①眼用液体制剂，如滴眼剂、洗眼剂、眼内注射溶液等。②眼用半固体制剂，如眼膏剂、眼用乳膏剂、眼用凝胶剂等。③眼用固体制剂，如眼膜剂、眼丸剂、眼内插入剂等。

眼用制剂中常用滴眼剂、眼膏剂、眼用乳膏剂等。眼用制剂虽然是外用剂型，但质量要求类似于注射剂，对 pH、无菌等都有一定要求。

(1) 滴眼剂　滴眼剂（eye drop）系指由药物与适宜辅料制成的无菌水性或油性澄明溶液、混悬液或乳状液。例如氧氟沙星滴眼液、氯霉素滴眼液等。

(2) 眼膏剂　眼膏剂（eye ointment）系指由药物与适宜基质均匀混合，制成无菌溶液型或混悬膏状的眼用半固体制剂。例如醋酸可的松眼膏、氧氟沙星眼膏等。

5. 丸剂　丸剂（pills）系指药物与适宜的辅料以适当方法制成的球状或类球状固体制剂。丸剂包括滴丸、糖丸、小丸等。其中滴丸是一种新剂型，系指固体或液体药物与适宜的基质加热熔融溶解、乳化或混悬于基质中，再滴入不相混溶、互不作用的冷凝液中，由于表面张力的作用使液滴收缩成球状而制成的制剂。例如马来酸氯苯那敏滴丸、联苯双酯滴丸等。

中药丸剂又分为蜜丸、水蜜丸、水丸、糊丸、蜡丸、浓缩丸等。例如复方丹参滴丸、六味地黄丸等。

6. 气雾剂、喷雾剂

(1) 气雾剂　气雾剂（aerosol）系指含药溶液、乳状液或混悬液与适宜的抛射剂共同装封于具有特制阀门系统的耐压容器中，使用时借助抛射剂的压力将内容物呈雾状喷出，用于肺部吸入或直接喷至腔道黏膜、皮肤及空间消毒的制剂。例如沙丁胺醇气雾剂、硝酸甘油气雾剂等。

(2) 喷雾剂　喷雾剂（spray）系指含药溶液、乳状液或混悬液填充于特制的装置中，使用时借助手动泵的压力、高压气体、超声振动或其他方法将内容物呈雾状释出，用于肺部吸入或直接喷至腔道黏膜、皮肤及空间消毒的制剂。例如硝酸异山梨酯喷雾剂等。

7. 糖浆剂　糖浆剂（syrup）系指含有药物的浓蔗糖水溶液，供口服用。例如磷酸可待因糖浆、布洛芬糖浆等。

8. 栓剂　栓剂（suppositories）系指药物与适宜基质制成的供腔道给药的固体制剂。栓剂因施用腔道的不同，分为直肠栓、阴道栓和尿道栓。直肠栓为鱼雷形、圆锥形或圆柱形等；阴道栓为鸭嘴形、球形或卵形等；尿道栓一般为棒形。例如甲硝唑栓、阿司匹林栓等。

9. 软膏剂　软膏剂（ointment）系指药物与油脂性或水溶性基质混合制成的均匀的半固体外用制剂。例如红霉素软膏、诺氟沙星软膏等。

10. 乳膏剂　乳膏剂（cream）系指药物溶解或分散于乳状液型基质中形成的均匀的半固体外用制剂。例如环吡酮胺乳膏、氢化可的松乳膏等。

11. 散剂　散剂（powder）系指药物与适宜的辅料经粉碎、均匀混合制成的干燥粉末状制剂。分为口服用散剂、局部用散剂。例如牛磺酸散、冰硼散等。

12. 颗粒剂　颗粒剂（granules）系指药物与适宜的辅料制成具有一定粒度的干燥颗粒状制剂。颗粒剂又分为可溶颗粒、混悬颗粒、泡腾颗粒、肠溶颗粒及缓控释颗粒等。供口服用。例如琥乙红霉素颗粒、板蓝根颗粒等。

13. 膜剂　膜剂（pellicles）系指药物与适宜的成膜材料经加工制成的膜状制剂，供口服和黏膜用。例如复方炔诺酮膜、壬苯醇醚膜等。

14. 贴剂　贴剂（patches）系指可粘贴于皮肤上，药物可产生全身性或局部作用的一种薄片状制剂。近年来，透皮贴剂发展较快，透皮贴剂指用于完整皮肤表面，能将药物输送通过皮肤进入血液循环系统的贴剂。例如雌二醇缓释贴片、吲哚美辛贴片等。

15. 浸膏、流浸膏　浸膏（extract）、流浸膏（liquid extract）系指药材用适宜的溶剂提取，煎去部分或全部溶剂，调整至规定浓度而成的制剂。除另有规定外，流浸膏每1mL相当于原药材1g，如甘草流浸膏；浸膏剂每1g相当于药材2~5g，如颠茄浸膏。

16. 口服溶液剂、口服混悬剂、口服乳剂

（1）**口服溶液剂** 口服溶液剂（oral solution）系指药物溶解于适宜溶剂中制成供口服的澄清液体制剂。例如葡萄糖酸钙口服溶液、肌苷口服溶液等。

（2）**口服混悬剂** 口服混悬剂（oral suspension）系指难溶性固体药物分散在液体介质中，制成供口服的混悬液体制剂。也包括干混悬剂或浓混悬液。例如硫糖铝口服混悬液、布洛芬滴剂、罗红霉素干混悬剂等。

（3）**口服乳剂** 口服乳剂（oral emulsion）系指两种互不相溶的液体，制成供口服的稳定的水包油型乳液制剂。例如鱼肝油乳剂等。

二、按药品安全性与使用途径不同分类

药品分类管理是根据药品的安全性、有效性原则，依其品种、规格、适应证、剂量及给药途径等的不同，将药品分为处方药和非处方药进行分类管理。药品分类管理的核心是加强处方药的管理，规范非处方药的管理，减少不合理用药的发生，切实保证人民用药安全有效。

药品分类管理是国际通行的管理办法。20世纪50~60年代，美国、日本、德国等西方发达国家出于用药安全和对毒性、成瘾性药品的销售及使用进行管理和控制，相继通过立法对药品实行分类管理。20世纪80年代WHO向全世界推荐这一模式，目前，已超过一百个国家和地区对药品实行分类管理。

1. 我国药品分类管理的实施情况 我国长期以来在药品管理上没有将处方药与非处方药分开。随着我国市场经济的逐步完善、成熟，现代科学技术不断提高，人民生活水平不断改善，为尽快与国际惯例接轨，逐步建立适合我国国情，具有中国特色的社会医疗保健制度，尤其是公费医疗体制的改革和社会医疗制度的推行，原国家药品监督管理局于1999年公布《处方药与非处方药分类管理办法（试行）》，并于2000年1月1日起施行。

按照分步推进药品分类管理的原则，国家食品药品监督管理局（SFDA）先后做出规定：2001年10月1日起，零售药店必须凭医生处方销售注射剂；2004年7月1日起，未列入非处方药目录的各种抗菌药必须凭医生处方才能销售；2005年7月开始治疗糖尿病、心脑血管病和神经系统病的处方药也必须凭医生处方才能销售；2005年底，所有零售药店基本实现药品分类管理。这标志我国药品分类管理制度进入全面实施阶段。

我国从2004年开始建立处方药与非处方药的动态监管机制。制药企业可以申请将产品由处方药转为非处方药，经专家评审和药监局批准后，作为非处方药上市销售。同时，对于已作为非处方药销售的产品，如果因安全性等原因，国家食品药品监督管理局也可以根据药物评价结果转为处方药管理，例如复方甘草片、复方磷酸可待因口服液、盐酸麻黄碱滴鼻液等都转成了处方药。

目前我国非处方药销售额占全国医药市场总份额的10%~15%，这与一些发达国家非处方药销售额占全国医药市场30%~40%的比例还有很大差距，说明我国在非处

方药的推广使用还有较大的发展空间。

2. 处方药与非处方药的概念

（1）处方药（prescription drug） 是指必须凭执业医师或执业助理医师处方才可调配、购买和使用的药品。处方药一般都具有强烈的药理作用，专用性强，有的会产生毒性反应、过敏反应和依赖性等不良反应。处方药可分为以下几类：①刚上市的新药，对其活性和副作用还有待进一步观察。②可产生依赖性的某些药品，如国际规定的管制药品。③本身毒性较大的药品，如毒性药品和抗癌药品等。④某些必须由医生和实验室确诊，并在医生指导下使用的药品，如治疗心脑血管疾病的药品、抗感染药品等。⑤处方药的类别主要是针剂、大输液为主，主要包括抗生素、心脑血管用药、糖尿病用药、呼吸系统用药、消化系统用药及含有兴奋剂的药品等。

（2）非处方药（OTC） 是指由国家药品监督管理局公布的，不需要凭执业医师和执业助理医师处方，消费者可以自行判断、购买和使用的药品。非处方药在国外又称之为"可在柜台上买到的药物"（over the counter），简称OTC，现已成为国际上非处方药简称的习惯用语。

3. 非处方药的遴选原则与分类

（1）遴选原则 我国非处方药的遴选是按照"安全有效、慎重从严、结合国情、中西药并重"的指导思想及"应用安全、疗效确切、质量稳定、使用方便"的遴选原则，由医药学专家从我国已上市药品中严格遴选，经国家食品药品监督管理局批准并予以公布。现已公布5000多种非处方药品。

非处方药均来自处方药，多是经过临床较长时间验证，疗效肯定，服用方便，安全性比处方药相对要高的药品。一些处方药的疗效确切，但由于安全性问题或使用不方便等原因不能作为非处方药。另外，一些新上市的药品，虽然疗效很好，但尚缺乏长期的考察，安全性未明，也不能作为非处方药。一般新上市的处方药需经过6~8年的考察才能转为非处方药。

（2）非处方药的分类 根据药品的安全性，非处方药分为甲、乙两类。实施药品分类管理的原因之一是方便消费者，一些小伤小病可以就近购药、及时用药。因此，我国又将非处方药中安全性更高的一些药品划为乙类，乙类非处方药可在超市、宾馆、百货商店等处销售。当然，这些普通商业企业需经相应的食品药品监督管理部门批准并达到SFDA的要求后方可销售乙类非处方药。

在我国，非处方药使用国家统一的专有标识，该标识图案为椭圆形背景下的OTC三个英文字母。其中甲类非处方药专有标识为红色，乙类非处方药专有标识为绿色。

4. 非处方药的品种结构和适应证 非处方药是用以治疗或减轻能自我判断、自我药疗的轻微疾病，如感冒咳嗽、消化不良、便秘、腹胀等，治疗这些病症的非处方药都是应用安全，不良反应较少，患者易于自己掌握的药物。而高血压、冠心病等虽是常见病，但常见病不等于是能自我医疗的疾病，这些病都比较复杂和严重，必须经医师诊治。应用处方药，药品的选择权在医生，药品应用时必须密切注意其疗效和不良反应，并根据病情调整剂量，因此这些药物不宜列为非处方药，至少目前是如此。例如阿司匹林 0.3g 片剂，可作为解热镇痛类非处方药使用，但其小剂量的 0.1g 的片剂用于抗血栓时须按处方药管理。

我国 OTC 药品包括呼吸系统用药、神经系统用药、维生素与矿物质类药、五官科用药、皮科用药、妇科用药。非处方药的品种结构主要包括：感冒、咳嗽治疗药；抗酸、消胀药；解热、镇痛药；缓泻药；维生素类、滋补剂及微量元素补充剂；抗寄生虫药；驱虫药；避孕药；外用消毒药；外用止痛药；口腔清洁用品；祛疹用药；眼科用药；耳疾制剂；蚊虫叮咬药；皮肤科用药等。药品剂型主要是口服、外用、吸入、五官科制剂及腔道用栓剂，不包括注射剂。

非处方药的适应证，如成人最常见的症状：头痛；咳嗽、黏痰；关节、肌肉、手臂、腿痛；背痛；紧张、抑郁或不安；感冒、流感或流鼻涕；消化不良；失眠；不明疲劳等。

5. 非处方药的特点与合理使用

(1) 非处方药特点

①不需要医师开处方，但可在医师或药师的指导下使用。

②按标签或说明书的指导使用，说明文字通俗易懂，药品价格便宜。

③适应证是患者能自我做出诊断的疾病，一般不用于治疗严重疾病或主要器官、脏器等疾病。

④使用方便，剂型、规格便于自行使用和携带，以口服、外用等剂型为主。

⑤儿童、成人应用的非处方药分别制备或包装。

⑥药品的理化性质较稳定，不需要特殊的保存条件，质量可靠。

(2) 非处方药的合理使用　非处方药虽然安全，但并非绝对保险可以随便使用，因为药品的安全性只是相对而言，凡药都有治疗和不良反应两重性。因此，在使用中应把握好一个"度"，否则，会由于使用不当而贻误治疗甚至加重病情。

①准确判断病情，对症购药。非处方药大多用于诊断容易、治疗简单的小病，如感冒、咳嗽、消化不良、腹泻、便秘、头痛、痛经、维生素缺乏等。据调查，在我国相当一部分消费者已养成了小病自医自治的习惯。因此，在购买非处方药之前，消费者应先根据自己掌握的医学常识，对病情做出准确的判断，也可通过向药品经销人员咨询，达到对症下药的目的。在这方面，消费者一定不要认为药品越贵越好，服用的种类越多越好。

②检查包装，严格按照说明书的要求服药。购药时，先要检查药品包装，看清楚药品的剂型、贮存条件、生产日期、有效期等，对过期药品绝对不能服用；服药时要对药品的说明书仔细阅读，弄清药品的药理作用、适应证、禁忌证、不良反应等；要结合自己的性别、年龄、体重等因素，准确掌握用法、用量及疗程等。对服药情况，自己最好作用药记录，以便于以后就医时，提供医生参考。

③用药出现异常情况，应立即找医生。若用药后不见效或病情加重，或出现皮疹、瘙痒、发热、哮喘等异常情况，应考虑到可能是用药不对症、药品过敏、不良反应严重等，应立即停药，并尽快找医生，以准确诊断，对症治疗。

三、按药品社会价值分类

（一）国家基本药物目录与非基本药物目录分类

1. 我国《国家基本药物目录》的实施情况　我国政府从 1979 年开始参加 WHO 基本药物行动计划。1996 年，中国首次发布了国家基本药物中成药和化学药品目录，其后又多次修订。然而问题在于，"基本药物"在中国更多只是一个概念，而不是一种有效的公共政策，并未强制实施。

2009 年 8 月，我国启动国家基本药物制度建设。2009 年 8 月 18 日我国正式颁布了《关于建立国家基本药物制度的实施意见》《国家基本药物目录管理办法（暂行）》和《国家基本药物目录（基层医疗卫生机构配备使用部分）》（2009 版），这标志着我国的国家基本药物制度正式实施。2009 年版目录药品的配备使用结合零差率政策的实施，对于促进合理用药、减轻群众基本用药负担和建立基层运行新机制，发挥了重要作用。但是，由于 2009 年版目录主要针对基层医疗卫生机构，在实施中存在一定的局限性：品种较少，基层普遍反映不够用，较大医院很少使用；缺少妇儿、肿瘤等专科用药，地方增补药品不规范；药品剂型规格宽泛，不利于招标带量采购。

新版《国家基本药物目录》（2012 年版）于 2013 年 5 月 1 日起执行。2012 年版目录是以 2009 年的目录为基础，坚持"保基本、强基层、建机制"，在数量上与目前基层实际使用数量相衔接，参考 WHO 基本药物示范目录，充分考虑我国现阶段基本国情和基本医疗保障能力。目录分为化学药品和生物制品、中成药、中药饮片三个部分，其中，化学药品和生物制品 317 种，中成药 203 种，共计 520 种。目录中的化学药品和生物制品数量与世界卫生组织现行推荐的基本药物数量相近，并坚持中西药并重。

> **知识拓展**
>
> 　　1975 年，世界卫生组织（WHO）总干事在第 28 届世界卫生大会上首次提出国家基本药物政策的概念，即能够满足大部分人口卫生保健需要的药物，并积极推荐各成员国建立国家基本药物政策，用于协调指导药品研究、生产、供应、使用和价格管理等各个环节，以保障公众能够以可承受的价格获得安全有效、质量可靠的药品，并能合理使用。随后，世界卫生组织又出版了《制定国家药物政策的指导原则》及《基本药物目录》（essential drugs list，EDL），指导各国制定并完善国家基本药物政策。
>
> 　　在 WHO 的积极倡导和推动下，世界上已有 160 多个国家制定了基本药物目录，基本药物概念正在越来越广泛地应用于医疗保险费的支付与赔偿、临床合理用药的指导、药品的生产与供应、初级医疗保健的建立等各个领域。

2. 2012 版《国家基本药物目录》的特点

（1）遴选的基本原则及主要目的　2012 版《国家基本药物目录》按照"防治必

需、安全有效、价格合理、使用方便、中西药并重"的遴选原则，结合我国疾病谱，突出常见病、多发病防治需要，进一步优化结构，保持合理的品种、剂型和规格，充分兼顾重大公共卫生服务项目、重大疾病保障、中西医临床路径实施、重大新药创制科技专项等相关政策要求，促进医保、医药、医疗互联互动，推动公立医院改革，确保基本药物安全可及，逐步满足群众基本用药需求。制订《国家基本药物目录》的目的主要是用于指导临床医师合理选择用药品种，通过引导药品生产企业的生产方向，保证基本药物的市场供应。

(2)《国家基本药物目录》的特点

①增加了品种，能够更好地服务基层医疗卫生机构，推动各级各类医疗卫生机构全面配备、优先使用基本药物。

②优化了结构，补充抗肿瘤和血液病用药，注重与常见病、多发病特别是重大疾病以及妇女、儿童用药的衔接。

③规范了剂型、规格，初步实现标准化。尽管品种数量增加，但剂型、规格的数量减少，有利于基本药物招标采购，保障供应，落实基本药物全程监管。

④注重与医保（新农合）支付能力相适应，确保基本药物较高的比例报销。

(二) 按基本医疗保险药品目录分类

1. 我国的基本医疗保险制度 基本医疗保险制度是社会保障体系中重要的组成部分，是由政府制定，用人单位和职工共同参加的一种社会保险制度。

制定《基本医疗保险药品目录》的根本目的，是保证参保人员的合理用药需求，保障参保人员的合法权益，降低不合理用药支出。通过制定药品目录加强医疗服务管理和控制医药费用支出，是国外医疗保险的通行做法。近几年我国医药发展很快，但在我国社会主义初级阶段建立起来的基本医疗保险制度筹资水平还不高，医疗保险基金的承受能力有限。有限的医疗保险基金只能用于支付那些临床必需、安全有效、价格合理、使用方便、市场能够保证供应的药品。制定药品目录的目的就是提高医疗保险基金的利用效益，确保参保人员的基本医疗需求。

工伤保险是为了保障因工作原因遭受事故伤害或者患职业病的职工获得医疗救治和经济补偿而建立的一项社会保险制度，职工因工作原因遭受事故伤害或者患职业病进行治疗，享受工伤医疗待遇。制定《工伤保险药品目录》的根本目的，是为了保证工伤职工的救治需要，保障参保人员的合法权益。由于现阶段我国工伤保险筹资水平有限，为了保障工伤职工的各项待遇，提高工伤保险基金的使用效率，与工伤治疗无关的营养滋补和预防用药等非治疗性药品不列入《工伤保险药品目录》。

2. 我国《国家基本医疗保险目录》和《工伤保险药品目录》的特点 2004 年 9 月 16 日，劳动和社会保障部发布了《国家基本医疗保险和工伤保险药品目录》（以下简称《药品目录》）。《药品目录》是基本医疗保险、工伤保险基金支付药品费用的标准，具有以下几个特点：

(1)《药品目录》在保持用药水平相对稳定与连续的基础上，增加了新的品种，其中中成药品种由过去的 415 个增加到 823 个,增加了 98%。西药品种则由 725 个增加至 1031 个,增幅达 42%。

(2)《药品目录》首次将险种适用范围从基本医疗保险扩大到工伤保险。根据工伤险种的特点,重点考虑了补充意外伤害和职业病、康复整形的特殊用药。

(3)《基本医疗保险药品目录》不能纳入的部分血液、蛋白制品,也将适当纳入《工伤保险药品目录》。

(4) 在中成药、西药品种大幅增加的同时,儿科药、营养滋补药等六类药品则被完全"排除"在外。六类"不予考虑"的药品包括:儿科药、预防用药、营养滋补药、美容减肥药;口服泡腾片、口含片、洗身体的各种洗液;有严重不良反应的药品;含有珍稀动植物的中成药;地方推荐少,1998 年以前的老药和地标转国标的药品;与原目录比较,已经有同类产品,且价格贵,非临床必需的药品。

(5) 将那些具有良好疗效的新药、新剂型纳入医疗保险、工伤保险基金的支付范围,坚持保障基本医疗需求,兼顾地区经济水平和用药习惯差异,坚持基本医疗保险用药水平的相对稳定性和连续性等原则。

3.《国家基本医疗保险目录》的分类 新的《国家基本医疗保险药品目录》中的西药和中成药是在《国家基本药物目录》的基础上遴选,并分为"甲类目录"和"乙类目录"。一般来说,"甲类目录"的药品是临床治疗必需、使用广泛、疗效好、在同类药品中价格低的药品。"乙类目录"的药品是可供临床治疗选择使用、疗效好、在同类药品中比"甲类目录"药品价格略高的药品。

(1) "甲类目录"药品在全国所有统筹地区都应该保证支付,但列入"乙类目录"的药品,各地方在 15% 的比例内有权对其进行调整,甚至将其排除在当地药品目录范围之外。

(2) "甲类目录"的药品按规定完全由国家基本医疗保险基金支付,而"乙类目录"药品,即使进入当地药品目录,也不会完全由医疗保险基金支付,即由参保人员自付一定比例,再按基本医疗保险的规定支付。

(3) "乙类目录"药品比"甲类目录"同类药品价格略高,在同等情况下选择"甲类目录"药品的消费者的数量以及实际消费量要高于"乙类目录"药品。一个药品进入医保目录尤其是甲类目录,意味着市场份额的明显提升。

四、按药品的特殊性分类

药品按特殊性可分为普通药品和特殊管理药品(麻醉药品、精神药品、医疗用毒性药品、放射性药品)。普通药品是指毒性较小、不良反应较少、安全范围较大的药品,如葡萄糖、阿司匹林、阿莫西林等。

国家对麻醉药品、精神药品、毒性药品、放射性药品和戒毒药品实行特殊管理。为加强麻醉药品和精神药品的管理,2005 年 7 月国务院公布了新的《麻醉药品和精神药品管理条例》,自 2005 年 11 月 1 日起施行。

1. 麻醉药品

（1）**麻醉药品的概念** 麻醉药品是指连续使用后易产生生理依赖性，能成瘾癖的药品。例如，临床上常用镇痛药吗啡、哌替啶等。

所谓药物依赖性，世界卫生组织（WHO）在1969年所下的定义为：药物依赖性是药物与机体相互作用所造成的精神状态和身体状态，表现为一种强迫性要求连续或定期用药的行为和其他反应，目的是要去感受它的精神效应，有时也是为了避免由于停药所引起的不适。可以发生或不发生耐药性。同一个人可以对一种以上药物产生依赖性。药物的依赖性又分精神的依赖性和躯体的依赖性。

（2）**麻醉药品的主要品种** 根据我国《麻醉药品管理办法》规定，麻醉药品包括阿片类、可卡因类、大麻类、合成麻醉药类及药品监督管理部门规定的其他易成瘾癖的药品、药用原植物及其制剂。2005年国家食品药品监督管理局颁布了新的《麻醉药品、精神药品目录》，共有麻醉药品121种。新的目录将复方樟脑酊、布桂嗪调入麻醉药品。

我国生产麻醉药品品种有可卡因、罂粟秆浓缩物、二氢埃托啡、地芬诺酯、芬太尼、美沙酮、吗啡、阿片、哌替啶、瑞芬太尼、舒芬太尼、蒂巴因、布桂嗪、可待因、复方樟脑酊、右丙氧芬、双氢可待因、乙基吗啡、福尔可定，包括上述品种其可能存在的盐和单方制剂。

（3）**麻醉药品使用注意**

①麻醉药品原植物的种植和生产必须经国家食品药品监督管理部门会同有关部门批准，按计划种植或生产；对成品、半成品、罂粟壳及种子等，种植或生产单位必须有专人负责，严禁自行销售和使用。

②麻醉药品的供应必须经国家药品管理部门审核批准，经营单位按规定限量供应给国家药品监督管理部门批准的使用单位。罂粟壳可供医疗单位或指定的经营单位凭医生处方配方使用，不得零售。

③麻醉药品只限用于医疗、教学和科研需要。设有病床、具备进行手术或一定技术条件的医疗单位，经地市药品监督管理部门审核批准，核定供应级别后，发给"麻醉药品购用印鉴卡"，每季限量定点供应。

④使用麻醉药品的医务人员必须具有医师以上专业技术职务并经考核能正确使用麻醉药品。

麻醉药品每张处方注射剂不得超过2日常用量，片剂、酊剂、糖浆剂等不超过3日常用量，连续使用不得超过7天。

⑤禁止非法使用、贮存、转让或借用麻醉药品。医疗单位要有专人负责、专柜加锁、专用账册、专用处方、专册登记。处方保存3年备查。

⑥经诊断确需使用麻醉药品止痛的危重患者，可由卫生行政部门指定的医疗单位发给《麻醉药品专用卡》，患者凭专用卡到指定的医疗单位按规定开方配药。

2. 精神药品

（1）**精神药品的概念** 精神药品是指直接作用于中枢神经系统，使之兴奋或抑制，连续使用能产生依赖性的药品。依据精神药品使人产生的依赖性和危害人体健康的程度，将其分为第一类和第二类。

(2) **精神药品的主要品种** 2005年SFDA颁布新的《麻醉药品、精神药品目录》，其中精神药品130种。新的目录将布托啡诺及其注射液列入第二类精神药品目录管制，盐酸丁丙诺啡舌下含片仍按第二类精神药品管制。目前我国生产的品种主要有：

第一类精神药品：丙诺啡、氯胺酮、马吲哚、哌甲酯、司可巴比妥、三唑仑等。

第二类精神药品：异戊巴比妥、布托啡诺及其注射剂、咖啡因、去甲伪麻黄碱、安钠咖、地佐辛及其注射剂、喷他佐辛、阿普唑仑、巴比妥、氯氮草、地西泮、艾司唑仑、氟西泮、γ-羟丁酸、劳拉西泮、咪达唑仑、纳布啡及其注射剂、硝西泮、奥沙唑仑、匹莫林、苯巴比妥、替马西泮、唑吡坦、扎来普隆、麦角胺咖啡因。上述品种包括其可能存在的盐和单方制剂以及可能存在的化学异构体及酯、醚。

(3) **精神药品使用注意**

①第一类精神药品只限供应县以上卫生行政部门指定的医疗单位使用，不得在医药门市部零售。第二类精神药品可供各医疗单位使用，经药品监督管理部门批准的药品零售连锁企业可凭医师处方零售。

②精神药品使用除特殊需要外，第一类精神药品的处方，每次不超过3日常用量，第二类精神药品的处方，每次不超过7日常用量。处方留存2年备查。

③精神药品的经营单位和医疗单位应建立精神药品收支账目，按季度盘点，做到账物相符。医疗单位购买的精神药品只准在本单位使用，不得转售。

3. 医疗用毒性药品

(1) **医疗用毒性药品的概念** 医疗用毒性药品（以下简称毒性药品），系指毒性剧烈、治疗剂量与中毒剂量相近，使用不当会致人中毒或死亡的药品。如三氧化二砷、硝酸士的宁等。

(2) **医疗用毒性药品的主要品种**

①毒性中药品种：砒石（红砒、白砒）、砒霜、水银、生马前子、生川乌、生草乌、生白附子、生附子、生半夏、生南星、生巴豆、斑蝥、青娘虫、红娘虫、生甘遂、生狼毒、生藤黄、生千金子、生天仙子、闹羊花、雪上一枝蒿、红升丹、白降丹、蟾酥、洋金花、红粉、轻粉、雄黄。

②毒性西药管理的品种：去乙酰毛花苷、硫酸阿托品、洋地黄毒苷、氢溴酸后马托品、三氧化二砷、硝酸毛果芸香碱、升汞、水杨酸毒扁豆碱、亚砷酸钾、氢溴酸东莨菪碱、硝酸士的宁。

(3) **毒性药品使用注意**

①毒性药品年度生产、收购、供应和配制计划，由省、自治区、直辖市药品监督管理部门根据医疗需要制定，下达给指定的毒性药品生产、收购、供应单位，生产单位不得擅自改变生产计划自行销售。

②毒性药品的收购、经营，由各级药品监督管理部门指定的药品经营单位负责；配方用药由国营药店、医疗单位负责。其他任何单位或者个人均不得从事毒性药品的收购、经营和配方业务。

③医疗单位供应和调配毒性药品，凭医生签名的正式处方。零售药店供应和调配毒性药品，凭盖有医生所在的医疗单位公章的正式处方。每次处方剂量不得超过 2 日极量。

④调配处方时，必须认真负责，计量准确，按医嘱注明要求，并由配方人员及具有药师以上技术职称的复核人员签名盖章后方可发出。对处方未注明"生用"的毒性中药，应当付炮制品。如发现处方有疑问时，须经原处方医生重新审定后再行调配。处方一次有效，取药后处方保存 2 年备查。

⑤收购、经营、加工、使用毒性药品的单位必须建立健全保管、验收、领发、核对等制度；严防收错、发错，严禁与其他药品混杂，做到划定仓间或仓位，专柜加锁并由专人保管。

4. 放射性药品

（1）**放射性药品的概念** 放射性药品是指用于临床诊断或者治疗的放射性核素制剂或者其标记药物。

（2）**放射性药品的品种** 我国国家药品标准收载的放射性药品全都是由放射性核素制备的。

《中国药典》收载的放射性药品：锝[^{99m}Tc] 焦磷酸盐注射液、锝[^{99m}Tc] 聚合白蛋白注射液、锝[^{99m}Tc] 喷替酸盐注射液、锝[^{99m}Tc] 亚甲基二磷酸盐注射液、锝[^{99m}Tc] 依替菲宁注射液、锝[^{99m}Tc] 植酸盐注射液、碘[^{131}I] 化钠胶囊、碘[^{131}I] 化钠口服溶液、高锝[^{99m}Tc] 酸钠注射液、铬[^{51}Cr] 酸钠注射液、胶体磷[^{32}P] 酸铬注射液、枸橼酸镓[^{67}Ga] 注射液、磷[^{32}P] 酸钠盐口服溶液、磷[^{32}P] 酸钠盐注射液、邻碘[^{131}I] 马尿酸钠注射液、氯化亚铊[^{201}Tl] 注射液、氙[^{133}Xe] 注射液等。

（3）**放射性药品使用注意**

①放射性药品的生产、供销业务由能源部统一管理。医疗单位凭省、自治区、直辖市公安、环保和药品监督管理部门联合发给的《放射性药品使用许可证》，申请办理订货。进口的放射性药品品种，必须符合我国的药品标准或者其他药用要求。

②放射药品的包装和运输放射性药品包装必须符合放射性药品质量要求，具有与放射性剂量相适应的防护装置，分内外包装两部分。放射性药品的运输，按国家运输、邮政部门制定的有关规定执行。严禁任何单位和个人随身携带放射性药品乘坐公共交通运输工具。

③放射性药品的使用医疗单位设置核医学科、室（同位素室），配备相应的核医学技术人员；并须持有所在地省、自治区、直辖市的公安、环保和药品监督管理部门核发的相应等级的《放射性药品使用许可证》，无证的医疗单位不得临床使用放射性药品。

五、按医药商业保管分类

医药商品在按照分类管理及药品剂型分类的基础上，根据医药商品的仓储保管及零售柜台的陈列习惯，将品种繁多的商品简单地分为片、针、水、粉四大类。这种分类方法虽然不够严谨，但其优点是根据商品外观就可以进行简单的分类，由于每一类商品都有很多共同点，为包装、运输、保管与销售等方面提供了许多便利，因而在医药商业中被普遍采用。

1. 针剂类 主要包括注射液（水针与大输液）、注射用无菌粉末（粉针）、滴眼剂等。

2. 片剂类 主要包括片剂、丸剂及胶囊剂等。

3. 水剂类 主要包括液体制剂、半固体制剂、栓剂、气雾剂等。

4. 粉剂类 主要包括原料药、颗粒剂、散剂类。

六、按药品的来源和生产方式进行分类

药品按照来源及生产方式不同，可以分成以下几类：

1. 中药和天然药物 指以自然界中动物、植物和矿物等三大类天然资源加工而成的药物。

（1）**植物药（herbal drugs）** 利用植物的皮、花、根、茎及果实等药用部位制成的药物。例如阿片中的吗啡，茶叶中的咖啡因，麻黄中的麻黄碱，黄花蒿中的青蒿素等。中药以植物为最多，许多来源于植物的药物现已人工合成，如盐酸黄连素等。

（2）**动物药（animals drugs）** 利用动物的全体或部分脏器以及其分泌物制成的药物。例如从动物脏器提取抗凝血药肝素钠，从健康人尿中提取的尿激酶等。

（3）**矿物药（mineral drugs）** 直接利用矿物或经过加工而制成的药物。例如硫黄、硼砂等。

2. 化学药物

（1）**化学合成药（synthetic drugs）** 指用化学方法合成的药物。该类药可分为全人工合成药和半合成药，例如阿司匹林、哌替啶、马来酸氯苯那敏等为全合成药，阿莫西林、琥乙红霉素等为半合成药。

（2）**抗生素（antibiotics）** 指由细菌、真菌或其他微生物在生活过程所产生的具有抗病原体或其他活性的一类物质。例如青霉菌的培养液分离的青霉素，链霉菌产生的链霉素、四环素等。

3. 生物制品 生物制品（biological products）是以微生物、细胞、动物或人源组织和体液等为原料，应用传统技术或现代生物技术制成，用于人类疾病预防、治疗和诊断的药品。人用生物制品包括细菌类疫苗（含类毒素）、病毒类疫苗、抗毒素及抗血清、血液制品、细胞因子、生长因子、酶、体内及体外诊断制品，以及其他生物活性制剂，如毒素、抗原、变态反应原、单克隆抗体、抗原抗体复合物、免疫调节剂及微生态制剂等。例如人血白蛋白、干扰素等。部分化学药品可采用生物技术进行生产，如胰岛素等。

我国的药典和药品注册采用生产方式的不同分为中药和天然药物、化学药及生物制品三类。

七、按药理作用与临床用途分类

按药理作用与临床用途可将常见药物分为抗感染药（抗微生物药及抗寄生虫药）、

解热镇痛药及非甾体抗炎药、抗变态反应药、呼吸系统用药、心血管系统用药、泌尿系统用药、血液及造血系统用药、激素及有关药物、抗肿瘤药等。

这种分类方法的优点是可以指导患者使用，使治疗不同疾病的药品名目清晰；缺点是每类药品剂型复杂，给储存与保管带来不便。因此，医药商品经营一般不采用这种方法。本书就是采用按药理作用与临床用途来进行综合分类，便于学生学习。

第二节　药品编码

随着工业社会向信息社会转化，信息技术和微电子技术在我国药品生产、流通、使用和管理过程中的应用将越来越普遍，逐渐向计算机网络化方向发展。由于药品汉字信息的特殊性，不能适应计算机键盘输入、数据快速计算、逻辑运算、分类检索等处理要求，因此必须将药品汉字信息变为计算机能够识别，便于处理的代码符号。这一转换过程就是药品信息编码。

药品编码，是基于药品分类体系和药品目录基础上赋予某种药品以唯一的代表符号（代码），这种代码便于机读或人工识别。编码要从全局出发，即能扩充、检索和维护，也易于被计算机识别。

鉴于药品本身包含着丰富的信息，为了不致丢失有用的药品信息，同时也为了方便检索和容易追加，通常采用药品信息分类编码法编码。

一、药品编码特点

（一）药品编码化优点

1. 可以方便人们记忆种类繁多的药品，提高工作效率和工作质量，有利于计划、统计、管理等各项业务工作的开展。

2. 实行统一的标准分类编码，为药品分类标准在较大范围内通行创造了条件，也为建立药品信息系统及用计算机进行药品信息流和物流的科学管理打下了坚实的基础，尤其是大型连锁药店在销售过程中使用编码可以使工作更加高效、简便，大大减轻物流的负担。使用药品编码还有利于处方电子化，可以利用电脑检查配伍禁忌，降低人工差错率，还可以为医院信息系统发挥重要的作用。

（二）我国药品编码的现状

药品编码作为药品管理手段，受到各个方面的高度重视，然而，中国目前的药品没有统一编码，几乎所有的药品生产、流通企业及医院都有自己的编码方式。由于功能需求和使用范围的不同，出现了不同种类的药品编码。

1. 批准文号出于对药品生产的许可，流通监管码与电子监管码是为了帮助政府监管，国家基本药物目录分类编排序号仅仅是为了方便查询。

2. 产品防伪码是为了防止假冒药品，企业码和 EAN 条码为了企业和供应链管理；企业 GSP 认证要求对药品进行编码管理；药品的批号为了药品有效期的查询和药品追踪。

3. 经济的全球化也使得药品编码复杂化，我国需要通过建立药品编码转换公共平台的方式来解决编码混乱的问题，建立统一的标准编码的方式。

4. 在药品供应链管理中，如何兼容电子监管码、商品条码、药品本位码和物流条码，避免设备的重复识别和业务的重复操作，是一个亟待解决的问题。药品编码是在利用计算机管理时提供的一组有规律的和一对一的字符串，可以是一组字母、一组阿拉伯数字，也可以是阿拉伯数字和字母混合构成的。由于现在各单位使用的药品管理软件没有统一的药品编码，导致药品编码的种类比较多也比较乱，缺乏系统性和专业性，从而使药品编码没有发挥其应有的作用，也给计算机管理药品，特别是对药品购销等数据分析带来许多不便，因此，为保证药品安全和质量的可追溯性，统一药品编码势在必行。

二、国家药品编码与电子监管

（一）国家药品编码

为了加强药品监督管理，确保公众用药安全，依据《药品注册管理办法》，国家食品药品监督管理局于 2009 年发布了《关于实施国家药品编码管理的通知》，对批准上市的药品实行编码管理；2014 年又颁布了《食品药品监管信息与编码规范》（CFDAB-T-0302-2014），适用于食品药品监管领域药品相关信息的表示、交换、识别和处理。

1. 国家药品编码的适用范围　国家药品编码，是指在药品研制、生产、经营、使用和监督管理中由计算机使用的表示特定信息的编码标识。国家药品编码以数字或数字与字母组合形式表现。国家药品编码适用于药品研究、生产、经营、使用和监督管理等各个领域以及电子政务、电子商务的信息化建设、信息处理和信息交换。

国家药品代码由本位码、监管码和分类码等组成。既用于识别药品身份，也用于反应药监部门对药品研制、生产、经营、使用和监督的管理全过程。最终实现三码共同使用，即"三码合一"。

（1）**本位码**　是药品唯一的身份标识，用于国家药品注册信息管理，在药品包装上不体现。本位码的作用相当于对每个药品发放一张身份证。

（2）**监管码**　用于药品监控追溯系统，直接体现于药品包装上，识读器可识读并反映相关产品信息。监管码则根据 GMP、GSP 对生产和流通强制性的管理要求，对药品的生产日期、有效期、批准文号等进行规范。

（3）**分类码**　用于医保、药品临床研究、药品供应及药品分类管理等，在药品包装上不体现。主要满足产业链上下游分类查询、统计分析等方面的需要。

2. 国家药品编码本位码编制规则

（1）国家药品编码本位码共 14 位，由药品国别码、药品类别码、药品本体码和校验码依次连接组成，不留空格，其结构如图 3-2 所示。

（2）国家药品编码本位码国别码为"86"，代表在我国境内生产、销售的所有药品；国家药品编码本位码类别码为"9"，代表药品；国家药品编码本位码本体码的前 5

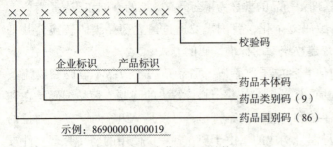

图 3-2 国家药品编码结构

位为药品企业标识，根据《企业法人营业执照》《药品生产许可证》，遵循一照一证的原则，按照流水的方式编制；国家药品编码本位码本体码的后 5 位为药品产品标识，是指前 5 位确定的企业所拥有的所有药品产品。药品产品标识根据药品批准文号，依据药品名称、剂型、规格，遵循一物一码的原则，按照流水的方式编制。

（3）校验码是国家药品编码本位码中的最后一个字符，通过特定的数学公式来检验国家药品编码本位码中前 13 位数字的正确性，计算方法按照"GB 18937"执行。

例如注射用头孢曲松钠舒巴坦钠（国药准字 H20110015）的药品本位码为 86905025001141；艾拉莫德片（国药准字 H20110084）的药品本位码为 86905849000689。

（二）电子监管

电子监管码是中国政府对产品实施电子监管为每件产品赋予的标识。每件产品的电子监管码唯一，即"一件一码"，好像商品的身份证，简称监管码。

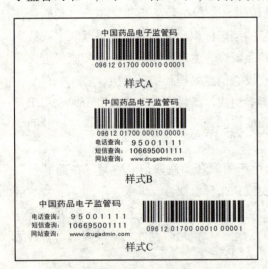

图 3-3 中国药品电子监管码印刷规范

中国药品电子监管码是当前中国政府极力推行的一种编码。企业可以查询到包括药品通用名、剂型、生产企业、生产日期、产品批号及药品流向等信息。这些数据信息可方便消费者对药品进行质量查询，同时可供政府进行药品打假和药品追溯。

目前国家食品药品监督管理局开始启用的电子监管码为 20 位，如图 3-3 所示。中国药品电子监管码是由一组规则排列的线条与空白以及对应数字字符"码"按照一定的编码规则组合起来的表示一定信息的药品标识符号。"条"与"空"分别由深浅不同，而且满足一定光学对比度要求的两种颜色表示，"条"为深色，"空"为浅色，这种"条""空"和相对应的字符"码"代表相同的信息，前者供扫描器读识，后者供人直接读识或者通过键盘向计算机输入数据使用。

在进行辨识的时候，是用条码阅读机扫描，得到一组反射光信号，此信号经光电转换后变为一组与线条、空白相对应的电子讯号，经解码后还原为相应的文数字，再传入电脑，它的意义是通过在计算机系统的数据库中提取相应的信息而实现的。

药品生产企业通过电子监管码将药品的生产、质量等源头信息传输到监管网数据库中，流通企业通过监管码进行进货检查验收并将进货信息传输到监管网数据库中，在销售时将销售信息传输到监管网数据库中，这些数据信息可供消费者进行真假与质量查询，供政府进行执法打假、质量追溯和产品召回管理，供企业了解市场供求情况、渠道销售情况和涉假信息，也可供消费者借助短信、电话、网络以及终端设施等形式查询药品真实性和质量信息，消费者可以获得的信息有：药品通用名、剂型、规格；生产企业、生产日期、生产批号、有效期等。

现在使用药品电子监管码还存在一定的局限性，能否全面推广实施还待观察。电子监管码仅适用于毒麻药、特殊药品、国家基本药物、中药注射剂四类药品，涵盖面不够宽。电子药监码是由药监局主推，没有电子监管码，药品不能上市销售，因此，药品生产和流通企业给予了积极的配合。医院等终端机构为卫生部门管理，执行起来困难。

三、地方政府及企事业采用的药品信息分类与编码

（一）地方政府的药品信息分类与编码

无统一的药品编码使得定点药店与医保中心结算变得困难重重。2007年广州实现了"一药一码"，医院、药店对药品进行统一编码。现在全国各地医保中心、医院、医保定点药店基本实现了统一编码结算，但编码标准与方法均差异很大。

为了医药流通领域、医疗单位、药品生产企业、医保中心、物价监管部门以及相关管理部门信息化建设，建立"共同语言"，为医药卫生领域信息高速公路上建立"通行证"，加速医药卫生领域信息化建设进程，实现信息资源共享，有效避免资源浪费。北京、天津、福建等省相继制订《药品信息分类与编码》。例如，北京市制定的《药品分类与代码规范》，适用于药品行业的信息采集、处理和交换，可作为建设各种药品数据库时对药品的分类与编码的依据。

1. 药品信息分类与编码规范

（1）其标准是在中华人民共和国医药行业标准 YY 0252-1997《化学药品（原料、制剂）分类与代码》基础上延拓、细化、修订的药品编码标准。

（2）规范药品的通用名称，药品属于《中华人民共和国药典》《中国药品通用名称》品种的，首选《中华人民共和国药典》名称作为其通用名称，次选《中国药品通用名称》名称作为其通用名称，药品的通用名属我国首次使用，应经国家药典委员会核定。

（3）采用原料药和制剂联合编码原则，将药品分为中成药和西药两大类，每大类之下再细分为中类和小类。

（4）编码规范以一药一码为原则，呈开放体系，给新类别的出现留有充分的位置。

2. 化学药品编码

化学药品编码方法与结构：

$$\frac{40}{①} \quad \frac{××}{②} \quad \frac{××}{③} \quad \frac{××}{④} \quad \frac{××}{⑤} \quad \frac{××}{⑥} \quad \frac{××××}{⑦} \quad \frac{××}{⑧} \quad \frac{××}{⑨}$$

第①层：化学药品代码，其标识码为40。

第②层：药品大分类代码，共有24个大类。

第③层：药品小分类代码，每个大分类又有若干个小分类，共有163个小类。

第④层：原药品代码。

第⑤层：药品结构衍生物代码。

第⑥层：药品盐类衍生物及复方制剂代码，第六层分为两个代码区段，01~50为药品盐类衍生物代码区段，51~98为复方制剂代码区段。其中，生物制品的活菌苗（代码"02"）和灭活菌苗（代码"03"）也在本层体现。

第⑦层：药品剂型代码，包括剂型和亚剂型，由四位阿拉伯数字组成。

第⑧层：药品制剂规格代码。

第⑨层：药品包装规格代码，采用最小包装规格进行维护。

（二）医院采用的药品信息分类与编码

医院采用的药品编码常用数字或英文字母表示，在14位以下，其规则一般如下：

$$\underset{①}{×}\ \underset{②}{×}\ \underset{③}{××}\ \underset{④}{××}\ \underset{⑤}{××}\ \underset{⑥}{×××}\ \underset{⑦}{××}\ \underset{⑧}{×}$$

第①层（第1位）：是中西药区别代码，用"X"代表西药，"Z"代表中成药，"C"代表中药饮片；或者用数字标示。

第②层（第2位）：用途代码，口服剂：1或K；针剂：2或Z；外用剂：3或W。

第③层（第3、4位）：是药品大分类代码，用数字01~99表示。

第④层（第5、6位）：是药品亚类代码，用数字01~99表示。

第⑤层（第7、8位）：是药品细类分类代码，用数字01~99表示。

第⑥层（第9、10、11位）：药品的名称代码，按每一类药品先后顺序生成编码，用数字001~999表示。

第⑦层（第12、第13位）：是药品的剂型代码，用数字01~99表示。

第⑧层（第14位）：是药品的制剂规格代码，有数字1~9表示。

第③层至第⑧层，一般均从01开始，按升序排列，最多编到999，其中"99""999"的代码均表示"其他"。

例如，卡托普利片可编码为：

X K01 心血管系统药

X K0105 抗高血压药

X K010502 血管紧张素类药

X K010502 001011 卡托普利片（12.5mg）

（三）药品经营企业采用的商品编码

药品批发企业及药品零售企业因其规模、经营的品种及使用的软件有较大差异，因此商品编码也各不相同。以13位商品编码为例说明药品经营企业商品编码的编制方法。

$\overset{×}{①}$　$\overset{×}{②}$　$\overset{××}{③}$　$\overset{××}{④}$　$\overset{××}{⑤}$　$\overset{×××}{⑥}$　$\overset{×}{⑦}$　$\overset{××}{⑧}$

第①级编码：商品大类区别码，应尽量集中，这样便于搜索同类品种信息，一般设一位数字，如：1（药品）；2（医疗器械）；3（中药饮片）等。

第②级编码：0（特殊管理药品）；1（西药注射剂）；2（中药注射剂）；3（单轨制处方药）；4（双轨制处方药，化学药和其他）；5（双轨制处方药，中成药）；6（甲类OTC）；7（乙类OTC）；8（其他）。

该分类方案充分照顾药品零售企业分类管理的要求（如编码13开头的为必须凭处方销售的药品等），也可以明确乙类OTC专柜经营品种（如编码为17格式的药品为乙类OTC专柜经营品种范围）。

第③级编码：商品亚类，共2位。如药品类别下特殊管理药品下分：01（第Ⅰ类精神药品）、02（第Ⅱ类精神药品）、03（麻醉药品）、04（毒性药品）、05（蛋白同化制剂及肽类激素）、06（其他）等。普通剂型药品可将该级编码设为普通剂型码，如01（胶囊）、02（片剂）、03（颗粒剂）。

第④级编码：商品细分类，共2位。例如抗生素01。

第⑤级编码：共3位，为商品序列号，共可建1000个不同品种。大中型药品批发企业或药品连锁企业可设置为4位。

第⑥级编码：共2位，生产企业区分码。例如，阿莫西林胶囊（香港联邦）13010100101，阿莫西林胶囊（浙江亚太）13010100102等。

第⑦级编码：共1位，商品规格。如0.25g阿莫西林胶囊（香港联邦）130101001011。

第⑧级编码：共1位，商品库位码，可设置区分常温、阴凉、冷库、外用、易串味存储类别。如0.25g阿莫西林胶囊（香港联邦）编码为1301010010111。

注：①其他类别商品可以参照药品项下设置，也可以按照商品特点灵活分类；如医疗器械分为第Ⅰ类、第Ⅱ类、第Ⅲ类。②对于单纯零售或零售连锁企业，为了便于使用和记忆一般可用6~8位编码，编排方式亦可参照，仅去掉第三级编码、将第五级编码缩减为1位即可。

目标检测

一、选择题

1. 根据药品的（　　），非处方药分为甲、乙两类。
   A. 有效性　　　　　B. 安全性　　　　　C. 稳定性
   D. 均一性　　　　　E. 经济性

2. 非处方药中安全性更高的一些药品指的是（　　）
   A. 甲类　　　　　　B. 乙类

3. 下列哪些医药商品必须分类存放（　　）
   A. 药品与非药品　　B. 内服药与外用药

C. 处方药与非处方药　　　　D. 易串味的药品与一般药品
E. 中药饮片与其他药品

4. 我国基本药物目录的特点是（　　）
   A. 疗效确切　　　　B. 不良反应小　　　　C. 质量稳定
   D. 价格合理　　　　E. 使用方便

5. 按我国《基本医疗保险药品目录》，可供临床治疗选择使用、疗效好、药品价格略高的药品，指的是（　　）
   A. 甲类　　　　B. 乙类

6. 关于药品编码，下列说法错误的是（　　）
   A. 建立国家药品编码系统是一项专业化极强的技术工作
   B. 药品编码是我国药品监督管理的一项基础的标准化工作
   C. 药品作为特殊商品，要实现防止伪劣必须遵循"单品单码"的原则
   D. 国家药品编码只适用于药品生产、经营和使用领域
   E. 实现药品编码可以达到药品的识别、鉴别、跟踪、查证的目的

二、思考题

1. 介绍片剂、胶囊、注射剂等剂型的主要类别。
2. 介绍非处方药的主要特点及合理使用。
3. 何谓麻醉药品和精神药品？试举例说明。
4. 我国药品有无规范的编码，依据是什么？
5. 是不是每个医院信息系统中有关药品、业务分类等编码都是相同或一致的？
6. 国家药监局正在推广药品电子监管码，你的认识？

三、填空题

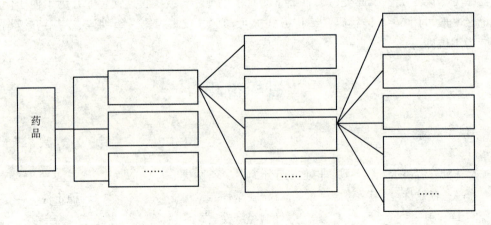

第四单元　药品包装

学习目标

知识目标：掌握药品包装的基本要求，熟悉药品包装类别，熟悉药品常用的包装材料与包装容器；掌握药包材的质量与质量管理；掌握常用的药品包装，重点是药用玻璃、药用塑料及复合材料包装；掌握药品包装标志；掌握药品说明书与标签的主要内容。

技能目标：能正确识别药品包装类别及包装容器；能正确阅读理解药品的说明书和标签，指导合理用药；能认识药品的包装标志，指导消费者正确识别医药商品。

第一节　药品包装的作用与基本要求

一、药品包装的定义

任何产品商品化后都需要包装，包装是现代商品生产、储存、销售和人类社会生活中不可缺少的重要组成部分。在我国国家标准中包装的定义是"为在流通过程中保护产品，方便储运，促进销售，按一定技术方法而采用的容器、材料及辅助物等的总体名称；也指为了达到上述目的而采用容器、材料和辅助物的过程中施加一定技术方法等措施"。从以上定义中可以看出，现代商品包装不仅仅是保护商品质量和数量的工业包装，它还是方便储运、促进销售、便于消费的运输包装、销售包装和消费包装。

药品包装是指选用适宜的容器、材料及辅助物，采用一定的包装技术对药品进行分（灌）、封、装、贴签等操作，为药品提供质量保护、方便应用和促进销售的一种状态（图4-1）。

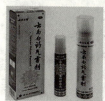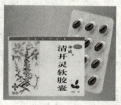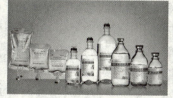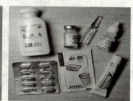

图4-1　常见药品包装

药品包装是一种特殊的商品包装，不仅要保护药品的质量，更应该是一个信息的载体，能使医生、药师、护士及消费者获取必要的药品有关的信息。

二、药品包装的作用

药品是一种特殊的商品，其药效与质量直接关系到人身健康和安全。药品被生产出来以后，都要经过包装才能进入市场，供消费者选购，否则就无法实现其价值与使用价值。药品包装的材料与结构在确保药效的同时，又起着保证药品使用可靠性、方便性的关键作用，是对药品质量进行评价的一项重要指标。

药品包装主要有保护功能、便利功能、标示功能、促销功能等。

1. 保护功能 保护功能是指保护被包装药品质量的良好状况。药品在生产、运输、贮存、销售和使用等环节需经历一段较长的时间，在这过程中良好的包装可以使药品避免发生破损、漏失、挥发、变质或污染等问题，使药品免于被污染、减效和失效、变质和产生不良反应。因此药品包装的保护功能应是药品包装最基本、最重要的作用。

药品包装的保护功能主要包括两方面。

(1) **阻隔作用** 药品包装应有效地阻隔药品与外界的空气、光线、水分、热及微生物等的接触，以降低对药品的危害。例如颗粒剂很容易吸潮变质，颗粒剂的包装须有良好的密封性。

(2) **缓冲作用** 药品包装应有效地缓冲药品在流通过程中受到的各种外力的震动、碰撞、摩擦和挤压。例如，很多瓶装片剂的内包装中常常加有填充纸，避免药品在运输过程中相互摩擦、碰撞，影响片剂的完整性。

2. 方便运输、保管、使用 药品包装在生产、流通和使用环节中，应有良好的方便功能，主要表现在方便运输、方便保管和堆垛，方便计数和检查，方便销售，方便医疗人员和消费者安全有效地使用药品，方便消费者识别药品。

(1) **方便运输、保管** 药品在运输环节中，难免会发生跌落、碰撞、摩擦等现象，完好的包装形式便于堆垛、运输、装卸，减少了运输过程中的损耗。

(2) **方便计数和计量** 药品是治病救人的商品，剂量必须准确，国家药品标准中规定了药品的最小包装单位。在药品流通的各个环节中，产地的堆码、运输装卸，以及供求双方必然要对药品进行必要的计数、计量，限定装量的各种包装形式可以使药品顺利地通过交易和中转环节，方便计数、计量，加速交接、点验。

(3) **方便使用** 药品包装的标签、说明书和包装标志的内容，可以指导医疗人员和消费者合理安全地使用药品，帮助消费者识别药品的有关标志和药品的合法性。

随着包装技术的发展，药品的包装呈现多元化的发展，越来越方便应用。如单剂量化的铝塑泡罩包装，方便了消费者的使用，适合于药房调配药品，亦有利药品的储存；口服液配备了计量准确、使用方便的量杯；儿童安全盖包装，更有利于保护儿童用药的安全性，满足了消费者的不同需求。

3. 标示功能 标签与说明书是药品包装的重要组成部分，而且，每个单剂量包装上都应具备标签，内包装中应当有单独的药品说明书，目的是科学准确地介绍具体药物品种的基本内容，便于使用时识别。药品包装标志如特殊管理药品、非处方药品、外用药品标识等，是为了药品的分类、运输、贮存和临床使用时便于识别和防止用错。

4. 促进药品的销售　由于药品本身的特殊性，消费者在购买药品时，首先关注的是药品的疗效，但是如果没有优质的包装相配合，竞争力就难以发挥。规范的包装为药品生产企业建立了良好的销售形象，增加了消费者对企业质量的信任；良好的包装是无声的广告，可以提高药品的信誉度，对消费者产生直接的吸引力；独特的包装可以使药品易于辨认，有助于消费者重复购买药品；人性化的包装在一定程度上具有了心理治疗的作用，它可以减轻患者的心理压力，起到药未到而病除三分的功效，如市场上一些心血管药品包装颜色设计为绿色，适用了患者的需要；中美上海施贵宝制药安尔康、施尔康、小施尔康等系列产品，采用系列化的统一的包装格局，用不同的色调和图案来区别不同的品种及适合人群。在药品生产同质化越来越严重的今天，药品包装的差异正在成为企业自身产品与其他同类产品相区别的一种有效方式。因此，药品包装在一定程度上对促进药品的销售起到重要的作用。

三、药品包装的基本要求

按《药品管理法》《药品管理法实施细则》及国家食品药品监督管理局2004年颁布的《直接接触药品的包装材料和容器管理办法》以及2006年颁布的《药品说明书和标签管理规定》中规定，药品包装必须符合以下基本要求。

1. 直接接触药品的包装材料和容器，必须符合药用要求，符合保障人体健康、安全的标准。

药包材指直接接触药品的包装材料和容器，我国对药包材实行产品注册制度。直接接触药品的包装材料和容器，必须符合药用要求，符合保障人体健康、安全的标准，并由药品监督管理部门在审批药品时一并审批。药品生产企业不得使用未经批准的直接接触药品的包装材料和容器。如果使用未经批准的直接接触药品的药包材包装药品，该药品将按劣药论处。

《直接接触药品的包装材料和容器管理办法》中规定，输液瓶（袋、膜及配件）；安瓿；药用（注射剂、口服或者外用剂型）瓶（管、盖）；药用胶塞；药用预灌封注射器；药用滴眼（鼻、耳）剂瓶（管）；药用硬片（膜）；药用铝箔；药用软膏管（盒）；药用喷（气）雾剂泵（阀门、罐、筒）；药用干燥剂等直接接触药品的包装材料和容器实施强制注册管理。并制定了药包材生产现场考核通则（药包材GMP），是药包材生产和质量管理的基本准则，适用于药包材生产的全过程。

2. 药品包装必须适合药品质量的要求，方便储存、运输和医疗使用。

（1）药品的包装分为内包装和外包装。药品包装、标签内容不得超出国家食品药品监督管理局批准的药品说明书所限定的内容。

（2）药品包装（包括运输包装）必须加封口、封签、封条或使用防盗盖、瓶盖套等；标签必须贴正、粘牢，不得与药物一起放入瓶内。

（3）凡封签、标签、包装容器等有破损的，不得出厂或销售。

（4）药品运输包装的储运图示标志、危险货物的包装标志等，必须符合国家标准和有关的规定。

（5）在正常储运条件下，包装必须保证合格的药品在有效期内不变质等。

3. 药品包装必须按照规定印有或者贴有标签并附有说明书。

（1）药品包装、标签上印刷的内容对产品的表述要准确无误，除表述安全、合理用药的用词外，不得印有各种不适当的宣传产品的文字和标识，如"国家级新药""中药保护品种""GMP认证""进口原料分装""监制""荣誉出品""获奖产品""保险公司质量保险""公费报销""现代科技""名贵药材"等。

（2）药品的最小销售单元，系指直接供上市药品的最小包装。每个最小销售单元的包装必须按照规定印有标签并附有说明书。

（3）凡在中国境内销售和使用的药品，包装、标签所用文字必须以中文为主并使用国家语言文字工作委员会公布的现行规范文字。民族药可增加其民族文字。企业根据需要，在其药品包装上可使用条形码和外文对照；获我国专利的产品，亦可标注专利标记和专利号，并标明专利许可的种类。

（4）麻醉药品、精神药品、医疗用毒性药品、放射性药品等特殊管理的药品以及外用药品、非处方药品，在其大包装、中包装、最小销售单元和标签上必须印有符合规定的标志；对贮藏有特殊要求的药品，必须在包装、标签的醒目位置中注明。

第二节 药包材的质量与质量标准

药包材是指直接接触药品的包装材料和容器。药包材的质量对药品质量影响很大，由于药包材可能带来细菌和其他微生物，药包材的有害物质可能被药品溶出，从而造成药品的污染；同时药品中的有些成分可能在包装存放过程中被包装材料吸附，或与包装材料发生反应，而直接影响药品质量或用药剂量。

一、药包材的质量要求

根据药品包装材料使用的特殊性，为了确认药包材可用于包装药品，有必要对包装材料进行质量监控，药包材应具有以下特性：

1. 能保护药品在贮藏、使用过程中不受环境的影响，保持药品的原有属性。
2. 药包材自身在贮藏、使用过程中性质应有一定的稳定性。
3. 药包材在包装药品时，不能污染药品的生产环境。
4. 药包材不得带有在使用过程中不能消除的对包装药物有影响的物质。
5. 药包材与包装的药品不能发生化学、生物意义上的反应。

因此，药包材的质量标准需证明该材料具有以上特性，并得到有效控制。

二、药包材的质量标准体系

为确保药品的安全、有效使用，各国均对药品包装材料和容器进行质量控制，药包材的质量标准体系主要有：

1. 药典体系　国家药典附录均收载有药品包装材料的技术要求。

2. 国际标准化组织 ISO 体系　根据材料及形状制定标准。例如 ISO8362-1 管制玻璃注射瓶、ISO9178-1 注射安瓿等。

3. 国内标准体系　工业标准形式上与 ISO 标准相同，安全项目略少于先进国家药典。

国际标准、各国药典都是药品包装国际市场共同遵循的技术依据。其中，药典侧重于材料、容器的安全性评价，标准体系侧重于产品使用性能的评价。

三、我国药包材的质量标准

（一）《中国药典》对药品包装材料的技术要求

1.《中国药典》附录"说明书、包装、标签"项下规定：直接接触药品的包装材料和容器应符合国务院药品监督管理部门的有关规定，均应无毒、洁净，与内容药品应不发生化学反应，并不得影响内容药品的质量。

2.《中国药典》（原料药与药物制稳定性试验指导原则）"稳定性重点考察项目"中规定：原料药及主要制剂的重点考察项目见附表，表中未列入的项目与剂型，可根据剂型及品种的特点制定。即采用药品质量标准项下规定的项目（包括该制剂项下的有关规定）。

例如注射剂重点考察项目：性状、含量、pH、可见异物、有关物质、无菌；注射剂项下有关规定：装量、装量差异、渗透压摩尔浓度、不溶性微粒、细菌内毒素或热原。

（二）药包材国家标准

药包材国家标准，是指国家为保证药包材质量、确保药包材的质量可控性而制定的质量指标、检验方法等技术要求。药包材标准包括产品质量、检验检测方法和质量保证体系三个方面的内容；在审批新药时一并审批该新药的包装材料，同时审查该包装材料与药品的安全相容性资料。SFDA 制定颁布的药包材标准是国家为保证药包材质量，保证药品安全有效的法定标准，是我国药品生产企业使用药包材、药包材企业生产药包材和药品监督部门检验药包材的法定标准。

为有效控制药包材的质量，国家食品药品监督管理局（SFDA）于 2002 年开始，制定并颁布相应的国家药品包装容器标准（YBB 标准）。例如口服液体药用聚酯瓶 YBB00102002；口服固体药用聚酯瓶 YBB00262002；低硼硅玻璃管制药瓶 YBB00352003；钠钙玻璃管制药瓶 YBB00362003；输液瓶用铝塑组合盖 YBB00402003；高硼硅玻璃管制注射剂瓶 YBB00292005-1；药用玻璃成分分类及其试验方法等。

国家药品包装容器标准（YBB 标准）对不同材料控制的项目涵盖了鉴别试验、物理试验、机械性能试验、化学试验、微生物和生物试验，并制定了药品包装材料与药物相容性试验指导原则。这些项目的设置为安全合理选择药品包装材料和容器提供了基本的保证，也为国家对药品包装容器实施国家注册制度提供了技术支持。

（三）药包材质量标准的主要检查项目

对药品包装及材料检测与控制的指标主要有阻隔性能、机械性能、滑爽性、厚度、溶剂残留、密封性能、瓶盖扭力、顶空气体分析、印刷质量、微生物限度及安全性检查项目等。

1. 阻隔性能　阻隔性能是指包装材料对气体、液体等渗透物的阻隔作用。阻隔性能测试包括对气体（氧气、氮气、二氧化碳等）与水蒸气透过性能两类。通过检测能解决药品由于对氧气或水蒸气敏感而产生的氧化变质、受潮霉变等问题。

2. 物理机械性能　物理机械性能是衡量药品包装在生产、运输、货架期、使用等环节对内容物实施保护的基础指标。一般包括拉伸强度与伸长率、热合强度、剥离强度、热收缩性、穿刺力、穿刺器保持性、插入点不渗透性、注药点密封性、悬挂力、铝塑组合盖开启力、耐冲击力、耐撕裂性能、抗揉搓性能等。

3. 厚度的测试　药品包装材料厚度是否均匀是检测其各项性能的基础。包装材料厚度不均匀，会影响到阻隔性、拉伸强度等性能；对材料厚度实施高精度控制也是确保质量与控制成本的重要手段。

4. 摩擦系数测试　摩擦系数是评价包装材料内外侧滑爽性能的重要指标。通过检测以确保其良好的开口性，以及在高速生产线上能够顺利地进行输送与包装，满足产品高速包装发展的需求。

5. 溶剂残留检测　药品包装在生产过程中的印刷、复合、涂布工序中使用了大量的有机溶剂，如甲苯、二甲苯、乙酸乙酯、丁酮、乙酸丁酯、乙醇、异丙醇等。这些溶剂或多或少地残留在包装材料中，若用含有较高溶剂残留的包装材料来包装药品，将会危害人们的身体健康，因此必须对溶剂残留量进行检测。

6. 药品包装密封性能检测　密封性能是指包装袋密封的可靠性，通过该测试可以确保整个产品包装密封的完整性，防止因为产品密封性能不好，而导致泄漏、污染、变质等问题。

7. 瓶盖扭矩检测　瓶类包装是药品常用包装形式之一。其瓶盖锁紧、开启扭矩值的大小，是生产单位离线或在线重点控制的工艺参数之一。扭矩值是否合适对产品的中间运输以及最终消费都有很大的影响。

8. 顶空气体分析　药品自灌（封）装到打开包装使用之前，对包装内部的气体成分进行控制是有效延长产品保质期或改善保存质量的重要手段。通过对该项目的检测可以对包装袋、瓶、罐等中空包装容器顶部空间氧气、二氧化碳气体含量、混合比例做出评价，从而指导生产、保证产品货架期质量。

9. 印刷质量检测　对包装实施精美印刷是产品吸引消费者的重要手段，产品包装印刷质量的好坏直接影响到消费者对产品的信赖。主要包括色彩控制及墨层结合牢度与耐磨性控制等。

10. 材料、容器的生物安全检查

（1）**微生物限度检查** 根据该材料、容器被用于何种剂型，测定各类微生物限度。

（2）**安全性检查** 根据该材料、容器被用于何种剂型需选择测试异常毒性、溶血细胞毒性、眼刺激性、细菌内毒素等项目。

四、药包材的选择原则与要求

（一）选择原则

药品包装自药品生产出厂、储存、运输，到药品使用完毕，在药品有效期内，发挥着保护药品质量、方便医疗使用的功能。因此，选择药品包装，必须根据药品的特性要求和药包材的材质、配方及生产工艺，选择对光、热、冻、放射、氧、水蒸气等因素屏蔽阻隔性能优良，自身稳定性好、不与药品发生作用或互相迁移的包装材料和容器。

（二）药品包装材料与药物相容性试验

1. 药品包装材料与药物相容性试验的目的 药品包装材料对保证药品的稳定性起着重要作用，因而药用包装材料将直接影响用药的安全性。直接接触药品的包装材料、容器是药品的一部分，尤其是药物制剂中，一些剂型本身就是依附包装而存在的（如气雾剂等）。由于药品包装材料、容器组成配方、所选择的原辅料及生产工艺的不同，导致不恰当的材料引起活性成分的迁移、吸附甚至发生化学反应，使药物失效，有的还会产生严重的副作用。这就要求在为药品选择包装容器（材料）之前，必须检验证实其是否适用于预期用途，必须充分评价其对药物稳定性的影响，评定其在长期的贮存过程中，在不同环境条件下（如温度、湿度、光线等），在运输使用过程中（如与药物接触反应、对药物的吸附等），容器（材料）对药物的保护效果和本身物理、化学、生物惰性，所以在使用药包材之前需做相容性试验。

2. 对于所选用药包材的材质必须进行稳定性试验，考察药包材与药物的相容性 根据药品包装材料与药物相容性试验指导原则（YBB00142002），药包材与药物的相容性试验是以此证实药品在整个使用有效期内，所选包装容器中的药品质量稳定、可控，能够保持其使用的安全性和有效性；是为考察药包材与药物之间是否会发生相互的或单方面的迁移，进而影响药品质量而进行的试验。

药包材与药物的相容性试验是考察药包材与药物间是否发生迁移或吸附等现象，进而影响药物质量而进行的一种试验。广义来说是指药包材与药物间的相互影响或迁移，它包括物理相容、化学相容、生物相容。选用对药物无影响、对人体无伤害的药用包装材料必须建立在大量的实验基础上。

药品包装材料与药品稳定性（药用包装材料与药物的相容性）试验是在一个可控的环境内，选择一个实验模型，使药用包装材料与药物互相接触或彼此接近地持续一定的时间周期，考察药用包装材料与药物是否会引起相互的或单方面的迁移、变质，从而证实在整个使用的有效期内，药物能保持其安全性、有效性、均一性，并能使药物的纯度继续受到控制。

3. 药包材与药物相容性试验主要考察项目

（1）**玻璃** 应重点考察玻璃中碱性离子的释放对药液 pH 的影响；有害金属元素的释放；不同温度（尤其冷冻干燥时）、不同酸碱度条件下玻璃的脱片；含有着色剂的避光玻璃被某些波长的光线透过，使药物分解；玻璃对药物的吸附及玻璃容器的针孔、瓶口歪斜等问题。

（2）**塑料** 应重点考察水蒸气、氧气的渗入；水分、挥发性药物的透出；脂溶性药物、抑菌剂向塑料的转移；塑料对药物的吸附；溶剂与塑料的作用；塑料中添加剂、加工时分解产物对药物的影响；以及微粒和密封性等问题。

（3）**橡胶** 应重点考察其中各种添加物的溶出对药物的作用；橡胶对药物的吸附以及填充材料在溶液中的脱落。在进行注射剂、粉针、口服溶液剂等试验时，瓶子应倒置、侧放，使药液能充分与橡胶塞接触。

（4）**金属** 应重点考察药物对金属的腐蚀、金属离子对药物稳定性的影响、金属上保护膜试验前后的完整性等。

第三节 药品包装类别

由于药品的品种较多，它们的理化性质、形状、储存要求等各不相同，所以药品包装的类别也有所不同。根据不同的分类标准，药品包装有以下几种分类方法：

一、按包装的形态来分类

1. 内包装 内包装是指直接与药品接触的包装，如安瓿、输液瓶（袋）、药用铝箔等。直接接触药品的包装材料和容器可简称为"药包材"。

药包材是药品不可分割的一部分，它伴随药品生产、流通及使用的全过程。尤其是药物制剂，一些剂型本身就是依附包装而存在的，如胶囊剂、气雾剂、水针剂等。由于药包材长期与药品直接接触，有的组分可能被所接触的药品溶出，或与药品互相作用，或被药品长期浸泡腐蚀脱片而直接影响药品质量。而且，有些对药品质量及人体的影响具有隐患性，即通过对药品质量及人体的常规检验不能及时发现问题。例如安瓿、输液瓶，如果不是针对不同药品采用不同配方和生产工艺，常常会有组分被溶出及玻璃脱片现象，而细微的玻璃脱片容易堵塞血管形成血栓或肉芽肿；又如，天然橡胶塞中溶出的异性蛋白对人体可能是致热源，溶出的吡啶类化合物可致癌、致畸、致突变等，按照SFDA 的规定，2005 年 7 月 1 日，基础输液停用天然橡胶塞，改用丁基橡胶塞。因此，药包材质量水平直接影响到药品质量。

2. 外包装 外包装是指内包装以外的包装，按由里向外分为中包装（又称为销售包装）和大包装（又称为运输包装）。外包装应根据药品的特性选用不易破损、防潮、防冻、防虫鼠的包装，应能保护药品在流通、使用过程中的质量，促进药品的销售和合理指导消费者安全使用药品。大包装应从运输作业的角度考虑，采用缓冲、固定、防湿、防水等的包装技术将药品放入箱子、袋子等容器里,达到药品的保护和方便搬运的作用。

二、按包装在流通过程中所起作用来分类

1. 运输包装 我国的国家标准对运输包装的定义是:"以运输储存为主要目的的包装。它具有保障产品的安全,方便贮运装卸,加速交接、点验等作用。"从我国的国家标准可以看出,运输包装是以运输、保管为重要目的的包装,其主要作用在于保护商品和方便搬运。运输包装的方式和造型多种多样,用料和质地各不相同,主要有木箱、纸箱、木桶等以及衬垫物、防潮纸、麻袋、塑料袋等包装物。

为了方便药品的运输和保管,在运输包装应有明显、清晰的包装标志以便于识别货物,有利于装卸、运输、仓储、检验和交接工作的顺利进行。包装标志包括运输标志、指示性标志和警告性标志三种(具体标志见本单元第五节)。

2. 销售包装 销售包装是指以销售为主要目的,并与药品一起到达消费者手中的包装。销售包装主要包括盛装药品的瓶、盒、塑料袋、盖等容器及药品的标签和说明书等内容。这类包装除必须具有保护商品的功能外,更应具有促销的功能。因此,医药企业对销售包装的造型结构、装潢画面和文字说明等方面的设计,都应与同类药品有区别。如一般中药浓缩丸内包装使用的是普通聚酯瓶,而河南宛西制药厂的浓缩丸系列包装使用了一种开启独特的扁形高密度聚乙烯塑料瓶,外盒为一种横向结构的盒型,明显区别于同类品种,使产品的档次明显提高。新颖独特的包装设计,能给消费者留下深刻的印象,促进了药品的销售。

由于药品品种、剂型的多样性,销售包装材料和造型结构与式样的多样性,使得销售包装多种多样。究竟采用何种销售包装,主要根据药品特性和形状而定。因此,医药企业应设计出新颖、独特的包装,通过获得国家外观设计专利保护,使自己的产品不易被仿制。

三、按包装技术与目的分类

1. 真空包装 真空包装是指将药品装入气密性包装容器,抽去容器内的空气,使密封后的容器内达到预定真空度的包装方法。

2. 无菌包装 无菌包装是将药品、包装容器、材料或包装辅助器材灭菌后,在无菌的环境中进行充填和封合的包装方法。

3. 充气包装 充气包装是指将药品装入气密性容器,用氮、二氧化碳等气体置换容器中原有空气的包装方法。

4. 条形包装 条形包装的每个单元可以单独撕开或剪开以便于销售。

5. 喷雾包装 喷雾包装是将液体或膏状药品装入带有阀门和推进剂的气密性包装容器中,当开启阀门时,药品在推进剂产生的压力下被喷射出的包装方法。如云南白药集团生产的云南白药气雾剂,即采用该包装形式。

6. 儿童安全包装 儿童安全包装是一种能够保护儿童安全的包装,其结构设计是使

大部分儿童在一定时间内难以开启或难以取出一定数量的药品的包装方法。如上海强生制药生产的儿童退热药泰诺林的包装瓶盖即为儿童保险盖，儿童不易打开，可避免儿童误服。

四、根据药品贮存与保管的要求分类

为了避免污染和降解，根据药品贮存与保管的基本要求包装容器分为以下几类。

1. 密闭容器 密闭容器指能防止尘埃、异物等混入的容器，如玻璃瓶、纸袋、纸盒、塑料袋、木桶及纸桶（内衬纸袋或塑料袋）等。凡受空气中氧、二氧化碳、湿度影响不大，仅需防止损失或尘埃等杂质混入的药品均可使用此类容器。

2. 密封容器 密封容器指能防止药品风化、吸湿、挥发或异物污染的容器，如带紧密玻塞或木塞的玻璃瓶、软膏管、铁罐等，最好用适宜的封口材料辅助密封，适用于盛装易挥发的液体药品及易风化、潮解、氧化的固体药品。

3. 熔封和严封容器 熔封和严封容器指将容器熔封或以适宜的材料严封，能防止空气、水分进入与细菌污染的容器，如安瓿或输液瓶等。用于注射剂、血清、血浆及各种输液剂的盛装。

4. 遮光容器 遮光容器指能阻止紫外光的透入，保护药品不受光化作用的一种容器。如棕色玻璃瓶，普通无色玻璃瓶外面裹以黑纸或装于不透明的纸盒内也可达到遮光的目的。该包装容器主要用于盛装遇光易变质的药品。

第四节 药品包装材料与容器

药品包装材料与容器的质量直接影响药品包装的作用，因此，应根据药品的特性、药品包装的目的等因素选择药品包装材料与容器。常用的药品包装材料主要包括药用玻璃、塑料、金属、橡胶以及这些材料的复合物等，形式分为瓶、管、袋、膜等。

一、药用玻璃包装

（一）药用玻璃材料与包装的特点

1. 玻璃具有保护性良好、化学性质稳定、不渗透、坚硬、不老化、价廉、美观的优点，目前玻璃是药品最常用的包装材料之一。

2. 玻璃瓶若能配上合适的塞子或盖子与盖衬，可以免受外界物质的入侵，但光线可以透入。若需要避光，可选用棕色玻璃瓶，因棕色玻璃能较好地阻断紫外线的通过，防止紫外线对药物的破坏。

3. 药用玻璃瓶具有光洁透明、易消毒、耐侵蚀、耐高温、易密封等特点，目前仍是片剂、胶囊、输液剂、抗生素、冻干粉针、疫苗、血液制品的主要包装。

4. 玻璃瓶的主要缺点是体积大、质量重、口部密封性差、胶塞和胶盖与药液直接接触几率大、易破损、不便携带和运输能耗高等，给药品质量和运输带来不良影响。

（二）常用药用玻璃材料

根据药用玻璃国家药包材标准（YBB 标准）中线热膨胀系数和三氧化二硼含量的不同，药用玻璃可分为钠钙玻璃、低硼硅玻璃、中硼硅玻璃和高硼硅玻璃四类，其中中硼硅玻璃和高硼硅玻璃又合称为硼硅玻璃，硼硅玻璃是一种低膨胀率、耐高温、高强度、高硬度、高透光率和高化学稳定性的特殊玻璃材料。

国内生产的小容量注射剂、冻干粉针剂药品包装玻璃瓶，大都采用低硼硅玻璃，其盛装酸性、碱性小容量注射剂、冻干粉针剂药品，在药品有效期内可能与药品产生相溶性和脱片，影响药品质量。而硼硅玻璃质量稳定、热膨胀系数优、耐强酸、耐强冷、耐高热、耐机械强度高，在药物有效期内不与所盛药液产生相溶性、不脱片，化学稳定性好，软化点较低，是药用玻璃的首选品种，但成本较高。玻璃材质逐步向中硼硅和高硼硅玻璃材质过渡，是药用玻璃包装发展的趋势。

（三）药用玻璃的主要性能指标

药用玻璃的主要性能指标（表 4-1）包括：

1. 线热膨胀系数 是玻璃的主要物理性能之一，它决定了玻璃的热稳定性，即玻璃能承受温度剧变的能力，而且线热膨胀系数主要是由玻璃的化学成分决定的。

不同剂型的药品在生产中都要进行高温烘干、消毒灭菌或低温冻干等工艺过程，这就要求玻璃容器具备良好适宜的抵抗温度剧变而不炸裂的能力。玻璃的热膨胀系数越低，其抵抗温度变化的能力就越强。例如，许多高档的疫苗制剂、生物制剂及冻干制剂一般应选用中硼硅玻璃或高硼硅玻璃，高硼硅玻璃特别适用于冻干制剂。国内大量生产的低硼硅玻璃经受较大温度差剧变时，往往易产生炸裂、瓶子掉底等现象。

2. 三氧化二硼的含量 它是提高玻璃热稳定性和化学稳定性的主要成分，而且在一定的范围内，随着其含量的提高，玻璃的性能越好。

表 4-1 药用玻璃的主要性能指标

药用玻璃类别	线热膨胀系数（α值）[$\times 10^{-6} K^{-1}$（20℃~300℃）]	三氧化二硼（B_2O_3）（g/g）
钠钙玻璃	7.6~9.0	
低硼硅玻璃	6.2~7.5	5%~8%
中硼硅玻璃	不大于5	8%~12%
高硼硅玻璃	不大于3.4	12%~13%

因此，把线热膨胀系数和三氧化二硼含量的测定作为鉴别的性能，既可控制玻璃的使用性能，又能反映出玻璃成分的类型。硼硅玻璃与低硼硅玻璃、钠钙玻璃的主要区别是其具有很好的热稳定性和化学稳定性。

（四）主要的药用玻璃瓶

药用玻璃瓶按药品用途的不同，可分为以下几类。

1. 普通玻璃药瓶 普通玻璃药瓶可分为钠钙玻璃模制药瓶、硼硅玻璃模制药瓶、钠钙玻璃管制药瓶、低硼硅玻璃管制药瓶。主要用于片剂、胶囊等固体制剂的包装,如图4-2所示。

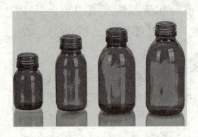 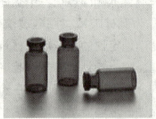 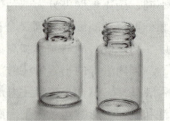

图4-2 玻璃药瓶

2. 玻璃口服液瓶 玻璃口服液瓶可分为钠钙玻璃管制口服液瓶、低硼硅玻璃管制口服液瓶、硼硅玻璃管制口服液瓶,如图4-3所示。

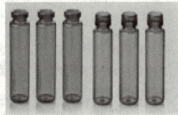 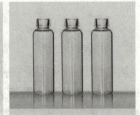 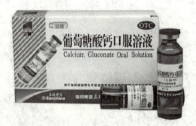

图4-3 管制玻璃口服液瓶

3. 玻璃注射剂瓶 玻璃注射剂瓶,又习称为玻璃抗生素瓶,用于盛装直接分装的注射用无菌粉末或无菌液体。玻璃注射剂瓶按材质不同分为硼硅玻璃模制注射剂瓶、低硼硅玻璃管制注射剂瓶,通常应为无色或琥珀色;中性硼硅玻璃模制注射剂瓶、中性硼硅玻璃管制注射剂瓶、高硼硅玻璃管制注射剂瓶,通常应为无色透明(图4-4)。

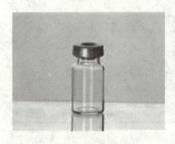 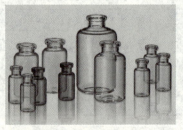 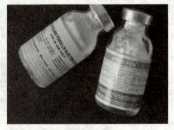

图4-4 玻璃注射剂瓶

国内生产模制抗生素瓶多为低硼硅玻璃,玻璃组成中碱性氧化物含量一般控制在13%以下,经过表面硫化处理,具有一定的化学稳定性,被大量、广泛地用于抗生素类粉针剂的包装,大部分为普药及低附加值药品的包装。管制抗生素玻璃瓶常用于中高档粉针注射剂、冻干粉针剂的包装。

4. 玻璃安瓿瓶 玻璃安瓿瓶（ampoule）是用于盛装药液的小容量玻璃容器，为密封的高质量薄玻璃做的小瓶。容量一般为 1～25mL。常用于注射液、疫苗、血液制品的包装。

玻璃安瓿瓶分为低硼硅玻璃安瓿瓶及中性硼硅玻璃安瓿瓶，如图 4-5 所示。

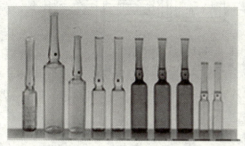 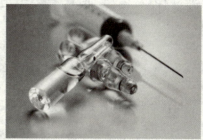

图 4-5 玻璃注射剂安瓿瓶

5. 玻璃输液瓶 大容量注射液，又称为大输液，多用于血管输入（静脉、动脉）、腹膜透析 CIPD 或手术洗液，其见效快，疗效显著，多用于临床急救。大输液药品质量要求严格，对直接接触药液的药包材质量要求高，无颗粒、无菌、无热原等。

玻璃输液瓶可分为钠钙玻璃输液瓶、低硼硅玻璃输液瓶、中性硼硅玻璃输液瓶，如图 4-6 所示。

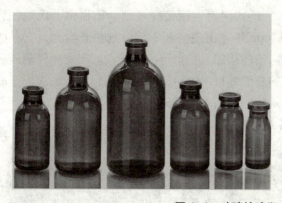 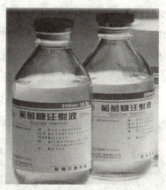

图 4-6 玻璃输液瓶

6. 预灌封用中性硼硅玻管注射器 预灌封注射器是国内外 20 世纪 90 年代开发的一种新型药品包装形式，主要用于抗血栓药、胰岛素、疫苗及生物工程药物等小容量注射剂的包装，常用中性硼硅玻璃。如图 4-7 所示。

预灌封注射器采用定量加注药液的方式，比医护人员手工灌注药液更加精确，能预防注射中的交叉感染或二次污染，临床上不易发生差错，操作简便，特别适合急诊患者或需要长期用药的慢性病患者。

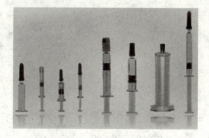

图 4-7 预灌封注射器

预灌封注射器由玻璃针管、活塞、针帽、推杆和注射针组成，如图 4-8 所示。

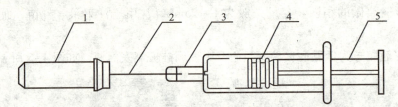

图 4-8　预装注射器（带针）结构示意图
1. 针帽；2. 注射针；3. 玻璃针管；4. 活塞；5. 推杆

预灌封注射器的结构、材质与作用见表 4-2。

表 4-2　预灌封注射器的材质与作用

组成部分	材质	结构或作用
针管	中性玻璃	组成主体，装药
橡胶活塞	卤化丁基橡胶塞	扣合式或螺纹式
推杆	PP 或丙烯腈-丁二烯-苯乙烯	推杆前端应与活塞配合
注射针	不锈钢	斜口
护帽	聚异戊二烯橡胶	保护注射针

7. 笔式注射器用硼硅玻璃套筒　笔式注射器用硼硅玻璃套筒俗称卡氏瓶，适用于注射液的包装。卡式瓶是国际市场 2002 年才出现的新一代针剂包装容器，它一般与卡式注射笔配套使用，具有使用方便、给药精确、安全可靠等优点。卡式瓶针剂较多应用于基因工程药物、生物工程制剂、胰岛素等技术含量较高的制剂领域，也应用于战场防生化急救、止血止痛、心血管病急救等，如图 4-9 所示。

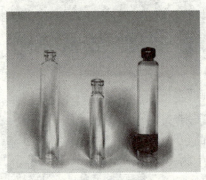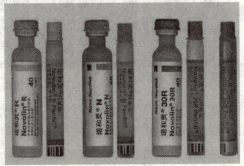

图 4-9　笔式注射器用硼硅玻璃套筒

卡式瓶相当于没有推杆的注射器，叫作"没底的玻璃瓶"。此瓶前部装有橡胶密封保护的注射用针头，瓶口用胶塞铝盖密封，尾部用丁基活塞密封。卡式瓶在使用中，其推杆橡胶活塞滑动性及泄漏性，是评价卡式瓶使用性能的两项重要指标。卡式瓶置入重复使用的卡式注射架或称注射笔中使用，使用过程药液不与注射器任何部件接触，患者进行一定的注射知识培训可自行完成注射。

小容量注射剂几十年来一直是采用安瓿瓶包装，安瓿瓶具有成本低廉、密封性好、供应充足、生产工艺成熟等优势，目前为止绝大多数的小容量注射剂品种还是采用安瓿瓶包装。目前的安瓿剂包装药品在使用过程中存在两大严重缺陷：一是患者用药安全存在隐患，针剂在使用前，操作人员将安瓿敲碎时细小的玻璃粉末可能混入药剂，将注射液吸入注射器过程中药剂暴露于空气中，易造成微粒、微生物等的二次污染；二是使用过程操作复杂，效率低。卡式瓶的出现很好地解决了安瓿瓶存在的不安全注射问题，可作为安瓿瓶较好的替代产品。

二、药用塑料包装

（一）药用塑料包装材料的特点

1. 塑料是一种合成的高分子化合物，可用于生产刚性或柔软容器。目前，常用于药品包装的塑料主要有聚氯乙烯（PVC）、聚乙烯（PE）、聚丙烯（PP）、聚对苯二甲酸乙二酯（聚酯，PET）、聚偏氯乙烯（PVDC）、聚萘二甲酸乙二醇酯（PEN）等包装材料。

2. 塑料具有包装牢固、不易破碎、色泽鲜艳、重量轻、携带方便、价格低廉等优点。

3. 塑料也具有透气、透湿、高温软化、化学性质不稳定等缺点，这些缺点均可加速药品氧化变质的速度，引起药品变质。

选择塑料药品包装材料时，不但要了解塑料的理化性质、屏蔽性质，同时应清楚塑料中的附加剂，如增塑剂、成型剂、润滑剂、紫外线吸收剂、稳定剂、抗氧剂、防腐剂及着色剂等，作为直接接触药品的包装材料时，这些附加剂都可能迁移进入药品中，以致药品质量发生变化。

（二）药用塑料瓶

药用塑料瓶具有质轻、强度高、不易破损、密封性能好、防潮、卫生，符合药品包装的特殊要求等优点，是一种优良的药用包装容器。药用塑料瓶容量从几毫升到1000mL不等，形状大多为圆形，也有方形、椭圆形等形状，广泛用于片剂、胶囊剂、颗粒剂等口服固体药品和糖浆剂、酊水剂等口服液体药品，如图4-10所示。

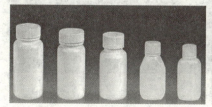
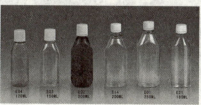
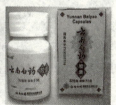

图4-10 常见塑料瓶包装

药用塑料瓶根据材料的不同可分为高密度聚乙烯塑料瓶、低密度聚乙烯塑料瓶、聚丙烯塑料瓶、聚对苯二甲酸乙二醇酯塑料瓶（聚酯瓶）、聚氯乙烯塑料瓶等。

(三) 输液软袋包装

输液软袋包装是近代发展起来的高分子材料输液容器,解决了传统玻璃输液瓶的缺陷。玻璃瓶不仅存在易破损、不便运输、仓储体积大等缺点,而且在使用过程中由于需要不断向药液中引入空气,空气中的灰尘、微生物很容易污染药液。输液软袋包装具有稳定性好、口部密封性好、无脱落物、胶塞不与药液接触、质轻、抗冲击力强、输液产品在生产过程中受污染的几率减少、节约能源、保护环境、使用方便、一次性使用免回收等优点。目前常用塑料输液袋分为聚氯乙烯软袋(PVC 软袋)、聚烯烃多层共挤膜软袋(非 PVC 软袋)两大类。

1. 聚氯乙烯(PVC)输液软袋　PVC 软袋输液在使用过程中可依靠自身张力压迫药液滴出,无须形成空气回路,大大降低二次污染的几率,但 PVC 材料本身的特点限制了其在输液包装方面的应用。首先,PVC 软袋材料含有聚氯乙烯单体,不利于人体的健康;PVC 软袋在生产过程中为改变其性能加入了增塑剂(DEHP),在使用中可能有 DEHP 溶出,DEHP 是一种有害物质;同时,PVC 软袋因质地较厚,不利于加工,其氧气、水蒸气的透过量较高,温度适应性差,高温灭菌易变形,抗拉强度较差等,这些缺陷严重限制了它在输液包装方面的应用。

2. 聚烯烃多层共挤膜软袋(非 PVC 软袋)　非 PVC 软袋,由于聚烯烃多层共挤膜的结构和严格控制的生产过程决定了其具有以下特性:膜材多层交联共挤出,不使用黏合剂和增塑剂,吹膜使用洁净空气,避免了污染,为安全使用提供了保障;膜材热封性能好,适宜多种灌装设备和接口,弹性好抗跌落,耐高温,可在 121℃下灭菌,透光性好;膜材生化性能惰性,对水蒸气、氧气和氮气的阻隔性能好,适宜灌装各种电解质输液、营养输液和治疗型输液;膜材不含氯化物,用后处理时对环境不造成影响,被称为"21 世纪环保型包装材料"。随着技术的不断进步和膜材成本的不断降低,聚烯烃多层共挤膜在输液产品包装的发展中将发挥越来越重要的作用,如图 4-11 所示。

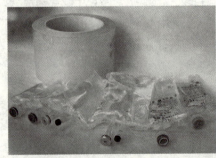
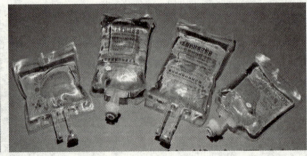

图 4-11　常见输液软袋包装

(四) 滴剂塑料瓶

滴剂塑料瓶根据材料的不同分为聚丙烯药用滴眼剂瓶、低密度聚乙烯药用滴眼剂瓶、聚酯药用滴剂瓶。其主要用于药用滴眼液、滴耳剂、滴鼻剂的包装,如图 4-12 所示。

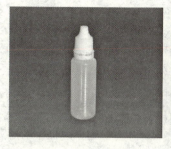 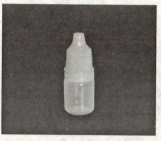 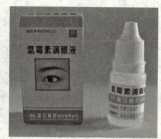

图 4-12　常见滴剂塑料瓶

（五）塑料喷雾瓶、混悬剂瓶

药用塑料喷雾瓶、药用塑料混悬剂瓶等，如图 4-13 所示。

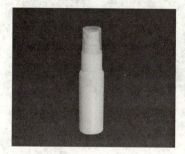 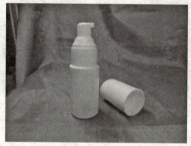 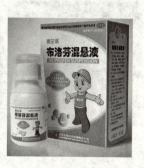

图 4-13　药用塑料喷雾瓶、混悬剂瓶

三、纸制品包装

在包装领域四大包装材料（塑料、玻璃、纸制品、金属）中，纸制品由于其优良的特性在包装所占比重较大，也是目前最有前途的绿色包装材料。纸质包装材料的优点是：原料来源广泛；成本较低；重量较轻；加工性能好，便于成型，能满足各类包装需求；无毒、无味、对包装物品不产生污染；可以回收进行二次利用，不会造成环境污染；可与塑料薄膜、铝箔等复合，成为性能更优良的复合包装材料。同时纸制品具有耐水性差、撕破强度低、易变形的缺点。常见纸制品有纸盒、纸袋、纸箱、纸桶、纸板等（图 4-14）。

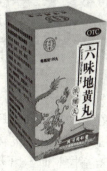 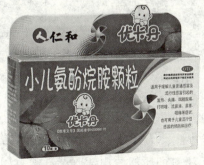

图 4-14　常见纸制品包装

四、金属材料包装

金属包装材料一般具有阻隔光线、液体、气体、气味和微生物与药品接触；耐高温、耐低温的优点。金属作为药品包装材料应用较多的是铝、锡、铁等，可制成刚性容器，如筒、桶、软管、金属箔等，其中铝质包装材料应用最广。铝具有质轻、延展性好、可锻性、无气、无味、无毒、不透性好的优点，铝制软膏管、螺旋盖帽、铝箔等在药品包装中广泛使用。

常用金属材料包装主要有铝质药用软膏管、铝质气雾剂罐、口服液瓶铝盖及铝塑组合盖、注射剂瓶用铝盖及铝塑组合盖、输液瓶用铝盖及铝塑组合盖、卡式瓶盖等，如图4-15所示。

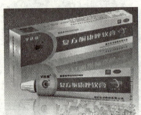
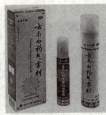
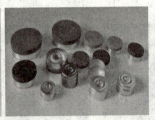
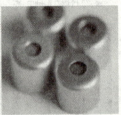

图4-15 常见金属材料包装

五、橡胶制品包装

橡胶具有低透气和透水性、耐灭菌、良好的相容性等优点。在药用包装上应用橡胶制品最多的是各种瓶塞。药用橡胶瓶塞是指具有一定形状、尺寸的橡胶类弹性体制品，用于玻璃、塑料等药用瓶状容器口的密封。为了防止药品在储存和使用过程中受到污染和渗漏，橡胶瓶塞主要用于药品包装的密封，如输液、冻干制剂、血液制品以及各种气雾剂（吸氧器）所用密封件等。按用途可分为抗生素瓶塞、生物药品瓶塞、喷雾药剂瓶塞和输液瓶塞等，如图4-16所示。

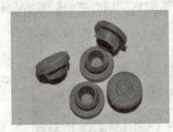
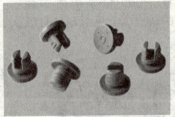
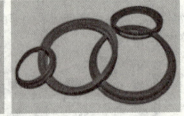

图4-16 常见橡胶包装

由于橡胶塞与药品直接接触，故要求具有以下性能：非常好的生化稳定性及优良的密封性、对气体和水蒸气的低透过性、低吸水性、能耐针刺且不落屑、良好的耐老化性能、耐蒸汽和辐射消毒等。用于注射剂瓶的药用橡胶塞，须采用丁基橡胶而不用天然橡胶。

丁基胶塞是药用氯化丁基橡胶塞或药用溴化丁基橡胶塞的简称。丁基胶塞具有稳定的化学和生物惰性、优良的气密性能、良好的耐热性、耐水性、抗老化、对植物油的耐抗性良好，针刺时自密封性能好、落屑少。因此，丁基胶塞广泛用于大输液制品、冷冻干燥制剂、粉针注射剂、生物制剂、血液制品的封装。

氯化或溴化丁基橡胶塞常使用硅油作为橡胶塞外的涂层，目的是为了提高胶塞的润滑性、减少橡胶塞摩擦从橡胶塞自身剥落产生的粒子，但硅油是造成注射剂包装挂水、挂壁及产生微粒的主要影响因素之一。

六、复合材料包装

复合材料是用塑料、纸、铝箔等进行多层复合而制成的包装材料。常用的有纸-塑复合材料、铝箔-聚乙烯复合材料、铝箔-聚氯乙烯复合材料等。复合材料由于其优良的性质，在药品包装中的应用越来越广泛。复合材料的优点是：具有良好的机械强度、耐生物腐蚀性能、保持真空性能及耐高压性能等。如真空镀铝膜（VM）在塑料基材镀铝后，具有良好的装饰作用和良好的阻隔性，成为目前药品软包装材料主流之一。现代药品的包装材料逐渐向以纸代木、以塑料代纸或以纸、塑料、铝箔等组成各种复合材料的方向发展。

1. 铝塑泡罩包装　铝塑泡罩包装又称为水泡眼包装（简称 PTP），是先将透明塑料硬片吸塑成型后，将片剂、丸剂或颗粒剂、胶囊剂等固体药品填充在凹槽内，再与涂有黏合剂的铝箔片加热黏合在一起，形成独立的密封包装。铝塑泡罩包装具有良好的防潮性、气体阻隔性、安全性等，避免药品在携带和使用过程中药品污染。该包装形式成为目前固体制剂的主要方式之一（图 4-17）。

药用泡罩包装材料包括药用铝箔、塑胶硬片、封口材料。药用铝箔通常厚度为 0.02mm，由保护层、油墨层、基材与黏合层构成。因为药品对潮、湿、光透非常敏感，就要求所用泡罩材料对水、汽、光等有高阻隔性。多选用聚氯乙烯（PVC）、聚偏二氯乙烯（PVDC）或复合材料 PVC/PVDC、PVC/PE、PVC/PVDC/PE、PVDC/OPP/PE 等，现主要采用 PVDC 及其复合材料。因 PVDC 具有很强的阻隔性能，其阻空气、水蒸气、异味等性能明显优于 PVC。如有些使用 PVC 或 PET 包装的维生素 E 胶丸，容易粘壁流液；还有一些需要高阻隔包装的中成药，如风湿止痛膏，选用 PVDC 膜，气味就不会散失，不会影响疗效。

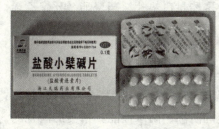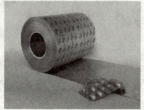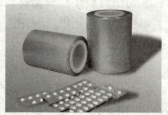

图 4-17　常见铝塑包装

2. 药品复合膜包装　药品复合膜系指各种塑料与纸、金属或其他塑料通过黏合剂组合而形成的膜，其厚度一般不大于 0.25mm。复合袋系将复合膜通过热合的方法而制成，按制袋形式可分为三边封袋、中封袋、风琴袋、自立袋、拉链袋等。

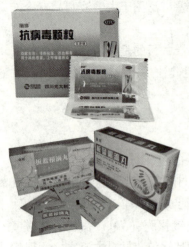

药品复合膜包装主要用于片剂、胶囊剂、颗粒剂、丸剂、泡腾剂等常用固体口服制剂的包装，也有一部分用于贴剂等外用制剂和原料药的包装，中药颗粒剂、中药饮片一般采用药品复合膜袋包装。

大多数药品包装用复合膜都是高阻隔材料，一般为三层及以上的材料复合而成。根据材料不同可分普通复合膜 PET/AL/PE、药用条状易撕包装材料 PT/PE/AL/PE、纸铝塑复合膜纸/PE/AL/PE 等，如图 4-18 所示。

条形包装（简称 SP）是利用两层药用条形包装膜（SP 膜）把药品夹于中间，单位药品之间隔开一定距离，在条形包装机上把药品周围的两层 SP 膜内侧热合密封，药品之间压上齿痕，形成的一种包装形式。该包装形式是包装片剂、颗粒、散剂等剂型的主要包装形式，尤其适合包装计量大、吸湿强、对紫外线敏感的药品。目前常用的 SP 膜是铝塑复合膜。条形包装是在条形包装机上连续作业，特别适合大批量自动包装。取药品时，可沿着齿痕撕掉 SP 膜即可，这样取用一次剂量药品并不影响其他药品的包装。

图 4-18 常见复合膜包装

3. 封口垫片 药用封口垫片通常由聚酯、聚乙烯复合膜与铝箔、纸板通过黏合剂制成，将其热合在固体药品包装瓶口上达到密封的目的，如图 4-19 所示。

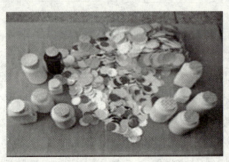 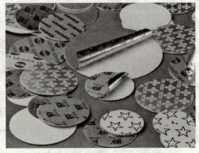

图 4-19 封口垫片

药用封口垫片根据材料的不同分为药用聚酯/铝/聚酯封口垫片、药聚酯/铝/聚乙烯封口垫片、药用纸/铝/聚乙烯封口垫片等。

七、药用口服固体陶瓷瓶

陶瓷材料是用天然或合成化合物经过成形和高温烧结制成的一类无机非金属材料。药用口服固体陶瓷瓶制作精美，色彩艳丽，具有一定的防潮、防水性能。精美的陶瓷药瓶容易被客户接受，具有良好的包装推广、保存收藏、储藏药品的功能，特别适合中药产品的包装，如图 4-20 所示。

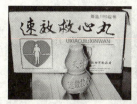 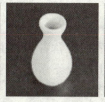 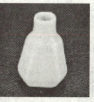

图 4-20　药用口服固体陶瓷瓶

八、药用固体纸袋装硅胶干燥剂

药用固体纸袋装硅胶干燥剂为适用于口服固体制剂（片剂、胶囊等）用滤纸袋包装的细孔球型硅胶干燥剂，如图 4-21 所示。纸质包装袋常使用热封型茶叶滤纸，药用固体纸袋装硅胶干燥剂主要性能指标为含水率和吸湿率，并具有一定的抗跌性能。

由于袋装干燥剂的纸袋在使用中直接接触药品，为保证不对药品产生影响，有必要控制纸袋的化学性能及微生物限度，避免污染药品。

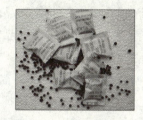

图 4-21　药用固体纸袋硅胶干燥剂

第五节　药品的包装标志

一、药品专用标志

麻醉药品、精神药品、医疗用毒性药品、放射性药品、外用药品和非处方药品等国家规定有专用标识的，其说明书和标签必须印有规定的标志（图 4-22）。

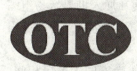
（红底白字）
甲类非处方药专有标识

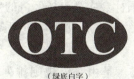
（绿底白字）
乙类非处方药专有标识

麻醉药品专用标志

精神药品专用标志

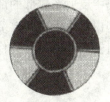
放射性药品专用标志

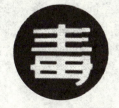
医疗用毒性药品专用标志

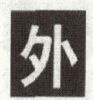
外用药品专用标志

图 4-22　药品专用标志

二、注册商标

商标（trademark）是指生产者、经营者为使企业的商品或服务与他人的商品或服务相区别，而使用在商品及其包装上或服务标记上的由文字、图形、字母、数字、三维标志和颜色组合所构成的一种可视性标志。

注册商标是商品的销售包装及其他宣传品上的专用标志，也是医药生产企业为了把自己的产品与他人的同类产品相区别的标志，它代表了该商品的出处、特定的质量和生产者的专有权，任何人未经许可，禁止使用他人已注册的商标。

根据最新颁布的《商标法》（2001年颁布）和《药品管理法》（2001年颁布）的有关规定：国家已经取消了对人用药品必须使用注册商标的规定。不过许多医药企业为了提高药品的知名度、提高产品的竞争力、保障药品质量、使消费者对本企业的产品产生偏爱及认牌购买，大部分药品都有注册商标。

商标的符号表示方法：

1. TM（trademark）——商标符 指已经向商标局登记（申请注册，但只是商标初步审定公告）或持有人声明拥有权利的商品商标。

2. R（registered）——注册符 指经商标局正式核准注册的商标。根据我国商标法实施条例规定，使用注册商标，可以在商品、商品包装、说明书或者其他附着物上标明"注册商标"或者注册标记。注册标记包括 ⓡ 和 ®。使用注册标记，应当标注在商标的右上角或者右下角。

三、药品包装上的条形码

在药品销售包装上，除了有装潢画面、文字说明和商标外，有的还印有条形码的标志。由于条形码技术的方便、快捷、准确和经济性，目前全世界很多国家的商品包装上均使用条形码技术。条形码技术最早于20世纪40年代起源于美国，20世纪70~80年代在国际上得到了广泛的应用。随着我国社会主义市场经济的发展和加入世界贸易组织（WTO），条形码技术在我国得到了广泛的推广，凡适合使用条形码的商品，特别是出口商品，应在商品包装上印刷条形码。

1. 条形码的含义 条形码也叫条码，是由一组规则排列、宽度不同、黑白相间、平行相邻的线条组成，并配有相对应字符组成的码记，用来表示一定的信息。

条形码的一组规则排列的条、空的含义：条，是条形码中反射率较低的部分，即黑色或彩色条纹部分；空，是条形码中反射率较高的部分，即白色或无色条纹部分。条形码是一种自动识别技术，是利用光电扫描阅读设备给计算机输入数据的特殊代码，这个代码包括了产品名称、规格、价格等。

2. 条形码的使用功能

（1）自动进行阅读识别。只要用扫描阅读器扫过条形码的标签，计算机就可以自动进行阅读识别，确定商品的代码，然后找定价、做累计等，进行汇总结算，输出总金额。具有快速、准确的特点。

(2) 能对商品销售的信息进行分类、汇总和分析，有利于经营管理活动的顺利进行。

(3) 可以通过计算机网络及时将销售信息反馈给生产单位，缩小产、供、销之间信息传递的时空差。

3. 条形码的识别 商品条码相当于商品的"身份证"，消费者购买商品时，收银员只要扫描商品条码，电脑就可根据条码号码查到事先设定的该商品名称、价格等信息，并显示在收银机屏幕上，从而大大提高了购物结算的速度。

商品包装上的商品条码具有国际通用性，大部分由 13 位数字组成。在我国申请的标准版商品条码由 13 位数字组成，如表 4-3 所示。

前缀码俗称"国家或地区代码"，我国大陆的前缀码是 690~693，台湾地区和香港地区的前缀码分别是 471 和 489。前缀码只代表该商品条码的注册地，并不代表商品的产地。根据商品条码组成的规则，世界上任何两个厂商都不可能拥有相同的厂商识别代码。商品项目代码则由厂商按照产品的品种、商标、内装商品规格与数量及包装类型的不同而分配不同的号码，一般按照顺序号编制，没有特定的含义。

表 4-3 商品条形码表达方式

项目	厂商识别代码		商品项目代码	校验码
	前缀码	厂商代码		
结构一	690、691	★★★★	★★★★★	★
结构二	692、693	★★★★★	★★★★	★

例如，润洁滴眼露的条形码为 6924090700135，其中 692 代表中国，40907 代表正大福瑞达制药有限公司，0013 是润洁滴眼露商品代码，5 是校验码（图 4-23）。

图 4-23 润洁滴眼露的条形码

四、药品的运输包装标志

为了方便药品的运输和保管，在运输包装上应有明显、清晰的包装标志以便于识别货物，有利于装卸、运输、仓储、检验和交接工作的顺利进行。运输包装标志包括运输标志、指示性标志和警告性标志三种。

1. 运输标志（即唛头） 一般是由一个简单的几何图形和一些字母、数字及简单的文字组成。运输标志的主要内容包括目的地的名称或代号；收、发货人的代号；件号、批号；以及商品的品名、规格、出厂日期、有效期、原产地、许可证号和体积与重量等内容（图 4-24）。

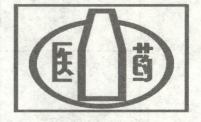

图 4-24 药品包装收发货标志

2. 指示性标志（又称为注意标志） 是一种操作注意标志，提示人们在装卸、运输和保管过程中需要注意的事项，一般是以简单、醒目的图形和文字表达。如小心轻放、易碎物品、怕晒、怕雨、禁止翻滚等（图4-25）。

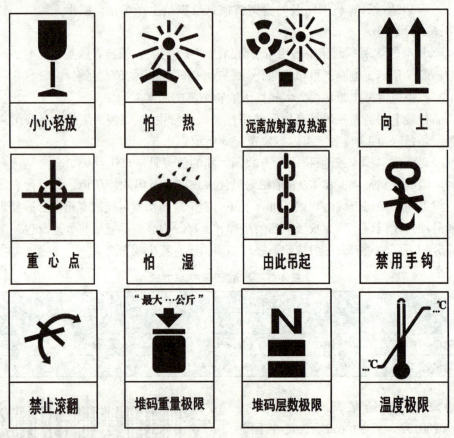

图4-25 包装储运图示标志

3. 警告性标志（又称危险品标志） 是指在运输包装内装有爆炸品、易燃物品、有毒物品、腐蚀物品、氧化剂和放射性物质等危险货物时，都必须在运输包装上标明用于各种危险品的标志，以示警告，使装卸、运输和保管人员按货物特性采取相应的防护措施，以保护物资和人身的安全（图4-26）。

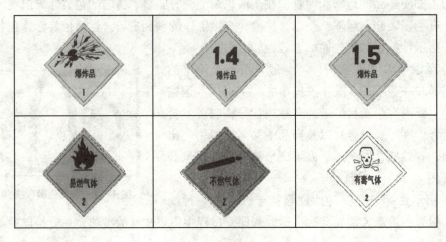

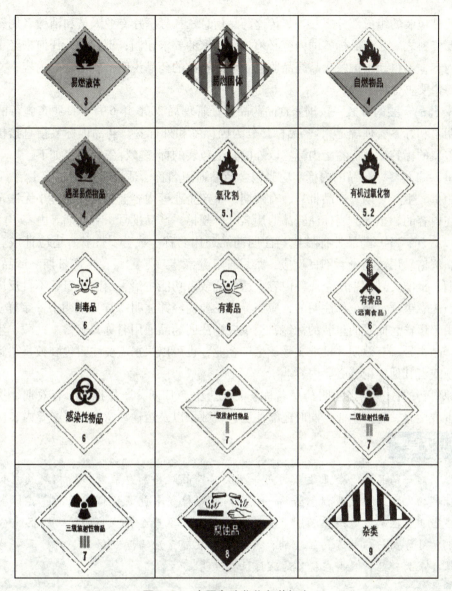

图 4-26 中国危险货物包装标志

第六节 药品标签与说明书

药品的标签与说明书是药品包装的重要组成部分,它既是医师、药师和消费者治疗用药的依据,也是医药企业向医疗卫生人员和消费者宣传介绍药品特性、指导合理用药和普及医药知识的主要媒介。药品生产企业不只对药品质量负责,而且对药品的标签与说明书的内容准确性和真实性负责。

一、药品标签

1. 药品标签的定义 药品的标签是指药品包装上印有或者贴有的内容。药品的标签是药品包装的组成部分之一，是传递药品信息、指导医疗专业人员和消费者用药选择的重要资料之一。药品标签的内容必须按照国家的要求印制；不得加入任何未经审批同意的内容，不得超出国家食品药品监督管理局批准的药品说明书所限定的内容；文字表达应与说明书保持一致。

2. 药品标签的分类　按国家食品药品监督管理局2006年6月1日颁布施行的《药品说明书和标签管理规定》，药品标签分为内标签和外标签。药品内标签指直接接触药品的包装的标签，外标签指内标签以外的其他包装的标签。标签的内容如下：

（1）**内标签**　药品的内标签应当包含药品通用名称、适应证或者功能主治、规格、用法用量、生产日期、产品批号、有效期、生产企业等内容。包装尺寸过小无法全部标明上述内容的，至少应当标注药品通用名称、规格、产品批号、有效期等内容。

（2）**外标签**　药品外标签应当注明药品通用名称、成分、性状、适应证或者功能主治、规格、用法用量、不良反应、禁忌证、注意事项、贮藏、生产日期、产品批号、有效期、批准文号、生产企业等内容。适应证或者功能主治、用法用量、不良反应、禁忌证、注意事项不能全部注明的，应当标出主要内容并注明"详见说明书"字样。

用于运输、储藏的包装的标签，至少应当注明药品通用名称、规格、贮藏、生产日期、产品批号、有效期、批准文号、生产企业，也可以根据需要注明包装数量、运输注意事项或者其他标记等必要内容。

原料药的标签应当注明药品名称、贮藏、生产日期、产品批号、有效期、执行标准、批准文号、生产企业，同时还需注明包装数量以及运输注意事项等必要内容。

> **知识拓展**
>
> 　　同一药品生产企业生产的同一药品，药品规格和包装规格均相同的，其标签的内容、格式及颜色必须一致；药品规格或者包装规格不同的，其标签应当明显区别或者规格项明显标注。同一药品生产企业生产的同一药品，分别按处方药与非处方药管理的，两者的包装颜色应当明显区别。对贮藏有特殊要求的药品，应当在标签的醒目位置注明。

二、药品说明书的主要内容

1. 药品说明书的基本要求

（1）药品说明书应包含有关药品的安全性、有效性等基本科学信息。

（2）凡在中国境内销售、使用的药品包装上的标签及所附说明书的文字必须以中文为主，其中药品的通用名必须用中文标示。

（3）药品的用法用量除单位含量标示外，还应使用通俗易懂的文字，如"1次×片，1日×次"，"1次×支，1日×次"等，以正确指导用药。

（4）对于麻醉药品、精神药品、医疗用毒性药品、放射性药品等特殊管理的药品及外用药品、非处方药品，必须在其中包装、大包装和标签、说明书上印有符合规定的标志。

2. 药品说明书的主要内容 药品说明书的内容包括药品名称（通用名、英文名、汉语拼音、化学名称）、分子式、分子量、结构式（复方制剂、生物制品应注明成分）、性状、药理毒理、药代动力学、适应证、用法用量、不良反应、禁忌证、注意事项（孕妇及哺乳期妇女用药、儿童用药、药物相互作用和其他类型的相互作用，如烟、酒等）、药物过量（包括症状、急救措施、解毒药）、有效期、贮藏、批准文号、生产企业（包括地址及联系电话）等内容。如某一项目尚不明确，应注明"尚不明确"字样；如明确无影响，应注明"无"。

三、药品名称

药品的名称是药品标签与说明书的首要内容，包括药品通用名、商品名、英文名、汉语拼音及其化学名称等。

药品说明书和标签中标注的药品名称必须符合国家食品药品监督管理局公布的药品通用名称和商品名称的命名原则，并与药品批准证明文件的相应内容一致。

1. 通用名 通用名是指列入国家药品标准的法定药品名称，即国际非专利名称。我国通用名使用的主要依据是《中华人民共和国药典》及注册标准中规定的药品名称。如维生素A、阿司匹林、阿莫西林等；若药物制剂中含有两种以上成分，各药名不能全部简缩时则在能简缩的成分前加"复方"二字，如复方氨酚烷胺、复方甘草片等。通用名命名原则：药品名称应当科学、明确、简短（一般以3~4字为宜）；应避免采用可能给患者以暗示的有关药理学、解剖学、生理学、病理学或治疗学的药品名称；不可使用代号、政治名称、容易混同或夸大疗效的名称。但我国中药产品的通用名称由于传统使用的习惯，很多未达到国际专利名称的要求。

药品的通用名作为公用的一个药品的符号，任何单位和个人不对其拥有独占权，不能对该药品的通用名称申请专利和行政保护，也不能注册成为药品的商标。

药品通用名称应当显著、突出，其字体、字号和颜色必须一致，并符合以下要求（图4-27）。

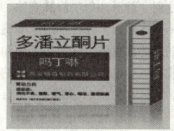 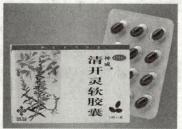

图4-27 药品名称标注格式

（1）对于横版标签，必须在上1/3范围内显著位置标出；对于竖版标签，必须在右1/3范围内显著位置标出。

（2）不得选用草书、篆书等不易识别的字体，不得使用斜体、中空、阴影等形式对字体进行修饰。

(3) 字体颜色应当使用黑色或者白色，与相应的浅色或者深色背景形成强烈反差。

(4) 除因包装尺寸的限制而无法同行书写的，不得分行书写。

2. 商品名 商品名是经国家食品药品监督管理部门批准的特定企业使用的商品名称。商品名是不同药厂生产的同一药品不同的名称，具有专属性，受到法律的保护。如对乙酰氨基酚是一种解热镇痛药，不同药厂生产的该制剂商品名有泰诺林（上海强生制药）、百服宁（中美上海施贵宝制药）、康必得（河北恒利制药）等。商品名经国家工商行政管理部门注册成为注册商品名（即商标名），商品名的右上部分或者右下角有®标示。根据《药品说明书和标签管理规定》中的规定："经国家药品监督管理局批准作为商品名使用的注册商标，可印刷在包装标签的左上角或右上角，其字体不得大于通用名的用字。"

为了预防消费者在使用药品的过程中出现重复用药的问题，我国《药品说明书和标签管理规定》规定：药品的商品名称不得与通用名称同行书写，其字体和颜色不得比通用名称更突出和显著，其字体以单字面积计不得大于通用名称所用字体的1/2（图4-27）。

3. 英文名 英文名一般是指由WHO发表的国家非专利名（international nonproprietary name, INN）。如阿司匹林的英文名为aspirin，对乙酰氨基酚的英文名为paracetamol。

4. 化学名 化学名是指根据药品的化学结构，按照一定的命名原则制定的名称，如对乙酰氨基酚的化学名为N-（4-羟基苯基）乙酰胺。

5. 药品的别名 药品的别名主要是由于一定历史原因造成某药曾在一段时间使用过的名称，是药品的习惯用名，虽不规范但在民间使用广泛，从事药品零售工作应掌握常用药品的别名。如对乙酰氨基酚的别名是扑热息痛，诺氟沙星的别名是氟哌酸，其他常用药有安定（地西泮）、病毒唑（利巴韦林）等。

四、药品的用法和用量

药品的用药方法与用药剂量的正确性和准确性是保障消费者用药安全、有效的重要基础，因此内容既要尽量详细，又要有较高的可读性及可操作性。药品的用药方法应明确、详细地列出，如口服、皮下注射、肌内注射、静脉注射、静脉滴注、外用、喷雾吸入、肛门塞入等。用药的剂量、计量方法、用药次数以及疗程期限应准确地列出，并使用通俗易懂的文字，以正确指导用药。如该药品为注射液、注射用无菌粉末、片剂、胶囊剂、丸剂、颗粒剂、冲剂、口服溶液剂、膜剂或栓剂等，则注明相应的重量或容量的计数（如片、粒、包、支等）。如"1次×片，1日×次"，"1次×支，1日×次"等。

五、药品的批准文号

批准文号是指国家食品药品监督管理局批准的该药品的生产文号。根据《中华人民共和国药品管理法》第三十一条规定：生产新药或者已有国家标准的药品，须经国务院药品监督管理部门批准，并发给药品批准文号。但是，生产没有实施批准文号管理的中药材和中药饮片除外。药品生产企业在取得药品批准文号后，方可生产该药品，未经批准生产的药品以假药论处。因此，药品批准文号是药品生产企业合法生产的标志，也是消费者从外观上判定药品合法性的标志。

自2007年10月1日起施行的《药品注册管理办法》中规定药品批准文号的格式为：

国药准字H（Z、S、J）+4位年号+4位顺序号，其中H代表化学药品，Z代表中药，S代表生物制品，J代表进口药品分包装。例如国产左氧氟沙星原料药的批准文号格式为国药准字H20143036；进口左氧氟沙星滴眼液的批准文号格式为国药准字J20100046。

《进口药品注册证》证号的格式为：H（Z、S）+4位年号+4位顺序号；《医药产品注册证》证号的格式为：H（Z、S）C+4位年号+4位顺序号，其中H代表化学药品，Z代表中药，S代表生物制品。对于境内分包装用大包装规格的注册证，其证号在原注册证号前加字母B。例如进口药品利拉鲁肽注射液（诺和力）的批准文号格式为S20110020。

新药证书号的格式为：国药证字H（Z、S）+4位年号+4位顺序号，其中H代表化学药品，Z代表中药，S代表生物制品。

六、药品的生产批号

1. 药品的生产批号的定义 根据2010年修订的药品生产质量管理规范（GMP）中规定，药品的生产批号是用于识别一个特定批的具有唯一性的数字和（或）字母的组合。

"批"是指经一个或若干加工过程生产的、具有预期均一质量和特性的一定数量的原辅料、包装材料或成品。为完成某些生产操作步骤，可能有必要将一批产品分成若干亚批，最终合并成为一个均一的批。在连续生产情况下，批必须与生产中具有预期均一特性的确定数量的产品相对应，批量可以是固定数量或固定时间段内生产的产品量。

例如，口服或外用的固体、半固体制剂在成型或分装前使用同一台混合设备一次混合所生产的均质产品为一批；口服或外用的液体制剂以灌装（封）前经最后混合的药液所生产的均质产品为一批。

2. 国产药品批号的标示 我国制药企业实行的药品批号编制方法有以下几种：

（1）药品的批号一般是按"年+月+流水顺序号"进行编制的。药品批号的前两位数字（也有4位数字）为当年年份或年份的末尾两个数字，次两个数字为当月月份的两个数字（不足2位的在月份前加0），前面4位数字之后的（一般为2~4位）为流水序号或代号。

例如140106或20140106，即2014年1月第6批生产。也可采用亚批号，如140106-03，即代表该药品为2014年1月生产的第6批第3小批或返工批号。

（2）字母加数字组成的批号。有1个字母的，也有几个字母加数字组成批号的；字母有在前的，也有在后、在中间的，其长度大都在6位以上。例如生产批号20140610A。

3. 进口药品批号的标示 进口药品的批号一般由各国制造厂商自定，极不一致。从药品批号上一般看不出药品生产的日期和批次。例如阿托伐他钙（辉瑞制药）生产批号标注为"145837001",其中"14"指2014年、"58"指中国大陆、"37"指厂家品种代号、"001"表示批次。但进口药品都会标注制造日期,例如 Manufacture date:Oct. 18. 2014,即制造日期为2014年10月18日。

4. 药品批号的意义　根据《中华人民共和国药品管理法》的规定:未标明或者更改生产批号的药品为劣药,因此所有的药品都应标明药品的生产批号。生产批号对于加强药品的监督管理有着重要的意义。

(1) 根据药品的生产批号,可以了解该批药品的生产历史。

(2) 根据药品的生产批号,可以方便医药企业对药品的管理,如药品生产企业可以根据药品的生产批号进行从原材料到成品销售的全过程批号跟踪管理,药品经营企业根据药品的批号进行药品的从购进到销售的全过程批号管理。

(3) 通过药品批号的管理,国家和企业在药品抽样检验中,若检验发现某批药品质量不合格时,药品生产企业可以根据批号将药品回收,药品经营企业可以根据批号立即停止该批药品的销售,以保障消费者用药的安全性。

七、药品有效期

1. 药品有效期的概念　有效期是指药品在一定的贮存条件下,能够保证质量的期限。药品有效期应根据药品的稳定性不同,通过稳定性试验研究和留样观察,合理制定。根据《药品管理法》的规定,未标明有效期或者更改有效期的药品为劣药,因此所有的药品均应制定有效期,其最长期限不应超过5年。由于药品有效期是涉及药品效能和使用安全的标识,因此必须按规定在药品标签或说明书上予以标注。同一种药品或制剂因包装不同,有效期也可能不一样。

2. 药品有效期的标示与识别

(1) 国产药品有效期的标示　按国家食品药品监督管理局2006年6月1日施行的《药品说明书和标签管理规定》中规定:

①药品标签中的有效期应当按照年、月、日的顺序标注,年份用四位数字表示,月、日用两位数表示。其具体标注格式见表4-4。

表4-4　药品有效期标注格式

格　式	举　例
有效期至××××年××月	有效期至2014年09月
有效期至××××年××月××日	有效期至2014年09月08日
有效期至××××.××	有效期至2014.09
有效期至××××.××.××	有效期至2014.09.08
有效期至××××/××	有效期至2014/09
有效期至××××/××/××	有效期至2014/09/08

②预防用生物制品有效期的标注按照国家食品药品监督管理局批准的注册标准执行,治疗用生物制品有效期的标注自分装日期计算,其他药品有效期的标注自生产日期

计算。

③有效期若标注到日,应当为起算日期对应年月日的前一天,若标注到月,应当为起算月份对应年月的前一月。

现在药品的生产厂家一般将产品批号、生产日期和有效期一起标示在其包装上。例如,产品生产批号为20130704;生产日期为2013.07.23(或20130723或2013/07/23);有效期至2016.06(或201606或2016/06),可使用至2016年6月30日。

(2) 进口药品有效期的标示与识别　　进口药品的有效期年、月、日的顺序不同于国产药品。进口药品有效期的标注方法并不统一,各国有自己的习惯书写方法。如欧洲国家的产品按"日-月-年"顺序排列(如08/06/14);美国产品按"月-日-年"顺序排列(如Nov.1.14);日本产品按"年-月-日"顺序排列(如2014-06-08)与国产药品相同等。

进口药品有效期的英文标示如下:①Expiry date(Exp. Date)、Expiration 或 Expiring:失效期。②Use before 或 Use by:在××以前使用。③Validity、Duration:有效期。④Stability:稳定期(意义等同有效期)。⑤Storage life:贮存期限。⑥进口药品月份常用英文缩写字母表示,一至十二月份依次是 Jan、Feb、Mar、Apr、May、Jun、July、Aug、Sep、Oct、Nov、Dec。

八、药品的制剂规格与包装规格

1. 药品的制剂规格　　系指直接供上市药品的最小包装,即单位剂量药品中含有药物的量。不同药品或同一种药品的规格可以不同。如阿莫西林胶囊,有0.125克/粒、0.25克/粒和0.5克/粒三种规格。目前,药品的制剂规格由国家食品药品监督管理总局审批。

2. 药品的包装规格　　一般由药品生产企业根据具体情况自定。药品包装规格是生产企业根据药品性状、用法用量、贮存、运输、销售、使用的情况,选择适宜的内、外包装材料、材质和包装数量。

药品包装可分小包装、中包装及大包装。

(1) 小包装　　指直接与药品接触的内包装,也称为销售包装,是消费者购买药品的基本包装单位。例如,25mg×12片/盒。

(2) 中包装　　例如,25mg×12片×10盒。

(3) 大包装　　例如,25mg×12片×10盒×30/箱(件)。

同一个品种,同一种制剂规格,不同企业生产,包装规格不一定相同,药品的质量标准都是一致的,适应证(功能主治)和用法用量的规定都是相同的。

九、药品贮藏条件

《中国药典》附录中规定:阴凉处,系指不超过20℃;凉暗处,系指避光并不超过20℃;冷处,系指2℃~10℃;常温,系指10℃~30℃,凡贮藏项未规定贮存温度的系指常温;除另有规定外,生物制品应在2℃~8℃避光贮藏;"干燥处"系指贮存和保管药品的处所不潮湿,没有水分或水分很少,即药品贮藏的相对湿度应在35%~75%之间。

目标检测

一、选择题

1. 药品内包装标签上至少要标注(　　)
   A. 药品名称　　B. 规格　　C. 适应证　　D. 生产批号
2. (　　)是药品标签或说明书必须标明的内容。
   A. 药品价格　　B. 药品的通用名称　　C. 药品批准文号　　D. 生产厂家的电话
3. 药品通用名称应当显著、突出,其字体、字号和颜色必须一致,字体颜色应当使用(　　)
   A. 红色或白色　　B. 黑色或者白色　　C. 红色或黑色　　D. 黄色或白色
4. 必须在药品标签的明显位置上印刷规定标志的是(　　)
   A. 处方药品　　B. 非处方药　　C. 特殊管理药品　　D. 外用药
5. 新的药品批准文号规定"中药"使用下列哪个字母来表示(　　)
   A. X　　B. Z　　C. H　　D. S
6. 药品批准文号国药准字 H19980001 中 H 代表(　　)
   A. 中药　　B. 化学药品　　C. 保健药品　　D. 生物制品
7. 批准文号中生物制品用哪个字母表示(　　)
   A. S　　B. Z　　C. H　　D. J
8. 用口尝鉴别氯霉素片,氯霉素(　　)
   A. 味极苦　　B. 味甜　　C. 味咸　　D. 味酸
9. 观察糖衣片及胶囊内容物的颜色可鉴别药品的真假,下列哪种说法是错误的(　　)
   A. 红霉素片为白色　　B. 氯霉素片为白色
   C. 盐酸四环素为白色　　D. 维生素 C 片为白色

二、思考题

1. 如何用感观来识别药品的真伪?
2. 药品说明书及标签的主要内容有哪些?
3. 常见的药品软包装有哪些?
4. 有效期至 2016 年 8 月,指该药品可销售使用至何时?
5. 药品包装上常用的标识有哪些?

第五单元　医药商品的陈列、储存与养护

> **学习目标**
>
> 知识目标：掌握医药商品陈列及药品储存与养护的基本要求，掌握常见剂型的保管方法；熟悉医药商品陈列方式及陈列位置的选择，熟悉影响药品质量的因素；熟悉药店商品的品类管理。
>
> 技能目标：能对常见医药商品进行合理分类与陈列，选择合适的陈列方式及陈列位置，方便消费者购买；能对药品进行温湿度及效期药品的管理及在库药品的保管养护。

第一节　医药商品的陈列

医药商品陈列以商品为主题，利用各种商品固有的形状、色彩、性能，通过艺术造型来展示商品，突出重点、反映特色以引起顾客注意，最大限度地引起顾客的购买欲望。医药商品陈列不仅具有保管、宣传、促销的作用，而且在一定程度上它已成为衡量药品零售企业服务质量高低的重要标志，是企业决胜于零售终端市场的有力保证。

一、零售药店的类型

（一）零售药店的主要类型

药店虽然是出售药品的场所，但是由于其地理位置、主营品种、经营方式、性质、服务群体等的不同，药店之间存在着很大的差别。常见药店类型主要有以下几种。

1. 普通单体药店　以个人注册形式存在的药店，通常只有一家。一般药店面积小，工作人员少，提倡交易的便捷性。

2. 连锁药店　以连锁形式存在的药店，在一个地区通常有很多家药店，甚至跨地区、省经营。药店经营的商品中，除处方药外，其余的非处方药、非药品多采用开架式，以便于顾客自由选购，一般营业面积相对单体药店较大。

3. 专业型药店　药店位于医院的附近，药店的顾客中有很大一部分是在医院看病而外出购药者，主要以处方药为主。

4. 社区型药店 药店临近居民区，主要的顾客为社区内的居民，以家庭主妇、老人、儿童为主，消费群体相对固定。

5. 超市型药店 借鉴超市的做法，开展药品经营，主要集中在交通便捷，人流大的地方，卖场面积较大、品种丰富、价格便宜、开架销售。

6. "药妆"店 卖健康美丽，主要向顾客（年轻人和女性为主）提供治疗性药品，预防保健用的滋补、保健品，医疗器械以及美体、美容功能的化妆品，减肥健身用品等。

其中部分药店为医疗保险定点药店。

（二）零售药店的分级管理

国家食品药品监督管理局在 2007 年发布了《关于开展药品零售企业分级管理试点工作的通知》（国食药监市〔2007〕505 号），商务部于 2012 年 12 月发布了《零售药店经营服务规范》，吉林、江西、山东、湖南、陕西省以及海南等省市相继出台了零售企业分级管理办法和分级管理设置标准，对零售药店进行三级分类监督管理。

1. 一级药品零售企业 经营类别为乙类非处方药。

2. 二级药品零售企业 经营类别为非处方药、处方药（禁止类、限制类药品除外）、中药饮片。

3. 三级药品零售企业 经营类别为非处方药、处方药（禁止类药品除外）、中药饮片。

禁止类药品是指麻醉药品、放射性药品、第一类精神药品、终止妊娠药品、蛋白同化制剂、肽类激素（胰岛素除外）、药品类易制毒化学品、疫苗等国家规定的药品零售企业不得经营的药品。

限制类药品是指医疗用毒性药品、第二类精神药品（仅限药品零售连锁企业）、上述蛋白同化制剂和肽类激素以外其他按兴奋剂管理的药品、含麻醉药品的复方口服溶液、精神障碍治疗药品等严格管理的处方药、生物制品、注射剂药品。

经过分级管理、资源整合和政策引导，促进城区内形成以三级药店为示范、二级药店为主体，对一些综合实力较差，专业技术配备较弱的单店、门店定位为一级药店，逐步淘汰小、散、差药店。

二、医药商品陈列的基本要求

（一）按 GSP 的要求进行分类陈列

按 2013 年 6 月 1 日开始施行的《药品经营质量管理规范》（GSP）的要求，药品的陈列应当符合以下要求：

1. 按剂型、用途以及储存要求分类陈列，并设置醒目标志，类别标签字迹清晰、放置准确。

2. 药品放置于货架（柜），摆放整齐有序，避免阳光直射。

3. 处方药、非处方药分区陈列，并有处方药、非处方药专用标识。
4. 处方药不得采用开架自选的方式陈列和销售。
5. 外用药与其他药品分开摆放。
6. 拆零销售的药品集中存放于拆零专柜或者专区。
7. 第二类精神药品、毒性中药品种和罂粟壳不得陈列。
8. 冷藏药品放置在冷藏设备中，按规定对温度进行监测和记录，并保证存放温度符合要求。
9. 中药饮片柜斗谱的书写应当正名正字；装斗前应当复核，防止错斗、串斗；应当定期清斗，防止饮片生虫、发霉、变质；不同批号的饮片装斗前，应当清斗并记录。
10. 经营非药品应当设置专区，与药品区域明显隔离，并有醒目标志。

（二）系统性陈列要求

为方便消费者选购和经营者取药，药店应常按用途和功能分类摆放药品。
1. 西药可分为呼吸系统用药、消化系统用药、神经系统用药、妇科用药、五官科用药、皮肤科用药、维生素与矿物质类药等。
2. 中成药可分为内科、外科、妇科、儿科、皮肤科、骨伤科、五官科用药等。

（三）陈列注意事项

1. 商品陈列基本要点 ①正面朝外勿倒置。②能竖不躺上下齐。③左小右大低到高。④标价商品要对准。⑤上轻下重同类挤。

2. "有缝化"陈列特点 所谓"有缝化"是指开架式销售药店的药品陈列不能像普通超市一样，商品之间完全无缝，要求药品与药品之间有一定的间隙。其目的主要是方便顾客选购，避免顾客拿错药和店员发错药。但是，非药品也可以采取"无缝化"陈列。

3. 注意包装规格差异性 药品包装相近或不同批号的药品要分开。同一功效药品，因剂型不同（片剂、胶囊、口服液等），因包装有瓶装（方瓶、圆瓶、扁瓶）、纸盒、袋装、桶装等，导致外包装规格差异大，在陈列时品种或品类的造型尤其重要。

三、药店常见的分类陈列

药店商品的陈列首先确认所要经营的商品大类、中类和小类，然后再按照中西药、价格、剂型等要素进行细分。

1. 药店商品大类的分类陈列 见表5-1。

表5-1 药店常见的分类陈列

第一种	第二种	第三种	第四种	……
西药	处方药	处方药	处方药	
中成药	非处方药	非处方药	非处方药	
中药饮片	中药饮片	中药饮片	中药饮片	

续表

第一种	第二种	第三种	第四种	……
营养保健品	保健食品	保健食品	易串味药品	
医疗器械	医疗器械	医疗器械	保健食品	
其他	其他	其他	医疗器械	
			其他	

2. 药店商品中、小类的分类陈列

（1）以药品为主结合非药品的分类陈列

※ 感冒咳嗽用药　　※ 解热镇痛药　　※ 消化系统用药

※ 心脑血管用药　　※ 外用药　　　　※ 五官科用药

※ 妇科用药　　　　※ 儿科用药　　　※ 维生素及矿物药

※ 补益营养品　　　※ 中药饮片　　　※ 医疗器械

※ 计生用品　　　　※ 化妆品　　　　※ 其他

（2）以适应证为主的分类陈列　见表5-2。

表5-2　以适应证为主的分类陈列

内科常见病	皮肤科常见病	妇科常见病	五官科常见病	经由医师诊断疾病
感冒	癣症	阴道炎	眼科感染	高血压
胃肠疾病	湿疹	经痛	过敏性鼻炎	糖尿病
失眠	痤疮	避孕	口腔疾病	支气管哮喘
……	……	……	……	……

3. 特殊用品的分类陈列　糖尿病产品、降血脂产品、性用品（含计生用品）、除臭止汗用品等可单独陈列。

4. 非药品的分类陈列

（1）保健食品　维生素与矿物质、美容补血、参茸补品、免疫力调节、减肥润肠、儿童健康、辅助治疗等。

（2）健康减肥产品　化妆品、护肤品、洗发护发产品、沐浴产品等。

（3）医疗器械　医疗器械、卫生器材等。

四、陈列方式

（一）货架陈列

药店货架是消费者识别商品、选择商品、获取医药商品的主要载体。开架自选的药品常采用货架陈列，药品陈列在开放式的货架或展台上，消费者能够更快、更便捷地挑选自己所需的药品，使得药店与消费者之间更具互动性和亲和力。药品货架陈列常采取纵向陈列的方式，也就是垂直陈列。

药店的货架管理就是根据所要陈列的商品选择合适的货架,对货架上医药商品陈列的顺序、位置、空间和容量等方面进行系统安排和科学合理利用。一般药品的包装较小,所以用高 170cm、宽 100cm、厚 35cm 的 4~5 层货架即可,端架用高 140cm、宽 70cm、厚 35cm 的 4~5 货架(图 5-1)。

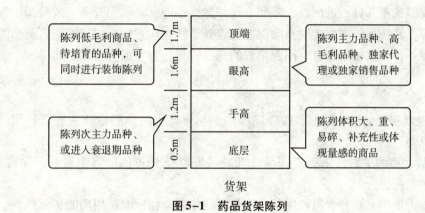

图 5-1 药品货架陈列

(二)柜台陈列

现在药店里的柜台多为 90~100cm 高,用两片玻璃隔板隔成三段,这种柜台比较适宜采用排队陈列或堆码陈列的分类、组合方式。

1. 陈列时要将商标、图案面向顾客一面。
2. 对每个单元的艺术处理,都要注意做到局部和整体的统一,辅助的道具要精巧别致,陈列时可用丝织物加以衬托,以表现出药品的质量一流。
3. 柜台的最底层可将储备的存货整齐地码放在那里,以充分利用柜台的最底层。
4. 除去外包装的陈列:瓶装商品(如药酒、口服液等)除去外包装后的陈列,吸引顾客对商品的内在质地产生直观的感受,激发购买欲望。

五、陈列位置的选择

由于药品种类繁多,同类药品的品种较多,因此,只有将药品以适当的形式(考虑数量、价格、空间、组合方式)陈列在适当的位置,才能最大限度地提高销量,提升品牌,吸引消费者对药品的选购。

(一)好的陈列位置

药店在进行陈列时,针对药品的大小规格、包装形状及药品的售出频率,主营品种要摆在顾客比较容易看见的位置。药店的商品陈列一定要遵循易见、易选、易找的原则,商品的最佳陈列位置为顾客视线的水平位置,一般离地面 80~160cm 为黄金位置。

1. 消费者经过的主要位置

(1)消费者进入药店,第一眼看到的位置,即卖场正对门口位置。
(2)各个方向不阻挡消费者视线(主要为沿卖场顺、逆时针行走时视线)位置。

(3) 消费者经常经过的交通要道。

2. 消费者容易拿到或者看到的位置 ①营业员后方柜台：视线与肩膀之间的高度。②营业员前方柜台：柜台上面第一层。③最贴近玻璃的地方。④非处方药采用自选形式的，患者较易拿取的位置为优势位置。⑤同类药品的中间位置。⑥著名品牌药品旁边位置。⑦在收银或离开处、进门处，陈列一些刺激性小产品。如润喉药、抗酸药、维生素及矿物质等。⑧选择陈列位置时，除以上位置外，还应注意的是要根据药店药品类别布局而定。另外，要保持始终有一固定位置的药品陈列，方便消费者重复购买。

（二）关联性陈列

1. 考虑消费者的购物习惯和购物顺序 如感冒药→清热解毒药→五官科用药→止咳药→消炎药。

2. 药品之间的关联性陈列 药品之间的关联性陈列可使顾客消费时产生连带性，方便了顾客购药。

例如：①抗生素和呼吸系统用药、消化系统用药、泌尿系统用药的相邻陈列。②感冒药常和清热解毒消炎药或止咳药相邻。③感冒药与消炎、增加抵抗力等商品放在一起。④皮肤科用药和皮肤科外用药相邻。⑤妇科药品和儿科药品相邻。⑥维生素类药和钙制剂在一起。⑦儿童健康维生素矿物质与提高记忆力、补血产品等放在一起。

3. 药品与非药品区之间关联性陈列 例如：①老年心脑血管用药、补益类药尽可能和辅助作用的保健食品相邻陈列。②治疗辅助、助睡与减轻疼痛、戒烟类产品相邻摆放。③除臭止汗、性用品与健康器械相邻摆放。④凉茶、减肥品、通便茶等相邻摆放。⑤注意药品不能和医疗器械、保健食品等非药品在同一个货架摆放。如紧急避孕药与避孕套，润嗓、祛火的保健食品与金嗓子喉片、西瓜霜润喉片等药品必须分开存放。

4. 主力商品与辅助商品的搭配陈列 主辅陈列主要是用高周转率的商品带动低周转率的商品销售。购买频率高的商品与购买频率低的商品的搭配陈列；单位价格高的商品与单位价格低的商品的搭配陈列。例如，将白加黑和复方氨酚烷胺片等陈列在一起，同属于感冒药，只是制造商不一样，白加黑其品牌好，顾客购买频率高，属于高周转率商品，但由于药品零售价格竞争激烈，使这类商品毛利非常低，所以要引进一些同类商品增加卖场销售额。

（三）端架陈列

端架是指整排货架的最前端或最后端，即顾客流动线转弯处所设置的货架，常被称为最佳陈列点。端架通常用来陈列一些高毛利商品、新品、促销商品或要处理的滞销商品。展示季节性、广告支持、特价药品、利润高的药品、新药品及重点促销的药品。端架陈列可进行单一大量的药品陈列，也可几种药品组合陈列于端架，展示的药品在货架上应有定位。

（四）堆头陈列

在不同的季节将应季商品（药品）陈列在醒目的位置，其商品陈列面、量较大，并悬挂 POP，吸引顾客，促进销售（图 5-2）。

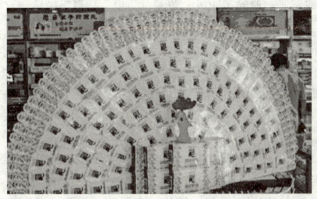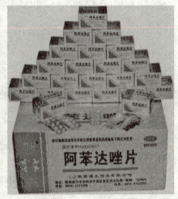

图 5-2　堆头陈列展示

（五）专柜陈列

1. 按品牌设立　一般为同一厂商的各类药品的陈列。如史克专柜、强生专柜等。

2. 按功能设立　将相同或关联功能的药品陈列为同一专柜。如男性专柜、减肥专柜、糖尿病专柜、阿胶专柜等。

3. 利用柱子的"主题式"陈列　一般而言，柱子太多的店铺会导致陈列的不便，但若将每根柱子作"主题式"陈列，不但特别而且能营造气氛。

4. 陈列贵重精美仪器　如电子血糖仪、电子血压计、助听器等。

5. 陈列贵重药品　药店应按照提高药品价值感的思路去摆放药品。例如，贵重的药品所放的玻璃橱柜中要留有一些空间，周围用灯光和小饰物烘托气氛，以体现药品自身的价值。

第二节　药品的储存与养护

一、药品储存的基本要求

药品储存应当根据药品的质量特性对药品进行合理储存，并符合以下要求：

1. 药品与非药品、外用药与其他药品分开存放；中药材和中药饮片分库存放；特殊管理的药品应当按照国家有关规定储存；拆除外包装的零货药品应当集中存放。

2. 按包装标示的温度要求储存药品，包装上没有标示具体温度的，按照《中华人民共和国药典》规定的贮藏要求进行储存。

3. 储存药品的相对湿度为 35%～75%。

4. 在人工作业的库房储存药品，按质量状态实行色标管理：合格药品为绿色，不合格药品为红色，待确定药品为黄色。

5. 搬运和堆码药品应当严格按照外包装标示要求规范操作，堆码高度符合包装图示要求，避免损坏药品包装。

6. 储存药品应当按照要求采取避光、遮光、通风、防潮、防虫、防鼠等措施。

二、影响药品稳定性的因素

药品最基本的要求是安全、有效、稳定。药品在贮存、使用过程中，会因各种因素的影响发生分解变质，从而导致药物疗效降低或副作用增加，有些药物甚至产生有毒物质。

（一）药品自身的稳定性

1. 化学稳定性 包括水解、氧化、还原、异构化、聚合等。主要表现为药物制剂发生水解、氧化等化学反应，使药物含量（或效价）产生变化。

2. 物理稳定性 包括吸湿、风化、挥发、升华、熔化、冻结等。主要表现为药物制剂的外观、气味以及溶解性等物理形态变化。

3. 生物稳定性 往往与微生物污染有关，使得药物制剂变质、腐败等。

（二）外部环境因素

在保管药品的过程中，影响药品质量的环境因素很多，如日光、空气、湿度、温度、时间及微生物、包装材料等。这些因素对药品的影响是互相促进、互相影响而加速药品变质的，如日光和高温常加速药品的氧化过程。

1. 日光 日光中含有紫外线，对药品变质反应起催化作用，加速药品的氧化、分解。对光敏感的药物如硝普钠、氯丙嗪、核黄素、氢化可的松、维生素A、叶酸等，见光发生化学降解作用。解决的办法是避光操作，棕色瓶包装（或容器内衬垫黑纸），避光贮存；也可加入抗光解剂，如肌苷、肌苷酸、腺嘌呤、亚甲蓝等。

2. 空气 空气中的氧气和二氧化碳对药品质量影响较大。氧气在空气中占比例大，性质活泼，易使药物发生氧化反应而变质。空气中的二氧化碳被药品吸收，发生碳酸化而使药品变质。使用前加热除去水中的氧，向溶液中和容器空间通入惰性气体（CO_2、N_2），固体制剂真空包装，加入抗氧剂等。氧在水中有一定的溶解度，容器空间有氧存在，易发生氧化作用的药物其制剂制备过程及贮存时应尽量避免空气。药物氧化后，不仅效价降低而且往往使颜色加深或变色或形成沉淀或产生不良气味，严重影响药品质量，如肾上腺素、左旋多巴、吗啡、水杨酸钠等含酚羟基药物，维生素C等含烯醇类药物都极易氧化。

3. 湿度 水蒸气在空气中的含量为湿度。湿度对药品质量影响很大。湿度太大能使药品潮解、液化、变质或霉变，如胃蛋白酶、甘油等。湿度太小，使某些药物风化，如硫酸阿托品、硫酸镁、硫酸可待因、硫酸钠等。

4. 温度 温度过高或过低都能使药品变质。特别是温度过高与药品的挥发程度、形态及引起氧化、水解等变化和微生物的生长有很大关系。如青霉素加水溶解后，在25℃放置24小时，即大部分失效；脊髓灰质炎疫苗、牛痘苗温度过高，就会很快失效，温度过低又易引起冻结或析出沉淀。保证质量的前提下降低温度，冷冻干燥，无菌操作，低温贮存。

5. 时间 有些药品因其性质或效价不稳定，尽管贮存条件适宜，时间过久也会逐渐变质、失效。如维生素A。

6. 包装材料 有些玻璃可释放碱性物质和脱落不溶性碎片于药液中，对注射剂的影响尤为重要。对光线敏感的药物可用棕色玻璃容器，但因棕色玻璃中含铁量较高，一些遇铁离子容易发生氧化变色的药物溶液（水杨酸钠、对氨基水杨酸钠等），则不宜用棕色玻璃容器贮存。塑料容器质量轻、价格便宜、便于运输，但存在透气、不隔水、吸附杂物等问题。橡胶中的某些成分可溶解在药物中，污染药液。金属材料易受药物腐蚀。应针对具体制剂品种选择适宜的包装材料。

三、药品的储存条件

药品必须按照药品说明书【贮藏】项下的要求保存。根据《中国药典》及《药品经营质量管理规范》（GSP）的有关规定，药品的贮存条件具体要求如下：

1. 遮光 系指用不透光的容器包装，例如棕色容器或黑纸包裹的无色透明、半透明容器。

2. 密闭 系指将容器密闭，以防止尘土及异物进入。

3. 密封 系指将容器密封以防止风化、吸潮、挥发或异物进入。

4. 熔封或严封 系指将容器熔封或用适宜的材料严封，以防止空气与水分的侵入，并防止污染。

5. 阴凉处 系指不超过20℃。

6. 凉暗处 系指避光并不超过20℃。

7. 冷处 系指2℃~10℃。

8. 常温 系指10℃~30℃。

9. 相对湿度 应保持在35%~75%之间。

四、药品的一般保管养护方法

药品应按其不同性质及剂型特点在适当条件下正确保管。如果保管不当或贮存条件不好，会使药品变质失效，甚至产生有毒物质，不仅造成损失，更严重的是可能危害患者的健康和生命。

（一）易受光线、湿度、温度影响而变质的药品

1. 易受光线影响而变质的药品及保管方法 易受光线影响而变质的药品，需要避光保存，应放在阴凉干燥、阳光不易直射到的地方。门、窗可悬挂遮光用的黑布帘、黑纸，以防阳光照射。可采用棕色或黑色纸包裹的玻璃器包装，以防止紫外线的透入。

易受光线影响而变质的药品：维生素C、维生素E、对氨基水杨酸钠、异烟肼、利福平、硫酸亚铁、肾上腺素、吲哚帕胺、硝苯地平等。

2. 易受湿度影响而变质的药品及保管方法 控制药库内的湿度，以保持相对湿度

在35%~75%,可设置除湿机、排风扇或通风器,可辅用吸湿剂如石灰、木炭,有条件者,尤其在梅雨季节,更要采取有效的防霉措施。除上述防潮设备外,药库应根据天气条件,分别采取下列措施,即在晴朗干燥的天气,可打开门窗,加强自然通风;当雾天、雨天或室外湿度高于室内时,应紧闭门窗,以防室外潮气侵入。对易吸湿的药品,可用玻璃软木塞塞紧、蜡封、外加螺旋盖盖紧。对易挥发的药品,应密封,置于阴凉干燥处。

易受潮的药品:注射用氨苄西林等抗生素、维生素、消化系统药、抗贫血药、电解质药、部分镇咳祛痰药(如复方甘草合剂片)、阿卡波糖、阿司匹林片等。

3. 易受温度影响而变质的药品及保管方法 一般药品贮存于室温(10℃~30℃)即可。在一般情况下,对多数药品贮藏温度在2℃以上时,温度愈低,对保管愈有利。对怕热药品,可根据其不同性质要求,分别存放于"阴凉处""凉暗处"或"冷处"。对挥发性大的药品如浓氨溶液、乙醚等,在温度高时容器内压力大,不应剧烈震动,开启前应充分降温,以免药液冲出造成伤害事故。

需要在阴凉处贮存的常用药品:头孢菌素类、喹诺酮类、利福霉素类、阿托品注射液、维拉帕米片、溶菌酶、复方脑蛋白水解物片等。

需要在凉暗处贮存的常用药品:酶类制剂、氨基酸制剂、胃黏膜保护药、头孢菌素类、复方甘草合剂、维生素AD制剂等。

需要在冷处贮存的常用药品:胰岛素制剂、人血液制品、生物制品、抗毒素、抗血清、维生素(降钙素鼻喷雾剂)、子宫收缩及引产药、抗凝血药及促凝血药、微生态制剂等。

不宜冷冻的常用药品:胰岛素制剂、人血液制品、静脉大输液、乳剂、活菌制剂、局麻药等。

需要冷链管理的药品:胰岛素制剂、人血液制品、生物制品、疫苗等。

五、主要剂型的保管方法和养护

(一)片剂

片剂是指药物与适宜的辅料通过制剂技术制成的片状或异形片状制剂。因此,片剂中除含有主药外,还有一定成分的辅料如填充剂、黏合剂、崩解剂等,这些辅料的性质对片剂的储存质量影响较大。在湿度较大时,淀粉等辅料吸湿而产生碎片、松散、发霉、变质等现象,所以湿度对片剂的储存影响最大,其次为温度、光线等。因此片剂的养护要考虑主药的性质并结合剂型、辅料及包装特点进行相应的保管养护。

1. 防潮 药典规定片剂宜密封贮存,防止受潮、发霉、变质,因此片剂必须严密包装,除另有规定外,一般应贮存在密闭、干燥的仓库。贮存片剂的仓库相对湿度以60%~70%为宜。如在梅雨季节或潮热地区相对湿度比较高时,应注意采取防潮措施。对遇湿易降解的片剂(如维生素C片、洋地黄片等),应在包装容器内加入干燥剂,在干燥环境内贮存。

包衣片(糖衣片、肠溶衣片)吸潮后产生花斑、变色、无光泽,严重的产生粘连、膨胀、霉变等现象,因此较一般片剂的要求严格,糖衣片最好贮存于干燥、阴凉处。

口含片(如宝塔糖等)中含有大量的糖分,吸湿后易溶化粘连,严重时会发生霉变,应密封、干燥处保存。

含生药、脏器或蛋白质类药物的片剂(如酵母片、甲状腺素片等),易吸潮松散、发霉、虫蛀,应密闭在干燥阴凉处保存。

2. 遮光 某些片剂(如阿莫西林片、盐酸雷尼替丁片等)的活性成分对光线敏感,受光照易变质,应盛装于遮光容器内,注意避光保存。

3. 防热 含挥发性物质的片剂,如硝酸甘油片等,在贮存期间挥发性成分可能在片剂间迁移,影响片剂含量的均一性,也有被包装材料吸附的现象,因而降低了药物含量。所以这类药物在贮存时应注意防热,置于凉处保存。

(二) 糖浆剂

糖浆剂如制备及储存不当,受热、光照、空气等因素影响,易产生霉败、沉淀和变色等质量变异。因此应密闭,保存在30℃以下的避光处。具体保管养护方法如下。

1. 防热、防污染 糖浆剂如糖的含量达到65%时,本身具有较好的防腐作用,但含糖量较低时容易滋生微生物,一般应加入防腐剂。由于糖浆剂含丰富糖分等营养物质,如果储存不当,受热、被细菌污染,药物会发生霉变,因此糖浆剂的保管关键在于防止糖浆霉变败坏,其主要的措施以防热、防污染为主。如炎热季节应置于阴凉通风处保存或采取降温的措施;梅雨季节需加强养护和检查,发现封口不严,应予蜡封。瓶盖上面或瓶盖内纸垫出现发霉,应以酒精擦拭,不宜久储。

2. 防冻 在严寒季节或寒冷地区,含糖量较低的糖浆剂易发生冻结。由于冻结时一般呈凝冻状态,质地比较松软,因此在常温即可自行解冻。一般来讲,含糖量较高的糖浆剂,可不需要防冻;含糖量较低时,应采用相应的防冻措施。

(三) 水剂

水剂类药品一般含药量低,溶媒大多是水,因此防腐力差,如保管不当,极易生霉,有些还会沉淀、变色、分层、挥发、分解,冬季易冻结。因此,水剂一般保存在密闭凉处,注意防污染、防冻,不宜久储。

根据水剂的具体剂型采用相应的保管方法,具体如下:

1. 芳香水剂的保管 多数芳香水剂性质不稳定,易挥发、易于霉败,产生混浊沉淀,遇光受热而分解产生异臭,因此宜密闭、避光、凉处储存,冬季防冻。

2. 乳剂的保管 乳剂不稳定,易发生分层(乳析)、破裂、油类酸败等质量变化。乳剂在贮存时应注意温度对药物质量的影响。当温度过高可使乳剂黏度下降而促使其分层的发生,温度过低可使其析出结晶而破坏乳化层。此外,乳剂易被微生物污染而发酵酸败。因此,乳剂宜储存于遮光、阴凉处,注意封口的严密性,冬季应有防冻措施。

3. 溶液剂的保管 溶液剂的稳定性不高,易氧化、分解、变色、沉淀,有些又易发霉败坏,因此宜密闭、避光、凉处储存,冬季防冻。但具体的品种常用不同的保管方法，如含有挥发性成分的溶液剂，受热后药物挥发、含量下降，储存时应注意防热；见光易分解失效的药物，应避光，储存于阴凉处等。

4. 含乙醇制剂（如酊剂、醑剂）的保管　含乙醇制剂（如酊剂、醑剂）在储存中性质比较稳定，由于乙醇本身具有较好的防腐作用，含乙醇量在20%以上时，一般不易因霉变而变质。但乙醇易挥发、易燃的特性，在储存中应注意防热、防燃等保管措施。乙醇制剂应密塞，在阴凉处保存，以防止乙醇挥发，使药品的质量发生变化。另外因为乙醇易燃，因此储存地点应杜绝火源和火种，与易燃药品分开摆放，以免引起火灾。若主药遇光易变质，如阿片酊等，应密封在遮光容器内，在阴凉处保存。

5. 滴眼剂的保管　滴眼剂是一种无菌制剂，一般为水溶液或水混悬溶液，大多性质不稳定，易受空气、二氧化碳、光线、温度等的影响而分解变质。因此滴眼剂应密闭或密封，在阴凉避光处保存，不宜久存。

（四）胶囊剂的保管

由于胶囊剂囊壳的主要原料是明胶和甘油，具有较强的吸湿性，因此，胶囊在受热、吸潮以后容易粘连、变软或膨胀，有色胶囊会出现变色、色泽不均等现象，有时还会生霉。所以胶囊剂的保养主要是防潮、防热为主，同时应根据主药的特性采用相应的保管方法。

1. 防潮、防热　一般胶囊均应密封，储存于干燥凉处，注意防潮、防热。但不要过于干燥，以免因失水而脆裂。

装有生药或脏器制剂的胶囊（如复方胚宝胶囊等），吸湿受热后易生霉、生虫、发臭，应注意密封，置于干燥阴凉处储存；抗生素类胶囊，如土霉素胶囊等，吸潮、受热后易使效价下降，应注意密封于干燥、阴凉、遮光处保存。

2. 遮光　胶囊中主药对光敏感的（如维生素E胶丸等），应注意避光保存。

（五）软膏剂的保管

软膏剂在储存时的稳定性，与软膏基质、药物的性质、储存的条件（温度、光线、湿度）、包装容器等有关。软膏剂的贮存保管方法如下：

1. 一般的软膏剂应密闭、遮光，置于干燥凉处保存。
2. 乳剂基质和水溶性基质制成的软膏，在冬季应注意防冻，以免水分和基质分离，一般在常温库保存。
3. 锡管装、塑料管装的软膏剂应防止重压，储存于干燥阴凉处。

（六）栓剂的保管

栓剂基质的熔点一般都较低，贮存时应受热、受潮而熔化变形、发霉、变质，影响质量。因此，栓剂的保管应注意防热和防潮，具体保管方法如下：

1. 防热和防潮　当温度过低或环境太干燥则会开裂，故栓剂一般宜在30℃以下的常温库密闭保存，并控制好相对湿度。甘油明胶基质的栓剂吸湿性强，受潮后不透明并有"出汗"现象,气候干燥时又易开裂,故应装在玻璃瓶中密闭,置于阴凉处保存。

2. 遮光 对受热后易熔化、遇光易变色的栓剂(如痔疮栓、避孕栓等),应密闭、遮光、在阴凉处保存。

(七) 注射剂的保管

注射剂的储存保养条件,应根据药品的性质,并结合其溶媒和包装材料的特点,加以制定。

1. 依据药物的性质采用的保管方法

(1) 一般的管理方法 大部分注射剂都怕日光照射,因日光中的紫外线能加速药品的氧化分解,所以注射剂应避光储存。

(2) 避光 遇光易变质的注射剂,如维生素类、复方奎宁等,在保存时应注意避光,以防止紫外线的照射。

(3) 防热 遇热易变质的注射剂,包括抗生素类注射剂、生物制品等,在保存时应在规定温度下储存,在炎热季节应加强检查。

①抗生素类注射剂,一般性质都不稳定,遇热后易分解,质量下降,因此储存于阴凉避光处。

②生物脏器制剂或酶类注射剂,如催产素注射剂等,受温度的影响较大,主要是蛋白质的变性引起,光线也可使药物失去活性,因此,一般应于凉暗、遮光处保存。

③生物制品,如白蛋白、丙种球蛋白等,由于其具有蛋白质的性质,一般都怕热、怕光,有些还怕冻,因此,储存条件直接影响到药物的质量。最佳的储存条件是2℃~10℃的干燥凉暗处。除冻干制剂外,一般不能在0℃以下保存,以免因冻结而致蛋白质变性而不可药用。

此外,由于钙、钠盐类注射剂,如氯化钠、水杨酸钠等,久储存后药液能侵蚀玻璃,能发生脱片及浑浊现象。因此,该类药品不易久贮,并加强澄明度的检查。

2. 依据溶媒和包装材料因素采用的保管方法

(1) 水针剂(包括水混悬型注射剂、乳浊型注射剂) 这类注射剂以水为溶媒,在低温下易冻结,使容器破裂,一些药物质量会发生变异,不能药用。因此,在储存时应注意防冻,库房温度一般应保持在0℃以上。

(2) 大容量注射剂 在冬季应注意防止冻结,在储运中应防止横卧倒置,以防止药液与橡胶盖相互侵蚀,影响药物的质量。另外,输液瓶与药液也可相互侵蚀,因此应加快药品的周转,不易久储。

(3) 油溶液注射剂(包括油混悬液注射剂) 由于其溶媒是植物油,遇光、空气或贮存温度过高时,其颜色会逐渐变深而发生氧化酸败。因此,应在避光、避热处保存。油溶液在低温下会冻结,但不会冻裂容器,不会影响药物的质量,因此不需要防冻。

(4) 注射用粉剂 注射用粉针制剂目前有两种包装,一种为小瓶装,一种为安瓿装。小瓶装的封口为橡皮外轧铝盖(有的烫蜡),看起来很严密,但不能完全保证不漏气,仍可能受潮,由于包扎、运输、储存等原因,特别是南方潮热地区,易吸潮变质。

因此保管时应防潮，不可放在冰箱内，并且不可倒置（防止橡胶盖与药物长期接触影响药物的质量）。安瓿瓶是熔封的，不易受潮，比一般小瓶装的更为稳定。安瓿装的注射剂主要根据药物本身的性质进行保管，应注意检查安瓿有无裂纹冷爆现象。

目标检测

一、选择题

1. 零售药店在陈列药品时，一般不要求（　　）
   A. 药品与非药品分开　　　　　　B. 处方药与非处方药分开
   C. 内服药与外用药分开　　　　　D. 胶囊剂与片剂分开
2. 下列哪些药品在储存时应分开存放（　　）
   A. 药品与保健食品　　　　　　　B. 内服药与外用药
   C. 处方药与非处方药　　　　　　D. 片剂与胶囊剂
3. 药品仓库内相对湿度应保持在多少比较合适（　　）
   A. 35%~75%　　B. 45%~75%　　C. 35%~60%　　A. 45%~70%
4. 根据仓库的温度不同可将仓库分为冷库、阴凉库和常温库。其中冷库温度为（　　），阴凉库温度为（　　），常温库温度为（　　）
   A. 2℃~10℃　　B. 不高于20℃　　C. 0℃~30℃　　D. 15℃~30℃
5. 药品堆垛离地面不能小于（　　）
   A. 10cm　　　B. 20cm　　　C. 30cm　　　D. 15cm
6. 影响药物稳定性的外界因素不包括（　　）
   A. 湿度　　　B. 温度　　　C. 空气　　　D. 光线
   E. 赋形剂及附加剂的影响
7. 对重点养护品种的养护与保管，说法错误的是（　　）
   A. 对遇光易变质的品种，应置于遮光容器内，在阴凉干燥的暗处存放，防止日光照射
   B. 对易风化的品种，应贮存于干燥处，以免失去结晶水，影响剂量的准确性
   C. 易串味的品种，应贮于阴凉处，与一般品种特别是具吸附性的品种隔离存放
   D. 怕冻，在低温下易变质的以及容器易被冻裂的品种，应在0℃以上的仓库保存
   E. 受热易变质和易挥发的品种，应密闭置于冷藏库内贮存

二、思考题

1. 医药商品陈列的基本原则及要求有哪些？
2. 简述医药商品主要陈列方式及陈列位置的选择。
3. 如何做好医药商品的关联性陈列？

第六单元　处方调剂

> **学习目标**
>
> 　　知识目标：掌握处方的基本知识；熟悉处方调剂的程序和处方审核、调配的注意事项；掌握处方中常用的外文缩写及中文含义；熟悉处方点评制度及处方评价常识。
> 　　技能目标：能正确阅读理解处方的内容；理解处方中常用的外文缩写的中文含义；能正确审核和调配处方；能对处方进行正确的评价。

　　处方是医生对患者用药的书面文件，是药剂人员调配药品的依据，具有法律、技术、经济责任，适用于开具、审核、调剂、保管处方的相应机构和人员。2006年国家卫生部公布了新的《处方管理办法》，自2007年5月1日起施行。《处方管理办法》是依据《执业医师法》《药品管理法》《医疗机构管理条例》等有关法律、法规制定的，其目的是加强处方开具、调剂、使用、保存的规范化管理，提高处方质量，促进合理用药，保障患者用药安全。

第一节　处方基本知识

一、处方的定义

　　处方是指由注册的执业医师和执业助理医师在诊疗活动中为患者开具的、由取得药学专业技术职务任职资格的药学专业技术人员审核、调配、核对，并作为患者用药凭证的医疗文书。处方包括医疗机构病区用药医嘱单。
　　医师开具处方和药师调剂处方应当遵循安全、有效、经济的原则，并注意保护患者的隐私权；处方药必须凭医师处方销售、调剂和使用。
　　医师应当根据医疗、预防、保健需要，按照诊疗规范、药品说明书中的药品适应证、药理作用、用法、用量、禁忌、不良反应和注意事项等开具处方。开具麻醉药品、精神药品、医疗用毒性药品、放射性药品的处方须严格遵守有关法律、法规和规章的规定。

二、处方意义

1. 在法律上，处方具有法律文书的作用，是追查医师或药剂人员法律责任的依据。

因开具处方或调配处方所造成的医疗差错或事故,医师和药师分别负有相应的法律责任。医师具有诊断权和开具处方权,但无调配处方权;药师具有审核、调配处方权,但无诊断和开具处方权。

2. 在经济上,作为报销、预算及采购的依据。

处方是药品消耗及药品经济收入结账的凭证和原始依据,也是患者在治疗疾病,包括门诊、急诊、住院全过程中用药的真实凭证。

3. 在技术上,它说明了药品的名称、规格、数量及用法用量。

开具或调配处方者都必须是经过医药院校系统专业学习,并经资格认定的医药卫生技术人员担任。

三、处方种类

1. 根据《麻醉药品、精神药品处方管理规定》,处方可分为麻醉药品处方和第一类精神药品处方、第二类精神药品处方、普通处方。

2. 按医院部门分为门诊处方、急诊处方和病房处方。

四、处方标准

(一) 处方颜色

普通处方的印刷用纸为白色;急诊处方印刷用纸为淡黄色,右上角标注"急诊";儿科处方印刷用纸为淡绿色,右上角标注"儿科";麻醉药品和第一类精神药品处方印刷用纸为淡红色,右上角标注"麻、精一";第二类精神药品处方印刷用纸为白色,右上角标注"精二",如图6-1所示。

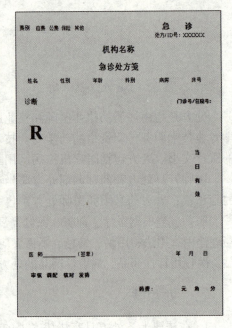

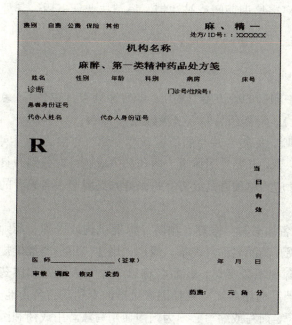
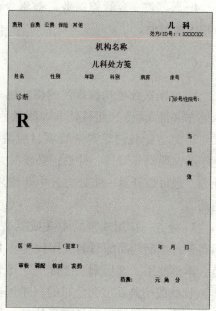

图 6-1 处方格式及颜色

(二) 处方格式

处方格式由前记、正文、后记三部分组成（图 6-1）：

1. 前记 包括医疗机构名称，费别，患者姓名、性别、年龄，门诊或住院病历号，科别或病区和床位号，临床诊断，开具日期等。可添列特殊要求的项目。麻醉药品和第一类精神药品处方还应当包括患者身份证明编号，代办人姓名、身份证明编号。

2. 正文 以 Rp 或 R（拉丁文 Recipe "请取"的缩写）标示，分列药品名称、剂型、规格、数量、用法用量。

3. 后记 医师签名或者加盖专用签章，药品金额以及审核、调配、核对、发药药师签名或者加盖专用签章。

五、处方规则

(一) 处方权

1. 注册的执业医师在执业地点取得相应的处方权。

2. 注册的执业助理医师开具的处方须经所在执业地点执业医师签字或加盖专用签章后方有效；经注册的执业助理医师在乡、民族乡、镇的医疗、预防、保健机构执业，在注册的执业地点取得相应的处方权。

3. 试用期的医师开具处方，须经所在医疗、预防、保健机构有处方权的执业医师审核，并签名或加盖专用签章后方有效。医师须在注册的医疗、预防、保健机构签名留样及专用签章备案后方可开具处方。

4. 医师被责令暂停执业、被责令离岗培训期间或被注销、吊销执业证书后，其处方权即被取消。

（二）处方书写

1. 使用医疗机构按规定的格式统一印制的处方笺（签），即普通处方（白色）、急诊处方（淡黄色）、儿科处方（淡绿色）、麻醉药品处方（淡红色）。

2. 处方记载的患者一般项目应清晰、完整，并与病历记载相一致。年龄必须写实足年龄，婴幼儿写日、月龄；必要时，婴幼儿要注明体重。西药和中成药可以分别开具处方，也可以开具一张处方，中药饮片应当单独开具处方。每张处方只限于一名患者的用药。

3. 处方一律用规范的中文或英文名称书写。医疗、预防、保健机构或医师、药师不得自行编制药品缩写名或用代号。书写药品名称、剂量、规格、用法、用量要准确规范，不得使用"遵医嘱""自用"等含糊不清字句。药品名称以《中华人民共和国药典》收载或药典委员会公布的《中国药品通用名称》或经国家批准的专利药品名为准。如无收载，可采用通用名或商品名。药名简写或缩写必须为国内通用写法。中成药和医院制剂品名的书写应当与正式批准的名称一致。

4. 西药、中成药处方，每一种药品须另起一行。每张处方不得超过五种药。

5. 中药饮片处方的书写，可按君、臣、佐、使的顺序排列；药物调剂、煎煮的特殊要求注明在药品之后上方，并加括号，如布包、先煎、后下等；对药物的产地、炮制有特殊要求，应在药名之前写出。

6. 药品剂量与数量一律用阿拉伯数字书写。剂量应当使用公制单位：

（1）重量以克（g）、毫克（mg）、微克（μg）、纳克（ng）为单位。

（2）容量以升（L）、毫升（mL）为单位。

（3）国际单位（IU）、单位（U）计算。

（4）片剂、丸剂、胶囊剂、颗粒剂分别以片、丸、粒、袋为单位；溶液剂以支、瓶为单位；软膏及霜剂以支、盒为单位；注射剂以支、瓶为单位，应注明含量；饮片以剂或付为单位。

7. 用量。一般应按照药品说明书中的常用剂量使用，特殊情况下如需要超剂量使用时，应注明原因并再次签名。

8. 医师开具处方，除特殊情况外必须注明临床诊断。处方字迹应当清楚，不得涂改。如有修改，必须在修改处签名及注明修改日期。处方医师的签名式样和专用签章必须与在药学部门留样备查的式样相一致，不得任意改动，否则应重新登记留样备案。

9. 开具处方后的空白处应画一斜线，以示处方完毕。

（三）处方有效期

处方为开具当日有效。特殊情况下需延长有效期的，由开具处方的医师注明有效期限，但有效期最长不得超过3天。

（四）处方限量

1. 一般药品 ①处方一般不得超过7日用量；急诊处方一般不得超过3日用量；对于某些慢性病、老年病或特殊情况，处方用量可适当延长，但医师必须注明理由。②一般应按照药品说明书中的常用剂量使用，特殊情况需超剂量使用时，应注明原因并再次签名。

2. 特殊管理药品 除需长期使用麻醉药品和第一类精神药品的门（急）诊癌症疼痛患者和中、重度慢性疼痛患者外，麻醉药品注射剂仅限于医疗机构内使用。

（1）门（急）诊患者

①为门（急）诊患者开具的麻醉药品注射剂，每张处方为1次常用量；控缓释制剂，每张处方不得超过7日常用量；其他剂型，每张处方不得超过3日常用量。

对于需要特别加强管制的麻醉药品，如盐酸二氢埃托啡处方为1次常用量，仅限于二级以上医院内使用；盐酸哌替啶处方为1次常用量，仅限于医疗机构内使用。

②第一类精神药品注射剂，每张处方为1次常用量；控缓释制剂，每张处方不得超过7日常用量；其他剂型，每张处方不得超过3日常用量。如哌甲酯用于治疗儿童多动症时，每张处方不得超过15日常用量。第二类精神药品一般每张处方不得超过7日常用量；对于慢性病或某些特殊情况的患者，处方用量可以适当延长，医师应当注明理由。

③为门（急）诊癌症疼痛患者和中、重度慢性疼痛患者开具的麻醉药品、第一类精神药品注射剂，每张处方不得超过3日常用量；控缓释制剂，每张处方不得超过15日常用量；其他剂型，每张处方不得超过7日常用量。

④医疗用毒性药品每张处方不得超过2日极量。

（2）住院患者 为住院患者开具的麻醉药品和第一类精神药品处方应当逐日开具，每张处方为1日常用量。

（五）处方保管

处方由调剂处方药品的医疗机构妥善保存。普通处方、急诊处方、儿科处方保存期限为1年，医疗用毒性药品、第二类精神药品处方保存期限为2年，麻醉药品和第一类精神药品处方保存期限为3年。处方保存期满后，经医疗、预防、保健机构或药品零售企业主管领导批准、登记备案，方可销毁。

> **知识拓展**
>
> 目前部分医疗单位已经使用电子处方，医师使用计算机开具电子处方时，需同时打印纸质处方，其格式与手写处方一致，打印的处方经签名后有效，并且必须设置处方正式开具后不能修改的程序。药学专业技术人员核发药品时，必须核对打印处方无误后发给药品，并将打印处方收存备查。

六、处方常用外文及其缩写

1. 常用剂型

表 6-1 常用剂型的英文名称及其缩写

中文名	英文名称	缩写	中文名	英文名	缩写
片剂	Tablet	Tab.	注射剂	Injection	Inj.
胶囊剂	Capsule	Caps.	滴眼剂	Eyedrop	Ocust.
丸剂	Pill	Pil.	眼膏剂	Ocular	Ocul.
颗粒剂	Granule	Gran.	糖浆剂	Syrup	Syr.
软膏	Ointment	Oint.	溶液剂	Solution	Sol.
栓剂	Suppository	Supp.	合剂	Misture	Mist.
酊剂	Tincture	Tinct.	煎剂	Decoction	Dec.

2. 给药时间

表 6-2 常用给药时间的拉丁文缩写

中文名	缩写	中文名	缩写	中文名	缩写
每日1次	s.i.d	每天	q.d	饭前	a.c
每日2次	b.i.d	每小时	q.h	饭后	p.c
每日3次	t.i.d	每8小时	q.8h	上午	a.m
每日4次	q.i.d	隔日1次	q.o.d	下午	p.m
每晨	q.m	每晚	q.n	睡时	h.s
需要时	s.o.s	必要时	p.r.n	立即	stat.

3. 给药途径

表 6-3 常用给药途径的拉丁文缩写

中文名	缩写	中文名	缩写	中文名	缩写
肌内注射	i.m	静脉注射	i.v	口服	p.o.
皮下注射	i.h	静脉滴注	i.v.gtt	眼用	o.p.
皮内注射	i.d	外用	adus. ext	吸入	Inhal.

第二节 处方调剂

处方调剂指药学技术人员根据医师处方调剂、调配药品的过程。

一、处方调剂的资质要求

1. 取得药学专业技术职务任职资格的人员方可从事处方调剂工作;药师在执业的

医疗机构取得处方调剂资格；药师签名或者专用签章式样应当在本机构留样备查。

2. 具有药师以上专业技术职务任职资格的人员负责处方审核、评估、核对、发药以及安全用药指导；药士从事处方调配工作。

3. 药师应当凭医师处方调剂处方药品，非经医师处方不得调剂。

二、药品调配的程序

药品调配的一般顺序为：收处方→审核处方→收费→调配处方→包装标示→核对检查→发药。

三、审核处方

由执业药师或依法经过资格认定的药学专业技术人员进行审方，审方包括"处方规范审核"和"用药适宜性审核"。

1. 处方规范审核 药师应当认真逐项检查处方前记、正文和后记书写是否清晰、完整，并确认处方的合法性。

审核处方内容是否完整，书写是否规范，字迹是否清晰，有否执业医师或执业助理医师签字，有否医疗机构盖章，修改处是否有执业医师或执业助理医师签字并注明日期等。

2. 用药适宜性审核 对处方用药适宜性进行审核主要包括下列内容：①对规定必须做皮试的药物，处方医师是否注明过敏试验及结果的判定。②处方用药与临床诊断的相符性。③剂量、用法的正确性。④选用剂型与给药途径的合理性。⑤是否有重复给药现象。⑥是否有潜在临床意义的药物相互作用和配伍禁忌。

药师经处方审核后，认为存在用药不适宜时，应当告知处方医师，请其确认或者重新开具处方。药师发现严重不合理用药或者用药错误，应当拒绝调剂，及时告知处方医师，并应当记录，按照有关规定报告。

四、调配处方及注意事项

1. 药学专业技术人员调剂处方时必须做到"四查十对" ①查处方，对科别、姓名、年龄。②查药品，对药名、规格、数量、标签。③查配伍禁忌，对药品性状、用法用量。④查用药合理性，对临床诊断。

2. 注意事项

（1）发出的药品应注明患者姓名和药品名称、用法、用量。

（2）发出药品时应按药品说明书或处方医嘱，向患者或其家属进行相应的用药交待与指导，包括每种药品的用法、用量、注意事项等。

（3）执业药师或依法经过资格认定的药学专业技术人员在完成处方调剂后，应当在处方上签名。

（4）对于不规范处方或不能判定其合法性的处方，不得调剂；对处方不得擅自更改或代用，对有配伍禁忌或超剂量的处方应拒绝调配、销售，必要时，经处方医师更正或重新签字，方可调配、销售。

五、药店处方调配要求

1. 处方调剂人员必须经专业或岗位培训，考试合格并取得职业资格证书后方可上岗。

2. 审方人员应由具有执业药师或从业药师以上技术职称的人员担任。

3. 审方人员收到处方后，认真审查处方的姓名、年龄、性别、药品剂量及处方医师签章，如有药品名称书写不清，药味重复，有"相反""相畏""妊娠禁忌"及超剂量等情况，就向顾客说明情况，经处方医师更正重新签章后方可配方，否则拒绝调剂。

4. 对处方所列药品不得擅自更改或代用。

5. 特殊管理药品的调剂必须严格执行有关特殊管理药品的管理规定，凡不合乎规定者不得调配。

6. 单剂处方中药的调剂必须每味药戥称，多剂处方必须坚持四戥分称，以保证计量准确。

7. 凡需特殊处理的饮片应按规定处理，需另包的饮片应在小包上注明煮煎服用方法。

8. 调配处方时，应按处方依次进行，调配完毕，经核对无误后，调配及核对人均应签章，再投药给顾客。

9. 发药时应认真核对患者姓名、药剂贴数，同时向顾客说明需要特殊处理药物或另外的"药引"以及煎煮方法、服法等。

10. 处方药中的粉针、大容量注射剂、小容量注射剂和麻醉中药、医疗用毒性药品、第二类精神药品必须凭处方销售，并做好记录。按 GSP 的规定，零售药店必须保存处方 2 年以上备查。

第三节 处方评价

一、处方点评制度

处方点评是根据相关法规、技术规范，对处方书写的规范性及药物临床使用的适宜性（用药适应证、药物选择、给药途径、用法用量、药物相互作用、配伍禁忌等）进行评价，发现存在或潜在的问题，制定并实施干预和改进措施，促进临床药物合理应用的过程。

处方点评主要是通过单张处方的药品的数量、药品使用是否符合适应证、国家基本药物的使用比例、抗菌药物的使用比例、注射剂型的使用比例、不合理用药比例等评价指标对临床的不合理处方（不规范处方、用药不适宜处方、超常处方）进行评价。

二、处方点评的结果

处方点评结果分为合理处方和不合理处方。其中不合理处方包括不规范处方、用药不适宜处方及超常处方。

1. 不规范处方 ①处方的前记、正文、后记内容缺项，书写不规范或者字迹难以辨认的。②医师签名、签章不规范或者与签名、签章的留样不一致的。③药师未对处方进行适宜性审核的（处方后记的审核、调配、核对、发药栏目无审核调配药师及核对发药药师签名，或者单人值班调剂未执行双签名规定）。④新生儿、婴幼儿处方未写明日、月龄的。⑤西药、中成药与中药饮片未分别开具处方的。⑥未使用药品规范名称开具处方的。⑦药品的剂量、规格、数量、单位等书写不规范或不清楚的。⑧用法、用量使用"遵医嘱""自用"等含糊不清字句的。⑨处方修改未签名并注明修改日期，或药品超剂量使用未注明原因和再次签名的。⑩开具处方未写临床诊断或临床诊断书写不全的。⑪单张门急诊处方超过5种药品的。⑫无特殊情况下，门诊处方超过7日用量，急诊处方超过3日用量，慢性病、老年病或特殊情况下需要适当延长处方用量未注明理由的。⑬开具麻醉药品、精神药品、医疗用毒性药品、放射性药品等特殊管理药品处方未执行国家有关规定的。⑭医师未按照抗菌药物临床应用管理规定开具抗菌药物处方的。⑮中药饮片处方药物未按照"君、臣、佐、使"的顺序排列，或未按要求标注药物调剂、煎煮等特殊要求的。

2. 不适宜处方 ①适应证不适宜的。②遴选的药品不适宜的。③药品剂型或给药途径不适宜的。④无正当理由不首选国家基本药物的。⑤用法、用量不适宜的。⑥联合用药不适宜的。⑦重复给药的。⑧有配伍禁忌或者不良相互作用的。⑨其他用药不适宜情况的。

3. 超常处方 ①无适应证用药。②无正当理由开具高价药的。③无正当理由超说明书用药的。④无正当理由为同一患者同时开具2种以上药理作用相同药物的。

三、处方点评的管理与处罚

对开具不合理处方的医师，卫生行政部门和医院应当采取教育培训、批评等措施；一个考核周期内5次以上开具不合理处方的医师，应当认定为医师定期考核不合格，离岗参加培训；对患者造成严重损害的，卫生行政部门应当按照相关法律、法规、规章给予相应处罚。

药师未按规定审核处方、调剂药品、进行用药交代或未对不合理处方进行有效干预的，医院应当采取教育培训、批评等措施；对患者造成严重损害的，卫生行政部门应当依法给予相应处罚。

目标检测

一、选择题

1. 以下关于处方意义的叙述，除哪项外都是正确的（　　）
   A. 处方是医师开写的取药凭证

B. 处方是患者付费和药学技术人员做账的依据
C. 处方是患者购药必须出具的依据
D. 处方具有法律文书的作用
E. 因开具处方或调配处方所造成的医疗差错或事故，医师和药师分别负有相应的法律责任

2. 处方的用量一般不得超过几日用量（　　）
A. 4 日　　　　　　　　B. 5 日　　　　　　　　C. 6 日
D. 7 日　　　　　　　　E. 15 日

3. 处方每次不超过 7 日常用量的药品是（　　）
A. 精神药品　　　　　B. 一类精神药品　　　C. 二类精神药品
D. 麻醉药品　　　　　E. 戒毒药品

4. 开具西药、中成药处方，每一种药品应当另起一行，每张处方不得超过几种（　　）
A. 2　　　　　　　　　B. 3　　　　　　　　　C. 4
D. 5　　　　　　　　　E. 6

5. 医生在书写的处方中"bid"意为（　　）
A. 一日 1 次　　　　　B. 一日 2 次　　　　　C. 一日 3 次
D. 一日 4 次　　　　　E. 隔日 1 次

6. 处方调配工作应做到"四查十对"，其中下列哪些属于"十对"的内容（　　）
A. 对姓名、性别和年龄　　B. 对药名、规格和剂量　　C. 对用法和用量
D. 对医师签字　　　　E. 对公费和自费

7. 处方印刷用纸颜色为淡绿色的是（　　）
A. 普通处方　　　　　B. 急诊处方　　　　　C. 儿科处方
D. 麻醉药品和第一类精神药品处方　　　　E. 第二类精神药品处方

8. 处方的有效期为（　　）
A. 当天有效　　　　　B. 3 天内有效　　　　C. 5 天内有效
D. 7 天内有效　　　　E. 长期有效

9. 医生给腹泻的患者开写处方，使用双歧杆菌和诺氟沙星同时联合用药，这属于（　　）
A. 合理处方　　　　　B. 不规范处方　　　　C. 不适宜处方
D. 超常处方　　　　　E. 以上均不是

二、思考题

1. 处方的种类及格式。
2. 调配处方的程序及注意事项。

第二部分 药 品

第七单元 抗感染药

学习目标

知识目标：掌握抗感染常用药物的名称、性状、常用制剂及用法、用药注意；熟悉常见抗感染药品的特点；了解常见抗感染药品的商品信息。

重点掌握品种：抗生素（阿莫西林、阿洛西林钠；头孢氨苄、头孢拉定、头孢呋辛、头孢噻肟钠、头孢曲松钠、头孢哌酮钠；琥乙红霉素、罗红霉素、阿奇霉素、克拉霉素；硫酸庆大霉素、硫酸阿米卡星；盐酸多西环素；氯霉素；盐酸万古霉素、盐酸克林霉素）；合成抗菌药（诺氟沙星、环丙沙星、左氧氟沙星；磺胺甲噁唑、呋喃妥因、盐酸小檗碱）；抗结核病药（异烟肼、乙胺丁醇、吡嗪酰胺、硫酸链霉素、利福平）；抗真菌药（两性霉素B、硝酸咪康唑、氟康唑、伊曲康唑、伏立康唑、盐酸特比萘芬）；抗病毒药（阿昔洛韦、利巴韦林、齐多夫定、恩替卡韦、硫酸茚地那韦）；抗寄生虫病药（磷酸氯喹、青蒿琥酯、阿苯达唑、哌嗪、双羟萘酸噻嘧啶、甲硝唑）。

技能目标：能按用途、剂型及分类管理要求陈列药品并对其进行正常养护；对本类药品进行全面评价，能根据顾客需求推荐药品，指导抗感染药品的合理使用；能介绍新上市品种的特点，进行同类药品的比较。

病原微生物及寄生虫等病原体侵入人体后，会引起许多危害人体健康的感染性疾病，例如感冒、肺炎、痢疾、伤寒、败血症、结核病、疟疾等常见疾病。凡是用以治疗

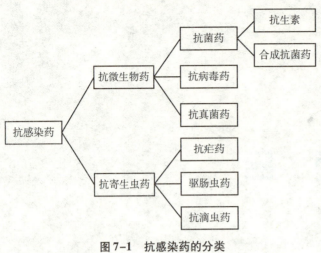

图 7-1 抗感染药的分类

细菌、病毒、真菌、立克次体、衣原体、支原体、寄生虫等病原体所致感染的药品统称为抗感染药品。20 世纪 30 年代以前，临床缺乏有效的抗感染药品，细菌、病毒肆无忌惮地危害人类健康，直到磺胺、青霉素的问世，人类才有了医治各种全身感染性疾病的良药。目前，感染性疾病仍是人类的常见病，特别是传染病，发病急、来势猛、传播快、危害大。因此，抗感染药在临床上是一类必不可少的常用药品。在国内，目前抗感染类药物的销售额占药品销售额的 15% 左右，一直位居各大类药物销售额的前列。

抗感染药主要包括抗生素、合成抗菌药、抗结核病药、抗真菌药、抗病毒药、抗寄生虫病药等，如图 7-1 所示。

抗微生物药是指能杀灭或抑制各种病原微生物，用于预防和治疗由细菌、病毒、真菌、立克次体、衣原体、支原体等病原微生物感染的药品。这类药物中最重要的是抗生素，抗生素是目前抗感染药物中临床用量最大、应用最广的一类药品。

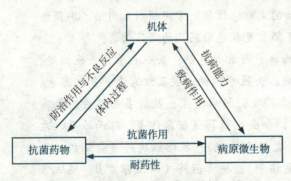

图 7-2 机体、病原体与药物的相互关系

对细菌、病毒、真菌、寄生虫等病原体及癌细胞具有选择性抑制或杀灭作用，而对机体（宿主）没有或只有轻度毒性作用的化学物质，称为化学治疗药，简称化疗药。在应用化疗药物治疗感染性疾病过程中，应注意机体、病原体与药物三者的相互关系，如图 7-2 所示。

近年来，抗微生物药的滥用和随之而来的耐药性问题已成为困扰临床治疗的世界性问题。我国目前已经成为世界上不合理使用抗菌药物较严重的国家之一，为此国家出台了一系列的政策。2004 年卫生部发布了《抗菌药物临床应用指导原则》；2012 年，卫生部发布了《抗菌药物临床应用管理办法》，并要求省级卫生管理部门制定抗菌药品的分级管理目录，以规范医生处方，防止抗微生物药的滥用。抗菌药物的滥用及不合理使用初步得到控制，抗菌药物的使用逐年下降，这些政策和措施将对抗感染药的生产、经营和使用产生深远的影响。

第一节 抗生素

抗生素（antibiotics）是指由细菌、真菌或其他微生物在其生命过程中产生的（或用化学、生物或生化方法所衍生的），具有抗病原体或其他活性的一类物质。

抗生素药品的品种繁多，作用广泛，按化学结构可分为：①β-内酰胺类（青霉素、阿莫西林、氨苄西林、头孢氨苄、头孢曲松钠等）。②大环内酯类（红霉素、阿奇霉素等）。③氨基糖苷类（硫酸庆大霉素、硫酸阿米卡星等）。④四环素类（盐酸四环素、盐酸多西环素等）。⑤氯霉素。⑥其他抗生素（盐酸去甲万古霉素、盐酸林可霉素、磷霉素等）。

部分抗生素因其药物原料中含有一些可存在的杂质，不可能是纯品，不能以重量单位准确表示其含量，只能依靠生物检定的方法与标准品进行比较来测定药物的效价剂量。因此，抗生素的含量常采用特定的效价"单位（U）"来计量，经由国际协议的标准单位为"国际单位（IU）"。效价是药物达到一定效应时所需的剂量，产生相同效应药品的剂量比较时，所需剂量越小，药物的效价就越高，反之效价就低。

抗生素标示规格的表示方法有以下几种：①以重量单位表示：合成及半合成的抗生素，化学结构明确、能用理化方法测定其含量、纯度较高、质量较稳定，常用重量单位来表示。其标签上所标示的重量是指药品中所含活性物质的重量。例如，规格为0.5g的注射用氨苄西林钠，指的是按无水物计算，含氨苄西林0.5g。②以重量单位表示，在括号内注明效价单位。这些抗生素的化学结构大都明确，有的用理化方法测定含量，有的用微生物方法测定效价。但由于他们的单位规定很不一致，有些用盐基，有些用盐表示，为了避免误解，这些抗生素商品标签上的标示量常采用重量单位表示，在括号内注明效价单位。例如，规格为0.48g（80万U）的注射用青霉素钠，采用高效液相色谱法测定其含量，指的是按无水物计算，含青霉素钠0.48g；规格为0.75g（75万U）的注射用硫酸链霉素，采用抗生素微生物检定法测定其含量，按干燥品计算，每1mg的效价不得少于720链霉素U。③以效价单位表示：这类抗生素的化学结构大多未定，按微生物方法测定效价，以效价表示其规格。如硫酸黏菌素片，规格为每片25万U、100万U、300万U。

一、β-内酰胺类

β-内酰胺类抗生素是结构中含有β-内酰胺环的一类抗生素。该类抗生素的作用机制是抑制细菌细胞壁黏肽的合成，使细菌因细胞破裂而死亡。主要包括青霉素类、头孢菌素类以及β-内酰胺酶抑制剂、单环β-内酰胺类、碳青霉烯类和氧头孢类等非典型β-内酰胺类抗生素。

β-内酰胺环为此类抗生素的基本结构，本类药物产生耐药性，主要与β-内酰胺环破坏有关。天然β-内酰胺类抗生素的分子中都有一个游离羧基和酰胺侧链。羧基有利于与碱成盐而制成水溶性制剂；而酰胺侧链则是决定该类抗生素抗菌谱的关键基团，酰胺侧链的改变则形成了许多具有不同特点的抗生素。

β-内酰胺类抗生素因具有抗菌谱广、抗菌活性强、毒性低、体内分布广等特点，临床应用广泛。20世纪80～90年代β-内酰胺类是抗生素领域中最为活跃、最具生命力的类别之一，几乎每年均有新品种上市。20世纪90年代以后，各种新的头孢菌素及非典型β-内酰胺类抗生素更是有突破性的进展，其品种、产量在世界抗生素生产中均居首位。目前国内β-内酰胺抗生素的主要生产企业有华北制药、哈药集团、石药集团等30余家企业，已能生产大部分品种。

（一）青霉素类

青霉素自20世纪40年代用于临床以来，以其高效、低毒、价格低廉、易于大规模生产等特点而被国内外医药界一致认可和广泛应用，至今仍为最畅销的抗生素。但天然的青霉素具有抗菌谱窄、不耐酸、易被青霉素酶破坏而产生耐药性和可导致过敏反应等缺点，人们对其化学结构进行改造，得到了许多耐酸、耐酶、广谱高效的半合成青霉素类药物，例如阿莫西林、氨苄西林等。近年来，其他抗生素品种的不断涌现对青霉素类药物的使用和销售造成了很大的冲击，使该类药物使用略有下降，但新开发的半合成青霉素类药物仍保持着旺盛的生命力。

目前应用于临床的青霉素类药物主要有：

1. 天然青霉素　包括青霉素G及青霉素V，均由发酵液提取。青霉素G常用其钠盐和钾盐，以注射给药为主；青霉素V常用其钾盐，已半合成，以口服给药为主。

2. 半合成青霉素　主要有阿莫西林、氨苄西林、苯唑西林、哌拉西林、美洛西林、阿洛西林、阿莫西林克拉维酸钾等。

阿莫西林
Amoxicillin

【商品名】 阿莫仙，阿莫灵，再林，阿林新，益萨林。

【别名】 羟氨苄青霉素。

【性状】 白色或类白色结晶性粉末；味微苦。微溶于水，在乙醇中几乎不溶。其钠盐为白色或类白色粉末或结晶；无臭或微臭，味微苦；有引湿性；在水中易溶，在乙醇中略溶。

【作用】 本品对肺炎链球菌、溶血性链球菌等链球菌属、不产青霉素酶葡萄球菌、粪肠球菌等需氧革兰阳性球菌，大肠埃希菌、奇异变形杆菌、沙门菌属、流感嗜血杆菌、淋病奈瑟菌等需氧革兰阴性菌的不产β内酰胺酶菌株及幽门螺杆菌具有良好的抗菌活性。阿莫西林通过抑制细菌细胞壁合成而发挥杀菌作用，可使细菌迅速成为球形体而溶解、破裂。

【适应证】 用于敏感菌所致的呼吸道、泌尿系统、皮肤软组织感染以及败血症、伤寒、痢疾等。

【制剂及用法】 阿莫西林胶囊：内容物为白色至黄色结晶性粉末或颗粒，味微苦。

每粒 0.125g；0.25g；0.5g。口服，成人 1 次 0.5g，1 日 3~4 次，1 日剂量不超过 4g；小儿每日每千克体重 20~50mg，1 日 3~4 次。饭后服用。铝塑包装，有效期 36 个月。

阿莫西林分散片：白色片或类白色片。每片 0.125g；0.25g；0.5g。口服，成人 1 次 0.5g，每 6~8 小时 1 次，1 日剂量不超过 4g。铝塑包装，有效期 24 个月。

注射用阿莫西林钠：白色或类白色粉末或结晶，每支 0.5g；1.0g；2.0g。肌内或静脉注射，1 次 0.5~1.0g，1 日 3~4 次。管制玻璃瓶包装，有效期 24 个月。

【用药注意】①用药前必须做青霉素钠皮肤试验，可见皮疹、药物热和哮喘等过敏反应及恶心、呕吐、腹泻及假膜性肠炎等胃肠道反应。②疗程较长患者应检查肝、肾功能和血常规。

【药物评价】①本品为广谱耐酸、不耐酶半合成青霉素，它与氨苄西林、青霉素 V 等已取代传统的四环素类；部分取代大环内酯类；弥补了喹诺酮类不适用于 14 岁以下儿童使用的不足。②本品口服吸收良好，服用同量药物，本品的血药浓度比氨苄西林高约 1 倍。③本品因疗效好、服用方便、价格合理、安全性高而被大众普遍接受，在我国大城市医院的用药普及率已达 95% 以上。

【商品信息】①目前，其销售额在青霉素类中居首位，预计未来几年还将保持较好的市场份额。②临床常用其胶囊、片剂、分散片、肠溶片、咀嚼片、口腔崩解片、颗粒剂、干混悬剂及粉针剂等。③目前国内生产企业有哈药集团、联邦制药、丽珠集团丽珠制药厂、石药集团、南京先声东元制药等。④同类药品有氨苄西林胶囊、片剂、颗粒、干混悬剂及注射用氨苄西林钠。

【贮藏】遮光，密封保存。

阿洛西林钠

Azlocillin Sodium

【商品名】阿乐欣。

【性状】白色或类白色粉末或疏松块状物；无臭，味微苦，有引湿性。在水中易溶，在乙醇中微溶，在乙酸乙酯或丙酮中不溶。

【作用】本品为半合成青霉素，对革兰阳性菌和阴性菌及铜绿假单胞菌均有良好的抗菌作用。与阿米卡星、庆大霉素、奈替米星合用时可产生协同作用。

【适应证】主要用于敏感的革兰阳性菌及阴性菌所致的各种感染以及铜绿假单胞菌感染，包括败血症、脑膜炎、心内膜炎、化脓性胸膜炎、腹膜炎及下呼吸道、胃肠道、胆道、泌尿道、骨及软组织和生殖器官等感染，妇科、产科感染，恶性外耳炎、烧伤、皮肤及手术感染等。

【制剂及用法】注射用阿洛西林钠：白色或类白色的粉末或结晶或疏松块状物。每瓶 0.5g；1.0g；1.5g；2.0g；3.0g。采用每克注射用阿洛西林钠加 10mL 注射用水溶解，澄清液加入 5% 葡萄糖氯化钠注射液或 5%~10% 葡萄糖注射液中，静脉滴注。成人 1 日 6~10g，严重病例可增至 10~16g，一般分 2~4 次滴注。抗生素玻瓶装，有效期 24 个月。

【用药注意】①用药前必须做青霉素钠皮肤试验。②老年患者肾功能减退,须调整剂量。③静脉滴注时注意速度不宜太快。与其他抗生素联合应用时,常采用分别给药方法进行。④阿洛西林不宜与肝素、香豆素等抗凝血药合用,也不宜与非甾体抗炎药合用,以免引起出血。

【药物评价】①本品是一种新型广谱半合成青霉素类抗生素,耐酸、耐碱、耐酶,对革兰阳性菌及大肠杆菌、肠杆菌属、变形杆菌等革兰阳性杆菌有较强的抗菌作用,对铜绿假单胞菌等细菌感染有较好的疗效,为美洛西林的 2~4 倍,与哌拉西林相当。②有类似青霉素的不良反应,主要为过敏反应(如瘙痒、荨麻疹等)。

【商品信息】①本品以粉针剂为主,目前国内生产企业有浙江金华康恩贝生物制药、华北制药集团、石药集团中诺药业、新华制药、齐鲁制药、山东鲁抗制药等。②同类药品注射用美洛西林钠及美洛西林钠舒巴坦钠,目前国内生产企业有华北制药集团、石药集团、哈药集团、联邦制药、四川制药、海南通用三洋药业、山东瑞阳制药等。

【贮藏】密闭,干燥处保存。

知识拓展

β-内酰胺类抗生素是临床应用广泛、抗感染效果强大的一类抗生素,但细菌的耐药性目前已成为此类药物的严重问题,细菌耐药主要机制是细菌通过产生 β-内酰胺酶破坏 β-内酰胺类抗生素。β-内酰胺酶抑制剂克拉维酸、舒巴坦、他唑巴坦等,与 β-内酰胺类抗生素联合应用,解决了本类药物的耐药性问题,拓展了阿莫西林、氨苄西林等药物的应用。目前,含 β-内酰胺酶抑制剂的复方制剂在世界抗生素领域中占有重要的地位。主要药品有阿莫西林克拉维酸钾、阿莫西林钠舒巴坦钠、氨苄西林钠舒巴坦钠、头孢哌酮钠舒巴坦钠、哌拉西林他唑巴坦钠、替卡西林克拉维酸钾、头孢曲松钠他唑巴坦钠、头孢曲松舒巴坦钠等。其中阿莫西林克拉维酸钾主要制剂有阿莫西林克拉维酸钾胶囊、片剂、分散片、咀嚼片、颗粒、干混悬剂及注射用阿莫西林钠克拉维酸钾等,国内主要生产厂家有华北制药、珠海联邦、哈药集团、南京先声等,主要的进口品种有英国史克比切姆公司的阿莫西林克拉维酸钾(力百汀)片、粉针、干混悬剂,奥地利山德士(Sandoz)阿莫西林克拉维酸钾片、粉针(莱得怡),澳美制药厂的阿莫西林克拉维酸钾片、干混悬剂(奥先)等。

(二)头孢菌素类

头孢菌素,又称为先锋霉素,是由天然的头孢菌素 C 经结构改造而获得的一类 β-内酰胺类抗生素,含有 7-氨基头孢烷酸(7-ACA)或 7-氨基-3-去乙酰氧基头孢烷酸(7-ADCA)的基本结构。与青霉素类相比,具有抗菌谱广、抗菌作用强、耐青霉素酶、临床疗效高、毒性低、过敏反应较青霉素类少见、使用安全等优点。头孢类药物 20 世纪

60年代问世，目前上市品种60多种，在抗生素用药市场占据较大的市场份额，随着国内经济持续增长及人们消费水平的提高，国内头孢类抗生素市场仍将维持持续增长的态势。根据头孢类药物抗菌性能的不同和开发年代的先后，可将其分为四代，见表7-1。

第一代，20世纪60年代及70年代初开发。本代头孢菌素对革兰阳性菌作用较强；对革兰阴性菌作用较差；对各种β-内酰胺酶的稳定性较差，易产生耐药性；对肾脏有一定毒性，与氨基糖苷类抗生素或强利尿剂合用时会加剧其毒性作用；不易进入血脑屏障，不用于脑膜炎。常用品种有头孢氨苄、头孢羟氨苄、头孢唑啉、头孢拉定等。

第二代，开发于20世纪70年代初期至中期。本代的特点是对革兰阳性菌作用与第一代相仿或略差，对革兰阴性菌作用较第一代强；对多数β-内酰胺酶较稳定；肾毒性小于第一代；部分可进入血脑屏障；对绿脓杆菌无效。常用品种有头孢呋辛、头孢孟多、头孢克洛等。

第三代，大多数系20世纪70年代中期至80年代开发。其特点是抗菌活性强，抗菌谱更广，对β-内酰胺酶稳定，对产生β-内酰胺酶的革兰阳性及阴性菌（第一、二代头孢菌素无效者）均有效；对革兰阴性菌包括绿脓杆菌和大肠杆菌有很强活性；但对革兰阳性菌的活性不如第一代；可进入血脑屏障；几乎无肾毒性。常用品种有头孢噻肟钠、头孢哌酮、头孢曲松、头孢他啶、头孢地尼等。

第四代，20世纪80年代中期后开发。本代头孢菌素对各种β-内酰胺酶高度稳定，对多数耐药菌株的活性超过第三代头孢菌素及氨基苷类抗生素。目前使用的有头孢吡罗、头孢吡肟、头孢唑兰等。

表7-1　头孢菌素类的主要药物

第一代	第二代	第三代	第四代
头孢氨苄	头孢呋辛	头孢哌酮	头孢吡罗
头孢羟氨苄	头孢克洛	头孢曲松	头孢吡肟
头孢唑啉	头孢孟多	头孢噻肟	
头孢拉定	头孢丙烯	头孢他啶	

头孢氨苄
Cefalexin

【商品名】申嘉，美丰，贝盾，福林。

【别名】先锋霉素Ⅳ。

【性状】白色至微黄色结晶性粉末；微臭。在水中微溶，在乙醇、三氯甲烷或乙醚中不溶。固态下稳定，水溶液在pH值8.5以下较稳定，但在pH值9以上则被迅速破坏。

【作用】本品对大多数革兰阳性、阴性菌及耐药金葡菌引起的感染均有效。对肺炎链球菌、溶血性链球菌、产或不产青霉素酶葡萄球菌的大部分菌株敏感，对铜绿假单胞菌、结核杆菌不敏感。

【适应证】适用于敏感菌所致的急性扁桃体炎、咽喉炎、中耳炎、鼻窦炎、支气管炎、肺炎等呼吸道感染、尿路感染及皮肤软组织感染等。

【制剂及用法】头孢氨苄胶囊：内容物为白色或微黄色粉末，微臭。每粒0.125g；0.25g。口服，1次0.25~0.5g，1日3~4次，严重病例可增至每日4g。儿童每日每千克体重25~50mg，分3~4次服用。铝塑包装，有效期24个月。

头孢氨苄缓释片：薄膜衣片，除去薄膜衣后显类白色。每片0.25g。口服，常用量每日1~2g，分2次于早、晚餐后口服。铝塑包装，有效期18个月。

头孢氨苄干混悬剂：加矫味剂的微黄色或黄色粉末；气芳香，味甜。每袋0.5g；1.5g。取本品放入温开水中，待其溶解后饮用。口服成人1次0.25~0.5g，每6小时1次。最高剂量每日4g。

【用药注意】①对头孢菌素过敏者禁用，对青霉素过敏或过敏体质慎用。②头孢氨苄主要经肾排出，肾功能减退患者应用本品须减量。③由于胃肠道反应，宜空腹服用。

【药物评价】①本品为半合成的第一代口服头孢菌素类药物，耐酸、耐酶；常见胃肠道反应有恶心、呕吐、腹泻、胃部不适等，但较轻微。②本品口服吸收好，一般用于轻、中度感染，不宜用于重度感染。

【商品信息】①本品属于性价比较高的廉价普药品种，剂型多，使用方便，价格便宜，深得消费者青睐，占有较大的市场份额。②本品作为国家基本药物品种，随着头孢氨苄缓释片、缓释胶囊、泡腾片、干糖浆和干混悬剂等新剂型及头孢氨苄甲氧苄啶复方制剂的普及使用，仍将维持一定的市场份额。③目前国内生产企业有山东新华制药、华北制药集团、上海现代制药、江苏豪森药业、广州白云山光华制药、浙江海力生制药等。④同类药品有头孢羟氨苄胶囊、片剂、颗粒、干混悬剂、分散片及头孢羟氨苄甲氧苄啶胶囊等。

【贮藏】遮光、密封，在凉暗处保存。

头孢拉定
Cefradine

【商品名】泛捷复，申优，澳锐。

【别名】先锋霉素Ⅵ。

【性状】白色或类白色结晶性粉末；微臭。略溶于水，几乎不溶于乙醇。

【作用】本品对大多数革兰阳性、阴性菌及耐药金葡菌引起的感染均有效。对革兰阳性菌作用较弱，对肺炎杆菌及耐药金葡菌有较强的杀菌作用，对铜绿假单胞菌感染无效。

【适应证】主要用于泌尿系统、呼吸系统、皮肤和软组织等感染，注射剂也用于败血症和骨感染。

【制剂及用法】头孢拉定胶囊：内容物为白色至淡黄色粉末或颗粒。每粒0.125g；0.25g；0.5g。口服，成人1次0.25~0.5g，1日3~4次，严重病例可增至每日4g。儿童每日每千克体重25~50mg，分3~4次服用。铝塑包装，有效期24个月。

注射用头孢拉定：白色或类白色粉末。每瓶0.5g；1.0g；2.0g。本品为头孢拉定加适量助溶剂（如碳酸钠、精氨酸等）制成的无菌粉末。静脉滴注、静脉注射或肌内注射，成人1次0.5～1.0g，每6小时1次，1日最高剂量为8g。抗生素玻瓶包装，有效期24个月。

【用药注意】①对青霉素过敏或有过敏体质者慎用；对头孢菌素过敏者禁用。②本品主要经肾排出，肾功能减退者须减少剂量或延长给药间期。③肠炎患者应确诊后使用，以免引起伪膜性肠炎。

【药物评价】①本品口服吸收快，血药浓度很快达到高峰，且排泄快，尿中浓度高；肌内注射吸收速度反而比口服慢，但作用持久。②本品是第一代头孢菌素中对肾脏毒性最低的一种，少数病例有胃肠道反应、心区烧灼感、皮疹、荨麻疹等。肌注疼痛明显，静注后可发生静脉炎。

【商品信息】①常用剂型有胶囊、干混悬剂、颗粒剂、粉针剂等。②本品的生产企业较多，国内生产企业有上海中美施贵宝、华北制药集团、山东新华制药、联邦制药、上海现代制药等，进口产品有澳美制药厂等。

【贮藏】本品原料遮光，充氮，密封，在10℃以下保存；制剂应密封，于凉暗处保存。

头孢呋辛
Cefuroxime

【商品名】西力欣，希路信，达力新，伏乐新，库欣，运泰。

【性状】头孢呋辛钠：白色至微黄色粉末或结晶性粉末。无臭，味苦；有引湿性。在水中易溶，在甲醇中略溶，在乙醇和三氯甲烷中不溶。

头孢呋辛酯：白色或类白色粉末；几乎无臭，味苦。在丙酮中易溶，在甲醇或乙醇中略溶，在水中不溶。

【作用】本品对革兰阳性菌的抗菌作用低于或接近于第一代头孢菌素。革兰阴性菌的淋球菌、流感杆菌、大肠杆菌、克雷伯杆菌、奇异变形菌、沙门菌属、志贺菌属等对本品敏感。本品对β-内酰胺酶较稳定，对上述菌种耐青霉素或第一代头孢菌素的菌株也有效。

【适应证】主要用于敏感菌所致的下呼吸道、泌尿道、皮肤及软组织、骨和关节炎、女性生殖器等部位的感染；对败血症、脑膜炎也有效。

【制剂及用法】注射用头孢呋辛钠：白色至微黄色粉末或结晶性粉末。每瓶0.25g；0.5g；0.75g；1.0g；1.25g；1.5g；1.75g；2.0g；2.25g；2.5g；3.0g。肌内注射或静脉注射。成人1次0.75～1.5g，1日3次。严重感染1次1.5g，1日4次。应用于脑膜炎每日剂量在9g以下。儿童每日每千克体重60mg；严重感染可用到每日每千克体重100mg，分3～4次给予。临用前以注射用水溶解。肌内注射时用水3mL，使成混悬液，用粗针头做深部注射。静脉给药用水10～20mL使成澄明液，缓慢静脉注射或静脉滴注。抗生素玻璃瓶包装，有效期18个月。

头孢呋辛酯片：薄膜衣片，除去包衣后显类白色。0.125g；0.25g；0.5g。口服，成人一般每次 0.25g，1 日 2 次，一般的疗程为 5~10 天。重症感染或怀疑是肺炎时，每次 0.5g，1 日 2 次；一般泌尿道感染，每次 0.125g，1 日 2 次；对无并发症的淋病患者推荐剂量为 1g，单次服用。双铝包装，有效期 24 个月。

【用药注意】①对青霉素过敏或有过敏体质者慎用。②与高效利尿药联合应用，可致肾损害。③不宜与氨基糖苷类抗生素混合在同一容器内使用。

【药物评价】①本品为半合成的第二代头孢菌素。对革兰阳性菌的作用低于或接近于第一代头孢菌素。②其酯化产物头孢呋辛酯可口服，在体内被酯酶分解为头孢呋辛而起作用。

【商品信息】①本品主要品种有注射用头孢呋辛钠，头孢呋辛酯片、分散片、胶囊、干混悬剂等。②目前国内生产企业有深圳致君药业、苏州中化药品、珠海联邦制药、汕头金石制药总厂、广州博州药业、山东鲁抗医药、山东淄博新达制药、石药集团等，进口产品主要由英国葛兰素制药生产，商品名"西力欣"。③同类药品有头孢克洛片、胶囊、颗粒、干混悬剂等，国内生产企业有先声药业（再克）、扬子江药业、苏州中化药品工业、山东鲁抗医药等，进口产品有印度兰伯西实验室（可福乐）等。

【贮藏】遮光，密封，在阴凉处保存。

头孢噻肟钠
Cefotaxime Sodium

【商品名】凯福隆，凯帝龙。

【性状】白色至微黄白色结晶性粉末；无臭或微有特殊臭；味微苦，有引湿性。易溶于水，极微溶于乙醇，在三氯甲烷中不溶。

【作用】对革兰阳性菌的作用与第一代头孢菌素近似或较弱，对链球菌抗菌作用较强。对革兰阴性菌有较强的抗菌效能。奈瑟菌属、流感杆菌、大肠杆菌、奇异变形杆菌、克雷伯杆菌、沙门杆菌等对本品敏感；枸橼酸杆菌对本品中度敏感；沙雷杆菌、吲哚阳性变形杆菌对本品有一定的敏感性。铜绿假单胞菌、阴沟杆菌、脆弱拟杆菌等对本品不敏感。

【适应证】用于各种敏感菌所致的呼吸道、泌尿道、腹膜、胆道、消化道、皮肤软组织、骨和关节炎、五官、生殖器等部位的感染；对烧伤、外伤引起的感染及败血症也有效。

【制剂及用法】注射用头孢噻肟钠：白色至微黄白色结晶或粉末。每瓶 0.5g；1.0g；1.5g；3.0g。肌内注射或静脉注射。成人 1 次 0.5~1g，1 日 2~6g，分 2~3 次注射；严重感染 1 日不超过 12g，分 6 次静脉给药。儿童每日每千克体重 50~100mg，分 2~3 次注射。临用前加灭菌注射用水适量使溶解，溶解后立即使用。抗生素玻璃瓶包装，有效期 24 个月。

【用药注意】①对青霉素过敏或有过敏体质者慎用。对头孢菌素类药物过敏者禁用。②婴幼儿不能肌内注射。③肾功能减退者应在减少剂量情况下慎用。

【药物评价】①本品为第一个用于临床的半合成的第三代头孢菌素，具有高效、低毒、耐酶的特点。②本品在肠道中不吸收。体内分布较广，胆汁中较高，不易透过正常脑膜，但脑膜有炎症时可增加透入量。在肝内代谢为活性较低的代谢物，同原形物一起由尿排出，尿中有较高的有效浓度。③应用本品后，患者的血清碱性磷酸酶、血尿素氮、谷丙转氨酶、谷草转氨酶或血清乳酸脱氢酶值可增高。

【商品信息】目前国内生产企业有华北制药集团、上海先锋药业、丽珠集团丽珠制药厂、东北制药集团、深圳华润九新药业、山东罗欣药业、石药集团等。进口企业有政德制药（台湾）等。

【贮藏】密封，在凉暗处干燥处保存。

头孢曲松钠
Ceftriaxone Sodium

【商品名】罗氏芬，罗塞秦，安塞隆，凯塞欣，泛生舒复。

【别名】菌必治，头孢三嗪。

【性状】白色或类白色结晶性粉末；无臭。易溶于水，略溶于甲醇，极微溶于乙醇。

【作用】本品抗菌谱与头孢噻肟近似。对革兰阳性菌有中度的抗菌作用；对革兰阴性菌的作用强；对β-内酰胺酶稳定。

【适应证】对本品敏感的致病菌引起的感染，如脓毒血症；脑膜炎；腹部感染（腹膜炎、胆道及胃肠道感染）；骨、关节、软组织、皮肤及伤口感染；免疫机制低下患者之感染；肾脏及泌尿道感染；呼吸道感染，尤其是肺炎、耳鼻喉感染；生殖系统感染，包括淋病；术前预防感染。

【制剂及用法】注射用头孢曲松钠：白色或类白色结晶性粉末。每瓶0.25g；0.5g；1.0g；2.0g；4.0g。深部肌内注射或静脉注射。成人1次1~2g，1日1次。儿童用量一般按成人的1/2给予。肌内注射，用0.5%利多卡因溶液3.5mL溶解；静脉注射用灭菌用注射用水10mL溶解，缓慢注入；静脉滴注溶于等渗氯化钠注射液或5%~10%葡萄糖液50~100mL中，于0.5~1小时内滴入。管制抗生素瓶包装，有效期36个月。

【用药注意】①对青霉素过敏或有过敏体质者慎用。对头孢菌素类药物过敏者禁用。②妊娠期内前3个月的孕妇，非必要最好不用本品。③使用本品时应现用现配。④长期使用可致二重感染。

【药物评价】①本品为第三代长效头孢菌素，是目前唯一可每天给药1次治疗严重感染的抗生素。②与氨基糖苷类抗生素合用有增效作用，但两药必须分别注射，不能混于同一注射器内。③一般有恶心、腹泻、皮疹、瘙痒和注射部位疼痛、静脉炎等不良反应。

【商品信息】①本品最早由瑞士罗氏公司开发，商品名为"罗氏芬"，进入中国市场多年，在各大、中城市临床应用地位日渐得到公认。②目前国内生产企业有上海罗氏制药、哈药集团制药总厂、东北制药集团、深圳华润九新药业、山东鲁抗医药等。进口企业有台湾泛生制药厂（泛生舒复）等。

【贮藏】遮光，密闭，于阴凉干燥处保存。

头孢哌酮钠
Cefoperazone Sodium

【商品名】达诺欣，麦道必。

【性状】白色至微黄色粉末或结晶性粉末，无臭，味微苦；结晶性粉末有引湿性，冻干品易引湿。易溶于水，在甲醇中略溶，极微溶于醇，在丙酮和乙酸乙酯中不溶。

【作用】对革兰阳性菌的作用与第一代头孢菌素近似或较弱，对链球菌抗菌作用较强。本品对β-内酰胺酶稳定，对革兰阴性菌有显著抗菌活性，不仅对其他头孢菌素的敏感菌有效，而且对其他头孢菌素无效的柠檬酸菌、沙雷杆菌、吲哚阳性变形杆菌也有比较强的抗菌作用。

【适应证】用于各种敏感菌所致的呼吸道、泌尿道、腹膜、胸膜、皮肤软组织、骨和关节炎、五官等部位的感染；对败血症、脑膜炎也有效。

【制剂及用法】注射用头孢哌酮钠：白色至微黄色粉末或结晶性粉末或冻干的块状物或粉末。每瓶0.5g；1.0g；2.0g；3.0g。肌内注射或静脉注射，成人1次1~2g，1日2~4g；严重感染可增至1次2~4g，1日6~8g；儿童每日每千克体重50~150mg，分2~4次注射。静脉注射宜缓慢。抗生素玻瓶包装，有效期24个月。

【用药注意】①对青霉素过敏或有过敏体质者慎用。②肝功能不全及胆道阻塞患者禁用。③注射液应新鲜配制。④可干扰体内维生素K的代谢，造成出血倾向，大剂量用药时尤应注意。长期应用可致肠道菌群失调而引起二重感染。⑤应用本品期间饮酒或接受含酒精药物或饮料者可出现双硫仑（disulfiram）样反应。

知识链接

双硫仑样反应

双硫仑样反应，又称戒酒硫样反应，指用药期间饮酒（或接触酒精），表现为面部潮红、头痛、头晕、恶心、呕吐、眼花、呼吸困难、心悸、多汗、失眠、嗜睡、幻觉、恍惚等，甚至发生过敏性休克。其作用机制是抑制人体内乙醛脱氢酶，使乙醛不能氧化为乙酸，致使乙醛在体内蓄积，出现中毒反应。

引起双硫仑样反应的药物有头孢类（如头孢哌酮、头孢曲松、头孢唑林、头孢拉定等含甲硫四氮唑基团的药物）和咪唑衍生物（如甲硝唑、替硝唑、呋喃唑酮等）。其中以头孢哌酮致双硫仑样反应最敏感，患者在使用后吃酒心巧克力、服用藿香正气水，甚至仅用酒精处理皮肤也会发生双硫仑样反应。头孢噻肟、头孢他啶、头孢克肟等，因不含甲硫四氮唑基团，在应用期间饮酒不会引起双硫仑样反应。

【药物评价】①本品为半合成的第三代头孢菌素。抗菌性能与头孢噻肟相似，对大多数的革兰阴性菌的作用略次于头孢噻肟钠，对铜绿假单胞菌的作用较强。②本品与氨基糖苷类抗生素联合应用有协同作用，但必须注意和监护肾功能情况，且应分别溶解，在不同部位注射。

【商品信息】①本品目前广泛用于抗铜绿假单胞菌感染，其销售额一直处于头孢类行列。②目前国内生产企业有华北制药集团、西安利君制药、丽珠集团丽珠制药厂、广西梧州制药（集团）等。③其复方制剂有注射用头孢哌酮钠舒巴坦钠，生产企业有辉瑞制药（舒普深）、哈药集团（铃兰欣）、丽珠集团（海舒必）等。

【贮藏】本品原料药密封，冷处保存；粉针应密闭，冷处保存。

> **知识拓展**
>
> **非典型 β-内酰胺类药物**
>
> 非典型 β-内酰胺类药物主要有单环 β-内酰胺类如氨曲南，碳青霉烯类如亚胺培南，氧头孢类如拉氧头孢等。这些药物的特点是结构上与青霉素和头孢菌素有一定的差别，因而不易产生交叉过敏反应，耐药性也较低。本类药物可弥补青霉素与头孢菌素类在使用中的一些不足，是近年来药物研究与开发的热点药物之一。主要品种有注射用氨曲南、注射用亚胺培南西司他丁钠、注射用拉氧头孢钠等。

二、大环内酯类

大环内酯类是由链霉菌产生或经半合成制取的一类弱碱性抗生素，因其分子中含有一个大的内酯环而得名，一般为 14~16 元大环内酯。主要药物有红霉素、琥乙红霉素、乙酰螺旋霉素、麦迪霉素、交沙霉素及罗红霉素、克拉霉素、阿奇霉素等。

大环内酯类抗生素作用于细菌细胞核糖体 50S 亚单位，阻碍细菌蛋白质的合成，属于生长期抑菌剂。本类抗生素的抗菌谱较窄，主要抗革兰阳性菌、革兰阴性球菌、厌氧菌、军团菌、立克次菌、支原体及衣原体等，对多数革兰阴性菌不敏感。大环内酯类药物之间有较密切的交叉耐药性，但本类抗生素和其他类的临床常用抗生素之间无交叉耐药性。由于此类抗生素水溶性较差，故以口服给药为主，但口服大多不耐酸，常制成肠溶衣片。某些品种成盐修饰后可注射给药。

本类抗生素最早发现的是红霉素，现用于临床的品种有 20 多种。近年来，通过结构改造得到的阿奇霉素、罗红霉素、克拉霉素、地红霉素等新品种，因具有作用强、口服稳定性好等特点而受到消费者青睐，占据了此类抗生素的主要市场份额。大环内酯类抗生素在我国的用药金额仅次于头孢菌素类、喹诺酮类和青霉素类。

琥乙红霉素
Erythromycin Ethylsuccinate

【商品名】利君沙，科特加，艾加星。

【性状】白色结晶性粉末；无臭，无味。易溶于无水乙醇、丙酮或三氯甲烷，在水中几乎不溶。

【作用】本品为红霉素的琥珀酸乙酯，在体内水解后释放出红霉素而起抗菌作用。在胃酸中较红霉素稳定。本品系抑菌剂，但在高浓度时对某些细菌也具杀菌作用。对葡萄球菌属（包括产酶菌株）、各组链球菌和革兰阳性杆菌均具抗菌活性。奈瑟菌属、流感嗜血杆菌、百日咳鲍特菌等也对本品敏感。本品对除脆弱拟杆菌和梭杆菌属以外的各种厌氧菌亦具抗菌作用。对军团菌属、胎儿弯曲菌、某些螺旋体、肺炎支原体、立克次体属和衣原体属也有抑制作用。

【适应证】主要用于耐青霉素的金葡菌所引起的各种疾病及对青霉素过敏的金葡菌感染患者。也可用于军团菌病、支原体肺炎、衣原体肺炎、衣原体属、支原体属所致泌尿生殖系感染、沙眼衣原体结膜炎、厌氧菌所致口腔感染。

【制剂及用法】琥乙红霉素分散片：白色片。每片0.1g（10万U）；0.125g（12.5万U）；0.25g（25万U）（按红霉素计）。口服，成人1次0.25~0.5g，1日3~4次；儿童每日每千克体重30~40mg，分3~4次服用。铝塑包装，有效期36个月。

琥乙红霉素颗粒：混悬颗粒；味甜而芳香。每袋0.05g（5万U）；0.1g（10万U）；0.125g（12.5万U）；0.25g（25万U）。口服，成人1日1.6g，分3~4次服用；小儿，按体重1次7.5~12.5mg/kg，1日4次；或1次15~25mg/kg，1日2次；严重感染每日剂量可加倍，分4次服用。镀铝复合膜包装，有效期24个月。

【用药注意】①严重肝损害者禁用，肝功能不全者、孕妇及哺乳期妇女慎用。②食物对本品的吸收影响不大。

【药物评价】①由于本品无苦味，对胃酸稳定，肝毒性小，对组织刺激小，常制成各种口服制剂，尤其适用于儿童使用。②可出现乏力、恶心、呕吐、腹痛、皮疹、发热等。有时可出现黄疸，肝功能显示淤胆，停药后可恢复。

【商品信息】①本品以口服剂型为主，主要有片剂、分散片、口腔崩解片、咀嚼片、胶囊、干混悬剂、颗粒等。②目前国内生产企业有西安利君制药、石家庄制药集团、四川科伦药业、湖北益康制药厂、广州白云山制药总厂、重庆科瑞制药等。

【贮藏】片剂密封，在干燥处保存；颗粒剂遮光，密封，在干燥处保存。

处方分析

疾病诊断：急性上呼吸道感染。细菌培养为革兰阳性菌。

处　　方：琥乙红霉素片　　　　　0.25g×20
　　　　　　　sig: 0.25g　t. i. d　po
　　　　　　注射用青霉素钠　　　　　800万U×5
　　　　　　0.9%氯化钠注射液　　　　500mL×5
　　　　　　　sig: iv. gtt. qd

处方分析：本处方属于杀菌剂与抑菌剂合用。青霉素为β-内酰胺类抗生素，它们与细菌细胞膜上的青霉素结合蛋白结合而妨碍细菌细胞壁黏肽的合成，使之不能交联而造成细胞壁的缺损，致使细菌细胞破裂而死亡，是杀菌剂。琥乙红霉素为大环内酯类药，主要是阻碍细菌蛋白质的合成，抑制细菌细胞分裂，使细菌处于静止状态，从而降低了β-内酰胺类抗生素的杀菌效果，故两类抗生素不宜合用。

药师建议：单独用一种药即可。

罗红霉素
Roxithromycin

【商品名】欣美罗，严迪，罗力得。

【性状】白色或类白色粉末；无臭、味苦；微有引湿性。几乎不溶于水，在乙醇中易溶。

【作用】本品的抗菌谱与红霉素相似，主要是抗革兰阳性菌、厌氧菌、支原体和衣原体等。其体外抗菌活性与红霉素相类似，体内抗菌作用比红霉素强1~4倍。

【适应证】用于敏感菌引起的呼吸道、泌尿道、皮肤和软组织、五官感染等。

【制剂及用法】罗红霉素胶囊：内容物为白色或类白色粉末和颗粒。每粒50mg；75mg；150mg。口服，成人1次150mg，1日2次，餐前服用。儿童每日每千克体重2.5~5mg，1日2次。铝塑包装，有效期24个月。

罗红霉素分散片：白色或类白色片。每片50mg；75mg；150mg。口服或温开水分散后服用。成人1次0.15g，1日2次。儿童剂量为：12~23kg儿童，1次50mg，1日2次；24~40kg儿童，1次100mg，1日2次。铝塑包装，有效期24个月。

【用药注意】①严重肾功能障碍及对同类药物有过敏反应者忌用。②肝肾功能不全者、孕妇、哺乳期妇女慎用。③禁与麦角胺及二氢麦角胺配伍。

【药物评价】①本品为14元大环内酯类抗生素，是红霉素的结构改造物。克服了红霉素口服给药不耐酸的缺点，使口服稳定性增加，作用增强。②本品与红霉素间存在交叉耐药性，常见恶心、腹痛、腹泻等不良反应。

【商品信息】本品主要制剂有片剂、胶囊、分散片、干混悬剂、颗粒等。目前国内生产企业有大连美罗大药厂、哈药集团制药六厂、安万特医药等。

【贮藏】遮光，密封，在干燥处保存。

阿奇霉素
Azithromycin

【商品名】希舒美，维宏，赛乐欣，派奇，齐宏，里奇。

【性状】白色或类白色结晶性粉末；无臭、味苦；微有引湿性。几乎不溶于水，在甲醇、无水乙醇中易溶。

【作用】本品的抗菌谱与红霉素相近，作用强。对流感嗜血杆菌、淋球菌的作用比红霉素强4倍；对军团菌强2倍；对绝大多数革兰阴性菌有效，对梭状芽孢杆菌的作用也比红霉素强；对金黄色葡萄球菌感染也比红霉素有效；对弓形体、梅毒螺旋体也有良好的杀灭作用。

【适应证】用于敏感菌引起的呼吸道、皮肤和软组织感染。

【制剂及用法】阿奇霉素片：白色片或薄膜衣片，除去包衣后显白色或类白色。每片 0.1g；0.125g；0.25g；0.5g。口服，成人 1 次 500mg，1 日 1 次；儿童每日每千克体重 10mg，1 日 1 次；连用 3 日。铝塑包装，有效期 24 个月。

注射用乳糖酸阿奇霉素：白色疏松块状物或粉末。每瓶 0.125g；0.25g；0.5g。静脉滴注。1 日 1 次，1 次 500mg，用注射用水 5mL 溶解后，加入 0.9% 氯化钠液或 5% 葡萄糖液使成 1~2mg/mL 浓度，滴注 1~2 小时，约 2 日症状控制后改成口服巩固疗效。

【用药注意】①严重肾功能障碍及对大环内酯类药物过敏者禁用。②肝肾功能不全者及孕妇、哺乳期妇女慎用。③禁与麦角衍生物类药物配伍。④本品可与食物同时服用。

【药物评价】①本品为红霉素的结构改造物，具有 15 元大环内酯结构。克服了红霉素口服给药不耐酸的缺点，使口服稳定性增加，生物利用度提高，作用增强。②本品半衰期长，每天只需给药 1 次，连续给药 2 或 3 日后药效可持续数天。③患者对本品耐受良好，常见恶心、腹痛、腹泻、呕吐等胃肠道反应。

【商品信息】①本品游离碱供口服，乳糖酸盐供注射。本品主要剂型有片、胶囊、粉针、糖浆、分散片、颗粒剂等。②目前国内生产企业有石家庄制药集团欧意公司、珠海联邦制药、正大青春宝药业、西安利君制药、哈药集团制药总厂、扬子江药业集团等。

【贮藏】密封，在阴凉干燥处保存。

克拉霉素
Clarithromycin

【商品名】克拉仙，利迈先，诺邦，卡迈，泰必捷，立辛。

【性状】白色或类白色结晶性粉末；无臭，味苦。在氯仿中易溶，在乙醇中微溶，在水中不溶。

【作用】对革兰阳性菌如金黄色葡萄球菌、链球菌、肺炎球菌等有明显的抑制作用，对部分革兰阴性菌如流感嗜血杆菌、百日咳杆菌、淋病双球菌、嗜肺军团菌及幽门螺杆菌、肺炎支原体、肺炎衣原体、鸟型分枝杆菌也有抑制作用。

【适应证】适用于敏感菌所引起的鼻咽部感染（扁桃体炎、咽炎、副鼻窦炎）；下呼吸道感染（支气管炎、细菌性肺炎、非典型肺炎）；皮肤感染（脓疱病、丹毒、毛囊炎、疖和伤口感染）；急性中耳炎、肺炎支原体肺炎、沙眼衣原体引起的尿道炎及宫颈炎等。也用于军团菌感染，或与其他药物联合用于鸟分枝杆菌感染、幽门螺杆菌感染的治疗。

【制剂及用法】克拉霉素片：白色或类白色片或糖衣片或薄膜衣片，除去包衣后显白色或类白色。每片 50mg；0.125g；0.25g。口服，成人常用的推荐剂量为每次 0.25g，1 日 2 次。严重感染时，剂量增加为每次 0.5g，1 日 2 次。疗程为 5~14 天，获得性肺炎和鼻窦炎疗程为 6~14 日。铝塑包装，有效期 24 个月。

【用药注意】①严重肾功能障碍及对大环内酯类药物过敏者禁用。②肝肾功能不全者及孕妇、哺乳期妇女慎用。③可空腹口服,也可与食物或牛奶同服,与食物同服不影响其吸收。

【药物评价】①本品为红霉素的结构改造物,具有14元大环内酯结构,为新一代半合成的大环内酯类抗生素。对革兰阳性菌、阴性菌及厌氧菌等都具有很强的抗菌作用,对衣原体、支原体感染的抗菌活性是大环内酯类抗生素中最强的,尤其适合幽门螺杆菌感染。②本品半衰期较长,可12小时给药1次。③患者对本品耐受良好,常见恶心、腹痛、腹泻、呕吐等胃肠道反应,偶见头痛、味觉异常和肝转氨酶短暂升高。

【商品信息】①本品以口服给药为主,主要剂型有胶囊、软胶囊、片剂、分散片、缓释片、颗粒、干混悬剂等。②目前国内生产企业有上海雅培制药、西安利君制药、江苏恒瑞制药、扬子江药业集团、杭州中美华东制药、雅柏药业(中国)、江苏迪赛诺制药等。

【贮藏】遮光,密封,在阴凉干燥处保存。

三、氨基糖苷类

氨基糖苷类是由链霉菌、小单胞菌产生或经半合成制取的一类碱性抗生素。因其分子是由氨基糖或中性糖与氨基醇以苷键相结合而得名。此类抗生素主要包括由链霉菌产生的链霉素类、新霉素类、卡那霉素类和核糖霉素类以及由小单胞菌产生的庆大霉素、奈替米星和小诺霉素等。

氨基糖苷类主要作用于细菌蛋白质合成过程,使蛋白质合成异常并阻碍蛋白质的释放,使细胞膜通透性增加导致重要生理物质的外漏,引起细菌死亡。本类药物对静止期细菌的杀灭作用较强,为静止期杀菌剂。氨基糖苷类主要用于革兰阴性菌感染,尤其是对革兰阴性杆菌作用突出。主要包括肠杆菌属、克雷伯菌属、变形杆菌属、沙门菌属、志贺菌属、沙雷杆菌、产碱杆菌属、不动杆菌属等,有的品种对铜绿假单胞菌或金黄色葡萄球菌以及结核杆菌有抗菌作用。

细菌对本类抗生素的耐药性,主要是由其产生的钝化酶形成。已知的钝化酶有乙酰转移酶、核苷转移酶和磷酸转移酶。因一种药物能被一种或多种酶所钝化,而几种药物也能被同一种酶钝化,所以,不同的氨基糖苷类药物间存在着不完全的交叉耐药性。本类抗生素的毒副作用较大,主要是耳毒性和肾毒性,也可引起过敏。本类药物具有较好的水溶性,临床上应用以注射为主;口服难吸收,可作为肠道感染用药。

氨基糖苷类抗生素具有抗菌作用强、耐药性低等优势,但因其明确的耳毒性、肾毒性,临床上应以尽量减少使用为原则,目前主张限用于一些严重的革兰阴性菌感染。一般情况下,头孢类药物基本可覆盖氨基糖苷类抗菌谱,不良反应较小,可避免耳毒性的发生,以最大限度地保证用药的安全。

硫酸庆大霉素
Gentamicin Sulfate

【商品名】瑞贝克,欣他。

【性状】白色或类白色粉末;无臭;有引湿性。易溶于水,不溶于乙醇、丙酮、三氯甲烷或乙醚。对温度和酸碱的变化都较稳定。

【作用】本品为广谱抗生素，对多种革兰阴性菌及阳性菌都有抗菌作用。对铜绿假单胞菌、产气杆菌、大肠杆菌、变形杆菌、沙雷杆菌和志贺菌等革兰阴性菌有抗菌作用；金黄色葡萄球菌对本品敏感，链球菌对本品耐药；厌氧菌、结核杆菌、立克次体、病毒和真菌亦对本品耐药。

【适应证】用于铜绿假单胞菌、耐药金黄色葡萄球菌、大肠杆菌及其他敏感菌等引起的各种严重感染，如败血症、呼吸道感染、胆道感染以及烧伤感染等。

【制剂及用法】硫酸庆大霉素片：白色至淡黄色片或糖衣片，除去糖衣后显白色至淡黄色。每片20mg（2万U）；40mg（4万U）。口服，成人1次80～160mg（8万～16万U），1日3～4次；儿童每日每千克体重10～15mg，分3～4次服用。用于肠道感染或肠道手术前准备。塑料瓶包装，有效期36个月。

硫酸庆大霉素注射液：无色或几乎无色的澄明液体。每支1mL：2万U；1mL：4万U；2mL：8万U。肌肉注射或静脉滴注，成人1次8万U，1日2～3次，间隔8小时。安瓿瓶包装，有效期36个月。

硫酸庆大霉素滴眼液：无色澄明液体。每支8mL：4万U。用于铜绿假单胞菌感染引起的结膜炎和角膜炎。滴眼，1次1～2滴，每2小时1次。塑料滴眼液瓶包装，有效期24个月。

【用药注意】①肾功能不全者慎用，儿童慎用。②有呼吸抑制作用，不可静脉推注或大剂量快速静脉滴注。③本品1日量，宜分2～3次给药，以维持有效血药浓度，并减轻毒性反应。

【药物评价】①本品对耳前庭的影响较大，而对耳蜗损害较小。主要表现为头晕、眩晕、耳鸣；疗程过长或用量过大时，可引起耳、肾毒性。②口服仅用于肠道感染或结肠手术前准备。③细菌对本品可产生抗药性，但停药后可恢复敏感性，用药不宜超过2周。④本品和其他抗菌药交替使用或联合用药，可提高疗效并减少抗药性的产生，毒性也相应增加，必须慎用。⑤本品对链球菌感染无效，链球菌引起的上呼吸道感染不应使用。

【商品信息】①本品因其杀菌力强、作用广泛、价格便宜，尽管毒性大，在严重革兰阴性菌感染的治疗中仍被广泛应用。近年来其口服制剂（胶囊、颗粒、咀嚼片、缓释片、肠溶片）的开发应用，使其维持一定的市场空间，但由于新的抗菌药的不断问世，其应用有减少的趋势。②目前国内生产企业有石药集团、广州白云山制药、江西制药、石家庄东方制药、成都利尔制药等。

【贮藏】密闭，在凉暗处保存。

硫酸阿米卡星
Amikacin Sulfate

【商品名】米丽先。

【别名】丁胺卡那霉素。

【性状】白色或类白色结晶或结晶性粉末；几乎无臭，无味。极易溶于水，几乎不溶于乙醇、丙酮、乙醚或三氯甲烷。

【作用】本品抗菌谱与庆大霉素相似，最突出的优点是对许多肠道革兰阴性菌和铜绿假单胞菌所产生的钝化酶稳定，微生物对其他氨基糖苷耐药后，对本品还常敏感。

【适应证】主要用于治疗对其他氨基糖苷类有抗药性的菌株所致的感染，如对庆大霉素、卡那霉素耐药的菌株引起的尿路、肺部、软组织、骨和关节、生殖系统等部位的感染，以及铜绿假单胞菌、变形杆菌所致的败血症。

【制剂及用法】注射用硫酸阿米卡星：白色或类白色的粉末或结晶性粉末或疏松块状物。每瓶0.1g（10万U）；0.2g（20万U）；0.4g（40万U）。临用前加灭菌注射用水适量使溶解，肌肉注射或稀释后静脉滴注，成人1次0.1~0.2g（10万~20万U）；儿童每日每千克体重4~8mg（4000~8000U），每12小时1次。抗生素玻璃瓶装，有效期24个月。

硫酸阿米卡星注射液：白色至微黄色的澄明液体。每支1mL：50mg（5万U）；1mL：0.1g（10万U）；2mL：0.1g（10万U）；2mL：0.2g（20万U）。成人肌内注射或静脉滴注，单纯性尿路感染对常用抗菌药耐药者每12小时0.2g（20万U）；用于其他全身感染每12小时7.5mg/kg，或每24小时15mg/kg。成人1日不超过1.5g，疗程不超过10天。抗生素玻璃瓶包装，有效期24个月。

【用药注意】①肾功能减退、脱水、应用强利尿剂的患者以及老年患者均应慎用。②本品干扰正常菌群，长期应用可导致非敏感菌过度生长。③本品可抑制呼吸，不可静脉推注或大剂量快速静脉滴注。

【药物评价】①本品是卡那霉素的半合成衍生物。抗菌效力略强于庆大霉素，不易被钝化酶灭活，对肾及听觉的毒性比卡那霉素略低。②与羧苄青霉素及磺苄青霉素合用有协同作用。对铜绿假单胞菌感染，常需与抗假单胞菌青霉素（如哌拉西林等）合用，但两者不可置于同一点滴器中，以免降效。

【商品信息】①本品是目前国际公认的好品种，尤其在治疗耐药性铜绿假单孢菌感染方面有较好的疗效，以注射剂为主，主要剂型有硫酸阿米卡星注射液、粉针及氯化钠注射液等。②目前国内生产企业有扬子江药业、浙江莎普爱思药业、苏州第壹制药、齐鲁制药、浙江康恩贝制药、成都倍特药业等。

【贮藏】本品原料应严封，在干燥处保存；粉针剂应密封，在干燥处保存；注射液密闭保存。

四、四环素类

四环素类是由链霉菌产生或经半合成制取的一类碱性抗生素，具有相同四元稠环基本结构。由链霉菌直接产生的有四环素、土霉素、金霉素；半合成制取的有多西环素、米诺环素、美他环素等。与天然品相比，半合成品具有稳定性好、作用强的优点。

本类抗生素主要作用机理是干扰菌体蛋白质的合成，同时还可以改变细菌细胞膜的通透性。本类抗生素抗菌谱广，对多种革兰阳性菌及阴性菌、螺旋体、立克次体、支原体、衣原体、原虫等均有抑制作用。目前多用于支原体肺炎、立克次体、衣原体、回归热等非细菌性感染及布氏杆菌病、霍乱等敏感细菌所致的各种感染。四环素类药物间存在密切的交叉耐药性。四环素类矿酸盐溶解度不好,给注射用药造成困难,临床以口服给药为主。此类药品的不良反应较多,如胃肠道反应、局部刺激、二重感染,由于菌群失调而导致 B 族、K 族维生素缺乏,影响骨、牙的生长及肝脏损害等。

半合成的四环素如多西环素、米诺环素等口服吸收良好,不受牛奶等食物影响。其中多西环素对肾脏较少引起损害,适用于对四环素敏感而合并肾功能不全的患者;而盐酸米诺环素由于高效和长效性,在四环素类抗生素中,抗菌作用最强,为治疗痤疮及非淋菌性尿道炎的首选药物之一。

近年来,本类药物临床应用逐渐减少,销售量日趋下降。主要原因是细菌对该类药物的抗药现象日趋严重,致使本类药品对大多数常见致病菌所致感染的疗效有所降低。但由于本类药品价格低廉,有一定的疗效,仍是我国农村及贫穷地区不可缺乏的基本药品。随着我国医疗卫生制度的改革,本类药品的用量仍将维持一定的市场空间。

盐酸多西环素
Doxycycline Hydrochloride

【商品名】永喜,多迪。

【别名】脱氧土霉素,强力霉素。

【性状】淡黄色或黄色结晶性粉末;无臭,味苦;有引湿性。遇光不稳定。易溶于水或甲醇,微溶于乙醇或丙酮,几乎不溶于三氯甲烷。

【作用】立克次体属、支原体属、衣原体属、非典型分枝杆菌属、螺旋体也对本品敏感。本品对革兰阳性菌作用优于革兰阴性菌,但肠球菌属对其耐药。其他如放线菌属、炭疽杆菌、单核细胞增多性李斯特菌、梭状芽孢杆菌、奴卡菌属、弧菌、布鲁菌属、弯曲杆菌、耶尔森菌对本品敏感。本品对淋病奈瑟菌具一定抗菌活性,但耐青霉素的淋病奈瑟菌对多西环素也耐药。

【适应证】用于敏感的革兰阳性球菌和革兰阴性杆菌所致的急性扁桃体炎、慢性支气管炎、肺部感染、胆道感染、急性淋巴结炎等,也用于斑疹伤寒、霍乱,尚可用于预防恶性疟疾和钩端螺旋体感染。由于本品对肾脏较少引起损害,故比较适用于对四环素敏感而合并肾功能不全的患者。

【制剂及用法】盐酸多西环素片:淡黄色片或薄膜包衣片,除去包衣后显淡黄色。每片 0.05g;0.1g。口服,成人首次 0.2g,以后 1 次 0.1g,1 日 1~2 次;8 岁以上儿童首次每千克体重 4mg,以后每次每千克体重 2~4mg,1 日 1~2 次。塑料瓶包装,有效期 36 个月。

【用药注意】①应用本品时可能发生耐药菌的过度繁殖。一旦发生二重感染,即停用本品并予以相应治疗。②本品可与食品、牛奶或含碳酸盐饮料同服。

【药物评价】①本品为半合成四环素类抗生素。抗菌谱及作用与四环素相似,但抗菌作用较四环素强 10 倍,特别是对耐药菌有效。微生物对本品与四环素、土霉素等有较密切的交叉耐药性。②口服吸收良好,不受食物和牛奶影响。作用持久,有效血药浓度可维持 24 小时以上，可 1 日 1 次。③主要不良反应有胃肠道反应，饭后服用可减轻。过敏反应比四环素多见。个别可有皮疹、嗜睡、小儿牙齿变黄等，但比其他四环素类药品轻和少。④因本品广谱、长效、肾毒性小、价格便宜而为基层医疗单位广泛使用。

【商品信息】①本品主要剂型有分散片、胶囊、肠溶胶囊、胶丸、干混悬剂及粉针剂等。②目前国内生产企业有上海信谊药厂、永信药品工业（昆山）、大连泛谷制药、合肥今越制药、常州制药、海口奇力制药等。③同类药品有盐酸米诺环素片、胶囊，目前国内生产企业有惠氏制药（玫满）、华北制药集团、海口制药（康尼）等。

【贮藏】原料药及片剂遮光，密闭保存；胶囊密封，在阴凉干燥处保存。

五、氯霉素类

本类药品的作用机理是抑制细菌蛋白质的合成，也能抑制转肽酶，使肽链的延长受到阻碍以达到抑制细菌生长的目的。本类药品抗菌谱广，疗效确切，但最大的缺点是抑制骨髓造血系统，引起再生障碍性贫血，使临床应用受到限制。本类常用药有氯霉素和甲砜霉素。

氯霉素
Chloramphenicol

【商品名】润舒。

【性状】白色至微带绿色的针状、长片状结晶或结晶性粉末；味苦。易溶于甲醇，微溶于水。性质稳定，但在碱性溶液中易被破坏。

【作用】本品为广谱抑菌剂，对革兰阳性、阴性菌均有抑制作用，且对后者作用较强。

【适应证】主要用于伤寒、副伤寒、立克次体病及敏感菌所致的严重感染；也常用于治疗其他药品疗效较差的脑膜炎；还可用于眼、耳、皮肤、伤口感染的局部治疗。

【制剂及用法】氯霉素片：糖衣片或薄膜衣片，除去包衣后，显白色至微带黄绿色。每片 0.05g；0.125g；0.25g。口服，成人 1 次 0.25～0.5g，1 日 4 次；儿童每日每千克体重 25～50mg，分 3～4 次服用；新生儿每日每千克体重不超过 25mg。药用高密度聚乙烯瓶包装，有效期 24 个月。

氯霉素滴眼液：无色至微黄绿色的澄明液体。每瓶 5mL：12.5mg；8mL：20mg；10mL：25mg。滴于眼睑内，1 次 1～2 滴，1 日 3～5 次。低密度聚乙烯塑料瓶包装，有效期 12 个月。

【用药注意】①应严格掌握适应证，切忌滥用。②肝肾功能不全者及孕妇慎用。③注意定期检查血象、控制剂量及疗程。④神经病患者、新生儿和早产儿禁用。

【药物评价】①本品是由委内瑞拉链霉菌产生，也可用全合成法制取，临床用其左旋体。②由于本品不良反应较严重，现临床多用其外用制剂，如氯霉素滴眼液、氯霉素眼膏、氯霉素滴耳液等。③本品制成棕榈酸酯、琥珀酸酯，可掩盖苦味，延长药效。

【商品信息】①氯霉素是第一个用于临床的广谱抗生素，自 1948 年开始应用后，几经盛衰。目前由于其严重的不良反应及新抗生素的广泛应用，加之本品对生产设备腐蚀性大,"三废"污染严重,发达国家基本停止生产。欧洲地区已正式禁用,故国内外需求量呈下降趋势。②本品生产企业很多,目前国内生产企业有山东博士伦福瑞达制药、江西珍视明药业、四川美大康药业、东北制药集团、浙江医药、北京双鹤药业、广东华南药业等。

【贮藏】本品原料、滴耳液、滴眼液密闭保存;片剂、胶囊则应密封于干燥处保存。

六、其他抗生素

临床用于抗微生物感染的抗生素还包括多肽类,如去甲万古霉素、多黏菌素;林可霉素类如克林霉素、林可霉素;还有磷霉素等。这些抗生素结构区别较大,作用机理各异,因而细菌对其不易产生抗药性,且与其他抗生素之间无交叉耐药性,这些特点决定了其临床使用价值。

盐酸万古霉素
Vancomycin Hydrochloride

【商品名】稳可信,万君雅,方刻林,来可信。

【性状】白色至淡棕色粉末;无臭;味苦;易吸湿。易溶于水,微溶于甲醇,在丙酮、丁醇或乙醚中不溶。在溶液中被多种重金属盐沉淀。

【作用】抑制细菌细胞壁糖肽聚合物的合成,妨碍细胞壁的形成。本品对多种革兰阳性菌有强大抗菌作用,特别是对耐药的金黄色葡萄球菌、表皮葡萄球菌、化脓性链球菌、肺炎链球菌有抗菌活性。厌氧链球菌、难辨梭状芽孢杆菌、炭疽杆菌、放线菌、白喉杆菌、淋球菌对本品也甚敏感。

【适应证】本品适用于耐甲氧西林金黄色葡萄球菌及其他细菌所致的感染:败血症、感染性心内膜炎、骨髓炎、关节炎、灼伤、手术创伤等浅表性继发感染、肺炎、肺脓肿、脓胸、腹膜炎、脑膜炎等。

【制剂及用法】注射用盐酸万古霉素:白色或类白色粉末或疏松块状物。每瓶0.5g(50万U);1.0g(100万U)。临用前加注射用水适量使溶解。静脉缓慢注射:成人1日0.5~1.0g(50万~100万U),含有本品0.5g的小瓶中加入10mL注射用水溶解,再以至少100mL的生理盐水或5%葡萄糖注射液稀释,静滴时间在60分钟以上。抗生素瓶包装,有效期24个月。

【用药注意】①肾功能不全者、老年人、新生儿与早产儿禁用。②与许多药物可产生沉淀反应,本品的输液中不得添加其他药物。③不可同时使用有耳、肾毒性的药品。用药期间应检查肾功能及听力。

【药物评价】①本品结构特殊,细菌不易产生抗药性,与其他抗生素也无交叉抗药性,已成为难辨梭形芽孢杆菌引起的伪膜性肠炎的特效药;耐甲氧西林葡萄球菌(MRSA)感染和表皮葡萄球菌感染的首选药。②通常不作为第一线药物应用,作为二线药物,在常用抗菌药无效或不能应用时应用。③肌内注射疼痛厉害,仅供静脉注射。

【商品信息】①万古霉素是由东方链霉菌产生的一种无定形糖肽类抗生素,主要含万古霉素，也含少量 N-去甲万古霉素。国内由放线菌万古 23 号所得的产品主要含 N-去甲万古霉素，也含少量万古霉素，称去甲万古霉素。其效价高于国外品。②本品结构特殊，与其他非同类的抗生素无交叉耐药性。本品在国外应用较广泛，国内的临床应用也有增加的趋势。③目前国内生产企业有浙江海正药业、浙江医药新昌制药等。进口产品主要是美国礼来（Lilly）、韩国希杰（CJ Health Care Corporation）、丹麦雅来制药（Xellia）及中国台湾政德制药的产品。④同类药品有注射用去甲万古霉素，主要生产企业有华北制药、神威药业（张家口）、浙江浙北制药等。

【贮藏】密闭，在凉暗处保存。

盐酸克林霉素
Clindamycin Hydrochloride

【商品名】舍悦，可尔生。

【别名】氯洁霉素。

【性状】白色结晶性粉末；无臭。极易溶于水，易溶于甲醇，微溶于乙醇，几乎不溶于丙酮。

【作用】本品为窄谱抗生素。主要对大多数革兰阳性菌和厌氧的革兰阴性菌有抗菌作用，特别是对厌氧菌、金黄色葡萄球菌、肺炎球菌有较好作用。抗菌作用比林可霉素强 4～8 倍，且对耐青霉素、林可霉素、四环素、红霉素的细菌有效。

【适应证】主要用于厌氧菌引起的腹腔和妇科感染，还用于敏感的革兰阳性菌引起的呼吸道、关节和软组织、骨组织、胆道等感染和败血症、心内膜炎等。本品可渗入骨组织内，骨髓药物浓度高，故为金黄色葡萄球菌骨髓炎的首选治疗药。

【制剂及用法】盐酸克林霉素胶囊：内容物为白色结晶性粉末或颗粒。每粒 75mg；100mg；150mg。口服，成人 1 次 0.15～0.3g，1 日 3～4 次；儿童每日每千克体重 10～20mg，分 3～4 次服用。铝塑包装，有效期 24 个月。

盐酸克林霉素注射液：无色或几乎澄清透明液体。每支 2mL∶0.15g；2mL∶0.3g；2mL∶0.6g。肌内注射、静注或静脉滴注，成人 1 日 0.2～0.6g，分 2～4 次应用；严重感染 1 日 1.2～2.7g，分 2～4 次静脉滴注。静脉滴注时每 0.6g 药物用 100mL 以上输液稀释，至少输注 20 分钟。低硼硅玻璃安瓿包装，有效期 24 个月。

盐酸克林霉素棕榈酸酯颗粒：可溶性颗粒；气芳香，味甜。每袋 2g∶75mg。用适量温开水溶解后服用。儿童 1 日剂量为按体重 8～25mg/kg（一般感染 8～16mg/kg，重症感染 17～25mg/kg），分 3～4 次服用（体重 10kg 以下幼儿每次服药应不少于 37.5mg，1 日 3 次）。成人 1 次 150～300mg（重症感染可用 450mg），1 日 4 次。铝塑复合膜袋包装，有效期 24 个月。

【用药注意】①肝功能不全者、孕妇、哺乳妇女慎用。②不宜加入组成复杂的输液中，以免发生配伍禁忌。③与红霉素之间有拮抗作用，不可联合应用。

【药物评价】①本品为林可霉素的结构改造产物，比林可霉素作用强，口服吸收好，不良反应轻，临床应用价值比林可霉素更高，故较为常用。②本品不能透过血脑屏障故不能用于脑膜炎。③与林可霉素间有交叉耐药性。④盐酸克林霉素棕榈酸酯适合于儿童服用。

【商品信息】①常用制剂有盐酸克林霉素胶囊、注射液、氯化钠注射液、粉针、片、阴道泡腾片及盐酸克林霉素棕榈酸酯颗粒、干混悬剂、分散片等。②目前国内生产企业有华北制药集团、山东新华制药、四川美大康药业、海南海神同洲制药、北大医药等。③同类药品有盐酸林可霉素片、胶囊、粉针、注射液、滴眼液、滴耳液等。

【贮藏】密封，在阴凉处保存。

第二节 合成抗菌药

一、喹诺酮类

喹诺酮类，又称吡酮酸或吡啶酮酸类，是一类合成抗菌药。抗菌作用机理为抑制细菌的 DNA 回旋酶、拓扑异构酶Ⅳ，从而干扰细菌 DNA 的复制，使细菌细胞不再分裂。在革兰阳性菌中，喹诺酮类主要影响拓扑异构酶Ⅳ；在革兰阴性菌中主要影响 DNA 回旋酶。自 1962 年发现第一个喹诺酮类抗菌药萘啶酸以来，已有许多该类药品问世并广泛用于临床。喹诺酮类药物具有抗菌谱广、抗菌力强、组织浓度高、口服吸收好、与其他常用抗菌药无交叉耐药性、不良反应相对较少等特点，已成为临床治疗细菌感染性疾病的重要药物。

喹诺酮类药按问世先后可分为四代，现在临床常用是第三代。第三代是 20 世纪 80 年代以来问世的氟喹诺酮类（fluoroquinolones），如诺氟沙星、环丙沙星、氧氟沙星、左氧氟沙星、洛美沙星、氟罗沙星、司帕沙星等；本类药物对多种革兰阴性菌及金黄色葡萄球菌、肺炎链球菌、溶血性链球菌等革兰阳性球菌有杀菌作用，广泛用于泌尿生殖系统、胃肠道、呼吸道、骨关节、皮肤及软组织感染。以莫西沙星、加替沙星为代表的第四代喹诺酮类抗菌药不仅保持了第三代喹诺酮抗菌的优点，抗菌谱进一步扩大到衣原体、支原体等病原体，对部分厌氧菌、革兰阳性菌和铜绿假单胞菌的抗菌活性明显提高，临床上主要用于对葡萄球菌属、链球菌属等所致的烫伤感染、手术感染、慢性呼吸系统疾病的二次感染。

第三代及第四代的含氟喹诺酮类药物，具用抗菌作用强，毒副作用较小，合成方便，生产不需粮食，价格相对低廉，与其他许多抗菌药间无交叉抗药性，既可口服也可注射等特点。这些优势使本类药物在 20 世纪 80 年代以后，迅速成为临床上仅次于 β-内酰胺类的抗菌类药物。随着新的喹诺酮类药物的开发与应用，本类药物还将保持持续增长。

诺氟沙星

Norfloxacin

【别名】氟哌酸。

【性状】类白色至淡黄色结晶性粉末；无臭，味微苦。在空气中能吸收水分，遇光色渐变深。极微溶于水或乙醇,易溶于醋酸、盐酸或氢氧化钠溶液。

【作用】本品对革兰阴性菌,如铜绿假单胞菌、大肠杆菌、痢疾杆菌、变形杆菌有高度抗菌活性。对金黄色葡萄球菌的作用也较庆大霉素及妥布霉素强,且对庆大霉素等的耐药菌株也有较好抗菌作用。

【适应证】用于敏感菌所致泌尿系统和肠道的细菌感染,以及外科、妇科、皮肤科的细菌感染。目前还应用于淋病的治疗,但非首选药。

【制剂及用法】诺氟沙星胶囊:内容物为白色或淡黄色颗粒和粉末。每粒0.1g。口服,1次0.1~0.2g,1日3~4次。铝塑包装,有效期24个月。

诺氟沙星滴眼液:无色至淡黄色澄明液体。每支8mL∶24mg。适用于多种病原菌引起的外眼部感染。滴眼,1日3~6次,1次1~2滴。塑料药用滴眼剂瓶包装,有效期24个月。

诺氟沙星软膏:黄色软膏。每支10g∶0.1g;250g∶2.5g。涂患处,1日2次。铝管包装,有效期24个月。

【用药注意】①一般不用于儿童。②孕妇、严重肾功能不全患者慎用。③对喹诺酮类过敏者不宜使用。④有癫痫或癫痫病史者在医护人员观察和随访下使用。

【药物评价】①诺氟沙星是第一个氟喹诺酮类药物,主要用于肠道和泌尿生殖道敏感菌感染,效果良好;治疗呼吸道、皮肤、软组织及眼等部位的感染,疗效一般。②本品虽然不良反应可能出现的症状较多,但较轻微,停药后即可恢复。③口服易受食物影响,空腹比饭后服药的血药浓度高2~3倍。

【商品信息】①本品是世界上应用最广泛的喹诺酮类药物之一,也曾是国内临床用量最大的喹诺酮类药品;尽管新品种的不断出现,其仍然是百姓普遍接受的常用抗感染药之一。②我国于1985年生产本品,1988年曾出现"氟哌酸热",许多企业竞相上马投产,导致生产厂家众多。目前生产企业有浙江仙琚制药、上海延安药业、华北制药、浙江医药新昌制药、上海信谊药厂、成都倍特药业、珠海亿邦制药、湖南汉森制药、广西梧州制药等,主要制剂有诺氟沙星胶囊、滴眼液、软膏、乳膏、葡萄糖注射液及注射用乳酸诺氟沙星、谷氨酸诺氟沙星氯化钠注射液、粉针等。

【贮藏】原料药、胶囊应遮光,密封保存;软膏剂、乳膏剂应遮光,密闭,在阴凉处保存。

处方分析

疾病诊断:女性患者,29岁,患泌尿系统感染、腹泻。

处　　方:诺氟沙星胶囊,0.2克/粒,每次1粒,1日3次;蒙脱石,3克/袋,每次1袋,1日3次。同时服用。

处方分析:诺氟沙星为氟喹诺酮类,用于尿道感染;蒙脱石(思密达)含双八面体蒙脱石在肠道内可吸附毒素及病原体用于止泻。但诺氟沙星为酸碱

> 两性化合物,在胃液中表现为阳离子特征,而双八面体蒙脱石对阳离子具有强烈吸附,显著影响其吸收。
> **药师建议:** 应避免两者配伍使用,或者采用饭后服用诺氟沙星,应间隔至少1个小时后服用蒙脱石。

环丙沙星
Ciprofloxacin

【商品名】 西普乐,悉复欢,赛克星。

【别名】 环丙氟哌酸,环复星。

【性状】 白色至微黄色结晶性粉末;几乎无臭;味苦。不溶于水,易溶于碱溶液且逐渐分解。药用品为盐酸盐-水合物(供口服用)和乳酸盐(供注射用)。

【作用】 本品抗菌谱似诺氟沙星,但几乎对所有细菌的抗菌活性均较诺氟沙星、依诺沙星强2~4倍。

【适应证】 适用于敏感菌所致的呼吸道、尿道、消化道、胆道、皮肤和软组织、盆腔及眼、耳、鼻、咽等部位的感染。

【制剂及用法】 盐酸环丙沙星片:薄膜包衣片,除去包衣后显白色至微黄色。每片0.25g;0.5g;0.75g。口服,成人常用量为1日0.5~1.5g,分2~3次。重症患者可加倍服用。铝塑包装,有效期36个月。

乳酸环丙沙星氯化钠注射液:无色或几乎无色的澄明液体。每瓶50mL:0.1g;100mL:0.1g;100mL:0.2g;200mL:0.2g;250mL:0.25g。静脉滴注,1次0.1~0.2g,1日2次。用等渗氯化钠或葡萄糖溶液稀释,滴注时间不少于30分钟。无色透明玻璃瓶包装,有效期48个月。

【用药注意】 ①孕妇、哺乳期妇女及儿童禁用。②肾功能不全者应减量使用。③可与食物同服,但抗酸药抑制本品吸收,应避免同服。④不宜与氨茶碱、丙磺舒等合用。

【药物评价】 ①本品特点是广谱、高效,特别对抗药菌引起的严重感染有效,可口服或静脉注射给药。②本品不良反应似其他喹诺酮类药品,但少而轻,较大剂量用药可见恶心、上腹部隐痛、腹泻等。

【商品信息】 ①本品是德国拜尔公司研制的第三代喹诺酮类药品,是目前临床应用的抗菌力最强的合成抗菌药之一,已在70多个国家上市,在国际市场的销售额曾占该类产品首位。②本品主要制剂有盐酸环丙沙星片、缓释片、胶囊、软膏、乳膏、粉针、滴眼液、滴耳液、凝胶、阴道泡腾片;乳酸环丙沙星注射液、氯化钠注射液、葡萄糖注射液、滴眼液、阴道泡腾片等。③目前国内生产企业有浙江京新药业、广州南新药业、浙江医药新昌制药、上海信谊药厂、青海制药、南京中山制药等。进口产品主要是德国拜尔医药的环丙沙星片及乳酸环丙沙星氯化钠注射液(西普乐)。

【贮藏】 遮光,密封保存。

左氧氟沙星
Levofloxacin

【商品名】可乐必妥，来立信，利复星，左克。

【性状】白色或淡黄色的结晶性粉末；无臭，味苦；遇光渐变色。微溶于水、乙醇、甲醇、丙酮，极易溶于冰醋酸。

【作用】本品对多数肠杆菌科细菌，如肺炎克雷伯杆菌、变形杆菌属、伤寒沙门菌属、志贺菌属、部分大肠杆菌等有较强的抗菌活性，对部分葡萄球菌、肺炎链球菌、流感杆菌、绿脓杆菌、淋球菌、衣原体等也有良好的抗菌作用。

【适应证】本品适用于敏感细菌所致呼吸道、尿道、肠道、皮肤软组织、胆道、咽喉、扁桃体、中耳、鼻窦、泪囊等部位的轻、中度感染。也可用于外伤、烧伤及手术后伤口感染、腹腔感染、胆囊炎、胆管炎、骨与关节感染以及五官科感染等。

【制剂及用法】盐酸左氧氟沙星片：类白色或淡黄色片或薄膜衣片，除去包衣后，显白色或微黄色。每片0.1g；0.2g。口服，成人1次0.1~0.2g，1日2次。病情偏重者可增为每日3次。铝塑包装或塑料瓶装，有效期24个月。

盐酸左氧氟沙星胶囊：类白色或淡黄色粉末或颗粒。每粒0.1g；0.2g；0.25g。口服，成人常用量为1日0.3~0.4g，分2~3次服用。铝塑包装，有效期24个月。

乳酸左氧氟沙星注射液：黄色或淡黄绿色的澄明液体。每支2mL∶0.2g；5mL∶0.3g；5mL∶0.5g。静脉滴注，成人每日400mg，分2次静滴。重度感染患者及病原菌对本品的敏感性较差者（如铜绿假单胞菌），1日最大剂量可增至600mg，分2次静滴。低硼硅玻璃安瓿包装，有效期24个月。

乳酸左氧氟沙星氯化钠注射液：淡黄色的澄明液体。每瓶100mL∶0.1g；100mL∶0.2g；100mL∶0.3g；200mL∶0.2g；250mL∶0.5g。静脉滴注，成人每日0.3~0.6g（1~2瓶），分1~2次静滴。滴注时间应大于60分钟。玻璃输液瓶包装或多层共挤膜输液袋包装，有效期24个月。

甲磺酸左氧氟沙星注射液：淡黄绿色的澄明液体。每瓶100mL∶0.1g；100mL∶0.2g；250mL∶0.5g。静脉滴注，成人1次0.5g。滴注时间为每100mL至少60分钟。玻璃输液瓶包装或多层共挤膜输液袋包装，有效期24个月。

【用药注意】①有中枢神经系统疾病及癫痫史患者应慎用。②本品治疗时应避免过度阳光暴晒和人工紫外线。如出现光敏反应或皮肤损伤应停用本品。③本品与含镁或铝的抗酸剂、硫糖铝、金属阳离子（如铁）、含锌的多种维生素制剂等药物同时使用时将干扰胃肠道对本品的吸收。

【药物评价】①本品为氧氟沙星的左旋体，活性是氧氟沙星的2倍，如对葡萄球菌和链球菌以及厌氧菌的活性都比氧氟沙星强。抗菌强度为其2倍。②其盐酸盐、乳酸盐、甲磺酸水溶性好，易制成注射剂。③毒副作用小，不良反应发生率低。

【商品信息】①本品由日本第一制药株式会社于20世纪90年代初开发成功。②本品主要制剂有左氧氟沙星片、注射液、粉针、滴眼液；盐酸左氧氟沙星片、分散片、胶囊、注射液、粉针、滴眼液；乳酸左氧氟沙星片、胶囊、注射液、粉针、滴眼液、葡萄糖注射液、氯化钠注射液、甲磺酸左氧氟沙星注射液、粉针、片、胶囊等。③目前国内生产企业有浙江京新药业、浙江医药新昌制药、第一三共制药（北京）、华润双鹤药业、扬子江药业、科伦药业、天方药业、江苏联环药业、四川美大康佳乐药业等。④同类药品有氧氟沙星片、胶囊、粉针、注射液、滴眼液、乳膏、眼膏、凝胶、栓等。

【贮藏】遮光，密封保存。

二、磺胺类药

磺胺类药是最早用于临床的合成抗菌药，可有效地用于防治全身性细菌感染性疾病。此类药物单独使用易产生耐药性，但与抗菌增效剂合用，可产生协同作用。磺胺类药物通过抑制二氢叶酸合成酶，阻断二氢叶酸的合成；而甲氧苄啶（TMP）等磺胺增效剂则抑制二氢叶酸还原酶，阻断四氢叶酸的合成。二者联合使用可对细菌的叶酸代谢起到双重阻断的作用，有效抑制细菌的生长繁殖。

磺胺类药按其作用部位的不同分为全身感染用磺胺、肠道磺胺和外用磺胺。全身感染用磺胺按其药效持续时间的长短又可分为短效磺胺、中效磺胺和长效磺胺，目前临床使用的主要是中效磺胺如磺胺甲噁唑（SMZ）和磺胺嘧啶（SD），其他均已少用；外用磺胺主要有磺胺嘧啶银（SD-Ag）等。

磺胺类药品自 1936 年问世以来，对感染性疾病的防治起到了很好的作用。随着时间的推移，其不良反应逐渐暴露出来，如肾脏损害、过敏反应、对造血及中枢神经系统的影响等，随着抗生素和其他抗菌药不断地出现，其在临床的应用逐渐被替代。但由于其在治疗某些感染性疾病方面的确具有良好疗效，具有抗菌谱广、可以口服、吸收较迅速、性质较稳定、价格低廉等特点，故在我国抗感染药品市场中仍具有一定地位。

磺胺甲噁唑
Sulfamethoxazole

【别名】磺胺甲基异噁唑，新诺明，SMZ。

【性状】白色结晶性粉末；无臭，味微苦。几乎不溶于水，易溶于稀盐酸、氢氧化钠溶液及氨溶液。

【作用】对非产酶金黄色葡萄球菌，化脓性链球菌，肺炎链球菌，大肠埃希菌、克雷伯菌属、沙门菌属、变形杆菌属、摩根菌属、志贺菌属等肠杆菌科细菌，淋球菌，脑膜炎奈瑟菌，流感嗜血杆菌均具有良好抗菌作用。

【适应证】可用于尿路、呼吸道、皮肤化脓性感染及扁桃体炎等。与 TMP 联合应用时，其抗菌作用明显增强，临床应用范围也扩大。可用于慢性支气管炎急性发作、伤寒、布氏杆菌病、菌痢及流脑等。疗效与头孢氨苄、氨苄西林、阿莫西林、氯霉素、四环素等相仿。

【制剂及用法】复方磺胺甲噁唑（复方新诺明，SMZ-TMP）片：白色片。每片含磺胺甲噁唑（SMZ）0.4g，甲氧苄啶（TMP）0.08g。口服，成人及 12 岁以上儿童 1 次 2 片，1 日 2 次，首剂加倍；2~6 岁儿童早晚各服儿童片（每片含 SMZ 0.1g，TMP

0.02g）1～2片。

【用药注意】 ①新生儿、对磺胺过敏者禁用，肾功能损害者慎用，孕妇禁用。②老年患者因肾排泄功能渐趋减退，应用磺胺药易引起肾脏损害，故应慎用或不用。③交叉过敏。对一种磺胺药过敏的患者对其他磺胺药可能过敏。④服药期间多喝水。

【药物评价】 ①本品为具有全身抗菌作用的中效磺胺，抗菌作用较强，在常用磺胺药中居首位。②本品与抗菌增效剂甲氧苄啶组成的制剂复方磺胺甲噁唑即复方新诺明（SMZ：TMP=1：5）对细菌的生物合成具有双重阻断的作用，抗菌效力强，是目前仍在使用的抗感染药物。③易出现结晶尿，尤其应注意的是复方磺胺甲噁唑易引起过敏反应，偶可致过敏性休克。

【商品信息】 ①尽管城市医疗单位本品的使用量逐渐减少，但其可作为氯霉素等抗菌药的替代品而成为农村医疗单位基础用药，应用仍十分广泛。②本品常用制剂有复方磺胺甲噁唑干糖浆、胶囊、分散片、颗粒、口服混悬液、注射液等。③复方新诺明的生产企业有广州白云山制药、山东新华制药、广州华南药业等。

【贮藏】 遮光，密封保存。

三、硝基呋喃类

硝基呋喃类是一类合成的抗菌药，因结构中都含有硝基呋喃环而得名。该类药物作用于微生物的酶系统，抑制乙酰辅酶A，干扰微生物的糖代谢，从而起到抑菌作用。目前应用较广的有呋喃西林、呋喃妥因和呋喃唑酮，其中呋喃西林只供局部应用。该类药物抗菌谱广，由于不良反应较多，在临床的地位已逐渐被其他抗菌药取代，但因有一定的疗效及价格便宜，在基层仍有一定的市场。

呋喃妥因
Nitrofurantoin

【性状】 黄色结晶性粉末；无臭，味苦；遇光色渐变深。溶于二甲基甲酰胺，在丙酮中微溶，在乙醇中极微溶解，几乎不溶于水或三氯甲烷。

【作用】 本品抗菌谱广，对葡萄球菌、肠杆菌、大肠杆菌、奈瑟球菌、枯草杆菌、痢疾杆菌、伤寒杆菌等均有良好的抗菌作用；对变形杆菌、克雷伯杆菌、沙雷杆菌等作用较弱；对铜绿假单胞菌无效。

【适应证】 主要用于敏感菌所致的泌尿系统感染。

【制剂及用法】 呋喃妥因肠溶片：肠溶衣片，除去包衣显黄色。每片50mg。口服成人1次50～100mg，1日3～4次。对尿路感染反复发作予本品预防者，成人1日50～100mg，睡前服。药用塑料瓶包装，有效期36个月。

【用药注意】 ①肾功能不全者慎用。②宜与食物同服，以减少胃肠道刺激。

【药物评价】 ①本品口服后吸收迅速，很快由尿液排泄，因而血药浓度低，但尿中浓度较高，尤其在酸性尿中抗菌活性强，所以临床主要用于泌尿系统感染。②应用肠溶制剂可减轻胃肠道反应。

【商品信息】 本品常用制剂有片、肠溶片、肠溶胶囊、栓等，目前国内生产企业有江苏吉贝尔药业、华润紫竹药业、北京双鹤药业、东北制药等。

【贮藏】 遮光，密封保存。

四、其他合成抗菌药

盐酸小檗碱

Berberine Hydrochloride

【别名】 盐酸黄连素。

【性状】 黄色结晶性粉末；无臭，味极苦。溶于热水，微溶于水或乙醇，在三氯甲烷中极微溶，在乙醚中不溶。

【作用】 对痢疾杆菌、大肠杆菌、金黄色葡萄球菌引起的肠道感染有强效，对肺炎双球菌、链球菌、伤寒杆菌及阿米巴原虫有抑制作用。

【适应证】 临床主要用于肠道感染。

【制剂及用法】 盐酸小檗碱片：糖衣片或薄膜衣片，除去糖衣后显黄色。每片0.025g；0.05g；0.1g；0.15g。口服，成人1次0.1～0.3g，1日3次。玻璃瓶、塑料瓶装或铝塑泡罩，有效期36个月。

【用药注意】 ①盐酸小檗碱片为止泻药类非处方药，用于治疗肠道感染、腹泻。②对本品过敏者、溶血性贫血患者禁用。③含鞣质的中药与黄连素合用后，由于鞣质是生物碱沉淀剂，二者结合，生成难溶性鞣酸盐沉淀，降低疗效。

【药物评价】 ①本品口服吸收差，因而主要用于肠道感染。②本品的抑菌作用较弱，但能使菌体表面的菌毛数量减少，使细菌不能附着在人体细胞上，而起治疗作用。③本品有α受体阻滞作用，可抗心律失常。

【商品信息】 ①本品是植物黄连的根茎中所含的一种主要生物碱，可由黄连、黄柏或三颗针等植物中提取，也可人工合成。虽然本品于1910年已确定结构，但长期以来一直从植物中提取。我国于1975年（国外1969年）化学合成成功。市售商品有提取品与合成品。②本品味极苦，给口服带来不便，常用其糖衣片或薄膜衣片或胶囊。③目前国内生产企业有江苏吉贝尔药业、四川光大制药、山东健康药业、山东新华制药、东北制药集团、广东华南药业等。

【贮藏】 遮光，密封保存。

第三节 抗结核病药

结核病是由结核分枝杆菌引起的一种慢性传染病，按其发病部位可分为肺结核和肺外结核。以肺结核（俗称肺痨）最为常见，肺外结核包括肾结核、骨结核、肠结核、结核性脑膜炎和结核性胸膜炎等。卡介苗和多种抗结核病药物的发现和使用，曾使结核病得到了较好的控制，但是，历经了一个多世纪的奋斗，对于结核病的防治一波未平一波又起。20世纪80年代以来艾滋病的蔓延，人口流动性的增加，耐药结核病菌的出现等多种因素，导致结核病在世界范围死灰复燃。

抗结核病药按其来源不同可分为抗生素和合成药物两类：①抗结核抗生素，主要包括氨基糖苷类如链霉素、阿米卡星等及利福霉素类如利福平、利福定等。②合成抗结核药的代表品种有异烟肼、乙胺丁醇、吡嗪酰胺、对氨基水杨酸钠等。

目前临床应用的抗结核药可分为一线及二线药品。通常以异烟肼、利福平、乙胺丁醇、吡嗪酰胺、链霉素作为一线抗结核药品，多用于初治病例；对氨基水杨酸钠、阿米卡星、丙硫异烟胺、环丝氨酸等为二线抗结核药，主要用于复治和耐药病例。为了避免耐药性的产生，尤其是为了防止耐药性结核病新病例出现，抗结核药物的单药治疗已逐渐被含异烟肼、利福平与吡嗪酰胺的复方制剂所替代。近年来，以氧氟沙星、左氧氟沙星、莫西沙星为代表的喹诺酮类药物也作为联合用药之一。

异烟肼
Isoniazid

【别名】异烟酰肼，INH。

【性状】无色结晶，白色至类白色的结晶性粉末；无臭，味微甜后苦；遇光渐变质。易溶于水，微溶于乙醇，极微溶于乙醚。

【作用】对结核杆菌有良好的抗菌作用，对静止期细菌表现为抑菌作用，对繁殖期细菌表现为杀菌作用。具有选择性高、强效、全效、低毒、用量小的特点。

【适应证】是各类型结核病的首选药，尤其对治疗结核性脑膜炎及肺外结核有特殊疗效。

【制剂及用法】异烟肼片：白色或类白色片。每片50mg；100mg；300mg；500mg。口服，1次0.2~0.3g，1日3次。塑料瓶包装，有效期36个月。

异烟肼注射液：无色或微黄色的澄明液体。每瓶2mL：50mg；2mL：100mg。静脉注射或滴注，成人1日0.3~0.4g或5~10mg/kg；儿童每日按体重10~15mg/kg，1日不超过0.3g。加5%葡萄糖注射液或等渗氯化钠注射液20~40mL稀释，缓慢推注，或加入输液250~500mL中静脉滴注。安瓿包装，有效期24个月。

【用药注意】①用药期间应定期检查肝功能。肝功能不全者及精神病、癫痫患者慎用。②抗酸药尤其是氢氧化铝可抑制本品的吸收，不宜同服。③可加强香豆素类抗凝血药及某些抗癫痫药、降压药、抗胆碱药、三环抗抑郁药的作用，合用时须注意。

【药物评价】①本品为合成抗结核病药，是各类型结核病的首选药，临床作为一线抗结核药。②本品易产生抗药性，故常与其他药品合并使用。③本品大剂量（1日0.5g以上）或长期用药，可引起维生素B_6缺乏，出现多发性精神炎等神经中毒症状。急性中毒时可用大剂量维生素B_6对抗，但加服维生素B_6会影响疗效，不应作为常规方法普遍应用。

【商品信息】①本品因高效、低毒、价廉而被临床广泛使用。作为最安全有效的抗结核病药，和其他药物联合用于治疗各种类型的结核病，单独应用可作预防用药及轻症的治疗。②本品常用制剂有异烟肼片、异烟肼注射液、异烟肼维B_6片、对氨基水杨酸异烟肼片等，目前国内生产企业有上海信谊药厂、广东华南药业、天津力生制药、华润三九（北京）药业等。

【贮藏】 遮光，密封，在干燥处保存。

利福平
Rifampicin

【别名】 甲哌利福霉素，力复平，RFP。

【性状】 鲜红色或暗红色的结晶性粉末；无臭，无味。易溶于三氯甲烷，可溶于甲醇，几乎不溶于水。对热稳定，遇光变质，水溶液易氧化损失效价。

【作用】 对结核菌和其他分枝杆菌（包括麻风杆菌）均有明显的杀菌作用；对脑膜炎球菌、流感嗜血杆菌、金黄色葡萄球菌、表皮链球菌、肺炎军团菌等也有一定抗菌作用；对某些病毒、衣原体也有效；对于已对第一、二线抗结核病药产生抗药性的变异菌株同样有效。

【适应证】 临床上主要用于各类型的结核病，疗效与异烟肼同；也用于麻风病的治疗；对耐甲氧西林金黄色葡萄球菌所致的感染也有效。

【制剂及用法】 利福平胶囊：每粒 0.15g；0.3g。口服，成人 1 次 0.45～0.6g，1 日 1 次，饭前 1 小时服用；儿童每次每千克体重 10mg，1 日 2 次。玻璃瓶装，有效期 24 个月。

滴眼用利福平：暗红色至橙红色的片、滴丸或颗粒，缓冲液为无色澄明的液体，临用时配制成滴眼液。①片剂：每片含利福平 10mg，缓冲液 10mL；每片含利福平 5mg，缓冲液 10mL。②滴丸：每丸含利福平 10mg，缓冲液 10mL。③颗粒：每瓶含利福平 10mg，缓冲液 10mL；每瓶含利福平 10mg，缓冲液 10mL。滴眼，1 日 4～6 次。片剂铝塑包装，有效期 24 个月。

【用药注意】 ①用药期间应定期检查肝功能，肝功能不全者、一般肝病患者和 3 个月以上孕妇慎用。②食物可影响本品吸收，宜空腹服用。③用药期间尿、痰、汗、粪便可显橙红色，应告知患者。

【药物评价】 ①本品为半合成利福霉素，为高效、广谱抗生素。作为一线抗结核病药用于临床。②单独使用极易产生抗药性，故常与异烟肼、乙胺丁醇等合用。③与乙胺丁醇合用使视力受损的可能增加。④与异烟肼、对氨基水杨酸钠联合使用可加强肝毒性。

【商品信息】 ①本品不但是临床应用量最大的抗结核药之一，也是抗麻风联合疗法的主要用药，故市场需求量较大。②该品 20 世纪 80 年代后期成为医药市场上的热门品种，价格扶摇直上，进入 20 世纪 90 年代后，企业一哄而上，导致产量增加过快，利福平市场的供求关系开始缓和，价格也逐步回落。③本品主要制剂有利福平片、胶囊、滴眼液及滴眼用利福平，复方制剂利福平异烟肼片、胶囊等，目前国内生产企业有广州白云山制药、上海延安制药、浙江医药新昌制药等。

【贮藏】 密封，在阴暗干燥处保存。

盐酸乙胺丁醇
Ethambutol Hydrochloride

【性状】白色结晶性粉末；无臭或几乎无臭，略有引湿性。极易溶于水，略溶于乙醇或甲醇，极微溶于三氯甲烷。水溶液呈右旋性，对热较稳定。

【作用】本品对结核杆菌有较强的抑制作用。与其他抗结核药无交叉抗药性，且对链霉素和异烟肼的抗药菌有效。长期服用可缓慢产生抗药性，与其他抗结核药合用有协同作用，并能延缓抗药性的产生。

【适应证】与其他抗结核病药联合用于治疗肺结核及肺外结核，亦可用于结核性脑膜炎。

【制剂及用法】盐酸乙胺丁醇片：白色片或薄膜衣片，薄膜衣片除去包衣后显白色。每片0.25g。口服，1次0.25g，1日3次。铝塑包装，有效期36个月。

【用药注意】①用药期间应检查视觉。②乙醇中毒者、乳幼儿禁用。③肾功能不全者、糖尿病患者及老年人慎用。

【药物评价】①本品为合成抗结核药，治疗结核病安全有效，现已取代对氨基水杨酸钠，部分取代链霉素成为治疗结核病的一线药品。②本品右旋体的活性是内消旋体的12倍，是左旋体的200～500倍，临床用其右旋体。

【商品信息】目前国内生产企业有杭州民生药业、西南药业等。

【贮藏】遮光，密封保存。

吡嗪酰胺
Pyrazinamide

【性状】白色或类白色结晶性粉末；无臭或几乎无臭，味微苦。在水中略溶，在乙醇中微溶。

【作用】本品对人型结核杆菌有较好的抗菌作用，pH值在5～5.5时，杀菌作用最强，尤其对处于酸性环境中缓慢生长的吞噬细胞内的结核菌，是目前最佳杀菌药物。

【适应证】仅对分枝杆菌有效，与其他抗结核药（如链霉素、异烟肼、利福平及乙胺丁醇）联合用于治疗结核病。

【制剂及用法】吡嗪酰胺片：白色或类白色片。每片0.25g；0.5g。口服，成人常用量，与其他抗结核药联合，每日15～30mg/kg顿服，或50～70mg/kg，每周2～3次；每日服用者最高每日2g，每周3次者最高每次3g，每周服2次者最高每次4g。药用高密度聚乙烯瓶包装，有效期36个月。

【用药注意】①对异烟肼、烟酸或其他化学结构相似的药物过敏患者可能对本品也过敏。②糖尿病、痛风或严重肝功能减退者慎用。③本品具较大毒性，儿童不宜使用。

【药物评价】①本品为烟酰胺的衍生物，抗菌机制为阻断结核杆菌叶酸的合成，为抑菌剂。在酸性环境中作用较强。②常和利福平、异烟肼联合用于非典型的结核菌感染及结核病的复治，可为多种药物短期联合治疗结核病的药物之一。

【商品信息】①本品以口服为主，主要剂型有片、胶囊。②目前国内生产企业有江苏四环生物制药、华北制药集团、华润三九（北京）药业、上海信谊药厂、重庆科瑞制药等。

【贮藏】遮光，密封保存。

硫酸链霉素
Streptomycin Sulfate

【性状】白色或类白色粉末；无臭或几乎无臭，味略苦；有引湿性。易溶于水，不溶于乙醇或三氯甲烷，极微溶于三氯甲烷。水溶液较稳定，遇光、强酸、强碱等易失活。

【作用】本品为氨基糖苷类抗生素。对大多革兰阴性杆菌有抗菌作用，尤其对结核杆菌有较强的抑制作用，高浓度时有杀菌作用。用于结核病治疗时，常与异烟肼或其他抗结核药联合应用，以免耐药菌株的产生。

【适应证】主要用于结核杆菌感染，也可用于布氏杆菌病、鼠疫以及其他敏感菌所致的感染。

【制剂及用法】注射用硫酸链霉素：白色或类白色的粉末。每瓶0.75g（75万U）；1g（100万U）；2g（200万U）；5g（500万U）。肌内注射，成人1次0.5g，1日2次，1次0.75g，1日1次；儿童每日每千克体重15~25mg，分2次给予。抗生素玻瓶包装，有效期36个月。

硫酸链霉素注射液：无色或淡黄色澄明液体。每支1mL：0.25g（25万U）；2mL：0.375g（37.5万U）；2mL：0.5g（50万U）。肌内注射，每12小时0.5g，或1次0.75g，1日1次，与其他抗结核药合用；如采用间歇疗法，即每周给药2~3次，每次1g；老年患者肌内注射，1次0.5~0.75g，1日1次。玻璃安瓿包装，有效期18个月。

【用药注意】①不可与氨基糖苷、万古霉素、呋塞米、依他尼酸等合用。②对链霉素过敏者及孕妇、儿童禁用。③肾功能不全者慎用。

【药物评价】①本品由灰色链霉菌产生，是第一个氨基糖苷类抗生素，也是最早使用的抗结核病药。但由于副作用较大，不能长期大量使用，且新药的不断出现，本品的生产和应用已呈缩减趋势。②易产生耐药性，长期应用易发生耳毒性，在一线药中应用最少。常与其他抗结核药联合应用，延缓耐药性产生及降低耳毒性。

【商品信息】目前国内生产企业有华北制药集团、山东鲁抗医药、四川长征药业、国药集团国瑞药业等。

【贮藏】密闭，在干燥处保存。

第四节 抗真菌药

真菌是微生物中的一大类群，可分为单细胞的酵母菌和多细胞的霉菌，统称为真菌。真菌比细菌大几倍至几十倍，有真正的细胞核，细胞壁坚韧，可阻挡大分子通过。真菌感染可分为感染皮肤、毛发、指（趾）甲等部位的浅表真菌感染和感染内脏器官、深部组织的深部真菌感染。全身性深部真菌感染危害性最大，全身性深部真菌感染发生在免疫系统严重破坏的患者身上，如 HIV 携带或 AIDS 患者，大多是致命。其中念珠菌居深部真菌感染之首。对于因接受器官移植、肿瘤化疗等免疫缺陷的患者，侵袭性曲霉病是主要的感染并发症。

抗真菌药按来源不同可分为以下几类。

1. 抗生素　如两性霉素 B、制霉菌素等。

2. 唑类抗真菌药　属于咪唑类的有咪康唑、酮康唑、益康唑、联苯苄唑等；属于三唑类的有氟康唑、伊曲康唑、伏立康唑、泊沙康唑等。

3. 棘白菌素类抗真菌药　本类药物为一种新型脂肽类化合物，目前临床上应用的该类药物主要是卡泊芬净、米卡芬净、阿尼芬净等。

4. 丙烯胺类抗真菌药　如特比萘芬等。

5. 其他抗真菌药　如氟胞嘧啶等。

近年来，随着广谱抗菌药物和免疫抑制剂的大量应用、肿瘤化疗和器官移植手段以及艾滋病的出现，免疫抑制人群不断增多，真菌感染的发病率开始呈现上升趋势，全身用抗真菌药物成为抗微生物药的研究热点之一，特别是深部真菌感染日益引起人们的关注，从而推动了抗真菌药物市场的快速增长。

两性霉素 B
Amphotericin B

【商品名】锋克松，安浮特克。

【性状】黄色至橙黄色粉末；无臭或几乎无臭，无味；有引湿性。在日光下易破坏失效，对热不稳定。在二甲亚砜中溶解，在甲醇中极微溶解，在水中、乙醇中不溶。

【作用】本品为多烯类抗生素，可抗深部真菌感染，几乎对所用真菌均有抗菌活性。

【适应证】主要用于治疗隐球菌、球孢子菌、组织胞浆菌、孢子丝菌、毛霉、曲菌、芽生菌及念珠菌等引起的内脏或全身感染。

【制剂及用法】注射用两性霉素 B：黄色或橙黄色粉末。每支 5mg（5000U）；25mg（2.5 万 U）；50mg（5 万 U）。静脉用药，开始静脉滴注时先试以 1~5mg 或按体重 1 次 0.02~0.1mg/kg 给药，以后根据患者耐受情况每日或隔日增加 5mg，当增至 1 次 0.6~0.7mg/kg 时即可暂停增加剂量，此为一般治疗量。成人最高 1 日剂量不超过 1mg/kg，每日或隔 1~2 日给药 1 次，疗程 1~3 个月，也可长至 6 个月，视病情及疾病种类而定。管制玻璃瓶装，有效期 18 个月。

【用药注意】①静脉滴注时不能以生理盐水稀释，以免产生沉淀；且宜避光进行操作，否则可逐渐引起效价降低。②在治疗过程中应补充钾盐，并经常检查血象、肾功能和尿液。③肝、肾功能不全者慎用。④合用糖皮质激素、消炎痛及抗组胺药可减轻某些反应。

【药物评价】①本品为多烯类抗真菌抗生素，在临床应用较久，尽管毒性较大，仍为治疗深部真菌的常用药物。②将两性霉素 B 制成脂质体可以减轻其毒性。

【商品信息】①本品主要制剂有注射用两性霉素 B 及脂质体、两性霉素 B 阴道泡腾片。②目前国内生产企业有华北制药集团、上海新亚药业等，进口企业主要有美国三河制药。

【贮藏】遮光，密闭，冷处保存。

硝酸咪康唑
Miconazole Nitrate

【商品名】达克宁，吾玫。

【性状】白色或类白色结晶或结晶性粉末；无臭或几乎无臭。略溶于甲醇，微溶于三氯甲烷或乙醇，在水中不溶。

【作用】本品系广谱抗真菌药。其作用机制是抑制真菌细胞膜的合成，以及影响其代谢过程，对皮肤癣菌、念珠菌等有抗菌作用，对某些革兰阳性球菌也有一定疗效。

【适应证】由皮真菌、酵母菌及其他真菌引起的皮肤、指（趾）甲感染，如体股癣、手足癣、花斑癣、头癣、须癣、甲癣；皮肤、指（趾）甲念珠菌病；口角炎、外耳炎。由酵母菌（如念珠菌等）和革兰阳性细菌引起的阴道感染和继发感染。

【制剂及用法】硝酸咪康唑乳膏：白色或类白色乳膏。2%，每支 10g∶0.2g。用于各种癣症、皮炎、湿疹。局部外用，取本品适量涂于患处，1 日 2~3 次。一般用药 2~4 周。铝管包装，有效期 60 个月。

硝酸咪康唑栓：白色椭圆形栓，每粒 0.2g。阴道给药，洗净后将栓剂置于阴道深处。每晚 1 次，1 次 1 枚，连续 7 天为 1 个疗程。也可采用 3 日疗法：第 1 日晚 1 枚，随后 3 日早晚各 1 枚。有效期 60 个月。

【用药注意】①硝酸咪康唑乳膏作为皮肤科用药类非处方药，用于手癣、足癣、体癣、股癣、花斑癣及皮肤念珠菌病。②静脉滴注时必须稀释，速度不宜过快。③用药期间应检查血红蛋白、红细胞压积、电解质和血脂等，有异常及时处理。孕妇、幼儿禁用。

【药物评价】①本品为咪唑类合成抗真菌药，具有广谱抗真菌作用。②本品以外用剂型为主，可口服。

【商品信息】①西安杨森生产的硝酸咪康唑乳膏，商品名为"达克宁"，是在我国广为使用的外用抗真菌药。本品主要制剂有硝酸咪康唑乳膏、栓、阴道片、阴道软胶囊、阴道泡腾片、胶囊等。②目前国内生产企业有西安杨森制药、永信药品工业（昆山）、上海现代制药等。

【贮藏】遮光，密封保存。

氟康唑
Fluconazole

【商品名】大扶康，汝宁，麦道福慷。

【性状】白色或类白色结晶或结晶性粉末；无臭或微带特异臭，味苦。微溶于水，在乙醇中溶解。

【作用】 对深部、浅部真菌均有抗菌作用，尤其对念珠菌、隐球菌具有较高抗菌活性。

【适应证】 主要用于全身性念珠菌感染、黏膜念珠菌病、急性或复发性阴道念珠菌病及隐球菌性脑膜炎。恶性肿瘤患者因化疗或放疗引发感染，可用本品加以预防。也可用于预防器官移植引发的真菌感染。

【制剂及用法】 氟康唑片：白色、类白色片或薄膜衣片，薄膜衣片除去包衣后显白色或类白色。每片 50mg；100mg；150mg。成人：用于皮肤黏膜念珠菌病，1 日 1 次，1 次 50～100mg；用于严重深部真菌感染，首日给予 400mg，以后每日为 200～400mg，分 2 次给药。儿童（大于 3 岁）：用于表面念珠菌感染，每日每千克体重 1～2mg；全身念珠菌及隐球菌感染每日每千克体重 3～4mg，1 日 1 次。铝塑包装，有效期 24 个月。

氟康唑氯化钠注射液：无色的澄明液体。每瓶 50mL：氟康唑 0.1g 与氯化钠 0.45g；100mL：氟康唑 0.1g 与氯化钠 0.9g；100mL：氟康唑 0.2g 与氯化钠 0.9g。静脉滴注，最大滴注速度约每小时 200mg。播散性念珠菌病，首次剂量 0.4g，以后 1 次 0.2g，1 日 1 次，持续 4 周，症状缓解后至少持续 2 周。玻璃输液瓶包装，有效期 18 个月。

【用药注意】 ①哺乳妇女及儿童禁用。②肾功能不全者应调整剂量，用药期间定期检查肝肾功能。③妊娠妇女仅用于真菌感染严重或危及生命时，慎用。

【药物评价】 ①本品为三唑类抗真菌药，抗菌谱广，活性强。其作用机制是抑制真菌细胞膜必要成分麦角甾醇合成酶，使麦角甾醇合成受阻，破坏真菌细胞壁的完整性，抑制其生长繁殖。②本品可渗入脑脊液，可用于中枢真菌感染。③与利福平、西咪替丁等合用可降低本品作用。④本品可增强华法林、口服磺酰脲降糖药等的作用，可升高苯妥英、环孢素、特非那丁、阿司咪唑等药的血药浓度。

【商品信息】 ①本品由美国辉瑞公司研制，1988 年以商品名大扶康（Difucan）首次上市，并很快成为畅销新药之一。②本品主要制剂有片、分散片、胶囊、注射液、氯化钠注射液、粉针、滴眼液、口服糖浆等。③目前国内生产企业有先声药业、四川科伦药业、上海信谊药厂、石药集团等，进口产品主要是辉瑞制药的氟康唑注射液及塞浦路斯（Medochemie Ltd.）的氟康唑胶囊（麦道福慷）。

【贮藏】 遮光，密封保存。

伊曲康唑

Itraconazole

【商品名】 斯皮仁诺，易启康。

【性状】 白色或类白色结晶性粉末；无臭，味苦。微溶于水，在二氯甲烷中易溶。

【作用】 对深部真菌及多种皮肤真菌有强烈抑制活性。对皮肤癣菌、酵母菌、曲霉菌属、组织胞浆菌属、巴西副球孢子菌、申克孢子丝菌、着色真菌属、枝孢霉属、皮炎芽生菌以及各种其他的酵母菌和真菌感染有效。

【适应证】 深部真菌感染如芽生菌病、组织胞浆菌病、球孢子菌病。浅表真菌感染如甲癣、足癣、手癣、体癣、花斑糠疹、阴道念珠菌病等，亦用于 AIDS 患者隐球菌病的长程治疗和中性粒细胞减少症患者真菌感染的预防。

【制剂及用法】伊曲康唑胶囊：内容物为类白色至淡黄色丸状颗粒。每粒 100mg；200mg。1 日 100～200mg，1 日 1 次。为达到最佳吸收，应餐后立即给药。

【用药注意】①利福平和苯妥英可明显降低本药的生物利用度，与诱酶药物共同服用时应监测本药的血浆浓度。②治疗期间不应服用特非那丁、阿司咪唑、西沙必利、咪达唑仑和三唑仑。③有心脏毒性，心脏病患者慎用。④对本药过敏者、孕妇禁用。⑤哺乳期妇女不宜使用，育龄妇女使用本品时应采用适当的避孕措施。

【药物评价】①本品为三氮唑类合成广谱抗真菌药。伊曲康唑是优于咪康唑的又一日趋成熟的产品。②目前氟康唑与伊曲康唑这两个三唑类抗真菌药物已经在国内全身用抗真菌药物市场中占据了主导地位。

【商品信息】①本品以口服为主，主要剂型有伊曲康唑胶囊、片、分散片、颗粒及盐酸伊曲康唑胶囊等。②目前国内生产企业有西安杨森制药、天津力生制药、山东罗欣药业、成都倍特药业、上海现代哈森（商丘）药业等。进口产品为比利时杨森的伊曲康唑（斯皮仁诺）口服液、注射液及小丸等。

【贮藏】遮光，密封，在凉暗干燥处保存。

伏立康唑
Voriconazole

【商品名】威凡。

【性状】白色或类白色结晶性粉末。极微溶于水，易溶于丙酮和二氯甲烷。性质相对稳定。

【作用】一种广谱的三唑类抗真菌药，其作用机制是抑制真菌中由细胞色素 P_{450} 介导的 14α-甾醇去甲基化，从而抑制麦角甾醇的生物合成。本品对念珠菌属（包括耐氟康唑的念珠菌）具有抗菌作用，对曲菌属真菌有杀菌作用。此外，伏立康唑在体外对其他致病性真菌也有杀菌作用，包括对现有抗真菌药敏感性较低的菌属，例如足放线病菌属和镰刀菌属。

【适应证】用于治疗侵袭性曲霉病、对氟康唑耐药的念珠菌引起的严重侵袭性感染（包括克柔念珠菌）、由足放线病菌属和镰刀菌属引起的严重感染。

【制剂及用法】伏立康唑片：白色至类白色薄膜衣片，除去薄膜衣后显白色或类白色。每片 50mg；200mg。口服，1 日 250mg，足癣、体癣、股癣服用 1 周；皮肤念珠菌病 1～2 周，指甲癣 4～6 周，趾甲癣 12 周。口服给药，首次给药时第一天均应给予负荷剂量（首剂加倍）。口服维持剂量：体重≥40kg 者，每 12 小时 1 次，每次 200mg；体重<40kg 的成年患者，每 12 小时 1 次，每次 100mg。铝箔包装，有效期 36 个月。

注射用伏立康唑：白色或类白色粉末或白色固体。每瓶 50mg；100mg；200mg。在静脉滴注前先溶解成 10mg/mL，再稀释至不高于 5mg/mL 的浓度。静脉滴注速度最快不超过每小时 3mg/kg，每瓶滴注时间须 1～2 小时。玻璃瓶包装，有效期 36 个月。

【用药注意】①食物可影响药物吸收，口服制剂应至少在饭前1小时或者饭后1小时后服用。②伏立康唑禁止与其他药物，包括肠道外营养剂在同一静脉通路中滴注，不宜与血液制品或任何电解质补充剂同时滴注。③孕妇和哺乳期妇女不宜使用。

【药物评价】①由于口服片剂的生物利用度很高，所以在有临床指征时静脉滴注和口服两种给药途径可以互换。②本品应主要用于治疗免疫缺陷患者中进行性的、可能威胁生命的感染。对罕见致命性真菌（足放线病菌属和镰刀菌属）感染为一线用药。

【商品信息】①本品由美国辉瑞公司开发，在氟康唑结构进行修饰所得，2002年以商品名威凡（Vfend）上市。自上市以来，因其抗真菌作用强、抗菌谱广、安全性好等特点，备受市场关注。②本品主要剂型有伏立康唑片、胶囊、粉针等。③目前国内生产企业有四川美大康药业、珠海亿邦制药、丽珠集团丽珠制药厂、晋城海斯制药、成都华神集团、北京博康健基因科技等。

【贮藏】密闭，在室温下保存。

盐酸特比萘芬
Terbinafine Hydrochloride

【商品名】兰美抒，丁克。

【性状】白色或类白色结晶性粉末。略溶于水，可溶于乙醇、异丙醇。性质相对稳定。

【作用】本品具有广谱抗真菌作用，对皮肤真菌有杀菌作用，对白色念珠菌起抑菌作用。对皮肤真菌和曲霉菌的作用优于酮康唑和两性霉素B，是真菌病初始治疗的首选药。

【适应证】适用于浅表真菌感染引起的皮肤、指甲感染及白色念珠菌感染。

【制剂及用法】盐酸特比萘芬片：白色片。每片0.125g；0.25g。口服，1日250mg，足癣、体癣、股癣服用1周，皮肤念珠菌病1~2周，指甲癣4~6周，趾甲癣12周。铝塑包装，有效期36个月。

盐酸特比萘芬乳膏：白色乳膏。每支10g：1g；5g：0.5g。外用，1日2次，涂患处，并轻揉片刻。疗程1~2周。

【用药注意】①利福平可加速本品代谢，西咪替丁抑制本品代谢。②肝肾功能不全者应减量。③孕妇和哺乳期妇女不宜使用。

【药物评价】①盐酸特比萘芬乳膏、凝胶、溶液、喷雾剂、搽剂、散剂可作为皮肤科用药类非处方药，用于手癣、足癣、体癣、股癣及花斑癣。②本品为烯丙胺类抗真菌药。抑制真菌细胞麦角甾醇合成过程中的鲨烯环氧化酶，并使鲨烯在细胞中积蓄而起杀菌作用。人体细胞对本品的敏感性为真菌的万分之一，因而对真菌选择性高。③本品对细胞色素P_{450}酶抑制较轻，但仍有一定的肝毒性。④因具有高度亲脂性和亲表皮性，外用给药疗效好，被誉为杀灭真菌药物中优良品种之一。⑤近年来，特比萘芬和伊曲康唑被发现可能会引起肝损害，表现为胆汁淤积且肝功能恢复正常的时间较长，美国FDA对伊曲康唑和特比萘芬的安全性提出了警告。

【商品信息】①本品最早由瑞士诺华公司于20世纪90年代开发，1992年底获美国FDA批准上市，1999年后，其外用制剂已转为非处方药销售。②北京诺华药业生产的片剂和乳膏剂，商品名为"兰美抒"，近年来兰美抒在我国医院皮肤科用药占较大份额。③本品主要剂型有盐酸特比萘芬片、乳膏、溶液、喷雾剂、凝胶、搽剂、阴道泡腾片等。目前国内生产企业有北京诺华制药、齐鲁制药、海正辉瑞制药、中美天津史克制药、四川奥邦制药、修正药业等。

【贮藏】原料药及片剂应遮光，密封保存；乳膏剂应密闭，在阴凉处保存。

第五节 抗病毒药

病毒是病原微生物中最小的一种，核心含有核酸（核糖核酸 RNA 或脱氧核糖核酸 DNA）和复制酶，其外包有蛋白质的外壳和膜，本身无细胞结构，缺乏完整的酶系统，必须依赖宿主的细胞和酶而繁殖（复制），其复制过程分为4个阶段：①吸附。病毒吸附于易感细胞蛋白受体。②入侵。病毒进入细胞。③核酸复制。病毒进入细胞后，脱壳，病毒核酸释出，复制核酸。④病毒酸和结构蛋白合成后装配成完整病毒。抗病毒药物多在其复制繁殖的不同阶段抑制其繁殖所需的酶，从而阻断其复制。

临床感染性疾病大部分是由病毒引起的，常见的有流行性感冒、普通感冒、病毒性肝炎、麻疹、腮腺炎、脊髓灰质炎、疱疹性脑炎、病毒性肺炎、狂犬病等，以及发现于20世纪80年代的发病率不断增长、死亡率极高的艾滋病和曾于2003年在全球一些国家和地区爆发的SARS和2014年埃博拉病毒感染等。

抗病毒药根据临床用途的不同可分为以下几种：①主要用于呼吸道病毒感染，如利巴韦林、金刚烷胺、扎那米韦、奥司他韦等。②主要治疗疱疹病毒感染，如阿昔洛韦、伐昔洛韦、更昔洛韦、阿糖腺苷等。③主要用于抗乙肝病毒，如拉米夫定、干扰素、阿德福韦酯、恩替卡韦等。④主要用于抗HIV，如齐多夫定、去羟肌苷、扎西他滨等。

抗病毒药根据作用机制的不同可分为：①核苷类逆转录酶抑制剂，例如阿昔洛韦、齐多夫定等。②非核苷类逆转录酶抑制剂，例如奈韦拉平。③蛋白酶抑制剂，例如沙奎那韦。④嘌呤或嘧啶核苷类似药，例如利巴韦林。⑤生物制剂，例如干扰素、胸腺肽、转移因子等。⑥其他抗病毒药物，例如奥司他韦等。

目前临床所用的抗病毒化学药物大多毒性较大，且临床疗效有待提高；用疫苗接种的方法可预防流行性病毒感染性疾病（如天花、麻疹、脊髓灰质炎、狂犬病等）；疫苗、干扰素和干扰素诱导剂等在病毒感染性疾病的治疗与预防方面仍然占有极其重要的位置。

迄今为止，大多数的病毒感染还没有特别有效的治疗药物。而由病毒感染引发的疾病却在不断出现和广泛传播。研制和开发有效的抗病毒药，已成为全球医药领域的研究热点和迫切需要解决的问题。尽管如此，随着艾滋病、病毒性肝炎等疾病在全球的广泛传播，抗病毒药的市场销售额每年以超过20%的速度递增，已占据抗感染药市场份额的第二位。

一、核苷类逆转录酶抑制剂

核苷由碱基和糖两部分组成。由五种天然碱基（A、C、T、U、G）中的一种与核糖或脱氧核糖所形成的各种核糖核苷或脱氧核糖核苷称天然核苷，通过化学修饰改变天然碱基或糖基中的基团后形成的核苷称为人工合成核苷。人工合成核苷，又称核苷类逆转录酶抑制剂，通常需要在体内转变成三磷酸酯的形式而发挥作用，抑制病毒或宿主细胞的 DNA 或 RNA 聚合酶活性，阻止 DNA 或 RNA 的合成，杀灭病毒。

核苷类似物类抗病毒药物依据其结构可以分为非开环类和开环类：①开环核苷类，例如阿昔洛韦、更昔洛韦、泛昔洛韦、伐昔洛韦、阿德福韦酯、恩替卡韦等。②非开环核苷类，例如齐多夫定、拉米夫定、司他夫定等。

阿昔洛韦
Aciclovir

【商品名】艾韦达，洁罗维，葆珍康，济民维新。

【性状】白色结晶性粉末；无臭，无味。微溶于水，其钠盐易溶于水。

【作用】本品通过干扰病毒 DNA 聚合酶的作用而抑制病毒的复制。对疱疹病毒作用强，对乙肝病毒也有一定作用。

【适应证】主要用于单纯疱疹病毒和带状疱疹病毒引起的皮肤和黏膜感染，是治疗疱疹病毒感染的首选药；还可用于治疗慢性乙型肝炎。

【制剂及用法】阿昔洛韦片：白色至类白色片。每片 0.1g；0.2g；0.4g。口服，生殖器疱疹初治和免疫缺陷者皮肤黏膜单纯疱疹：成人常用量 1 次 0.2g，1 日 5 次，共 10 日；或 1 次 0.4g，1 日 3 次，共 5 日。带状疱疹：成人常用量 1 次 0.8g，1 日 5 次，共 7~10 日。塑料瓶包装，有效期 36 个月。

阿昔洛韦乳膏：白色乳膏，每支 10g：0.3g。局部外用，涂患处，成人与小儿均为白天每 2 小时 1 次，1 日 6 次，共 7 日。铝管包装，有效期 24 个月。

阿昔洛韦滴眼液：无色澄明液体。每支 0.5mL：0.5mg；5mL：5mg；8mL：8mg。滴入眼睑内，每 2 小时 1 次。聚丙烯药用滴眼剂瓶包装，有效期 36 个月。

【用药注意】①阿昔洛韦乳膏为皮肤科用药类非处方药，用于单纯疱疹或带状疱疹感染。②对本品过敏者禁用。③孕妇、肾功能不全者、小儿及哺乳期妇女慎用。④服药期间宜多饮水，以免阿昔洛韦的结晶在肾小管内积存，影响肾功能。⑤稀释后的药液应立即使用。稀释药液时若出现白色混浊或结晶则不能使用。

【药物评价】①本品为开环核苷类抗病毒药，是治疗疱疹病毒感染的首选药。在体内转化为三磷酸化合物，干扰疱疹病毒 DNA 聚合酶的作用，抑制病毒 DNA 复制。②本品具有强效及速效的特点。临床发现其对降低艾滋病患者的死亡率，延长存活期有一定效果。③本品与丙磺舒合用可使排泄减慢，半衰期延长，体内药物量积蓄。

【商品信息】①本品为较早开发的抗病毒药品。1981 年由英国葛兰素公司首创。上市以来，在世界药品市场的销售额迅速增长，是第一个销售额超过十亿美元的抗病毒药。本品已取代了碘苷、阿糖腺苷，成为治疗疱疹病毒的首选药品。②随着伐昔洛韦、泛昔洛韦、更昔洛韦等长效、强效衍生物的不断问世，本品的市场份额有可能逐渐减少。③本品常用制剂有片、分散片、胶囊、乳膏、咀嚼片、滴眼液、颗粒、粉针、注射液等。④目前生产企业有四川科伦药业、丽珠集团丽珠制药厂、杭州华东医药、国药控股星鲨制药（厦门）、浙江济民制药等。

【贮藏】密封保存。

齐多夫定
Zidovudine

【商品名】立妥威，纳信得，克度，浦希丁，奇洛克。

【性状】白色或微黄色结晶性粉末；无臭；遇光分解。易溶于乙醇，可溶于水。

【作用】本品在宿主细胞胸苷激酶及核苷二磷酸激酶的作用下转化为三磷酸齐多夫定，竞争性抑制 HIV 逆转录过程，使病毒复制受阻而产生抗病毒作用。

【适应证】与其他抗逆转录病毒药物联合使用，用于治疗人类免疫缺陷病毒（HIV）感染的成年人和儿童，患者有合并症时尚需应用对症的其他药物联合治疗。

【制剂及用法】齐多夫定胶囊：内容物为白色或类白色细小颗粒。每粒 0.1g；0.3g。口服，1 次 0.2g，每 4 小时 1 次。塑料瓶包装，有效期 24 个月。

齐多夫定注射液：无色或几乎无色的澄明液体。每瓶 20mL：0.2g。成人每次 1mg/kg，注射时间应超过 1 小时，每天 5~6 次。棕色安瓿包装，有效期 12 个月。

【用药注意】①肝功能不全者易引起毒性反应。②对本品过敏者禁用。③对乙酰氨基酚、阿司匹林、西咪替丁、保泰松、吗啡、磺胺药等可抑制本品的葡萄糖醛酸化，而降低清除率，应避免联用。

【药物评价】①本品为核苷类反转录酶抑制剂，是美国 FDA 第一个批准用于治疗 HIV 感染的药物。②本品为治疗 HIV 感染的首选药，可减轻或缓解 AIDS 相关症状，减缓疾病进展，延长 AIDS 患者生存期。③为增强疗效、防止或延缓耐药性产生，临床上须与其他抗 HIV 药合用。

【商品信息】①本品由英国威尔康公司开发，1987 年在美国上市，已在近百个国家批准使用。目前已作为治疗艾滋病的基本药物列入多个国家的药典。②本品主要制剂有齐多夫定片、胶囊、注射液、粉针、口服液等，目前国内生产企业有天方药业、东北制药集团、深圳海王药业、上海现代制药、福建省力菲克药业等，进口产品为英国威尔康公司（Wellcome）的齐多夫定（立妥威）胶囊、糖浆。

【贮藏】遮光，密闭，在阴凉处保存。

恩替卡韦
Entecavir

【商品名】博路定，天丁。

【性状】白色或类白色粉末。在二甲亚砜中易溶，在乙醇中微溶，在水中极微溶解。

【作用】本品为鸟嘌呤核苷类似物,对乙肝病毒(HBV)多聚酶具有抑制作用。通过与 HBV 多聚酶的天然底物三磷酸脱氧鸟嘌呤核苷竞争,抑制病毒多聚酶(逆转录酶)的活性,产生抗病毒作用。

【适应证】主要适用于病毒复制活跃、血清转氨酶 ALT 持续升高或肝脏组织学显示有活动性病变的慢性成人乙型肝炎的治疗。

【制剂及用法】恩替卡韦片:薄膜衣片,除去包衣显白色或类白色。每片 0.5mg;1.0mg。成人和 16 岁及以上的青少年口服本品,1 日 1 次,1 次 0.5mg。拉米夫定治疗时发生病毒血症或出现拉米夫定耐药突变的患者为每天 1 次,1 次 1mg。铝塑包装,有效期 36 个月。

【用药注意】①本品应空腹服用(餐前或餐后至少 2 小时)。②恩替卡韦停药后可能会出现肝炎症状加重的情况,乙肝患者在用药期间和停药后,应定期进行肝功能的检测。③乙肝患者使用恩替卡韦进行抗病毒治疗,疗程最少应该在半年以上,中途不可停药。

【药物评价】①恩替卡韦是一种高效、安全的新一代核苷类抗病毒药物,可选择性抑制乙肝病毒,用于治疗成人伴有病毒复制活跃、血清转氨酶持续增高的慢性乙型肝炎感染。②恩替卡韦的抗乙肝病毒效力强大,临床疗效好。不管是在抑制乙肝病毒方面,还是在转氨酶复常和肝脏组织学改善方面都强于拉米夫定和阿德福韦酯。

【商品信息】①恩替卡韦是百时美施贵宝公司研发的鸟嘌呤核苷类似物口服药。2005 年 3 月美国 FDA 批准恩替卡韦上市,国内上市的商品名为"博路定"。②本品以口服为主,常用制剂有恩替卡韦片、分散片、胶囊及马来酸恩替卡韦片等。③目前国内生产企业有中美上海施贵宝制药、四川海思科制药、山东鲁抗医药、正大天晴药业集团、江西青峰药业、海南中和制药等。④同类药物有阿德福韦酯片、胶囊,目前国内生产企业有正大天晴药业集团(名正)、北京双鹭药业(欣复诺)、珠海联邦制药(阿迪仙)等。

【贮藏】密封,在 25℃以下干燥处保存。

二、非核苷类逆转录酶抑制剂

非核苷类逆转录酶抑制剂不需要磷酸化活化,直接与病毒逆转录酶催化活性部位的 P 酯疏水区结合,使酶蛋白构象改变而失活,从而抑制 HIV-1 的复制。非核苷类逆转录酶抑制剂不抑制细胞 DNA 聚合酶,因而毒性小,但同时容易产生耐药性。临床上非核苷类逆转录酶抑制剂通常不单独使用,而是和核苷类药物一起使用,可产生增效作用。已经上市的主要品种有奈韦拉平、依非韦伦等。

奈韦拉平
Nevirapine

【商品名】维乐命,艾太。

【性状】白色结晶性粉末;无臭,无味。微溶于水,其钠盐易溶于水。

【作用】本品为 HIV-1 的非核苷类逆转录酶抑制剂，通过与 HIV-1 的逆转录酶直接连接并且通过使此酶的催化端破裂来阻断 RNA 依赖和 DNA 依赖的 DNA 聚合酶活性。对 HIV-2 逆转录酶和动物细胞 DNA 聚合酶无抑制作用。

【适应证】奈韦拉平与其他抗逆转录病毒药物合用治疗 HIV-1 感染。

【制剂及用法】奈韦拉平片：白色或类白色片。每片 200mg。成人，口服，1 次 200mg，1 日 1 次，连续 14 天（这一导入期的应用可以降低皮疹的发生率）；之后改为 1 日 2 次，1 次 200mg。塑料瓶包装或铝塑包装，有效期 18 个月。

【用药注意】①最常见的不良反应有皮疹、肝功异常及恶心、疲劳、发热、头痛、嗜睡、呕吐、腹泻、腹痛和肌痛等。②对本品过敏者禁用。③服药初期，应对患者情况进行严密的监测，及时发现潜在的皮肤反应及肝功能变化，避免发生严重的不良反应。

【药物评价】①本品为非核苷类逆转录酶抑制剂，不需要磷酸化活化，直接与病毒逆转录酶催化活性部位的 P 酯疏水区结合，使酶蛋白构象改变而失活，从而抑制 HIV-1 的复制。②本品仅对 HIV-1 有效，对 HIV-2 无效。③对肝药酶有抑制作用，易引起药物相互作用。④易出现耐药性。

【商品信息】①本品为德国 Boehringer Ingelheim 公司研发的非核苷类逆转录酶抑制剂，1996 年 9 月美国 FDA 批准上市，商品名为"维乐命"（Viramune）；2011 年美国食品药品管理局（FDA）批准奈韦拉平缓释剂（Viramune XR）一种 400mg 的片剂上市，而无须进行 14 天的维乐命速释制剂导入期治疗。②本品以口服为主，常用制剂有奈韦拉平片、分散片、胶囊及奈韦拉平司他拉米双夫定片。③目前国内生产企业有浙江华海药业、珠海联邦制药、上海迪赛诺生物医药、山东新华制药等，进口产品为德国 Boehringer Ingelheim 公司的奈韦拉平（维乐命）片和口服混悬液。

【贮藏】遮光，密封保存。

三、蛋白酶抑制剂

蛋白酶是人类免疫缺陷病毒基因编码中的一种特异天冬酰蛋白酶，其作用是将基因和基因表达所产生的蛋白裂解，成为具有活性的病毒结构蛋白和酶，是抑制 HIV 病毒复制的关键物质。HIV 等逆转录病毒基因编码的前体蛋白需要在蛋白酶作用下裂解为功能性结构蛋白才能装配成完整病毒颗粒。

蛋白酶抑制剂属多肽类化合物，可与病毒蛋白酶催化基因结合抑制酶活性，导致蛋白前体不能裂解和形成成熟病毒体，杀灭病毒。常用药物有沙奎那韦、茚地那韦、利托那韦和奈非那韦等。

硫酸茚地那韦
Indinavir Sulfate

【商品名】佳息患，欧直，又欣。

【性状】白色或类白色结晶性粉末，易吸湿，极易溶于水和乙醇。

【作用】人免疫缺陷病毒（HIV）蛋白酶抑制剂。抑制人类免疫缺陷病毒（HIV）

的 HIV-1 和 HIV-2 蛋白酶，其对 HIV-1 的选择性大约是对 HIV-2 的 10 倍。能与蛋白酶的活性部位直接结合，阻碍病毒颗粒成熟过程中病毒前体多蛋白的裂解过程，杀灭病毒。

【适应证】 与抗逆转录病毒制剂（如核苷类和非核苷类逆转录酶抑制剂）合用治疗成人的 HIV-1 感染。

【制剂及用法】 硫酸茚地那韦胶囊：内容物为白色颗粒和粉末。每粒 0.1g；0.2g；0.4g。口服，成人，本品的推荐剂量为每 8 小时口服 800mg。塑料瓶包装，有效期 24 个月。

【用药注意】 ①服用本品可能导致肾结石，服用本品的患者要摄取足够的水量。②本品不适宜与辛伐他汀或洛伐他汀合用。③本品适宜于 3 岁及 3 岁以上可口服胶囊的儿童患者。④与高热量、高脂、高蛋白饮食同时服用时，将导致药物吸收速度缓慢，吸收量减少。本品宜空腹服用。

【药物评价】 ①本品是一种特异性蛋白酶抑制剂，能有效对抗人类免疫缺陷病毒（HIV-1）。②本品具有完全抑制时间最长、耐受性较好等特点。③单独应用治疗临床上不适宜用核苷或非核苷类逆转录酶抑制剂治疗的成年患者。

【商品信息】 ①本品由美国默克公司研制成功，商品名为"佳息患"（Crixiran），1996 年 3 月在美国上市。②本品以口服为主，常用制剂有硫酸茚地那韦片、胶囊等。③目前国内生产企业有齐鲁制药、浙江华海制药、美吉斯制药（厦门）、东北制药集团沈阳第一制药等，进口产品为美国默克公司硫酸茚地那韦胶囊（佳息患）。

【贮藏】 室温，密封保存。

四、嘌呤或嘧啶核苷类似药

利巴韦林
Ribavirin

【商品名】 威乐星，华乐沙。

【别名】 三氮唑核苷，病毒唑。

【性状】 白色或类白色结晶性粉末；无臭，无味。溶于水，微溶于乙醇、三氯甲烷、乙醚等。

【作用】 本品为广谱抗病毒药，通过抑制病毒核酸合成，从而抑制很多种 RNA、DNA 病毒的复制，起到抗病毒作用。

【适应证】 用于治疗病毒性呼吸道感染和疱疹性病毒感染，如流感、眼角膜炎、结膜炎、疱疹性口炎、带状疱疹、小儿腺病毒肺炎等；也可用于治疗甲型或乙型肝炎及出血热。

【制剂及用法】 利巴韦林片：白色或类白色片。每片 20mg；50mg；100mg；200mg。口服，1 日 0.8~1g，分 3~4 次服用。铝塑包装，有效期 24 个月。

利巴韦林注射液：无色的澄明液体。每支 1mL：100mg；2mL：250mg；2mL：100mg；2mL：200mg；5mL：250mg。肌肉注射或静脉滴注，每日每千克体重 10~

15mg，分两次注射。静脉滴注使用生理盐水或 5%葡萄糖液稀释。玻璃安瓿包装，有效期 24 个月。

利巴韦林滴眼液：无色的澄明液体。每支 8mL∶8mg；10mL∶10mg；10mL∶50mg。用于治疗疱疹病毒感染。1 日数次。药用塑料滴眼瓶包装，有效期 24 个月。

【用药注意】①本品有较强的致畸作用，孕妇禁用。②主要严重不良反应是溶血性贫血。③本品与齐多夫定合用时有拮抗作用。

【药物评价】①本品为核苷类广谱抗病毒药，对多种病毒的复制有抑制作用。②国外正式试用于 HIV 感染者以延缓艾滋病症状的出现，1998 年 7 月批准扩大适应证，用于与重组 α-2b 干扰素合用治疗丙型肝炎。

【商品信息】①本品为合成广谱抗病毒药品，由于疗效较好且价格低廉而在临床被广泛应用，已成为我国市场抗病毒药物的普药。②本品的主要制剂有片、胶囊、含片、口服液、颗粒、注射剂、滴眼液、滴鼻液等。本品的生产企业众多，目前国内生产企业有华北制药集团、石药集团、四川科伦药业、广东华南药业、江苏苏中药业、上海禾丰制药、辅仁药业等。

【贮藏】遮光，密封保存。

五、其他抗病毒药物

临床上使用的其他主要抗病毒药物还有奥司他韦、盐酸金刚烷胺和膦甲酸钠等。

磷酸奥司他韦

Oseltamivir Phosphate

【商品名】达菲，奥尔菲，可威。

【性状】白色或类白色粉末。易溶于水和甲醇，几乎不溶于二氯甲烷。

【作用】磷酸奥司他韦是具活性代谢产物的药物前体，其活性代谢产物（磷酸奥司他韦羧酸盐）是强效的选择性的流感病毒神经酸酶抑制剂。通过抑制甲型和乙型流感病毒的神经氨酸酶活性，抑制病毒从被感染的细胞中释放，从而减少了甲型或乙型流感病毒的播散。

【适应证】用于成人和 1 岁及 1 岁以上儿童的甲型和乙型流感治疗；适用于成人和 13 岁及 13 岁以上青少年的甲型和乙型流感的预防。

【制剂及用法】磷酸奥司他韦胶囊：内容物为白色至黄白色粉末。每粒 75mg。口服。成人和青少年，在流感症状开始的第 1 天或第 2 天（理想状态为 36 小时内）就应开始治疗。推荐剂量是每次 75mg，1 日 2 次，共 5 天。铝塑包装，有效期 24 个月。

【用药注意】①对本品过敏者禁用。②儿童或有吞咽胶囊困难的患者可用口服混悬液。③老年患者不必调整剂量。④急性药物过量最可能表现为恶心，伴随或不伴随呕吐。

【药物评价】①磷酸奥司他韦可以与食物同服或分开服用，但对一些患者，进食同时服药可提高药物的耐受性。②应用磷酸奥司他韦对人体感染产生正常的体液免疫反应无明显的影响。③磷酸奥司他韦或其活性代谢产物都不是主要细胞色素 P_{450} 同工酶的底物或抑制剂，所以不会因为对这些酶竞争而引起药物间相互作用。

【商品信息】①达菲（Tamiflu）是磷酸奥司他韦胶囊的商品名，由瑞士罗氏公司研制生产，美国食品药品管理局（FDA）于 1999 年批准上市，WHO 批准为抗禽流感的首选药物。②本品以口服为主，常用制剂有胶囊、颗粒等。③目前国内生产企业有上海罗氏制药、上海中西三维药业、宜昌长江制药等。④同类药品有盐酸金刚烷胺，主要用于抗感冒的复方制剂（如氨金黄敏颗粒、氨酚烷胺颗粒、复方氨酚烷胺片等）。

【贮藏】本品储藏于 25℃ 以下，储放于小孩接触不到处。

第六节 抗寄生虫病药

抗寄生虫病药是指能杀灭或抑制寄生虫，并使之排出体外的药物。根据其作用对象不同，将抗寄生虫药分为抗疟药、抗阿米巴病药、抗滴虫药、驱肠虫药、抗血吸虫药、抗丝虫药等。

一、抗疟疾病药

疟疾是经按蚊叮咬而感染疟原虫所引起的寄生虫传染病。临床以周期性寒战、发热、头痛、出汗和贫血、脾肿大为特征。不同的疟原虫分别引起间日疟、三日疟、恶性疟及卵圆疟。疟原虫的生活史可分为有性生殖和无性生殖两个阶段。前者在雌性按蚊体内进行，后者在人体内进行。

近年来，中、南美洲及南亚地区出现具有抗药性的疟原虫株，其中恶性疟原虫抗氯喹株的增多使问题更严重。疟原虫对氯喹、乙胺嘧啶比较容易产生抗药性。为防止抗药性现象的产生，临床提倡联合用药，即联用作用于不同作用点的抗疟药，使疟原虫的不同代谢环节同时受到药物的干扰。例如，联用乙胺嘧啶（或甲氧苄啶）和磺胺类（如磺胺多辛），前者抑制二氢叶酸还原酶，后者抑制二氢叶酸合成酶，两者合用，对疟原虫的叶酸代谢产生双重阻断作用，因而使其核酸合成受抑制，细胞核不能分裂繁殖。

抗疟药根据对疟原虫的作用环节及临床应用可分为以下三类：①主要用于控制疟疾症状的药物，如磷酸氯喹、青蒿素、青蒿琥酯等。②主要用于控制复发与传播的药物，如伯氨喹等。③主要用于预防疟疾的药物，如乙胺嘧啶等。

磷酸氯喹

Chloroquine Phosphate

【性状】白色结晶性粉末；无臭，味苦；遇光渐变色；水溶液显酸性反应。在水中易溶，在乙醇中几乎不溶。

【作用】本品干扰疟原虫裂殖体 DNA 复制、转录或阻碍其内吞作用，使虫体缺乏氨基酸而死亡，能有效地控制疟疾症状发作，主要对疟原虫的红内期起作用，对红外期无作用，恶性疟无红外期，故能被根治，不能阻止复发，但因作用较持久，故能使复发推迟。对配子体也无直接作用，故不能作病因预防。也不能阻断传播。对阿米巴原虫有杀灭作用。

【适应证】主要用于治疗疟疾急性发作，控制疟疾症状。可用于治疗肝阿米巴病、华支睾吸虫病、肺吸虫病、结缔组织病等。也可用于治疗光敏性疾患，如日晒红斑症。

【制剂及用法】磷酸氯喹片：白色片或糖衣片，除去糖衣后显白色。每片 0.075g；0.1g；0.25g。控制疟疾发作：首剂 1g，第 2、3 天各服 0.5g。疟疾症状抑制性预防：1 周服 1 次，1 次 0.5g。抗阿米巴肝脓肿：第 1～2 日，1 日 2～3 次，1 次服 0.5g，以后 1 日 0.5g，连用 2～3 周。治疗结缔组织病：对盘形红斑狼疮及类风湿性关节炎，开始剂量为 1 日 1～2 次，1 次 0.25g，经 2～3 周后，如症状得到控制，改为 1 日 2～3 次，1 次量不宜超过 0.25g，长期维持。塑料瓶包装，有效期 24 个月。

磷酸氯喹注射液：无色或几乎无色的澄明液体。每支 2mL：129mg；5mL：322mg。肌内注射，1 日 1 次，每次每千克体重 2～3mg；静脉滴注，临用前用 5% 葡萄糖注射液或 0.9% 氯化钠注射液稀释后缓慢滴注，每次每千克体重 2～3mg。玻璃安瓿包装，有效期 24 个月。

【用药注意】①本品可引起胎儿脑积水、四肢畸形、耳聋等，孕妇禁用。②肝肾功能不全、心脏病、多型红斑、牛皮癣及精神病患者慎用。③不宜肌注，尤其是儿童，易致心肌抑制，禁止静脉推注。④与伯氨喹合用时，部分患者可产生严重心血管系统不良反应。

【药物评价】①本品是控制疟疾症状的首选药，具有高效、作用持久的特点。②目前临床发现有相当一部分恶性疟原虫对本品产生了耐药性，使本品疗效降低，因此在很多情况下需改用其他抗疟药或联合用药。

【商品信息】1939 年由德国首先合成，我国 1959 年于上海生产。临床常用剂型为片剂、注射液。国内目前生产企业有昆明制药集团、昆明贝克诺顿制药、四川升和制药、金陵药业、四川大冢制药等。

【贮藏】遮光，密封保存。

青蒿琥酯
Artesunate

【性状】白色结晶性粉末；无臭，几乎无味。微溶于水，易溶于丙酮和三氯甲烷，溶于碳酸氢钠溶液中，形成水溶性钠盐。

【作用】本品对疟原虫无性体有较强的杀灭作用，奏效快，能迅速控制疟疾发作，但对恶性疟配子体无效。

【适应证】用于恶性疟、间日疟、脑型疟疾及各种危重疟疾的抢救。

【制剂及用法】青蒿琥酯片：白色片。每片 50mg；100mg。口服，1 次 50mg，1 日 1 次，首次加倍，连服 5 日。

注射用青蒿琥酯：白色结晶性粉末。每瓶 60mg（附 5% 碳酸氢钠 0.6mL）。静注，临用前用所附的5%碳酸氢钠注射液溶解后，加5%葡萄糖注射液或葡萄糖氯化钠注射液5.4mL，使每毫升溶液含青蒿琥酯10mg，缓慢静脉注射，每次60mg（或每千克体重1.2mg），7岁以下小儿每千克体重1.5mg。首次剂量注射后，4、24、48小时各重复注射1次，极度严重者，首剂量可加倍。

【用药注意】①本品有明显的胚胎毒性作用，孕妇应慎用。②本品溶解后应及时注射，如出现混浊不可使用。③极度严重患者，首次剂量可加倍。④静脉注射速度不宜太快，每分钟3~4mL。⑤疟疾控制后，宜再用其他抗疟药根治。

【药物评价】①本品具有速效、高效、低毒以及可多途径给药的特点，是治疗多重抗药性恶性疟的优良药物，也是重症疟疾的首选药之一。②本品对恶性疟配子体无效，只可控制症状，宜再用其他抗疟药根治。

【商品信息】①本品是我国医药工作者由青蒿素经结构改造所得的速效抗疟药，能制成水溶性制剂的青蒿素有效衍生物，青蒿琥酯是世界卫生组织（WHO）确定的基本药物，1987年由广西桂林制药厂投产。②本品主要制剂有青蒿琥酯片、粉针及青蒿琥酯阿莫地喹片等，目前国内主要生产企业为桂林南药、浙江华立南湖制药、安徽新和成皖南药业等。

【贮藏】遮光，密封保存。

二、驱肠虫药

蛔虫病、蛲虫病等是常见肠道寄生虫病。蛔虫病通常由于食用蔬菜或泥土上的寄生虫受精卵而感染，受染者腹部不适、食欲不振、恶心呕吐等；蛲虫病是因食用成熟的虫卵而传播的，大多数患者无症状，可能发生肛门或外阴瘙痒。凡能驱除或杀死肠道寄生虫的药物称为驱肠虫药，包括驱蛔虫药、驱蛲虫药、驱钩虫药、驱鞭虫药及驱绦虫药等。驱蛔虫药及广谱驱虫药有哌嗪、噻嘧啶、左旋咪唑、甲苯咪唑和阿苯达唑等。

阿苯达唑
Albendazole

【商品名】史克肠虫清。

【性状】白色或类白色粉末；无臭，无味。微溶于丙酮或三氯甲烷，不溶于乙醇，不溶于水，可溶于冰醋酸。

【作用】本品对线虫、血吸虫、绦虫均有较高活性，对蛔虫、钩虫、蛲虫感染的疗效显著；对鞭虫、粪类圆线虫、猪绦虫、牛绦虫也有较好疗效。对成虫、幼虫、虫卵均有杀灭作用，对虫卵发育具显著作用。

【适应证】适用于驱除蛔虫、蛲虫、鞭虫、钩虫等；也用于治疗囊虫病、包虫病、华支睾吸虫病及肺吸虫病等。

【制剂及用法】阿苯达唑片：类白色片、糖衣片或薄膜衣片，除去包衣显白色或类白色。每片0.1g；0.2g；0.4g。口服，驱蛔虫、蛲虫、鞭虫：1次顿服0.4g。驱钩虫：1次0.4g，10日后重复给药1次。治疗囊虫病：每日每千克体重15~20mg，分2次服，

10日为1个疗程，间隔15~20日再服1个疗程。铝塑包装，有效期48个月。

【用药注意】①2岁以下儿童及孕妇禁用。②急性病、蛋白尿、化脓性或湿性皮炎、癫痫等患者以及哺乳期妇女不宜应用。有严重肝、肾、心脏功能不全及活动性溃疡病患者慎用。③少数患者服药后可能在3~10日始出现驱虫效果。

【药物评价】①阿苯达唑片剂、胶囊、颗粒、咀嚼片可作为驱肠虫药类非处方药，用于蛔虫病、蛲虫病。②本品为高效广谱驱虫新药，系苯骈咪唑类药物中驱虫谱较广，杀虫作用最强的一种。药物在体内迅速代谢为亚砜和砜，抑制对葡萄糖的吸收，导致虫体糖原耗竭，同时抑制延胡索酸还原酶系统，阻碍三磷腺苷的产生，致使寄生虫无法生存和繁殖。

【商品信息】①本品由美国史克公司开发，最先用于兽类，后来应用于人类的蠕虫病，现已在100多个国家应用。②本品常用制剂有片、胶囊、颗粒、糖丸、口服乳剂等。我国在1981年开始生产，"肠虫清"由中美天津史克制药生产。③目前国内生产企业有中美天津史克制药、北京双鹤药业、四川大家制药、重庆科瑞制药、桂林南药等。④同类药品有甲苯咪唑片、咀嚼片及复方甲苯咪唑片等，主要生产企业有西安杨森制药（安乐士）、陕西汉王药业、桂林南药等。

【贮藏】密封保存。

哌嗪
Piperazine

【别名】驱蛔灵。

【性状】枸橼酸哌嗪为白色结晶性粉末或半透明结晶性颗粒，无臭，味酸，微有引湿性。在水中易溶，在甲醇中极微溶解，在乙醇、氯仿、苯、乙醚或石油醚中不溶。

磷酸哌嗪为白色鳞片状结晶或结晶性粉末；无臭，味微酸带涩。在沸水中溶解，在水中略溶，在乙醇、氯仿或乙醚中不溶。

【作用】本品具有麻痹蛔虫肌肉的作用，使蛔虫不能附着在宿主肠壁，随粪便排出体外。

【适应证】临床用于肠道蛔虫病、蛔虫所致的不全性肠梗阻和胆道蛔虫病绞痛的缓解期。此外亦可用于驱蛲虫。

【制剂及用法】枸橼酸哌嗪片：白色片。每片0.25g；0.5g。驱蛔虫，成人3~3.5g，睡前1次服，连服2日；小儿每千克体重100~160mg，1日量不得超过3g，连服2日。一般不必服泻药。驱蛲虫，成人1次1~1.2g，1日2~2.5g，连服7~10日；小儿每千克体重60mg，分2次服，1日总量不超过2g，连服7~10日。

枸橼酸哌嗪糖浆：澄清的浓厚液体；带调味剂的芳香气味。每100mL含本品16g。驱蛔虫，成人常用量1次19~22mL，睡前顿服，连服2日。小儿每千克体重1次0.6~1mL，1日量不超过19mL，睡前顿服，连服2日。

磷酸哌嗪片：白色片。每片0.2g；0.5g。驱蛔虫，1日2.5~3g，睡前1次服，连服2日；小儿每千克体重80~30mg，1日量不超过2.5g，连服2日。驱蛲虫，每次

0.8~1g,每日1.5~2g,连服7~10日;小儿每千克体重50mg,分2次服,1日量不超过2g,连服7~10日。

磷酸哌嗪宝塔糖:为小儿驱蛔药,每粒0.2g。小儿每岁1粒,1次服。必要时2周后重复治疗。

【用药注意】①枸橼酸哌嗪片、糖浆,磷酸哌嗪片,磷酸哌嗪宝塔糖可作为驱肠虫药类非处方药,用于蛔虫病。②本品毒性低,但用量大时亦可引起头晕、头痛、恶心、呕吐等,少数病例可出现荨麻疹、乏力、胃肠功能紊乱、共济失调等反应。③有肝、肾功能不良、神经系统疾患及癫痫史的患者禁用。

【药物评价】本品具有麻痹蛔虫肌肉的作用,其机理可能是哌嗪在虫体神经肌肉接头处发挥抗胆碱作用,阻断了神经冲动的传递,使蛔虫不能附着在宿主肠壁,随粪便排出体外。本品同时能抑制琥珀酸的合成,干扰虫体糖代谢,使肌肉收缩的能量供应受阻。蛔虫在麻痹前不表现兴奋作用,故使用本品较安全。

【商品信息】本品常用其磷酸盐或枸橼酸盐。常用制剂为片剂、糖浆剂,目前国内生产厂家有丽珠集团利民制药厂、朗致集团万荣药业、广东华南药业、重庆和平制药、哈药集团等。

【贮藏】遮光,密封保存。

双羟萘酸噻嘧啶
Pyrantel Pamoate

【别名】抗虫灵。

【性状】淡黄色粉末;无臭,无味。在乙醇中极微溶解,在水中几乎不溶。

【作用】对寄生虫的神经肌肉产生阻滞作用,能麻痹虫体使之止动,安全排出体外。

【适应证】用于驱蛔虫(虫卵阴转率80%~95%)、钩虫、蛲虫(虫卵阴转率达90%以上)或混合感染。

【制剂及用法】双羟萘酸噻嘧啶片:淡黄色片。每片0.3g。口服,1次1.2~1.5g,1日1次,睡前顿服。小儿每日每千克体重30mg,睡前顿服。

双羟萘酸噻嘧啶栓:每枚0.2g。直肠给药,1次1枚,1日1次,睡前使用,连续3~5天。使用时将塑料包装从下端缺口处撕开,取出栓剂,将栓剂下端轻轻塞入肛门,并按住肛门片刻以防栓剂滑出。

【用药注意】①服后有轻度恶心、眩晕、腹痛,偶有呕吐、腹泻、畏寒等,一般不需处理。②急性肝炎或肾炎、严重心脏病、发热患者应暂缓给药。孕妇、冠心病及有严重溃疡病史者慎用。

【药物评价】①双羟萘酸噻嘧啶片剂、颗粒、宝塔糖可作为驱肠虫药类非处方药,用于蛔虫病、蛲虫病,双羟萘酸噻嘧啶栓可作为驱肠虫药类非处方药,用于儿童蛲虫病。②本品为广谱高效驱肠虫药,通过抑制胆碱酯酶,对寄生虫的神经肌产生阻滞作用,能麻痹虫体使之安全排出体外,不致引起胆道梗阻或肠梗阻。③由于本品单剂量有效率较高，故适于群体治疗。

【商品信息】①常用剂型为片、栓、颗粒等。②目前国内生产企业有杭州赛诺菲民生健康药业、地奥集团成都药业、哈药集团制药四厂、广州白云山制药、北京康必得药业、江西赣南制药等。

【贮藏】遮光，密闭保存。

三、抗阿米巴病药及抗滴虫病药

阿米巴病系由溶组织阿米巴原虫所引起。阿米巴原虫在人体肠道寄生时有滋养体和包囊两种基本形式。包囊具有传染性。包囊被人吞食后，滋养体破囊而出，在肠腔里生活，溶化组织并穿入肠黏膜下组织内分裂繁殖，使肠壁发生溃疡，引起急性或慢性阿米巴痢疾。在遇到环境不适合时，滋养体就变为具有厚囊壁的包囊，随粪便排出体外，再传染新宿主。阿米巴滋养体有时随肠壁血流移到肝、肺、脑组织内停留繁殖，引起肠外阿米巴病如肝脓肿、肺脓肿及脑脓肿。

阴道滴虫病由阴道滴虫所引起。可通过浴池、游泳池、马桶、衣服及性交等方式传播。

临床常用抗阿米巴病药及抗滴虫药物主要是甲硝唑、依米丁、磷酸氯喹等。

甲硝唑
Metronidazole

【别名】灭滴灵。

【性状】白色至微黄色结晶或结晶性粉末；有微臭，味苦而略咸。在乙醇中略溶，在水和三氯甲烷中微溶，在乙醚中极微溶解。

【作用】本品有强大的杀灭滴虫作用；此外对肠道及组织内阿米巴原虫也有杀灭作用；本品有抗厌氧菌作用。

【适应证】临床用于急慢性阿米巴病和阴道滴虫病，还用于敏感厌氧菌引起的腹腔、消化道、女性生殖器、下呼吸道、皮肤软组织、骨和关节等部位感染，对败血症、心内膜炎、脑膜炎以及使用抗生素引起的结肠炎也有效，还可用于口腔厌氧菌感染。

【制剂及用法】甲硝唑片：白色或类白色片。每片 0.1g；0.2g；0.25g。治疗滴虫病：1 次 0.2g，1 日 3 次，7 日为 1 疗程。治疗阿米巴病：1 次 0.4~0.8g，1 日 3 次，5~7 日为 1 个疗程。治疗厌氧菌感染：1 次 0.2~0.4g，1 日 3 次。治疗胃及十二指肠溃疡：1 次 0.25g，1 日三餐饭间及夜间睡前服用，持续用药 1 个月。口服固体药用高密度聚乙烯瓶包装，有效期 24 个月。

甲硝唑注射液：无色至微黄色的澄明液体。每瓶 10mL：50mg；20mL：100mg；100mL：500mg；250mL：500mg；250mL：1.25g。成人常用量：厌氧菌感染，静脉给药首次按每千克体重 15mg（70kg 成人为 1g），维持量按每千克体重 7.5mg，每 6~8 小时静脉滴注 1 次。钠钙玻璃输液瓶包装，有效期 24 个月。

甲硝唑阴道泡腾片：白色或类白色片，表面有轻微的隐斑。每片 0.2g。植入阴道：

每晚 0.2～0.4g，7 日为 1 个疗程。铝塑包装，有效期 24 个月。

甲硝唑栓：乳白色至淡黄色脂溶性栓。每枚 0.5g；1g。植入阴道：每晚 0.2～0.5g，7 日为 1 个疗程。固体药用塑料复合硬片装，有效期 24 个月。

甲硝唑口腔粘贴片：白色或类白色片。每片 5mg。擦干黏膜后，黏附于口腔患处，1 次 1 片，1 日 3 次，饭后用，溶化后可咽下。铝塑包装，有效期 24 个月。

【用药注意】①甲硝唑凝胶、霜剂作为皮肤科用药类非处方药，用于炎症性丘疹、脓疱疮、酒糟鼻红斑的局部治疗；甲硝唑口腔粘贴片、口颊片、口含片为口腔科用药类非处方药，用于牙龈炎、牙周炎、冠牙周炎及口腔黏膜溃疡；甲硝唑洗液为皮肤科用药类非处方药；用于冲洗伤口或化脓疮口；甲硝唑阴道泡腾片为妇科外用药类非处方药，用于厌氧菌或滴虫性阴道炎。②哺乳期妇女及妊娠 3 个月以内的妇女、中枢神经疾病和血液病患者禁用。③出现运动失调及其他中枢神经症状时应停药。

【药物评价】本品为治疗阴道滴虫病的首选药物，优点为毒性低，疗效高，口服方便，适用范围广。

【商品信息】①本品用途广泛，使用方便，价格低廉，剂型多。目前广泛用于内科、外科、妇科、口腔科及手术等各科疾病的治疗，成为临床上重要的抗菌药品。②已被 WTO 和我国选定为治疗厌氧菌感染的基本药物。③本品主要制剂有栓、片、口腔贴片、阴道泡腾片、注射液及甲硝唑芬布芬胶囊、复方氯已定甲硝唑栓、复方枸橼酸铋钾甲硝唑胶囊等。④本品生产企业众多，目前国内生产企业有北京双吉制药、哈药集团、天津力生制药、华北制药集团、四川科伦药业、天方药业、贵州神奇制药等。

【贮藏】原料药、片剂遮光，密闭保存；阴道泡腾片遮光，密封，在阴凉干燥处保存；栓剂，遮光，密封，在 30℃以下保存。

健康生活提示

加强营养，增强体质，提高机体抵抗力。

注意个人卫生，保持皮肤清洁；加强饮食卫生，避免肠源性感染。

及时治疗皮肤破损、口腔溃疡、足癣、鼻窦炎等疾病，防止感染扩散。

合理使用抗生素，避免滥用。

目标检测

一、选择题

1. 某患者对青霉素类药过敏，已有 1 周出现咳嗽、喉痒等症状，经诊断为急性支气管炎，宜服用何种药物治疗（　　）
   A. 安必仙胶囊　　　　　　　　　　　　B. 西力欣片
   C. 希舒美胶囊　　　　　　　　　　　　D. 快克胶囊

2. 某患者经诊断出现 G⁺ 菌轻度感染，首选的口服药品是（   ）
   A. 青霉素　　　　　　B. 青霉素 V 钾　　　　C. 头孢噻吩
   D. 头孢克肟　　　　　E. 头孢拉定
3. 盐酸左氧氟沙星有哪些剂型（   ）
   A. 片剂　　　　　　　B. 胶囊剂　　　　　　C. 注射液
   D. 口服液　　　　　　E. 滴眼液
4. 不宜与牛奶同时服用的药品有（   ）
   A. 四环素　　　　　　B. 多西环素　　　　　C. 红霉素
   D. 阿莫西林　　　　　E. 阿奇霉素
5. 观察利福平胶囊内容物或者片剂等的颜色，下列说法正确的是（   ）
   A. 白色　　　　　　　B. 黄色　　　　　　　C. 暗红色
   D. 深黄色　　　　　　E. 黑色
6. 用口尝氯霉素片，味（   ）
   A. 极苦　　　　　　　B. 甜　　　　　　　　C. 咸
   D. 酸　　　　　　　　E. 辛
7. 服用下列药物期间饮酒可出现双硫仑样反应的有（   ）
   A. 头孢哌酮　　　　　B. 头孢曲松　　　　　C. 甲硝唑
   D. 阿莫西林　　　　　E. 阿奇霉素
8. 下列哪些药品遇光渐变化，宜遮光密封保存（   ）
   A. 左氧氟沙星片　　　B. 诺氟沙星胶囊　　　C. 利福平胶囊
   D. 阿莫西林胶囊　　　E. 阿奇霉素片
9. "大扶康"是下列哪个药品的商品名（   ）
   A. 硝酸咪康唑乳膏　　B. 氟康唑注射液　　　C. 伊曲康唑胶囊
   D. 阿莫西林胶囊　　　E. 阿奇霉素片
10. 下列哪个药品主要用于甲型或乙型流感预防（   ）
    A. 恩替卡韦片　　　　B. 齐多夫定胶囊　　　C. 阿昔洛韦软膏
    D. 阿莫西林胶囊　　　E. 磷酸奥司他韦胶囊
11. 青蒿琥酯的主要剂型有（   ）
    A. 片　　　　　　　　B. 粉针　　　　　　　C. 注射液
    D. 软膏　　　　　　　E. 栓剂

二、思考题

1. 青霉素类与大环内酯类合用是否合理，能否同时服用，为什么？
2. 感染疾病患者应如何从日常生活中进行自我调节？
3. 感染性疾病应采取什么样的治疗方案？
4. 利福霉素类用药期间出现舌、大便呈红色是否正常？
5. 感冒是否一定要加用抗生素？

第八单元 解热镇痛抗炎药

 学习目标

知识目标：掌握常见解热镇痛抗炎药的名称、性状、常用制剂及用法、用药注意；熟悉常见解热镇痛抗炎及抗痛风药品的特点；了解常见解热镇痛抗炎药品及抗痛风药品的商品信息。

重点掌握品种：阿司匹林、对乙酰氨基酚、布洛芬、萘普生、吲哚美辛、双氯芬酸钠、尼美舒利、萘丁美酮等；秋水仙碱、别嘌醇、丙磺舒等。

技能目标：对本类药品进行全面评价，能根据顾客需求推荐药品，指导解热镇痛抗炎药品的合理使用；能介绍新上市品种的特点，进行同类药品的比较；能按用途、剂型及分类管理要求陈列药品并对其进行正常养护。

炎症是机体对于各种炎性刺激引起组织损害而产生的一种基本病理过程，也是机体对感染的一种防御反应，主要表现为红、肿、热、痛等局部反应和发热等全身反应。其中发热和疼痛与前列腺素 PGE_2、缓激肽等致炎介质有关。

解热镇痛药通过抑制前列腺素合成所需要的环氧化酶（cyclooxygenase，COX），阻止致炎介质前列腺素（prostaglandin，PG）的生物合成，产生解热、镇痛作用，而且大多数还有抗炎、抗风湿作用的药物。这些具有抗炎、抗风湿作用的药物，由于在化学结构上与甾体类肾上腺皮质激素不同，故又称为非甾体抗炎药（nonsteroidal anti-inflammatory drugs，NSAIDs）。

近年来的研究证实环氧化酶（COX）具有两种亚型，即 COX-1 和 COX-2。COX-1 存在于正常组织，在保护胃肠黏膜细胞、维持血小板及肾脏正常功能方面发挥重要作用。COX-2 是一个诱导酶，主要出现在炎症组织，可以被白介素-1、内毒素、肿瘤坏死因子等诱导，使其活性增加，从而使炎症组织的前列腺素含量增加，导致炎症的产生。一旦 COX-1 被药物抑制，就会出现胃、肾和血小板功能的障碍，发生胃部不适、恶心、呕吐、胃溃疡、出血、水肿、电解质紊乱等不良反应。因此，一个较理想的解热镇痛药，应选择性地抑制 COX-2，可避免药物胃肠道副作用。COX-2 选择性抑制剂是目前非甾体抗炎药物研究的一个重要方向。

我国是解热镇痛药物的生产大国，已有悠久的历史，整个产业已经相当成熟，产能、规模、品种都在国际市场上处于领先地位。目前我国生产的对乙酰氨基酚、阿司匹林、布洛芬、安乃近、萘普生、双氯芬酸钠等已成为市场中的主流品种。

第一节 解热镇痛药及非甾体抗炎药

解热镇痛及非甾体抗炎药物为临床应用面最广、用量最大的医药品种之一，常作为非处方药及抗感冒的复方制剂应用于临床，发挥解热、镇痛、抗炎和抗风湿等作用。

1. 发热是由于病原体及其毒素或组织损伤、炎症、抗原抗体反应、恶性肿瘤等刺激机体，产生并释放内热原，从而刺激下丘脑体温调节中枢，使产热增加，散热减少，体温升高。发热为人体的一种防御性反应，当体温升高时，人体内的吞噬细胞活性增强，抗体的产生增多，有利于炎症的修复，并使大部分致病菌失去了最佳生长温度，有利于阻止进一步感染。另一方面，发热会使体力消耗，感觉不适，影响休息，甚至可引起惊厥等并发症。

2. 解热镇痛药可抑制环氧化酶的作用，减少 PG 的生物合成，使异常升高的体温调节点恢复至正常水平，通过出汗、增加散热等过程达到解热作用。本类药物能使发热者的体温下降达到正常水平，而对正常体温几无影响。解热镇痛药主要用于感冒或其他因素引起的发热的对症治疗，但年老体弱者在高热骤降时，有可能出汗过多引起虚脱，故使用时应掌握好用量。

3. 解热镇痛药有中等程度的镇痛作用，一般认为，主要是作用于外周，对慢性钝痛如牙痛、头痛、神经痛、肌肉痛、关节痛等均有较好的镇痛效果，而对创伤性剧痛和内脏平滑肌绞痛无效或疗效差。长期应用一般不产生耐受性和依赖性。

4. 除苯胺类药物外，绝大多数解热镇痛及非甾体抗炎药能缓解炎症反应，使炎症的红、肿、热、痛减轻，明显地控制风湿及类风湿的症状，但不能根除病因，阻止病程的发展或并发症的出现，仅有对症治疗作用。

5. 小剂量的阿司匹林通过抑制环氧化酶，使由环氧化酶催化产生的血栓素 A_2（TXA_2）生成减少，从而阻止血栓形成。临床作为预防血栓形成药。

本类药物常作为非处方药应用于临床，其中很多品种为乙类 OTC 品种。用于解热服用 3 日，或用于止痛服用 5 日仍不见症状缓解或消失，应向医生咨询。

按照化学结构及作用选择性的不同，临床常用的解热镇痛及非甾体抗炎药可分为以下几类：①水杨酸类，如阿司匹林等。②苯胺类，如对乙酰氨基酚等。③吡唑酮类，如保泰松、安乃近等。④芳基乙酸类，如双氯芬酸钠、吲哚美辛等。⑤芳基丙酸类，如布洛芬、萘普生、酮基布洛芬、芬布芬、洛索洛芬钠等。⑥昔康类，如吡罗昔康、美洛昔康等。⑦选择性环氧化酶-2 抑制剂，如塞来昔布、尼美舒利、萘丁美酮等。

阿司匹林
Aspirin

【商品名】拜阿司匹灵，巴米尔，介宁，伯基，益欣雪，太林。

【别名】乙酰水杨酸。

【性状】 白色结晶或结晶性粉末；无臭或微带醋酸臭，味微酸；遇湿气即缓缓水解。易溶于乙醇，溶于三氯甲烷或乙醚，微溶于水或无水乙醚。在氢氧化钠溶液或碳酸钠溶液中溶解，但同时分解。

【作用】 本品可以通过作用于下丘脑体温调节中枢，使外周血管扩张，皮肤血流增加，通过出汗、增加散热等过程达到解热作用。本品还具有明显的镇痛作用，对慢性疼痛效果较好，对锐痛或一过性刺痛无效。本品同时具有抑制血小板聚集，延长出血时间，防止血栓形成的作用。

【适应证】 用于普通感冒或流行性感冒引起的发热，也用于缓解轻至中度疼痛如头痛、关节痛、偏头痛、牙痛、肌肉痛、神经痛、痛经。也可用于心绞痛、心肌梗死、中风、脑卒中、血栓的预防或降低发病的风险。

【制剂及用法】 阿司匹林片：白色片。每片 0.3g；0.5g。口服，用于解热镇痛，1次 0.3~0.6g，1 日 3 次；抗风湿，1 次 0.6~1g，1 日 3~4 次。口服固体药用高密度聚乙烯瓶包装，有效期 24 个月。

阿司匹林肠溶片：除去包衣后显白色。每片 25mg；50mg；75mg；100mg；0.3g。口服，用于解热镇痛。对胃肠刺激性小，适用于长期服药者。整片吞服，成人 1 次 0.3g，若发热或疼痛持续不缓解，间隔 4~6 小时重复用药 1 次。24 小时内不超过 1.2g。口服，小剂量用于预防血栓形成。每次整片吞服，成人 1 次 25~50mg，间隔 4~6 小时重复用药 1 次。24 小时内不超过 0.2g。铝塑包装，有效期 36 个月。

阿司匹林咀嚼片：白色片，每片 0.5g。口服，咀嚼后咽下。成人，1 次 1 片；若持续发热或疼痛，可间隔 4~6 小时重复用药 1 次，24 小时不超过 4 次。

阿司匹林栓：乳白色或微黄色的栓剂。每枚 0.1g；0.15g；0.3g；0.45g；0.5g。直肠给药，1 次 1 粒，（塞入肛门内）如发热或疼痛持续不缓解，可 4~6 小时重复 1 次，24 小时不超过 4 枚。

阿司匹林维生素 C 泡腾片：白色片。每片含阿司匹林 400mg、维生素 C 240mg。口服，成人 1 次 1 片，若发热或疼痛不缓解可间隔 4~6 小时重复用药 1 次，24 小时不超过 4 片。儿童 2~3 岁 1 次 1/3 片，4~6 岁 1 次 1/2 片，6~10 岁 2/3 片，10 岁以上 1 次 1 片。可将本品溶于适量温开水中后服用。铝塑包装，有效期 36 个月。

【用药注意】 ①阿司匹林片剂、肠溶片、缓释片、泡腾片、胶囊剂、栓剂、散剂可作为解热镇痛类非处方药，用于普通感冒及流行性感冒引起的发热，也可用于缓解轻度至中度疼痛，如关节痛、神经痛、肌肉痛、头痛、痛经、牙痛。②胃与十二指肠溃疡患者慎用本品。③抗酸药如碳酸氢钠等可增加本品自尿中的排泄，使血药浓度下降，不宜同服。④小儿急性发热性疾病，尤其是流感及水痘患儿有引起瑞氏综合征的危险。

【药物评价】 ①本品口服后易吸收，在体内迅速分解为游离型水杨酸，并分布到全身组织，水杨酸是引起胃肠道反应的主要原因。②到目前为止，阿司匹林已应用百年，成为医药史上经典药物之一，至今它仍是世界上应用最广泛的解热、镇痛和抗炎药，也是作为比较和评价其他药物的标准制剂。

【商品信息】 ①本品为历史悠久的解热镇痛药，1899 年由德国拜尔（Bayer）公司首次生产。②我国是阿司匹林原料药的生产大国,目前原料药生产企业主要有山东新华制药、南京制药厂、河北敬业化工等。③阿司匹林的制剂开发比较完善,以口服制剂为主,主要制剂有片、泡腾片、肠溶片、缓释片、咀嚼片、胶囊、缓释胶囊、肠溶胶囊、栓及注射用精氨酸阿司匹林等,复方制剂有阿司匹林维生素C肠溶片、咀嚼片、泡腾片及阿司匹林双嘧达莫片等。目前生产企业有山东新华制药、阿斯利康制药、上海信谊药厂、永信药品工业(昆山)、石药集团、太极集团、天津力生制药等。进口产品主要是德国拜尔(Bayer)公司阿司匹林肠溶片、咀嚼片及阿司匹林维生素C泡腾片、阿司匹林双嘧达莫缓释胶囊等。④同类药品有贝诺酯片、胶囊、颗粒等,贝诺酯为对乙酰氨基酚与阿司匹林的酯化产物,目前国内生产企业有地奥集团成都药业、安徽安科恒益药业、太极集团等。

【贮藏】片剂、胶囊应密封,在干燥处保存;栓剂应密封,在阴凉干燥处保存。

对乙酰氨基酚
Paracetamol

【商品名】必理通,泰诺,泰诺林,百服咛,易尚。

【别名】扑热息痛。

【性状】白色结晶或结晶性粉末;无臭,味微苦。易溶于热水或乙醇中,溶于丙酮,略溶于水。

【作用】本品是苯胺类解热镇痛药,能有效地缓解疼痛和发热。主要通过对下丘脑体温调节中枢产生影响而发挥退热作用,通过升高痛阈而产生止痛作用,镇痛作用较弱,但作用缓和、持久。本品对血小板及凝血机制无影响,几乎没有抗炎抗风湿作用。

【适应证】用于普通感冒或流行性感冒引起的发热,也用于缓解轻至中度疼痛如头痛、关节痛、偏头痛、牙痛、肌肉痛、神经痛、痛经。

【制剂及用法】对乙酰氨基酚片:白色片。每片0.1g;0.3g;0.5g。口服,1次0.3g~0.6g,1日3次。铝塑包装,有效期36个月。

对乙酰氨基酚滴剂:有色的澄明液体。每瓶10mL:1g;15mL:1.5g;16mL:1.6g。适合儿童使用,滴入口中,或溶于约20倍体积的开水中摇匀后服用。药用塑料瓶包装,有效期36个月。

对乙酰氨基酚栓:乳白色至微黄色栓剂。每枚0.15g;0.3g;0.6g。直肠给药。1次0.3~0.6g,1日1~2次;3~12岁小儿1次0.15~0.3g,1日1次。有效期24个月。

对乙酰氨基酚注射液:无色或几乎无色略带黏稠的澄明液体。每支1mL:0.075g;1mL:0.15g;2mL:0.15g;2mL:0.25g。肌内注射,1次0.15~0.25g。玻璃安瓿包装,有效期24个月。

复方对乙酰氨基酚片(散利痛、散列通):白色片,每片含对乙酰氨基芬250mg,异丙安替比林150mg,咖啡因50mg。口服,成人1次1~2片,6岁以上儿童1次1/2片,24小时内可服3次。铝塑包装,有效期36个月。

【用药注意】①对乙酰氨基酚的片剂、咀嚼片、颗粒剂、胶囊剂、糖浆剂、口服溶液剂、滴剂可作为解热镇痛类非处方药。②本品不宜大量或长期服用，以免引起造血系统及肝肾损害。用药期间，不宜饮酒，乙醇中毒、肝病或病毒性肝炎、肾功能不全的患者慎用本品。

【药物评价】 ①本品解热作用确实、可靠，作用强度与阿司匹林相似，对阿司匹林过敏或不能适应阿司匹林的患者尤其适宜，但镇痛和抗炎作用较差，抗风湿作用更弱。②本品对胃肠道刺激小，对凝血机制无影响，正常剂量下对肝脏无损害，是较安全有效的解热镇痛药，适合儿童服用。③对乙酰氨基酚是目前国内应用最多的解热镇痛药，并常用其作为抗感冒药的主要成分。

【商品信息】 ①本品常用制剂有片、胶囊、滴剂、颗粒、咀嚼片、缓释片、分散片、泡腾片、注射液、栓剂、凝胶剂、干混悬剂、口腔崩解片、口服混悬液等。②目前国内生产企业有中美天津史克制药、上海强生制药、山东新华制药、中美上海施贵宝制药、成都第一药业、拜耳医药保健、西南药业、北京双鹤药业、上海信谊药厂等。

【贮藏】 遮光，密封保存。

布洛芬
Ibuprofen

【商品名】 芬必得，美林，安瑞克，欣荻芬。

【性状】 白色结晶性粉末；稍有特异臭味，几乎无味。易溶于乙醇、丙酮、三氯甲烷或乙醚中，易溶于氢氧化钠或碳酸钠溶液中，几乎不溶于水。

【作用】 本品为丙酸类非甾体抗炎药，也是有效的痛觉增敏物质——前列腺素合成的抑制剂，抑制前列腺素合成酶的活性；也抑制体内炎症刺激的活性物质白细胞和溶酶体的释放，使人体局部组织的痛觉冲动减少，痛觉受体的敏感降低，具有较强的抗炎、抗风湿及解热镇痛作用。

【适应证】 用于缓解轻至中度疼痛如头痛、关节痛、偏头痛、牙痛、肌肉痛、神经痛、痛经。也用于普通感冒或流行性感冒引起的发热。

【制剂及用法】 布洛芬片：糖衣片或薄膜衣片，除去包衣后显白色。每片 0.1g；0.2g；0.4g。成人口服，抗风湿，1次0.4g~0.6g，1日3~4次。轻或中等疼痛及痛经的止痛，1次0.2g~0.4g，每4~6小时1次。成人用量最大剂量一般为每天2.4g。小儿常用量，口服每次按体重5mg/kg~10mg/kg，1日3次。塑料瓶包装，有效期36个月。

布洛芬缓释胶囊：内容物为白色球形小丸。每粒0.3g；0.4g。口服，每日早、晚各1次，1次1~2粒。铝塑包装，有效期36个月。

布洛芬混悬滴剂：乳白色或着色的混悬液体，味香甜。每瓶20mL：0.8g；15mL：0.6g。止痛：口服，1次0.2~0.4g，1日3~4次。药用塑料瓶包装，有效期24个月。

【用药注意】 ①布洛芬片、缓释片、缓释胶囊、颗粒、口服溶液、栓剂可作为解热镇痛类非处方药。②对阿司匹林或其他非甾体抗炎药过敏者禁用本品，孕妇及哺乳期妇女禁用本品。③支气管哮喘、心肾功能不全、高血压、血友病和有消化道溃疡史者慎用本品。④本品与阿司匹林、皮质激素、促肾上腺皮质激素合用，可增加胃肠道溃疡或出血的危险。⑤本品可增加肝素及口服抗凝药的出血危险性。⑥服用本品期间不得饮酒或含有酒精的饮料。

【药物评价】布洛芬镇痛作用较强；抗炎作用与阿司匹林或保泰松相似而优于扑热息痛，适用于不能耐受阿司匹林或保泰松的患者；退热作用与阿司匹林相似但作用较之更持久。

【商品信息】①布洛芬为首先使用的苯丙酸类非甾体抗炎药，20世纪60年代由英国布茨（Boots）制药公司研究生产，于1969年用于临床。2009年6月，Cumberland公司的布洛芬注射液在美国获得FDA的上市许可，商品名为Caldolor，这是布洛芬的首个注射制剂。②本品常用制剂有片、分散片、缓释片、胶囊、缓释胶囊、口服溶液、混悬液、混悬滴剂、糖浆、凝胶、颗粒、栓剂、口腔崩解片、缓释混悬液等。③目前国内生产企业有中美天津史克制药、上海强生制药、山东新华制药、西南药业、哈药集团、四川中方制药、石药集团、上海信谊药厂、海南欣安生物制药等。

【贮藏】原料药、片剂、胶囊应密封保存；滴剂、口服溶剂应密封，在阴凉处保存。

吲哚美辛

Indometacin

【商品名】美达新，比诺，必艾得，万特力。

【别名】消炎痛。

【性状】类白色至微黄色结晶性粉末，几乎无臭，无味。在甲醇、乙醇、三氯甲烷或乙醚中略溶，在水中几乎不溶。

【作用】吲哚美辛是最强的前列腺素合成抑制剂之一，具有明显的解热、镇痛、抗炎作用。吲哚美辛可阻止炎症组织痛觉神经冲动的形成，抑制炎性反应，包括抑制白细胞的趋化性及溶酶体酶的释放等。还可以作用于下丘脑体温调节中枢，引起外周血管扩张及出汗，使散热增加。

【适应证】主要用于急慢性风湿性关节炎、痛风性关节炎等的治疗，能缓解疼痛和肿胀；还可用于软组织损伤和炎症的治疗；也可用于解热或治疗偏头痛、痛经、手术止痛、创伤后止痛等。

【制剂及用法】吲哚美辛肠溶片：肠溶包衣片，除去包衣后显白色。每片25mg。口服，成人常用量：抗风湿，初始剂量1次25～50mg，1日2～3次，1日最大量不超过150mg；镇痛，首剂1次25～50mg，继之25mg，1日3次，直到疼痛缓解；退热，1次6.25～12.5mg，1日不超过3次。塑料瓶包装，有效期36个月。

吲哚美辛缓释胶囊：内容物为白色小丸，每粒25mg。成人口服1次25～50mg（1～2粒），1日2次。铝塑包装，有效期24个月。

吲哚美辛搽剂：黄色微有黏性的澄明液体。每支20mL：200mg；50mL：500mg。涂敷患处。

吲哚美辛栓：脂肪性基质制成的白色至淡黄色栓。每枚25mg；50mg；100mg。外用，1次1~2枚，直肠塞入。

【用药注意】①吲哚美辛软膏剂、搽剂、乳膏剂、栓剂、贴膏剂可作为解热镇痛类非处方药。②对本品、阿司匹林或其他非甾体抗炎药过敏者，血管神经性水肿或支气管哮喘者，孕妇及哺乳期妇女禁用本品。③本品宜于饭后服用或与食物、制酸药同服。④本品与胰岛素或口服降糖药合用，可加强降糖效应，须调整降糖药物的剂量。

【药物评价】吲哚美辛以其较强抗炎、止痛和解热作用及价格低廉的特点，至今仍用于临床，但由于其胃肠道反应副作用较为严重，部分患者不能耐受，故不作为一般的解热镇痛长期用药，也不应用作抗风湿和类风湿性关节炎的首选药，作为非处方药仅限外用。

【商品信息】①吲哚美辛是由美国默克（Merck）公司最先研制的，1963年开始用于临床治疗类风湿性关节炎。②本品常用制剂有肠溶片、胶囊、栓剂、乳膏、贴片、搽剂等。目前国内生产企业有上海信谊药厂、丽珠医药集团、四川科伦药业、沈阳红旗制药厂、重庆科瑞制药、武汉乐欣药业等。进口产品主要是日本尼普洛外用药品株式会吲哚美辛巴布膏（必艾得）及Kowa Company的吲哚美辛贴片（万特力）。

【贮藏】原料药、片剂、胶囊应遮光，密封保存；栓剂应遮光，密封，在25℃下保存；搽剂应遮光，密塞，在阴凉处保存。

双氯芬酸钠
Diclofenac Sodium

【商品名】扶他林，奥尔芬，英太青，非言，诺福丁。

【别名】双氯灭痛。

【性状】白色或类白色结晶性粉末，有刺鼻感与引湿性。在乙醇中易溶，在水中略溶，在三氯甲烷中不溶。

【作用】双氯芬酸是一种苯乙酸类的非甾体镇痛消炎药，其作用机制为抑制环氧化酶的活性，从而阻断花生四烯酸转化为前列腺素。同时，它也能促进花生四烯酸与甘油三酯（三酰甘油）的结合，降低细胞内游离的花生四烯酸浓度，而间接地抑制白三烯的合成。

【适应证】缓解类风湿关节炎、骨关节炎、脊柱关节病、痛风性关节炎、风湿性关节炎等各种关节炎的关节肿痛症状；治疗非关节性的各种软组织风湿性疼痛，如肩痛、腱鞘炎、滑囊炎、肌痛及运动后损伤性疼痛等；急性的轻、中度疼痛如手术后、创伤后、劳损后、痛经、牙痛、头痛等；对成人和儿童的发热有解热作用。

【制剂及用法】双氯芬酸钠肠溶胶囊：内含白色或类白色微粒，每粒50mg。口服，成人1日1粒，1日2次。铝塑包装，有效期36个月。

双氯芬酸钠肠溶片：除去包衣后显白色或类白色。每片25mg；50mg。口服，成人100~150mg，分2~3次服用，整片吞服。铝塑包装，有效期36个月。

双氯芬酸钠凝胶：水溶性凝胶，每支 20g∶0.2g。外用，1 次 2～4g，涂敷患处，并轻加摩擦，1 日 3～4 次。铝管包装，有效期 24 个月。

【用药注意】①双氯芬酸钠凝（乳）胶剂、乳膏剂可作为解热镇痛类非处方药。②对本品过敏者禁用，对阿司匹林或其他非甾体消炎药过敏者禁用。③肝肾功能不全者、孕妇慎用本品。④双氯芬酸钠与其他非甾体消炎药合用可增加胃肠道副作用。⑤双氯芬酸钠与肝素、双香豆素等抗凝血药及血小板聚集抑制药同用有增加出血的危险。

【药物评价】①本品为苯乙酸类中具有代表性的消炎镇痛药，具有显著的抗风湿、消炎、止痛和解热作用，口服后在胃肠道吸收良好，吸收快而完全，若与食物同服则吸收率降低。②双氯芬酸是非甾体消炎药中作用较强的一种，它对前列腺素合成的抑制作用强于阿司匹林和吲哚美辛等。

【商品信息】①本品由诺华制药研制，1974 年在日本上市。②本品以口服为主，主要制剂有片、肠溶片、缓释片、胶囊、缓释胶囊、乳膏、凝胶、栓及气雾剂、注射液、滴眼液等。③目前国内生产企业有北京诺华制药、永信药品工业、天津赫素制药、中国药科大学制药、海南普利制药等。

【贮藏】遮光，密封保存。

萘普生
Naproxen

【商品名】适洛特，步生，澳普利，金康普力，高迪。

【性状】白色或类白色结晶性粉末；无臭或几乎无臭。在甲醇、乙醇或三氯甲烷中溶解，在乙醚中略溶，在水中几乎不溶。

【作用】本品为苯基丙酸衍生物，有抗炎、解热、镇痛作用。其主要作用机理是抑制前腺素合成酶，使前列腺素合成乃至释放减少从而阻断炎症介质发挥作用。本品对血小板的黏着和聚集反应也有一定的抑制作用，因而有可能诱发出血。

【适应证】主要用于治疗风湿性和类风湿性关节炎、胃关节炎、强直性脊柱炎、痛风、关节炎、腱鞘炎。亦可用于缓解肌肉骨骼扭伤、挫伤、损伤以及痛经等所致的疼痛。

【制剂及用法】萘普生片：白色或类白色片。每片 0.1g；0.125g；0.25g。口服，1 次 0.2～0.3g，1 日 2～3 次。铝塑包装，有效期 24 个月。

萘普生胶囊：内容物为白色或类白色颗粒或粉末。每粒 0.1g；0.125g；0.2g；0.25g。口服，成人 1 次 0.2～0.3g，1 日 2 次。

萘普生缓释片：白色或类白色片，每片 0.5g。口服，1 次 1 片，1 日 1 次，于晚间睡前半小时服用，整片服用，不能咀嚼。

萘普生栓：乳白色或微黄色栓。每枚 0.25g；0.3g；0.4g。直肠给药，1 次 0.25g，1 日 0.5g。

【用药注意】①对萘普生及阿司匹林过敏者禁用。②严重活动性消化道溃疡并出血者禁用本品。③哮喘、心功能不全、高血压、肾功能不全者慎用本品。④孕妇和哺乳期妇女慎用本品。⑤本品与双香豆素等口服抗凝血药合同时，可加强后者的抗凝血作用，引起胃肠出血。⑥本品与口服降血糖药合用时，可增加其疗效，有致低血糖危险。⑦与丙磺舒合用时，可增加本品的血药水平及明显延长本品的血药半衰期。

【药物评价】 萘普生为长效解热、消炎、镇痛药，其显著特点为毒性低，对胃肠道和神经系统的副作用较阿司匹林、吲哚美辛明显减少。萘普生口服后吸收迅速而完全，2~4小时血药浓度达峰值。与食物、含镁和铝物质同服吸收率降低，与碳酸氢钠同服吸收加快。在体内部分被代谢，以原形及代谢物形式自尿中排出，故在人体内无明显蓄积作用。

【商品信息】 ①萘普生是由美国Syntex公司开发的，1972年正式生产并在墨西哥出售。②本品常用制剂有片剂、分散片、缓释片、栓、胶囊、缓释胶囊、氯化钠注射液及萘普生钠伪麻黄碱缓释片等。③目前国内生产企业有江苏恩华药业、浙江经纬药业、地奥集团成都药业、杭州康恩贝制药、哈药集团制药六厂、上海信谊药厂等。

【贮藏】 原料药、片剂、胶囊应遮光，密闭贮存；栓剂应遮光，密闭，在30℃以下保存。

萘丁美酮
Nabumetone

【商品名】 瑞力芬，科芬汀，彤舒通，力道。

【性状】 白色或类白色结晶性粉末，无臭，无味。在丙酮、醋酸乙酯或苯中易溶，在乙醇中略溶，在水中不溶。

【作用】 本品为长效、非酸性非甾体消炎药。属前体药物，其活性代谢产物6-甲氧基-2-萘乙酸（6-MNA）为PG合成的强抑制剂，通过抑制前列腺素的合成而具有抗炎、镇痛和解热作用。6-MNA是其发挥抗炎、镇痛作用的主要成分，对COX-1和COX-2都有很强的抑制作用，特别是对COX-2的抑制作用比COX-1强3~5倍，因此也被认为是COX-2的倾向性抑制剂。萘丁美酮在吸收过程中对胃黏膜局部无明显的直接影响，同时对胃黏膜生理性环氧合酶的抑制作用较小，因此引起的胃肠黏膜糜烂和出血的发生率较低。

【适应证】 主要用于各种急、慢性关节炎，软组织风湿病，运动性软组织损伤、扭伤和挫伤，术后疼痛、牙痛和痛经等的治疗。

【制剂及用法】 萘丁美酮胶囊：内容物为白色粉末。每粒0.25g；0.5g。口服，1次1.0g，1日1次。1日最大量为2g，分2次服用。体重不足50kg的成人可以每日0.5g起始，逐渐上调至有效剂量。铝塑包装，有效期24个月。

萘丁美酮片：薄膜衣片，除去包衣后显白色。每片0.5g。口服，1次2片，1日1次，临睡前服。1日最大量为2g，分2次服。铝塑包装，有效期24个月。

【用药注意】 ①对本品及其他非甾体抗炎药过敏者禁用。②有活动性消化性溃疡病和有严重肝损害者禁用。③孕妇及哺乳期妇女禁用。④用餐中服用本品吸收率可增加，应在餐后或晚间服药。⑤在同时接受口服抗凝血剂、乙内酰脲类抗惊厥药或磺酰脲类降血糖药物的治疗时，应适当减少剂量。

【药物评价】萘丁美酮是一种非酸性、非离子性前体药物，在肝脏内被迅速代谢为6-甲氧基-2-萘乙酸（6-MNA）而起解热、镇痛、抗炎作用。萘丁美酮口服易吸收，食物和牛奶可增加本品的生物利用度，主要经肝脏代谢，其主要代谢产物有较高的蛋白结合率，大部分由尿液排出。目前，萘丁美酮是治疗骨关节疾病的一线药物，具有良好的胃肠道、肾脏和心血管安全性，长期应用耐受性好。

【商品信息】①萘丁美酮由英国 Beecham Group 公司开发，1985 年在英国首次上市。②本品以口服为主，主要制剂有胶囊、片、分散片、颗粒、干混悬剂等，目前国内主要生产厂家有中美天津史克制药、北大医药、江西昂泰药业、舒泰神（北京）生物制药、北京朗依制药、南通久和药业等。

【贮藏】遮光，密闭，阴凉处保存。

尼美舒利
Nimesulide

【商品名】怡美力，灵泰邦尼，扑达，先乐克，瑞普乐。

【性状】淡黄色结晶或结晶性粉末，无臭，无味。本品在丙酮或二甲基甲酰胺中易溶，在氯仿中溶解，在乙醇、甲醇中微溶，在水中几乎不溶。

【作用】本品属口服非甾体类抗炎药，可以高度选择性地抑制环氧化酶-2（COX-2）的活性，对抗组织炎症。也可以对抗过敏作用，抑制体内组胺的释放，强力抑制血小板的聚集和抑制蛋白酶的活性，从而减少对组织的浸润和水解。还可以通过抑制金属蛋白酶的合成而减少软骨基质的降解。

【适应证】作为非甾体抗炎药，仅在至少一种其他非甾体抗炎药治疗失败的情况下使用。适用于慢性关节炎症（包括类风湿性关节炎和骨关节炎等）、手术和急性创伤后的疼痛、耳鼻咽部炎症引起的疼痛、痛经、上呼吸道感染引起的发热症状等。

【制剂及用法】尼美舒利片：微黄色片或薄膜衣片，除去包衣后为微黄色。每片50mg；0.1g。口服，成人1次1/2片～1片，1日2次，餐后服用。铝塑包装，有效期24个月。

尼美舒利颗粒：淡黄色混悬颗粒。每袋1g：50mg；1g：0.1g。口服，1次0.05～0.1g，1日2次，餐后服用。最大单次剂量不超过100mg，疗程不能超过15天。铝箔袋包装，有效期24个月。

尼美舒利干混悬剂：淡黄色的颗粒状细粉，味甜。每袋0.5g：50mg；1g：0.1g。口服，成人1次0.05～0.1g（1～2袋），每日2次，餐后服用。按病情的轻重和患者的需要，可以增加到1次0.2g，日服2次。儿童常用剂量为每日5mg/kg，分2～3次服用。铝箔袋包装，有效期24个月。

【用药注意】①对本品过敏者禁用。②胃肠道出血或消化性溃疡活动期患者禁用。③严重肾功能不全患者禁用。④慎用于对阿司匹林或其他非甾体抗炎药过敏的患者和哺乳期妇女。⑤本品降低口服呋塞米的生物利用度及血药浓度。⑥本品干扰茶碱、降糖药及抗凝药的肝代谢。⑦禁用于 12 岁以下儿童；最大单次剂量不超过 100mg，疗程不能超过 15 天。

【药物评价】①尼美舒利是一种选择性环氧化酶-2 抑制剂，以磺基为功能基团，这一活性基团使其具有很强的抗炎、镇痛与解热作用。②尼美舒利口服吸收迅速且完全，生物利用度近 92%。③尼美舒利作为非甾体抗炎药的作用肯定，但其肝损害等不良反应值得高度关注。建议使用最小的有效剂量、最短的疗程，以减少药品不良反应的发生。

【商品信息】①尼美舒利是由瑞士 Helsinn 公司开发的，1985 年在意大利首次上市，国内首次注册时间为 1995 年。②本品主要制剂有片、分散片、胶囊、颗粒、干混悬剂等，目前主要生产厂家有广东隆信制药、广州白云山制药、牡丹江灵泰药业、太阳石（唐山）药业、江苏东瑞药业、海南康芝药业等。

【贮藏】遮光，密封，在干燥处贮存。

健康生活提示

坚持户外运动，增强体质，提高机体抵抗力。
注意个人卫生，保持室内空气新鲜，温湿度适宜。
合理饮食，多饮水，多食新鲜蔬果，补充维生素 C。
避免接触传染源。合理使用解热镇痛药。

第二节　抗痛风药

痛风是由体内嘌呤代谢紊乱所引起的一种疾病，主要表现为高尿酸血症，尿酸在关节、肾脏及结缔组织中析出结晶，可引起关节局部炎症及粒细胞浸润。临床上以反复发作的痛风性急性关节炎，合并痛风结石，血尿酸浓度增高，关节畸形及肾脏病变等为特征。痛风性关节炎是尿酸盐在关节软骨或滑膜处沉积，导致关节滑膜及周围组织的炎症反应。痛风发作时，（足母）趾、足背、足跟、踝、指、腕等小关节都有可能红肿剧痛，反复发作，关节畸形，形成痛风石。

到目前为止，痛风尚无根治的方法。治疗痛风的总体原则是通过合理的饮食控制和有效的药物治疗，减少尿酸合成，促进尿酸排泄，从而纠正高尿酸血症，使血尿酸浓度经常保持在正常范围内。

治疗痛风的药物主要有以下几类：

1. 镇痛消炎类药物，主要用于控制痛风性关节炎的急性发作症状，消除关节局部疼痛、肿胀及炎症，同时兼有退热、改善全身不适的作用。这类药物主要有秋水仙碱、吲哚美辛、布洛芬、肾上腺皮质激素（泼尼松、地塞米松等）等。

2. 抑制尿酸合成药物，如别嘌醇等。

3. 促进肾脏排泄尿酸的药物，如丙磺舒、苯溴马隆等。

秋水仙碱
Colchicine

【别名】秋水仙，秋水仙素。

【性状】类白色至淡黄色结晶性粉末；无臭；略有引湿性；遇光颜色逐渐变深。本品易溶于乙醇或三氯甲烷中，溶于水，微溶于乙醚。

【作用】秋水仙碱可以通过和中性粒细胞微管蛋白的亚单位结合而改变细胞膜功能，包括抑制中性白细胞的趋化、黏附和吞噬作用；也可以通过抑制磷脂酶 A_2，从而减少单核细胞和中性白细胞释放前列腺素和白三烯；还可以通过抑制局部细胞产生白介素-6 等，从而达到控制关节局部的疼痛、肿胀及炎症反应。秋水仙碱无降血尿酸作用。

【适应证】用于痛风性关节炎急性发作，预防复发性痛风性关节炎的急性发作等。

【制剂及用法】秋水仙碱片：白色片。每片 0.5mg；1mg。治疗急性痛风：口服，1 次 1~2 片，每 1~2 小时 1 次，直至关节症状缓解，或出现腹泻、呕吐等胃肠道反应时停用。达到治疗量一般为 3~5mg，24 小时内不宜超过 6mg，停服 72 小时后每日 1~3 片，分次服用，共 7 天。预防痛风急性发作：1 次 1~2 片，1 日 2 次，睡前服用。

【用药注意】①孕妇及哺乳期妇女禁用本品。②心、肝、肾功能不全者慎用本品。③本品局部刺激较大，静注时药液不得漏于血管外，否则可能引起局部组织坏死。④本品可导致可逆性的维生素 B_{12} 吸收不良。⑤本品可使中枢神经系统抑制药增效，拟交感神经药的反应性加强。

【药物评价】本品是由百合科秋水仙属植物秋水仙的球茎和种子中提取出的生物碱，口服后在胃肠道迅速吸收，蛋白结合率低。本品主要在肝脏代谢，经由胆汁和肾脏排出。秋水仙碱的毒性较大，且与剂量大小有明显相关性，以口服为主。由于不良反应较大，应尽量避免静脉注射和长期口服给药，禁止静脉和口服途径并用。

【商品信息】秋水仙碱是法国 Roussel Uclaf 公司开发的，1957 年 11 月在德国首次上市，国内首次注册时间为 1988 年。目前主要生产厂家有昆明制药集团、西双版纳版纳药业、北京嘉林药业等。

【贮藏】遮光，密封保存。

别嘌醇
Allopurinol

【别名】别嘌呤醇，痛风宁。

【性状】白色或类白色结晶性粉末；几乎无臭。易溶于氢氧化钠等碱性溶液中，极微溶于水和乙醇，不溶于乙醚和三氯甲烷。

【作用】别嘌醇及其代谢产物氧嘌呤醇可以抑制次黄嘌呤氧化酶的活性，阻止次黄嘌呤和黄嘌呤代谢为尿酸，从而使尿酸生成减少，使血和尿中的尿酸浓度降低，防止尿酸形成结晶沉积在骨、关节及肾脏组织内，也有助于痛风患者组织内结石的溶解，促使痛风结节的消散。本品可抑制肝药酶活性。

【适应证】主要用于痛风、痛风性肾病的治疗，也可用于非尿酸性结石（如草酸钙结石)。

【制剂及用法】别嘌醇片：白色片。每片0.1g。用于治疗痛风：口服，1次0.05g，1日2~3次，剂量渐增，2~3周后，增至1日0.2~0.4g，1日最大剂量不超过0.6g。维持量0.1~0.2g。用于肾脏和泌尿结石：口服，1次0.1~0.2g，1日1~4次，或1次0.3g，1日1次。用于继发性高尿酸血症：口服，1日0.1~0.2g，极量每日0.8g，于餐后服用，并需大量饮水，每日尿量应保持2L以上。

【用药注意】①对别嘌醇过敏者禁用。②孕妇及哺乳期妇女慎用。③肝肾功能不全者慎用。④口服用药期间，应大量饮水，并维持尿液呈中性或微碱性，以利于尿酸的排泄。

【药物评价】本品为抗尿酸代谢药。别嘌醇与体内的次黄嘌呤为同分异构体，口服后在胃肠道内吸收完全，在体内大部分在肝脏代谢为有活性的别黄嘌呤，代谢物从肾脏排出，小部分以原形药物随粪便排出。

【商品信息】目前国内生产企业有重庆科瑞制药、华润双鹤药业、广东彼迪药业、美吉斯制药（厦门）等。

【贮藏】遮光，密封贮存。

丙磺舒
Probenecid

【性状】白色结晶性粉末；无臭，味微苦。可溶于丙酮，略溶于乙醇、三氯甲烷，几乎不溶于水。

【作用】本品可以抑制肾小管对尿酸的再吸收，增加尿酸盐的排泄，从而降低血中尿酸盐的浓度，减少尿酸在关节的沉积。丙磺舒还可以竞争性地抑制弱有机酸（如青霉素、头孢菌素）在肾小管的分泌，故可以增加这些抗生素的血浓度和延长它们的作用时间。

【适应证】主要用于高尿酸血症伴痛风及痛风性关节炎，即慢性痛风的治疗。

【制剂及用法】丙磺舒片：白色片，每片0.25g。口服，成人1次0.25g，1日2~4次，一周后可增至1次0.5~1g，1日2次。增强青霉素类的作用：口服，成人1次0.5g，1日4次。

【用药注意】①对磺胺类药物过敏者禁用本品。②孕妇及哺乳期妇女忌用本品。③肾功能不全者慎用本品。④本品不宜与阿司匹林、依他尼酸、氢氯噻嗪、保泰松、吲哚美辛及降糖药等同服。

【药物评价】①本品口服吸收迅速而完全。②本品在肝内代谢为具排尿酸活性的羧化物及羟基化合物，均具有排尿酸活性。③因脂溶性大，易被再吸收，故排泄较慢。

【商品信息】国内主要生产企业有上海信谊药厂、金陵药业、葵花药业集团、石药集团、成都力思特制药、东药集团等。

【贮藏】遮光，密封保存。

目标检测

一、选择题

1. 某儿童患者出现头痛、发热等普通感冒症状，宜服用哪种药物治疗（   ）
   A. 扶他林   B. 芬必得   C. 怡美力   D. 百服咛
2. 在解热镇痛药中哪一个药品不良反应最大（   ）
   A. 巴米尔   B. 吲哚美辛   C. 尼美舒利   D. 安乃近
3. 对乙酰氨基酚有哪些剂型（   ）
   A. 片剂   B. 胶囊剂   C. 注射液   D. 口服液
4. 下列哪些是对乙酰氨基酚的复方制剂（   ）
   A. 泰诺片   B. 白加黑片   C. 银得菲片   D. 扑炎痛片
5. 扑热息痛是指下列哪种药物（   ）
   A. 阿司匹林   B. 安乃近   C. 氨基比林   D. 对乙酰氨基酚
6. 下列哪一个药不是OTC解热镇痛药（   ）
   A. 阿司匹林片   B. 萘普生片   C. 芬必得胶囊   D. 双氯芬酸片
7. 布洛芬片（薄膜衣）除去包衣后显（   ）
   A. 白色   B. 粉色   C. 黄色   D. 红色

二、思考题

1. 普通感冒是否一定采用解热镇痛药和抗病毒药合用，为什么？
2. 感冒患者可否一定要用药？如何从日常生活中进行自我调节？
3. 应用阿司匹林作为血栓预防，用药剂量如何？

第九单元　抗变态反应药

学习目标

知识目标：掌握常见抗变态反应药的名称、性状、常用制剂及用法、用药注意；熟悉常见抗变态反应药的特点；了解常见抗变态反应药的商品信息。

重点掌握品种：马来酸氯苯那敏、氯雷他定、盐酸西替利嗪、盐酸苯海拉明、盐酸异丙嗪、盐酸非索非那定等。

技能目标：能按用途、剂型及分类管理要求陈列药品并对其进行正常养护；对本类药品进行全面评价，能根据顾客需求推荐药品，指导抗变态反应药的合理使用；能介绍新上市品种的特点，进行同类药品的比较。

变态反应性疾病又称为过敏反应，它是机体受抗原性物质刺激后引起的组织损伤或生理功能紊乱，属于异常的或病理性的免疫反应。它可由多种物质引起，包括某些动物蛋白（如蛋、鱼、虾、蟹等）、细菌、病毒、动物皮毛、空气中的植物花粉及灰尘、异种血清（如破伤风抗毒素），以及油漆、染料、化学品、塑料、化学纤维和药物等，这些物质均称为过敏源。

用于防治变态反应性疾病的药物称为抗变态反应药，常称为抗过敏药。临床的抗变态反应药分为抗组胺药、过敏介质阻释剂、糖皮质激素、脱敏制剂、钙盐等。本单元主要讲述抗组胺药。

组胺是过敏反应物质之一，它广泛存在于全身的组织细胞（肥大细胞和嗜碱性细胞）中。由于抗原抗体反应或接触某些物质和物理刺激时，组胺从细胞中释放出来，与各种靶细胞中的特异受体 H_1、H_2、H_3 结合，产生一系列生理反应，即人们常说的过敏反应。主要表现为平滑肌收缩，毛细管血通透性增加，黏膜腺体分泌增多，常可见到皮肤红肿、瘙痒、斑块和喉部、支气管、胃肠痉挛等。

抗组胺药选择性地阻断组胺 H_1 受体，产生抗组胺作用。本类药物主要用于治疗过敏性鼻炎、过敏性结膜炎及过敏性皮肤病等。传统 H_1 受体阻断药有明显中枢镇静作用和抗胆碱作用，新型 H_1 受体阻断药大多具有较强的 H_1 受体阻断作用而无或仅有较弱的中枢镇静作用，其中某些药物作用较持久。本类药物虽为抗过敏药物，但有少数患者也可对其产生过敏反应。

临床常用抗组胺类抗过敏药物可以分为以下两类：

第一代抗组胺药物。传统的 H_1 受体拮抗剂，20 世纪 80 年代以前上市，如马来酸氯苯那敏、盐酸苯海拉明和盐酸异丙嗪、盐酸赛庚啶等药物，多数口服吸收完全，但具有较强的镇静、嗜睡等中枢抑制作用。

第二代抗组胺药物。非镇静性 H_1 受体拮抗剂，是一类长效、无明显的中枢镇静及抗胆碱作用，具有良好的抗组胺 H_1 受体机制的药物，主要品种有氯雷他定、盐酸西替利嗪、阿司咪唑、特非那定、盐酸非索非那定等。阿司咪唑、特非那定等曾经作为临床常用药物，但由于发现有较明显的心脏毒性而逐渐减少使用，氯雷他定、盐酸西替利嗪等逐渐成为我国市场的主流品种。盐酸左西替利嗪、盐酸非索非那定、地氯雷他定等新型药物与氯雷他定、盐酸西替利嗪作用相似，而安全性更大，副作用更少，已成为世界抗过敏药物市场销售量增长最快的药物。

马来酸氯苯那敏
Chlorphenamine Maleate

【别名】扑尔敏。

【性状】白色结晶性粉末；无臭，味苦。在水、乙醇或三氯甲烷中易溶，在乙醚中微溶。

【作用】本品为组胺 H_1 受体拮抗剂，能对抗过敏反应（组胺）所致的毛细血管扩张，降低毛细血管的通透性，缓解支气管平滑收缩所致的喘息。本品抗组胺作用较持久，同时也具有明显的中枢抑制作用，能增加麻醉药、镇痛药、催眠药和局麻药的作用。本品可拮抗胆碱 M 受体，产生抗胆碱作用。本品主要在肝脏代谢。

【适应证】主要用于过敏性鼻炎、过敏性湿疹、皮肤黏膜过敏、药物及食物过敏。可用于神经性皮炎、枯草炎、虫咬、瘙痒症。与解热镇痛药配伍用于治疗感冒。

【制剂及用法】马来酸氯苯那敏片：白色片。每片 1mg；4mg。口服，成人 1 次 4mg，1 日 3 次。小儿每日每千克体重 0.35mg，分 3～4 次。塑料瓶包装，有效期 36 个月。

马来酸氯苯那敏注射液：无色澄明的液体。每支 1mL：10mg；2mL：20mg。肌内注射，1 次 5～20mg。玻璃安瓿瓶包装，有效期 24 个月。

马来酸氯苯那敏滴丸：白色或类白色的丸。每丸 2mg；4mg。口服，成人 1 次 4mg，1 日 3 次。

【用药注意】①马来酸氯苯那敏片剂、糖浆剂、控释胶囊剂、滴丸为抗过敏甲类非处方药，用于荨麻疹、湿疹、皮炎、药疹、皮肤瘙痒症、神经性皮炎、虫咬症、日光性皮炎等皮肤过敏症；也可用于过敏性鼻炎、药物及食物过敏。②哺乳期妇女、青光眼、高血压、甲亢、前列腺肥大患者慎用。③服药期间，不得驾驶车、船或操纵机器及从事高空作业。

【药物评价】①抗组胺作用较强，用量小，副作用少。②与解热镇痛药组成复方制剂，用于控制感冒时的流涕、喷嚏、咳嗽等过敏症状。③其抗组胺作用超过异丙嗪和苯海拉明，对中枢抑制作用较弱。

【商品信息】①本品由司帕伯（Sperber）于1947年合成，美国先灵（Schering）公司生产，1949年首次上市。我国于1959年开始生产。②本品主要制剂有片、注射液、滴丸，目前国内生产企业有西南药业、北京中惠药业、安徽东盛制药、成都第一药业、徐州莱恩药业、浙江医药新昌制药、天津力生制药等。

【贮藏】原料药、片剂、注射液应遮光，密闭贮存；滴丸应遮光，密封，在凉处保存。

盐酸苯海拉明
Diphenhydramine Hydrochloride

【别名】可太敏，苯那君。

【性状】白色结晶性粉末；无臭，味苦，随后有麻痹感。在水中极易溶解，在乙醇或三氯甲烷中易溶，在丙酮中略溶，在乙醚或苯中极微溶解。

【作用】本品能对抗或减弱组胺对血管、胃肠和支气管平滑肌的作用，对中枢神经系统有较强的抑制作用。

【适应证】适用于皮肤黏膜的过敏性疾病，对支气管哮喘的效果较差，须与氨茶碱、麻黄碱等合用。此外，尚可用于乘船乘车引起的恶心呕吐。乳膏外用，治虫咬、神经性皮炎、瘙痒症等。

【制剂及用法】盐酸苯海拉明片：糖衣片或薄膜衣片，除去包衣后显白色。每片25mg。口服，1次25～50mg，1日50～150mg。饭后服。塑料瓶包装，有效期36个月。

盐酸苯海拉明注射液：无色澄明液体。每支1mL∶20mg。肌注，1次20mg，1日1～2次。玻璃安瓿装，有效期24个月。

【用药注意】①盐酸苯海拉明片剂、糖浆剂可作抗过敏类非处方药。②高空作业者、车辆驾驶人员及机械操作人员工作时间禁用。

【药物评价】①抗组胺作用弱于异丙嗪。对中枢神经系统有较强的抑制作用，也有镇吐和类似阿托品的作用。②常与解热镇痛药组成复方制剂，用于治疗感冒后的鼻塞、流涕、咳嗽等过敏症状。③因本品有刺激性，不宜皮下注射。

【商品信息】①本品为抗组胺药，于1944年由瑞沃斯（Rieveschi）首次合成，美国帕克（Parke Divis）公司生产，1946年首次在美国上市。②本品主要制剂有片、注射液、软胶囊，国内生产企业有北京太洋药业、西南药业、山东新华制药、北京双鹤药业、广州白云山星群（药业）等。

【贮藏】原料药、片剂应密封保存；注射液应遮光，密闭保存。

盐酸异丙嗪
Promethazine Hydrochloride

【别名】非那根。

【性状】白色或几乎白色粉末或颗粒；几乎无臭；味苦；在空气中日久变为蓝色。在水中极易溶解，在乙醇或三氯甲烷中易溶，在丙酮或乙醚中几乎不溶。

【作用】 本品为组胺 H_1 受体拮抗剂，可对抗组胺所致的毛细管扩张，降低血管的通透性，缓解支气管平滑肌收缩所致的喘息，作用较持久，一般可持续6～12小时。具明显的中枢安定作用；能增强麻醉药、催眠药、镇痛药和局部麻醉药的作用，降低体温，有镇吐作用。本品主要在肝脏代谢。

【适应证】 适用于各种过敏症（如哮喘、荨麻疹等）、孕期呕吐、乘舟等引起的眩晕等。

【制剂及用法】 盐酸异丙嗪片：糖衣片，除去糖衣后显白色至微黄色。每片12.5mg；25mg；50mg。口服，1次12.5～25mg，1日2～3次。塑料瓶包装，有效期24个月。

盐酸异丙嗪注射液：无色澄明液体。每支1mL：25mg；2mL：50mg。肌注，1次25～50mg。玻璃安瓿瓶包装，有效期24个月。

【用药注意】 ①盐酸异丙嗪片剂、糖浆可作为抗过敏与抗眩晕类非处方药。②避免与哌替啶、阿托品等多次合用。③不宜与氨茶碱混合注射。④高空作业者、驾驶员、机械操作人员工作时间内禁用。⑤肝功能减退者慎用。

【药物评价】 ①本品为噻嗪类抗组胺药，抗过敏作用比苯海拉明强而持久，亦可与氨茶碱等合用治疗哮喘，与盐酸氯丙嗪、盐酸哌替啶等配成冬眠注射液用于人工冬眠。②因有刺激作用，不宜皮下注射。

【商品信息】 ①本品由查潘替尔（Charpentier）于1945年首先合成，由美国威斯（Wyeth）公司生产，1951年首次上市。我国于1958年开始生产。②国内生产企业有上海信谊药厂、西南药业、北京双鹤药业、成都第一药业等，以片剂、注射剂为主。

【贮藏】 遮光，密封贮存。

氯雷他定
Loratadine

【商品名】 开瑞坦，恩理思，雷宁，百为坦，华畅，海王抒瑞，信敏汀。

【性状】 白色结晶性粉末，无臭无味。在甲醇、乙醇、丙酮中易溶，乙醚中溶解。在水中不溶。

【适应证】 用于缓解过敏性鼻炎有关的症状，如喷嚏、流涕及鼻痒、鼻塞以及眼部痒及烧灼感。亦适用于缓解慢性荨麻疹、瘙痒性皮肤病及其他过敏性皮肤病的症状及体征。

【制剂及用法】 氯雷他定片：白色片，每片10mg。口服。成人及12岁以上儿童：1日1次，1次1片（10mg）。2～12岁儿童：体重>30kg，1日1次，1次1片（10mg）；体重≤30kg，1日1次，1次半片（5mg）。铝塑包装，有效期36个月。

氯雷他定糖浆：无色至淡黄色澄清黏稠液体。每瓶50mL：50mg；60mL：60mg（1%）。成人及12岁以上儿童：1日1次，1次两茶匙（10mL）。2～12岁儿童：体重>30kg，1日1次，每次两茶匙（10 mL）；体重≤30kg，1日1次，1次1茶匙（5mL）。棕色玻璃瓶包装，有效期36个月。

【用药注意】①氯雷他定片为耳鼻喉科及皮肤科用药类非处方药。②同时服用酮康唑、大环内酯类抗生素、西咪替丁、茶碱等药物，会提高氯雷他定在血浆中的浓度，应慎用。③妊娠期及哺乳期女性应慎用本品，儿童必须在成人监护下使用。

【药物评价】①氯雷他定为高效、作用持久的抗组胺药，为选择性外周 H_1 受体拮抗剂。可缓解过敏反应引起的各种症状，中枢抑制作用弱。②常见不良反应有乏力、头痛、嗜睡、口干、胃肠道不适（恶心、胃炎）以及皮疹等，成人过量服用本品（40～180mg）后，会出现嗜睡、心动过速和头痛等症状。

【商品信息】①氯雷他定 1988 年由先灵葆雅公司在比利时上市，2000 年后成为世界上最畅销的抗组胺药。上海先灵葆雅制药 2003 年以商品名"开瑞坦"在国内上市，近年来，随着产品的国产化，价格逐年下降，已成为我国的主流品种。②本品主要制剂有片、胶囊、糖浆、颗粒、口腔崩解片、咀嚼片、泡腾片等。国内生产企业有上海先灵葆雅制药、北京双鹭药业、南京亿化药业、三门峡赛诺维制药、深圳海王药业、海南普利制药等。国内企业凭借价格优势，市场份额有望逐步扩大。③本品类似品地氯雷他定片、糖浆、胶囊、干混悬剂逐渐进入市场，国内主要生产企业有海南普利制药、深圳信立泰、常州方圆制药、深圳市海滨制药等。

【贮藏】遮光，密闭保存。

盐酸西替利嗪

Cetirizine Hydrochloride

【商品名】斯特林，仙特明，安迪西司，联双，适迪，立泯。

【性状】本品为白色或类白色结晶性粉末；具有引湿性。在水中易溶，在甲醇、乙醇中溶解，在氯仿中几乎不溶。

【适应证】治疗季节性鼻炎、常年性过敏性鼻炎以及非鼻部症状眼结膜炎、过敏引起的瘙痒和荨麻疹症状。

【制剂及用法】盐酸西替利嗪片：白色或类白色片，每片 10mg。口服，成人或 12 岁以上儿童，1 次 10mg，1 日 1 次。如出现不良反应，可改为早晚各 5mg。6～11 岁儿童，根据症状的严重程度不同，推荐起始剂量为 5mg 或 10mg，1 日 1 次。2～5 岁儿童，推荐起始剂量为 2.5mg，1 日 1 次；最大剂量可增至 5mg，1 日 1 次，或 2.5mg，每 12 小时 1 次。铝塑包装，有效期 24 个月。

盐酸西替利嗪滴剂：无色至微黄色的澄清液体，味甜略苦。每瓶 10mL：0.1g。口服，成人或 6 岁以上儿童，每次 1mL，1 日 1 次。口服塑料瓶包装，有效期 24 个月。

【用药注意】①肾功能损害者用量应减半，妊娠期及哺乳期妇女禁用。②酒后避免使用，司机、操作机器或高空作业人员慎用。③有头痛、头晕、嗜睡、激动、口干、肠胃不适等不良反应。

【药物评价】①本品为羟嗪的衍生物，可选择性组胺 H_1 受体拮抗剂，有一定抗胆碱作用。②本品不易通过血脑屏障，中枢抑制作用较小。③本品的吸收不受进食的影响。

【商品信息】①本品主要制剂有片、分散片、胶囊、糖浆、口服溶液、滴剂、口腔崩解片等，国内生产企业有深圳致君制药、江苏联环药业、鲁南贝特制药、扬子江药业、江苏联环药业、齐鲁制药、北大医药等。进口药品有印度 Reddy、澳美制药厂、瑞士 UCB 等。②同类药品有盐酸左西替利嗪，是西替利嗪的主要活性成分，剂量减半，疗效增强，安全性更好。主要制剂有盐酸左西替利嗪片、胶囊、分散片、口服溶液等，国内主要生产企业有浙江永宁药业、浙江海力生药业、重庆华邦制药、江苏东瑞制药等，进口产品主要是瑞士 UCB 制药的盐酸左西替利嗪片、口服滴剂（优泽）。

【贮藏】遮光，密封保存。

盐酸非索非那定
Fexofenadine Hydrochloride

【商品名】阿特拉，敏杰，毕馨，瑞菲。

【性状】白色或类白色结晶性粉末。在水中易溶，在甲醇、乙醇中溶解，在氯仿中几乎不溶。

【作用】本品为第二代 H_1 体拮抗剂，能选择性地阻断 H_1 受体，具有良好的抗组胺作用，但无抗 5-羟色胺、抗胆碱和抗肾上腺素作用。因此没有镇静作用及其他中枢神经系统作用，也不能通过血脑屏障。

【适应证】用于治疗季节性鼻炎、慢性特发性荨麻疹。适用于缓解成人和 6 岁及 6 岁以上儿童的季节性过敏性鼻炎症状（打喷嚏、流鼻涕、鼻喉部发痒及眼睛发痒、水肿、发红等）及慢性特发性荨麻疹的皮肤症状。

【制剂及用法】盐酸非索非那定片：薄膜衣片，除去包衣后显白色或类白色，每片 60mg。口服，用于季节性过敏性鼻炎。成人、12 岁及 12 岁以上儿童，推荐剂量为 60mg，1 日 2 次，或 180mg，1 日 1 次；肾功能不全的患者推荐起始剂量为 60mg，1 日 1 次。6~11 岁儿童，推荐剂量为 30mg，1 日 2 次；肾功能不全的儿童患者推荐起始剂量为 30mg，1 日 1 次。铝塑包装，有效期 24 个月。

【用药注意】①有眩晕、嗜睡和口干等不良反应。②不应与铝、镁制酸剂短时间内同时服用。③肝、肾功能不全者应减量或减半使用。④哺乳期妇女应慎重用，6 岁以下儿童患者不宜使用。

【药物评价】①本品为第二代 H_1 受体拮抗剂，是特非那丁的羧基化代谢物，它选择性地阻断 H_1 受体，具有良好的抗组胺作用。②本品不易通过血脑屏障，中枢抑制作用较小。③本品的吸收不受进食的影响。

【商品信息】①本品以口服为主，主要制剂有片、胶囊等。②国内生产企业有太极集团重庆涪陵制药厂、四川旭辉制药、浙江华海药业、江苏恒瑞医药、江苏天士力帝益药业、重庆科瑞制药、北京万生药业等。进口药品有印度兰伯西（Ranbaxy）盐酸非索非那定片（阿特拉）等。

【贮藏】密封，置阴凉干燥处保存。

目标检测

一、选择题

1. 扑尔敏是指下列哪个药物的常见异名（   ）
   A. 盐酸苯海拉明   B. 马来酸氯苯那敏
   C. 地西泮   D. 阿司匹林
2. 开瑞坦是下列哪个药物的常见商品名（   ）
   A. 氯雷他定   B. 特非那定
   C. 马来酸氯苯那敏   D. 盐酸左西替利嗪
3. 中枢抑制作用较小的第二代抗组胺药有（   ）
   A. 氯雷他定片   B. 盐酸苯海拉明片
   C. 马来酸氯苯那敏片   D. 盐酸左西替利嗪胶囊
4. 开瑞坦片用口尝，味（   ）
   A. 苦   B. 甜
   C. 无味   D. 酸

二、思考题

试述新一代抗过敏药与扑尔敏等传统抗过敏药的主要区别。

第十单元　呼吸系统用药

学习目标

知识目标：掌握呼吸系统常用药物的名称、性状、常用制剂及用法、用药注意；熟悉常见呼吸系统药品的特点；了解常见呼吸系统药品的商品信息。

重点掌握品种：镇咳祛痰药（氯化铵、羧甲司坦、盐酸溴己新、盐酸氨溴素；枸橼酸喷托维林、磷酸可待因、氢溴酸右美沙芬、磷酸苯丙哌林）；抗感冒药复方制剂（复方盐酸伪麻黄碱、氨酚伪麻那敏、酚麻美敏、氨麻苯美、酚咖、复方氨酚烷胺、复方氨酚葡锌、氨咖黄敏）；平喘药（盐酸麻黄碱、硫酸沙丁胺醇、氨茶碱、色甘酸钠、富马酸酮替芬、丙酸倍氯米松、布地奈德）。

技能目标：能按用途、剂型及分类管理要求陈列药品并对其进行正常养护；对本类药品进行全面评价，能根据顾客需求推荐药品，指导镇咳祛痰药、抗感冒药、支气管哮喘药的合理使用；能介绍新上市品种的特点，进行同类药品的比较。

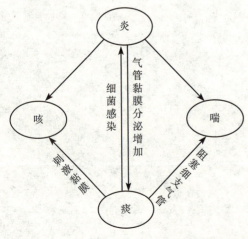

图10-1　呼吸系统疾病常见症状及其相互关系

近年来，由于日益严重的大气污染、吸烟、人口老龄化及其他因素，呼吸系统发病率有增无减。感冒、支气管炎、支气管哮喘等是呼吸系统的常见病、多发病。呼吸系统疾病的发病率占各种疾病之首，死亡率在我国也一直处于高位。

呼吸系统疾病主要病变在气管、支气管、肺部及胸腔，病变轻者多咳嗽、胸痛、呼吸受影响，重者呼吸困难、缺氧，甚至呼吸衰竭而致死。呼吸系统疾病常见症状是痰、咳和喘，这些症状往往同时存在并伴有炎症，具有一定的相互因果关系，如图10-1所示。临床上为了取得协同作用，常采用几种药品配伍应用或制成复方制剂。

近年来，我国呼吸系统疾病的年发病率在7%左右，全国每年有9000多万人患有各种呼吸系统疾病。在疾病构成上，季节性咳嗽、哮喘、慢性阻塞性肺病、流行性感冒和急性鼻咽炎等五大类常见病占整个呼吸系统疾病的80%以上。我国呼吸系统疾病发病率呈现出居高不下的态势，从而构成了庞大的呼吸系统类药物市场。呼吸系统用药可分为祛痰药、镇咳药、平喘药以及抗感冒药复方制剂。

第一节 祛痰药

祛痰药是一类能使痰液变稀或黏稠度下降，使痰易于咳出的药物。痰是呼吸道黏膜的分泌产物，可因炎症增加分泌并刺激呼吸道黏膜而引起咳嗽，黏痰如不能顺利排出将加重感染。痰液的排出，可减少对呼吸道的刺激，间接起到镇咳、平喘作用，也有利于控制继发感染。根据药物作用机制不同，祛痰药可分为痰液稀释药和黏痰溶解药。

一、痰液稀释药

本类药物口服后，因刺激胃黏膜，引起轻微的恶心，反射性地促进支气管腺体分泌增加，使痰液稀释，易于咳出。祛痰作用温和，对呼吸道急、慢性炎症较好，但稠厚的黏痰往往难以咳出。

常用药物有氯化铵、愈创木酚甘油醚、愈创木酚磺酸钾、桉叶油、远志、桔梗等。

氯化铵
Ammonium Chloride

【别名】砜砂。

【性状】无色结晶或白色结晶性粉末；无臭，味咸、凉；有引湿性。在水中易溶，在乙醇中微溶。

【作用】本品为痰液稀释药。口服刺激胃黏膜迷走神经末梢，引起轻度恶心，反射性引起支气管腺体分泌增加，使痰液稀释，易于咳出。本品可增加肾小管钠和水的排出而产生利尿作用。本品还可酸化体液和尿液。

【适应证】适用于痰黏稠不易咳出者。也用于泌尿系统感染需酸化尿液者。

【制剂及用法】氯化铵片：白色片，每片0.3g。成人口服祛痰，1次0.3~0.6g，1日3次。溶于水中，饭后服用。利尿，1次0.6~1.8g，1日3次。塑料瓶包装，有效期24个月。

【用药注意】①吞服片剂时，宜足量水溶解后服用，以减轻对消化道黏膜的刺激。②肝、肾功能不全及溃疡者慎用。③代谢性酸血症忌用。

【药物评价】①氯化铵为痰液稀释药，由于对黏膜的化学性刺激，反射性地增加痰量，使痰液易于排出，有利于不易咳出的黏痰的清除。本品被吸收后，氯离子进入血液和细胞外液使尿液酸化。②氯化铵口服可完全被吸收，在体内几乎全部转化降解，仅极少量随粪便排出。③氯化铵为祛痰药类非处方药，由于祛痰作用较弱，常与其他止咳祛痰药物配成复方制剂，以发挥其相互配伍作用，临床应用更为方便有效。

【商品信息】①本品以片剂为主。②目前国内生产企业有山东齐都药业、云南白药集团大理药业、广州白云山光华制药、北京双鹤药业、自贡鸿鹤制药、江西制药、上海信谊药厂等。

【贮藏】密封，在干燥处保存。

二、黏痰溶解药

黏痰溶解药可分解痰液中的黏性成分，如黏多糖和黏蛋白等，使痰液液化，黏滞性降低而易咯出。主要药物有羧甲司坦、盐酸溴己新、盐酸氨溴索、厄多司坦、美司钠、乙酰半胱氨酸等。

羧甲司坦
Carbocisteine

【性状】白色结晶性粉末；无臭。在热水中略溶，在水中极微溶解，在乙醇或丙酮中不溶，在酸或碱溶液中易溶。

【作用】主要在细胞水平影响支气管腺体的分泌，使低黏度的唾液黏蛋白分泌增加，而高黏度的岩藻黏蛋白产生减少，因而使痰液的黏滞性降低，易于咯出。

【适应证】用于慢性支气管炎、支气管哮喘等疾病引起的痰液黏稠、咯痰困难和痰阻气管等。亦可用于防治手术后咯痰困难和肺炎合并症。用于小儿非化脓性耳炎，有预防耳聋效果。

【制剂及用法】羧甲司坦片：白色片。每片0.1g；0.25g。口服，1次0.5g，1日1.5g。铝塑包装，有效期24个月。

羧甲司坦口服溶液：棕黄色至浅棕色的黏稠液体，味甜，气香。每支10mL：0.2g；10mL：0.5g。口服，1次0.5g，1日2～3次。玻璃瓶包装，有效期18个月。

【用药注意】①有消化道溃疡患者慎用。②本品与四环素合用时，能增强此类抗生素的抗菌疗效。

【药物评价】①本品适用于有白色黏痰的患者。②对胃黏膜的刺激性可引起胃部不适。

【商品信息】目前国内生产企业有广东白云山制药、广东众生药业、美吉斯制药（厦门）、天方药业等，以片、口服溶液、颗粒、含片、泡腾片为主。

【贮藏】原料药、片剂、颗粒应密封，置阴凉干燥处保存；口服溶液应遮光，密封，在凉处保存。

盐酸溴己新
Bromhexine Hydrochloride

【别名】必嗽平，必消痰。

【性状】白色或类白色结晶性粉末；无臭，无味。在乙醇或三氯甲烷中略溶，在水中微溶解。

【作用】本品能使痰液中的黏多糖纤维分化断裂，抑制腺体和杯状细胞合成酸性黏多糖,并能促进溶酶体释放,使黏多糖解聚,降低痰液黏度,易于咳出。本品还能通过促进黏膜的纤毛运动及恶心性刺激作用来产生祛痰作用。

【适应证】用于慢性支气管炎及其他呼吸道疾病伴有黏痰不易咳出者。

【制剂及用法】盐酸溴己新片:白色片,每片8mg。口服,1次8~16mg,1日3次。塑料瓶包装,有效期36个月。

盐酸溴己新注射液:无色澄明液体,每支2mL∶4mg。肌内注射或静脉注射,1次4mg,1日2~3次。静注时需用5%~10%葡萄糖注射液稀释。玻璃安瓿包装,有效期36个月。

【用药注意】①溃疡病及肝病患者慎用。②本品可增加阿莫西林、四环素疗效。

【药物评价】①本品适用于有白色黏痰的患者。②对胃黏膜的刺激性可引起胃部不适。

【商品信息】目前国内生产企业有华润双鹤药业、西南药业、上海信谊制药、山西普德药业等。国内以片剂、粉针、注射液为主。

【贮藏】密闭保存。

盐酸氨溴索
Ambroxol Hydrochloride

【商品名】沐舒坦,奥勃抒,乐舒凡,菲得欣,恩久平,贝莱。

【性状】白色至微黄色粉末;无臭,味苦。易溶于甲醇、乙醇、乙醚、乙酸乙酯,微溶于水。

【作用】本品为黏液溶解剂,能增加呼吸道黏膜浆液腺的分泌,减少黏液腺分泌,从而降低痰液黏度,促进肺表面活性物质的分泌,增加支气管纤毛运动,使痰液易于咳出。

【适应证】适用于痰液黏稠而不易咳出者。

【制剂及用法】盐酸氨溴索片:白色或类白色片,每片30mg。成人1次30mg,1日3次,餐后口服。长期服用,1次30mg,1日2次。铝塑包装,有效期60个月。

盐酸氨溴索缓释胶囊:白色或类白色的球形小丸,每粒75mg。口服,成人1次1粒,1日1次。铝塑包装,有效期36个月。

盐酸氨溴索口服溶液:无色至微黄色的澄清黏稠液体;或无色至微黄色的澄清液体(无糖型)。每瓶5mL∶15mg;10mL∶30mg;60mL∶180mg;100mL∶0.3g;100mL∶0.6g(无糖型)。口服,本品最好在进餐时间服用,成人及12岁以上的儿童,每次10mL,1日2次。棕色玻璃瓶包装,有效期24个月。

盐酸氨溴索注射液:无色澄明液体,每瓶2mL∶15mg。皮下注射,1次15mg,1日2~3次。静脉滴注,1次15~30mg,1日2次,用氯化钠注射液或5%葡萄糖注射液稀释后30分钟内缓慢滴注。玻璃安瓿包装,有效期60个月。

【用药注意】①对本品过敏者禁用,过敏体质者慎用。②孕妇及哺乳期妇女慎用。③应避免与中枢性镇咳药(如右美沙芬等)同时使用,以免稀化的痰液堵塞气道。

④本品为黏液调节剂,仅对咳嗽症状有一定作用,在使用时应注意咳嗽、咳痰的原因,如使用7日后未见好转,应及时就医。

【药物评价】①本品口服与注射皆可,持续作用时间长,耐受性好,已成为祛痰药的主要品种。②本品有轻度的胃肠道不良反应,主要为胃部灼热、消化不良,偶尔出现恶心、呕吐。

【商品信息】①本品主要制剂有片、分散片、咀嚼片、胶囊、缓释胶囊、糖浆、缓释胶囊、粉针、注射液、颗粒、糖浆、口服溶液、口腔崩解片等。②目前国内生产企业有上海勃林格殷格翰药业、石家庄四药、江苏恒瑞医药、常州四药、珠海经济特区生物化学制药厂等,进口企业有德国勃林格殷格翰药业(Boehringer Ingelheim)、澳美药厂、锐擘科技(中国台湾)等,以片、口服溶液、缓释胶囊为主。

【贮藏】遮光,密封保存。

第二节 镇咳药

咳嗽是呼吸系统疾病的一个主要症状,同时也是一种保护性反射。急慢性支气管炎、慢性阻塞性肺病、肺炎及肺脓肿、肺结核、肺癌、咳嗽性哮喘、心力衰竭等患者都会出现咳嗽的临床表现。咳嗽主要有剧烈干咳和伴有痰液的咳嗽。轻度的咳嗽有利于排痰,一般不需要用镇咳药。但严重的咳嗽,特别是剧烈无痰的干咳可影响休息与睡眠,还有可能使病情加重或引起其他并发症,对治疗不利。因此,在对因治疗的同时,须加用镇咳药。

目前常用的镇咳药,根据其作用机制的不同可分为两类:

(1)中枢性镇咳药,直接抑制延髓咳嗽中枢而发挥镇咳作用。例如,可待因、福尔可定、喷托维林、氯哌司汀、右美沙芬等,多用于无痰的干咳。

(2)外周性镇咳药,通过抑制咳嗽反射弧中的感受器、传入神经、传出神经或效应器中任何环节而发挥镇咳作用。例如,苯丙哌林、甘草流浸膏、苯佐那酯、二氧丙嗪等。

有些药物兼有中枢和外周镇咳作用,例如喷托维林、苯丙哌林等。

一、中枢性镇咳药

磷酸可待因
Codeine Phosphate

【商品名】联邦止咳露,奥亭,克斯林,珮夫人克露,欧博士。

【性状】白色细微的针状结晶性粉末;无臭;有风化性;水溶液显酸性反应。在水中易溶,在乙醇中微溶,在三氯甲烷或乙醚中极微溶解。

【作用】可待因对延脑咳嗽中枢有直接抑制作用,镇咳作用强而迅速,其镇咳强度约为吗啡的1/4;也具镇痛作用,镇痛强度为吗啡的1/12~1/7;其呼吸抑制作用、便秘、耐受性、依赖性等均弱于吗啡。

【适应证】用于各种原因引起的剧烈干咳，对胸膜炎干咳伴胸痛者尤其适用，如痰液量较多宜并用祛痰药；用于中度以上的疼痛；可用于局麻或全麻时镇静。

【制剂及用法】磷酸可待因片：白色片或包衣片。每片 15mg；30mg。口服，成人每次 15～30mg，1 日 30～90mg。极量，1 次 100mg，1 日 250mg。镇痛，儿童口服每次每千克体重 0.5～1.0mg，1 日 3 次；镇咳，为镇痛剂量的 1/3～1/2。铝塑包装，有效期 60 个月。

磷酸可待因注射液：无色的澄明液体。每支 1mL：15mg；1mL：30mg。皮下注射，成人每次 15～30mg，1 日 30～90mg。极量，1 次 100mg，1 日 250mg。

磷酸可待因糖浆：无色至淡黄色的浓厚液体，味先甜而后苦。0.5%，10mL：0.05g；100mL：0.5g。口服，成人每次 10～15mL，1 日 3 次，儿童用量酌减。

氨酚待因片（安度芬）：白色片。每片含对乙酰氨基酚 500mg、磷酸可待因 8.4mg；对乙酰氨基酚 300mg、磷酸可待因 15mg。用于手术后疼痛、牙痛、感冒引起的头痛、全身痛、软组织损伤痛、痛经等；也可用于风湿性疾病引起的关节痛、肌肉痛。口服，成人每次 1 片，1 日 3 次。

复方磷酸可待因口服溶液（联邦止咳露，克斯林）：绿褐色的澄清液体，味甜带咸。每 1mL 含磷酸可待因 1mg、盐酸麻黄碱 0.8mg、马来酸氯苯那敏 0.2mg、氯化铵 22mg。用于咽炎、急性上呼吸道感染、流行性感冒、过敏性鼻炎等。口服，成人 1 次 10～15mL（瓶盖为 10mL 量杯），1 日 3 次。塑料瓶包装，有效期 36 个月。

复方磷酸可待因溶液（奥亭，珮夫人克露）：绿褐色的澄明液体，味甜带咸。每 1mL 含磷酸可待因 0.9mg、盐酸麻黄碱 1.0mg、马来酸溴苯那敏 0.4mg、愈创木酚甘油醚 20mg。用于流感、上呼吸道感染、咽喉及支气管刺激所引起的咳嗽等。口服，成人每次 10mL，1 日 3～4 次。儿童 6～12 岁每次 5mL，1 日 3～4 次；2～5 岁每次 2.5mL，1 日 3～4 次。塑料瓶包装，有效期 36 个月。

复方磷酸可待因糖浆（欧博士）：淡黄色澄清的浓厚液体；带调味剂的芳香气味，味甜。每 1mL 含磷酸可待因 2mg、盐酸异丙嗪 11.25mg。用于感冒、流行性感冒等引起的咳嗽。口服，12 岁以上儿童及成年人每日服 3 次，1 次 5～10mL，24 小时不得超过 30mL；6～12 岁儿童每日服 3 次，1 次 2.5～5mL，24 小时不得超过 30mL；2～6 岁儿童每日服 3 次，1 次 1.25～2.5mL，24 小时不得超过 7.5mL。

【用药注意】①因为抑制咳嗽反射，使痰液不易咳出，多痰者禁用。②操作机械或驾驶时或从事危险岗位操作时需慎用。

【药物评价】①本品是强效镇咳药的一个标准药品，是临床最常用的镇咳药之一。②长期应用引起依赖性。常用量引起依赖性的倾向较其他吗啡类药为弱。典型的症状为鸡皮疙瘩、食欲减退、腹泻、牙痛、恶心呕吐、流涕、寒颤、打喷嚏、打呵欠、睡眠障碍、胃痉挛、多汗、衰弱无力、心率增速、情绪激动或原因不明的发热。③本品按麻醉药品管理。

【商品信息】①本品 1832 年从阿片中提取分离得到，现主要由吗啡半合成制取。②本品主要制剂有片剂、糖浆、注射液等。目前国内生产企业有青海制药厂、东北制药集团沈阳第一制药厂、宜昌人福药业、西南药业等。③其复方制剂有复方磷酸可待因片、口服溶液，主要生产企业有深圳致君制药、南昌立健药业、南京星银药业集团、上海长城药业、上海信谊等。进口产品有珮夫人卢森堡大药厂（克露）、万辉药业（克斯林）、澳美制药厂（联邦止咳露）、欧化药业（欧博士）等。

【贮藏】片剂应遮光，密封保存；注射液应遮光，密闭保存；糖浆剂应密封，置阴凉处保存。

枸橼酸喷托维林
Pentoxyverine Citrate

【别名】维静宁，咳必清。

【性状】白色或类白色的结晶性或颗粒性粉末；无臭，味苦。在水中易溶，在乙醇中溶解，在三氯甲烷中略溶，在乙醚中几乎不溶。

【作用】喷托维林的镇咳作用约为可待因的1/3，但无成瘾性。对咳嗽中枢具有直接抑制作用，并有轻度阿托品样作用和局部麻醉作用。可轻度抑制支气管内感受器及传入神经末梢，使痉挛的支气管平滑肌松弛，因此兼具末梢性镇咳作用。

【适应证】适用于具有无痰干咳症状的疾病，急性支气管炎、慢性支气管炎及各种原因引起的咳嗽。

【制剂及用法】枸橼酸喷托维林片：糖衣片，除去包衣后显白色，每片25mg。口服，每次25mg，每日3~4次。塑料瓶包装，有效期24个月。

枸橼酸喷托维林滴丸：白色滴丸，每丸25mg。口服，成人每次1丸，1日3~4次。

喷托维林氯化铵糖浆：红色或深棕色澄清的黏稠液体，有芳香气味，味甜带咸苦。10mL含枸橼酸喷托维林25mg，氯化铵300mg。口服，成人1次10mL，1日3~4次。小儿5岁以上1次2.5~5mL，1日2~3次。

【用药注意】青光眼、前列腺肥大者及心功能不全伴有肺瘀血的咳嗽患者慎用。多痰者禁用。

【药物评价】①本品属于氨基酯类非成瘾性镇咳药。镇咳效果低于可待因。长期使用不产生依赖性。②本品是我国镇咳药市场占有份额最高的药品之一。③常作为多种复方制剂的主要成分。

【商品信息】目前国内生产企业有哈药集团制药总厂、西南药业、丹东医创药业、天津美伦医药集团、地奥集团成都药业、广州白云山制药等，以片、糖浆、滴丸和复方制剂为主。

【贮藏】密封，在干燥处保存。

氢溴酸右美沙芬
Dextromethorphan Hydrobromide

【商品名】贝泰，倍克尔，可乐尔，迈生，德可思。

【性状】白色或类白色结晶或结晶性粉末；微有臭味，味苦。溶于水、乙醇，不溶于乙醚。

【作用】本品通过抑制延髓咳嗽中枢而发挥中枢性镇咳作用，是非依赖性类镇咳药的代表药。镇咳作用与可待因相似或较强，起效快。不具镇痛效应或催眠作用，治疗量对呼吸中枢无抑制作用，无依赖性和耐受性。

【适应证】用于干咳，包括上呼吸道感染（如感冒和咽炎）、支气管炎等引起的咳嗽。

【制剂及用法】氢溴酸右美沙芬片：白色片，每片10mg。口服，1次10～30mg，1日3～4次。

氢溴酸右美沙芬糖浆：澄清的黏稠液体。100mL：150mg。口服，成人1次15mL，1日3次；儿童1日1mg/kg，分3～4次服用。

【用药注意】①与单胺氧化酶抑制剂合用时，可致高烧、昏迷。②孕妇、哮喘、肝病及痰多患者慎用。青光眼患者、妊娠3个月内妇女及有精神病史者禁用。③常与抗组胺药合用。

【药物评价】本品1956年被美国食品药品监督管理局（FDA）列为非处方药，国内常用作复方感冒药制剂的主要成分。

【商品信息】①本品主要制剂有片、分散片、缓释片、咀嚼片、颗粒、口服溶液、滴鼻液、胶囊、糖浆及注射液等。②目前国内生产企业有先声药业、杭州赛诺菲民生健康药业、石药集团欧意药业、淄博万杰制药、武汉五景药业、上海新亚药业、珠海联邦制药等。

【贮藏】遮光，密闭保存。

二、外周性镇咳药

外周镇咳药通过抑制咳嗽反射弧中的某一环节而产生镇咳作用。也有口服后覆盖在咽部黏膜上，减弱对咽黏膜的刺激，促进唾液分泌和吞咽动作，从而缓解咳嗽。如苯丙哌林、复方甘草合剂等。

磷酸苯丙哌林
Benproperine Phosphate

【商品名】法思特。

【性状】白色或类白色粉末；微带特臭，味苦。在水中易溶，在乙醇、三氯甲烷或苯中略溶，在乙醚或丙酮中不溶。

【作用】非麻醉性镇咳药。苯丙哌林除抑制咳嗽中枢外，尚可抑制肺迷走神经反射，兼具有中枢和末梢性抑制作用。有支气管平滑肌解痉作用，无呼吸抑制作用。

【适应证】用于治疗急性支气管炎及多种原因如感染、吸烟、刺激物、过敏等引起的咳嗽。对刺激性干咳效果最好。

【制剂及用法】磷酸苯丙哌林片：白色片或糖衣片或薄膜衣片，除去包衣后显白色。每片20mg。口服，1次20～40mg，1日3次。玻璃瓶或塑料瓶包装，有效期24个月。

【用药注意】 ①服用时需整片吞服，勿嚼碎，以免引起口腔麻木。②孕妇慎用，对本品过敏者禁用。

【药物评价】 ①本品不抑制呼吸，不引起胆道及十二指肠痉挛或收缩，不引起便秘。②目前尚未见耐受性和成瘾性。一般认为镇咳疗效优于磷酸可待因，是现在使用较为广泛的镇咳药之一。

【商品信息】 目前国内生产企业有太阳石（唐山）药业、哈药集团制药六厂、江西杏林白马药业、西南药业、上海信谊药厂、石药集团等，以胶囊、片、分散片、缓释片、口服溶液等为主。

【贮藏】 遮光，密封保存。

健康生活提示

生活有规律，维持良好的心态。

寒冷季节，注意保暖，戒烟。

饮食调理，适当补充营养。

加强锻炼，预防感冒，做好环境保护。

第三节 抗感冒药复方制剂

感冒是一种由病毒引起的常见呼吸道疾病，分为普通感冒和流行性感冒。普通感冒主要由鼻病毒、冠状病毒、副流感病毒等感染引起，流行性感冒主要由流感病毒（甲、乙、丙三型）所引起。普通感冒的主要症状包括鼻部症状和全身症状，其中鼻部症状明显，如鼻塞、流鼻涕、打喷嚏、流眼泪等上呼吸道卡他症状；系统症状如周身不适、头痛和肌肉痛等相对较轻，成人一般不发热，儿童则常有轻度到中度发热。流行性感冒与普通感冒症状相比，潜伏期较短、发病急、全身酸痛、呼吸道卡他症状轻。

感冒主要通过直接接触传染，其次是因接触由打喷嚏或咳嗽产生的气溶胶而感染。感冒者以其呼吸道分泌物传播病毒，其途径是污染手或其他物件，再到达易感者之手，进而接种于鼻黏膜。

感冒常为良性和自限性，如1~2周后症状未缓解和消失，或者加剧，则表明鼻、耳、气管、支气管和肺部已受继发性细菌感染，则需选用抗感染药物进行治疗。

对感冒的治疗主要是解除鼻充血，减少鼻分泌物，减轻发热、头痛等症状。如果患者存在多种症状，特别是感冒初期，应用复方制剂比单方药物更为适宜。

抗感冒药复方制剂主要以解热镇痛药、抗过敏药、减轻鼻黏膜充血水肿药为主。

1. 解热镇痛药常选用对乙酰氨基酚、阿司匹林、布洛芬、双氯芬酸，由于感冒的主要症状之一是头痛、发热，选用这类药以对症治疗。

2. 抗过敏药及减轻鼻黏膜充血的药物。抗过敏药常选用氯苯那敏（扑尔敏）、苯海拉明、氯雷他定等；减轻鼻黏膜充血的药常选用伪麻黄碱。这两种类型药物合用可减缓感冒的呼吸道卡他症状。

3. 镇咳药和抗病毒药。镇咳药常选用右美沙芬和盐酸二氧丙嗪，它们有较好的镇咳作用，无成瘾性。抗病毒药多数处方选用金刚烷胺，它对甲型流感病毒有一定作用。

4. 中枢兴奋药，如咖啡因。咖啡因与解热镇痛药有协同作用，消除或减缓感冒的昏沉感，也能抵消抗过敏药所引起的嗜睡。

5. 具有清热解毒作用的中药如大青叶、人工牛黄、板蓝根、金银花、连翘、金盏银盘、穿心莲等。

6. 其他成分如葡萄糖酸锌、菠萝蛋白酶等。其中如葡萄糖酸锌能水解纤维蛋白及酶蛋白，口服后可改变局部循环，清除炎症及水肿。

抗感冒复方制剂大多是一些 OTC 药，因此在使用中尤其要注意。用药时不能重复用药，容易造成过量服用，加重不良反应。另外大多数药物加有抗过敏药，有嗜睡作用，不宜从事高空作业和驾驶车辆。

抗感冒药复方制剂主要有三种类型，即西药复方制剂、中西药组成的复方制剂、中药复方制剂。例如，复方盐酸伪麻黄碱是纯西药复方制剂，复方氨酚葡锌是中西药组成的复方制剂，感冒清热颗粒为纯中药的复方制剂。本节主要介绍市场上常用的西药复方制剂和中西药复方制剂。

复方盐酸伪麻黄碱

Compound Pseudoephedrine Hydrochloride

【商品名】新康泰克。

【主要成分】盐酸伪麻黄碱，马来酸氯苯那敏。

【作用】盐酸伪麻黄碱为拟肾上腺素药，具有收缩上呼吸道毛细血管，消除鼻咽部黏膜充血，减轻鼻塞症状的作用；马来酸氯苯那敏为抗组胺药，能进一步减轻感冒引起的鼻塞、流涕、打喷嚏等症状。

【适应证】本品可减轻由于普通感冒、流行性感冒引起的上呼吸道症状和鼻窦炎、枯草热所致的各种症状，特别适用于缓解上述疾病的早期临床症状，如鼻塞、流涕、打喷嚏等。

【制剂及用法】复方盐酸伪麻黄碱缓释胶囊：内容物为淡红色和黄色小丸。每粒含盐酸伪麻黄碱 90mg，马来酸氯苯那敏 4mg。口服，成人每 12 小时服 1 粒，24 小时内不应超过 2 粒。铝箔包装，有效期 24 个月。

复方盐酸伪麻黄碱缓释颗粒：每袋含盐酸伪麻黄碱 0.12g，马来酸氯苯那敏 6mg。口服，成人及 12 岁以上儿童每 12 小时服 1 袋，24 小时内不应超过 2 袋。铝箔包装，有效期 24 个月。

【用药注意】严重冠状动脉疾病、有精神病史者及严重高血压患者禁用。

【药物评价】本品对鼻塞、流涕为主的普通感冒有较好的疗效，使用较为广泛，主要用于感冒早期，只能缓解症状。

【商品信息】目前国内生产企业主要是中美天津史克制药、浙江金华康恩贝生物制药。

【贮藏】遮光，密封，阴凉干燥处保存。

氨酚伪麻那敏

Paracetamol, Pseudoephedrine Hydrochloride and Chlorphenamine Maleate

【商品名】海王银得菲，苏畅，康利诺，服克，感丹，彼诺。

【主要成分】对乙酰氨基酚，盐酸伪麻黄碱，马来酸氯苯那敏。

【作用】本品中对乙酰氨基酚能抑制前列腺素的合成，具有解热镇痛的作用；盐酸伪麻黄碱具有收缩上呼吸道毛细血管作用，可消除鼻咽部黏膜充血，减轻鼻塞症状；马来酸氯苯那敏系抗组胺药，具有较强抗组胺及镇静作用，能进一步减轻由感冒引起的鼻塞、流涕等症状。

【适应证】适用于缓解普通感冒及流行性感冒引起的发热、头痛、四肢酸痛、打喷嚏、流鼻涕、鼻塞、咽痛等症状。

【制剂及用法】氨酚伪麻那敏片：白色或类白色片。每片含对乙酰氨基酚 325mg，盐酸伪麻黄碱 30mg，马来酸氯苯那敏 2mg。口服，成人 1 次 1 片，1 日 3 次。铝塑包装，有效期 24 个月。

【用药注意】①对本品或其他同类抗感冒药过敏者禁用。②本品为对症治疗药，用于解热连续应用不得超过 3 天，用于止痛不得超过 5 天。③服用本品期间禁止饮酒或饮用含酒精的饮料，服药期间不得驾驶机、车、船，从事高空作业、机械作业及操作精密仪器。

【药物评价】本品特别适合于由感冒引起的发热头痛并伴有鼻塞、流涕等症状的患者，有心血管疾病的患者慎用。

【商品信息】目前国内生产企业有深圳海王药业、扬子江药业集团江苏制药、东北制药集团沈阳第一制药、雅柏药业（中国）、苏州统华药品、新疆华世丹药业、广东彼迪药业等，以片、口服溶液、颗粒为主。

【贮藏】遮光，在干燥处保存。

酚麻美敏（氨麻美敏）

Paracetamol, Pseudoepherine Hydrochloride, Dextromethorphan Hydrobromide and Chlorphenamine Maleate

【商品名】泰诺，苏复，恺诺，彤贝得，日理达，新帕尔克，日夜百服咛，蓓力德。

【主要成分】对乙酰氨基酚，盐酸伪麻黄碱，氢溴酸右美沙芬，马来酸氯苯那敏。

【作用】本品中对乙酰氨基酚能抑制前列腺素的合成而产生解热镇痛作用；盐酸伪麻黄碱可收缩鼻黏膜血管，减轻鼻塞症状；马来酸氯苯那敏为抗组胺药，能减轻流泪、打喷嚏、流涕等过敏症状；氢溴酸右美沙芬为中枢性镇咳药，能抑制咳嗽中枢，产生镇咳作用。

【适应证】用于感冒引起的发热、头痛、周身及四肢酸痛、打喷嚏、流涕、鼻塞、咳嗽、咽痛等症状。

【制剂及用法】酚麻美敏片：薄膜衣片，除去包衣后片芯显白色。每片含对乙酰氨基酚 325mg，盐酸伪麻黄碱 30mg，氢溴酸右美沙芬 15mg，马来酸氯苯那敏 2mg。口服，成人和 12 岁以上儿童，1 次 1～2 片，每 6 小时 1 次，24 小时内不超过 4 次。铝塑包装，有效期 60 个月。

酚麻美敏胶囊：内容物为类白色颗粒与粉末。本品每粒含对乙酰氨基酚 162.5mg，盐酸伪麻黄碱 15mg，氢溴酸右美沙芬 7.5mg，马来酸氯苯那敏 1.0mg。口服，成人及 12 岁以上儿童，1 次 2～4 粒，每 6 小时 1 次。铝塑包装，有效期 24 个月。

酚麻美敏混悬液：加着色剂的混悬液，具有芳香气，味甜。每毫升含对乙酰氨基酚 32mg，盐酸伪麻黄碱 3mg，氢溴酸右美沙芬 1mg，马来酸氯苯那敏 0.2mg。塑料瓶包装，有效期 36 个月。

【用药注意】①不宜与镇静药、催眠药同时服用。服药期间避免同时饮用酒精类饮料，驾驶员、高空作业及操纵机器者慎用。②伴有高血压、心脏病、糖尿病、甲状腺疾病、青光眼、前列腺肥大引起的排尿困难、呼吸困难、肺气肿、长期慢性咳嗽或咳嗽伴有黏痰及肝肾功能不全患者慎用。③持续用药不得超过 7 天。如服药后发热持续 3 天，咳嗽持续 7 天以上，咽痛持续 2 天以上，可能为严重疾病的症状，应停药并请医生诊治。④将本品放置于远离儿童的地方。

【药物评价】本品组方合理，药效迅速，全面缓解各种感冒症状，副作用小，是最常用的抗感冒药之一。

【商品信息】①目前国内酚麻美敏片、胶囊、颗粒、口服溶液、混悬液、咀嚼片的生产企业有上海强生制药、扬子江药业、上海信谊百路达药业、广州白云山制药、青岛正大海尔制药等。②氨麻美敏片、胶囊、口服溶液、干混悬剂的生产企业有深圳市中联制药、上海信谊、中美上海施贵宝制药、辽宁奥达制药、中美天津史克制药等。

【贮藏】遮光，密封保存。

氨麻苯美

Paracetamol, Pseudoephedrine Hydrochloride, Diphenhydramine Hydrochloride and Dextromethorphan Hydrobromide

【商品名】白加黑。

【主要成分】本品为复方制剂，其片剂组分为：日用片，对乙酰氨基酚（325mg）、盐酸伪麻黄碱（30mg）、氢溴酸右美沙芬（15mg）；夜用片，对乙酰氨基酚（325mg）、盐酸伪麻黄碱（30mg）、氢溴酸右美沙芬（15mg）、盐酸苯海拉明（25mg）。

【作用】本品为解热镇痛、镇咳及减轻鼻黏膜充血药。本复方中的对乙酰氨基酚具有解热镇痛作用；盐酸伪麻黄碱具有选择性收缩上呼吸道黏膜毛细血管作用，可减轻鼻咽部黏膜充血、缓解鼻塞症状；氢溴酸右美沙芬具有中枢性镇咳作用，但无成瘾性；盐酸苯海拉明有阻断组胺（H_1）受体作用，可对抗组胺引起的微血管扩张和毛细血管通透性增加，并具有较强的镇静作用。日用片服用后不会引起嗜睡；夜用片含适量的盐酸苯海拉明，可有助于患者睡眠。

【适应证】本品适用于治疗和减轻感冒引起的发热、头痛、周身四肢酸痛、喷嚏、流涕、鼻塞、咳嗽等症状。

【制剂及用法】氨麻苯美片：本品为薄膜衣片。日用片为浅色，夜用片为深色。口服，1次1~2片，1日3次（早、中各1~2片白片，夜晚1~2片黑片）。铝塑包装，有效期24个月。

【用药注意】①每天服用白片与黑片的总量不宜超过8片，每次服用间隔不宜小于6小时。②夜用片用药期间可能引起头晕、嗜睡，故服药期间不宜驾车或高空作业、操纵机器。③饮酒、服镇痛剂及镇静剂会加重嗜睡。避免同时服用降压药、抗抑郁药、单胺氧化酶抑制剂及饮酒。

【药物评价】本品采用日夜分开的给药方法，白天夜晚分别服用组方成分不同的制剂。白天服用的片剂，能迅速消除各种感冒症状，且无嗜睡副作用；夜晚（睡前）服用的片剂，抗过敏作用更强，且能使患者更好的休息。是目前国内医药市场上组方比较合理、疗效确切、毒副作用较小的治疗感冒药物。

【商品信息】①本品目前国内生产企业有拜耳医药保健有限公司启东分公司、北京红林制药等，以片剂为主。②同类药品有河北东风药业的氨麻美明分散片（新菲）：每片含对乙酰氨基酚325mg，盐酸伪麻黄碱30mg，盐酸苯海拉明25mg，氢溴酸右美沙芬15mg；石药集团欧意药业的美息伪麻软胶囊（益爽）：含对乙酰氨基酚325mg，盐酸伪麻黄碱30mg，氢溴酸右美沙芬15mg。

【贮藏】密封，置阴凉干燥处保存。

酚咖

Paracetamol and Caffeine

【商品名】加合百服宁，天瑞，利通。

【主要成分】对乙酰氨基酚，咖啡因。

【作用】本品含有的对乙酰氨基酚能抑制前列腺素的合成而产生解热镇痛作用；咖啡因为中枢兴奋药，由于它能够收缩脑血管，减轻其搏动的幅度，故与解热镇痛药配伍能增强镇痛效果。

【适应证】用于普通感冒或流行性感冒引起的发热。也用于缓解轻至中度疼痛，如头痛、偏头痛、牙痛、神经痛、肌肉痛、痛经及关节痛等。

【制剂及用法】酚咖片：薄膜衣片。每片含对乙酰氨基酚500mg，咖啡因65mg；对乙酰氨基酚250mg，咖啡因32.5mg。口服，成人1次1片，若症状不缓解，间隔4~6小时可重复用药1次，24小时内不超过4次。铝塑包装，有效期24个月。

【用药注意】①对本品或其他同类抗感冒药过敏者禁用。②本品为对症治疗药，用于解热连续应用不得超过3天，用于止痛不得超过5天。③服用本品期间禁止饮酒或饮用含有酒精的饮料。

【药物评价】特别适合胃溃疡的发热和疼痛患者，咖啡因的加入能进一步加强缓解头痛及其他各种痛症。

【商品信息】目前国内生产企业有中美上海施贵宝制药、中美天津史克制药、青岛正大海尔制药、东莞市亚洲制药、河北奥星集团药业等,以片剂为主。

【贮藏】遮光,在干燥处保存。

复方氨酚烷胺
Compound Paracetamol and Amantadinelydrochloide

【商品名】仁和可立克。

【主要成分】对乙酰氨基酚,盐酸金刚烷胺,人工牛黄,咖啡因,马来酸氯苯那敏。

【作用】对乙酰氨基酚有解热镇痛的作用;金刚烷胺可抑制病毒繁殖;咖啡因能增强对乙酰氨基酚的解热镇痛效果,并能减轻其他药物所致的嗜睡、头晕等中枢抑制作用;马来酸氯苯那敏为抗过敏药,能减轻流涕、鼻塞、打喷嚏等症状;人工牛黄具有解热、镇惊作用。上述诸药配伍制成复方,可增强解热、镇痛效果,解除或改善感冒所致的各种症状。

【适应证】用于缓解普通感冒或流行性感冒引起的发热、头痛、鼻塞、咽痛等症状,也可用于流行性感冒的预防和治疗。

【制剂及用法】复方氨酚烷胺胶囊:内容物为淡黄色小丸。每粒含对乙酰氨基酚250mg,盐酸金刚烷胺100mg,人工牛黄10mg,咖啡因15mg,马来酸氯苯那敏2mg。口服,治疗用,成人每次1粒,每日2次;预防用,如与感冒患者密切接触后,每日1粒,持续服用不超过10天。铝塑包装,有效期24个月。

复方氨酚烷胺颗粒:每袋含对乙酰氨基酚250mg,盐酸金刚烷胺100mg,人工牛黄10mg,咖啡因15mg,马来酸氯苯那敏2mg。口服,成人每次1~2袋,每日3次。

【用药注意】用药3~7天,症状不缓解,咨询医师或药师。对本品成分过敏者禁用。驾驶机、车、船及从事高空作业、机械作业者工作期间禁用。服用本品期间禁止饮酒。肝肾功能不全者、孕妇及哺乳期妇女慎用。

【药物评价】复方氨酚烷胺见效快,疗效持久,销售广泛,为感冒药市场的主要品种。

【商品信息】本品生产企业较多,目前国内生产企业有江西铜鼓仁和制药、浙江金华康恩贝生物制药、哈药集团、修正药业、重庆科瑞制药、北京双鹤药业、四川好医生药业等,以胶囊、片剂和颗粒剂为主。

【贮藏】密封,置凉暗干燥处。

复方氨酚葡锌
Compound Paracetamol and Zinc Gluconate

【商品名】康必得。

【主要成分】对乙酰氨基酚,葡萄糖酸锌,盐酸二氧丙嗪,板蓝根浸膏粉。

【作用】对乙酰氨基酚能抑制前列腺素合成,具有解热镇痛作用;盐酸二氧丙嗪具有镇咳祛痰、平喘、抗组胺作用；葡萄糖酸锌能增强吞噬细胞的吞噬能力；板蓝根浸膏粉有抗病毒作用。四者组成复方具有解热、镇痛、抗病毒和平喘作用。

【适应证】用于由普通感冒或流行性感冒引起的鼻塞、流涕、发热、头痛、咳嗽、多痰等的对症治疗。

【制剂及用法】复方氨酚葡锌片：薄膜衣片，除去包衣后显棕褐色。每片含对乙酰氨基酚100mg，葡萄糖酸锌75mg，盐酸二氧丙嗪1mg，板蓝根浸膏粉250mg。口服，成人每次2片，1日3次。铝塑包装，有效期24个月。

【用药注意】①本品不应与含有酒精的饮料、镇静药同服，驾驶机、车、船及从事高空作业、机械作业者工作期间慎用。②服用本品期间不能同时服用含有与本品成分相似的其他抗感冒药。③本品为对症治疗药，用于止痛不得超过5天，用于解热不得超过3天，用于咳嗽不得超过7天，症状未缓解，请咨询医师或药师。

【药物评价】本品为中西药结合的复方制剂，起效较快，毒副作用小。

【商品信息】目前国内生产企业有河北恒利集团制药、江苏圣朗药业、哈尔滨泰华药业等，以片剂为主。

【贮藏】遮光，密封保存。

氨咖黄敏

Paracetamol, Caffein, Atificial Cow-bezoar and Chlorphenamine Maleate

【商品名】安贝特。

【主要成分】对乙酰氨基酚，咖啡因，人工牛黄，马来酸氯苯那敏。

【作用】本品中对乙酰氨基酚能抑制前列腺素合成，有解热镇痛作用；咖啡因为中枢兴奋药，能增强对乙酰氨基酚的解热镇痛效果，并减轻其他药物所致的嗜睡、头晕等中枢抑制作用；马来酸氯苯那敏为抗组胺药，能减轻流涕、鼻塞、打喷嚏症状；人工牛黄具有解热镇惊作用。

【适应证】用于缓解普通感冒及流行性感冒引起的发热、头痛、鼻塞、咽痛等症状。

【制剂及用法】氨咖黄敏胶囊：内容物为着色混合颗粒。每粒含对乙酰氨基酚250mg，咖啡因15mg，马来酸氯苯那敏1mg，人工牛黄10mg。口服，成人每次1~2粒，1日3次。铝塑包装，有效期24个月。

氨咖黄敏片：淡黄色片。每片含对乙酰氨基酚250mg，咖啡因15mg，马来酸氯苯那敏1mg，人工牛黄10mg。口服，成人每次1~2片，1日3次。塑料瓶或铝塑包装，有效期24个月。

小儿氨咖黄敏颗粒：本品每袋含对乙酰氨基酚125mg，咖啡因7.5mg，马来酸氯苯那敏0.5mg，人工牛黄5mg。口服，1~5岁，1次半袋；6~9岁，1次1袋；10~14岁，1次1袋半，1日2次，温开水冲服。

【用药注意】对本品过敏者禁用。孕妇、哺乳期妇女禁用。活动性消化道溃疡患者禁用。

【药物评价】①本品具有对症下药、快速起效、缓解症状、缩短病程、疗效显著的特点,价格便宜,是治疗感冒的常用药品之一。②颗粒剂及口服溶液特别适合儿童用药。

【商品信息】本品生产企业众多,目前国内生产企业有华润三九药业、西南药业、广西济民制药厂、江西南昌济生制药、江西和盈药业等。以胶囊、片、颗粒剂、口服溶液为主。

【贮藏】密封,在阴凉干燥处保存。

处方分析

疾病诊断:普通感冒(成人)。

处　　方:氨麻苯美片(白加黑片)　　20片
　　　　　　sig:依照说明书使用
　　　　　抗病毒颗粒9g(1袋)　　　　10袋
　　　　　　sig:1袋　t.i.d　　冲服
　　　　　酚麻美敏片(泰诺片)　　　　10片
　　　　　　sig:1片　t.i.d　　po

处方分析:泰诺片和白加黑片均含扑热息痛、盐酸伪麻黄碱等药物,重复用药,为不合理处方。

药师建议:单用泰诺片和白加黑片即可。

健康生活提示

生活有规律,保持良好的心态。
饮食合理,保持充足的睡眠。
平时注意体育锻炼,增强体质。
勤洗手,注意室内通风。
多饮水,避免受凉。

第四节　平喘药

支气管哮喘(简称哮喘)是一种以气道炎症和气道高反应性为特征的疾病,是常见的慢性呼吸道疾病,如图10-2所示。气道高反应性可导致广泛多变的可逆性气流受限,并引起反复发作性的喘息、气急、胸闷或咳嗽等症状,常在夜间或清晨发作、加剧,多数患者可自行缓解或经治疗后缓解。近年来哮喘患病率在全球范围内有逐年增加的趋势。

平喘药是指能够缓解喘息症状或预防哮喘发作的药物。哮喘的喘息症状主要是由于气道口径的狭窄,其发病机制包括了气道壁的炎症、支气管平滑肌痉挛性收缩、支气管充血水肿与气道腺体分泌亢进等多个环节。治疗哮喘一方面要应用 β₂ 肾上腺素受体激动药、茶碱类、抗胆碱药物等来松弛气道平滑肌；另一方面应用糖皮质激素与其他抗炎药物来控制气道炎症以及应用抗过敏平喘药来预防哮喘的发作。

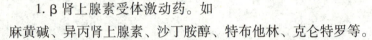

图 10-2　支气管哮喘临床症状及发病机理

临床常用的平喘药根据作用机制的不同可分以下几类：

1. β 肾上腺素受体激动药。如麻黄碱、异丙肾上腺素、沙丁胺醇、特布他林、克仑特罗等。
2. 磷酸二酯酶抑制剂。如氨茶碱、二羟丙茶碱等。
3. M 胆碱受体拮抗剂。如异丙托溴铵等。
4. 过敏介质阻释剂。如色甘酸钠、酮替芬、曲尼司特等。
5. 肾上腺皮质激素药。如倍氯米松、布地奈德等。

一、β 肾上腺素受体激动药

β 肾上腺素受体激动药通过松弛支气管平滑肌而缓解哮喘，是较为常用的平喘药。其作用机理是直接抑制支气管平滑肌痉挛而缓解哮喘。人体呼吸道中主要存在 β₂ 受体，当 β₂ 肾上腺素受体激动药兴奋受体时，呼吸道平滑肌松弛，抑制肥大细胞与中性粒细胞释放炎症介质与过敏介质，增强纤毛运动，促进气道分泌，降低血管通透性，减轻气道黏膜下水肿等，从而达到缓解哮喘的目的。

β 肾上腺素受体激动药可分为非选择性 β 受体激动药和选择性 β₂ 受体激动药两类。前者包括麻黄碱、异丙肾上腺素等；后者对呼吸道的选择性高，疗效好而不良反应少，是控制哮喘症状的首选药。

临床常用的选择性 β₂ 受体激动剂可分以下两类：

1. 短效 β₂ 受体激动剂。如沙丁胺醇、克仑特罗、特布他林、丙卡特罗等。本类药物主要用于支气管哮喘急性症状的控制，作为首选药物。
2. 长效 β₂ 受体激动剂。如沙美特罗、福莫特罗等。本类药物不适合急性症状的缓解，尤其适合与吸入型糖皮质激素类药物合用。

盐酸麻黄碱
Ephedrine Hydrochloride

【别名】麻黄素。

【性状】白色针状结晶或结晶性粉末；无臭，味苦。在水中易溶，在乙醇中溶解，在三氯甲烷或乙醚中不溶。

【作用】本品可直接兴奋肾上腺素 α 和 β 受体。能升高血压，增强心肌收缩力；松弛支气管平滑肌,也可使支气管黏膜血管收缩,减轻充血水肿,有利于改善小气道阻塞。本品尚有中枢兴奋效应。

【适应证】本品可用于慢性低血压症;缓解荨麻疹和血管神经性水肿等过敏反应;也可缓解支气管哮喘的发作;还可用于各种原因引起的鼻黏膜充血、肿胀引起的鼻塞及缓解荨麻疹和血管神经性水肿等变态反应的皮肤黏膜症状。

【制剂及用法】盐酸麻黄碱片:白色片。每片15mg;25mg;30mg。常用量为1次15~30mg,1日3次。极量为1次60mg,1日150mg。塑料瓶包装,有效期24个月。

盐酸麻黄碱糖浆:淡黄色的浓厚液体,味甜,每瓶500mL。常用量口服,1次3~7mL,1日12~21 mL;极量口服,1次15mL,1日38 mL。塑料瓶包装,有效期24个月。

盐酸麻黄碱注射液:无色澄明液体。每支1mL:30mg。皮下或肌内注射,常用量为1次15~30mg,1日45~60mg。极量为1次60mg,1日150mg。玻璃安瓿包装,有效期36个月。

【用药注意】①与α受体阻滞药如酚妥拉明、哌唑嗪、妥拉唑林以及酚噻嗪类药合用时,可对抗本品的升压作用。②高血压、甲状腺功能亢进及前列腺肥大患者禁用。③三环类抑郁药可增强其作用,拟肾上腺素药与本品有相加作用。

【商品信息】①麻黄为麻黄科植物草麻黄的干燥草质茎,为我国特产并闻名世界的一种常用中药,其主要成分是生物碱,主要为左旋麻黄碱及右旋伪麻黄碱等,均以盐酸盐的形式存在于植物体中。目前本品除了从植物中提取外,已能人工合成,其右旋体售价高于左旋体。②在美国市场上右旋体麻黄碱和扑热息痛或布洛芬组成的复方制剂非常多,并已被美国药典收载。国产天然提取的麻黄碱,在国际医药贸易市场有较强的竞争潜力。鉴于麻黄碱是制造甲基苯丙胺的前体物质,我国现对本品实行特殊监督管理。管制品种有:麻黄素及其盐酸类包括盐酸麻黄素、盐酸伪麻黄素、消旋盐酸麻黄素、硫酸麻黄素、硫酸伪麻黄素、草酸麻黄素;麻黄提取物包括麻黄浸膏、麻黄浸膏粉;麻黄素单方制剂包括盐酸麻黄素片、盐酸麻黄素注射液。③目前国内生产企业有山东新华制药、西南药业、华润双鹤药业、江西珍视明药业等,以片、注射剂、糖浆剂、滴鼻液为主。

【贮藏】遮光,密封保存。

硫酸沙丁胺醇
Salbutamol Sulfate

【商品名】万托林,赛比舒,爱纳灵,沙博特,律克,康尔贝宁,仁舒。

【性状】白色或类白色的粉末;无臭,味微苦。在水中易溶,在乙醇中极微溶解,在三氯甲烷或乙醚中几乎不溶。

【作用】本品为选择性β_2受体激动剂,能选择性激动支气管平滑肌的β_2受体,有较强的支气管扩张作用。其作用与抑制肥大细胞等致敏细胞释放过敏介质作用有关。

【适应证】适用于支气管哮喘、喘息型支气管炎和肺气肿患者的支气管痉挛。急性发作多用气雾剂,预防发作则可口服。

【制剂及用法】硫酸沙丁胺醇片:白色片。每片0.6mg;2.4mg。口服,1次1~2

片，1日3次。塑料瓶包装，有效期24个月。

硫酸沙丁胺醇缓释片：白色或类白色片，每片8mg。口服，1次1片，每12小时1次。整片吞服，不可嚼碎。

硫酸沙丁胺醇注射液：无色澄明液体。每支2mL：0.48mg。静脉注射，每次0.48mg。加入20mL 5%的葡萄糖注射液中使用。静脉滴注，每次0.48mg。加入100mL的5%葡萄糖注射液缓慢滴入。肌内注射，每次0.48mg。

硫酸沙丁胺醇气雾剂：白色至类白色混悬液。每瓶含硫酸沙丁胺醇28mg。喷雾吸入，1次0.1~0.2mg（即喷1~2下），1日1~3次。24小时不宜超过8次。铝罐包装，有效期24个月。

【用药注意】长期使用可形成耐受性，不仅疗效降低，具有加重哮喘的危险。不宜与普萘洛尔等β受体阻滞剂联用。心血管功能不全、高血压、甲状腺功能亢进患者及孕妇慎用。

【药物评价】①本品是一个经典的、选择性作用于受体的支气管扩张药。作用时间较长，并能够口服，是目前国内外临床最常用的平喘药之一。②本品多种给药途径均能产生确切疗效，其中口服或吸入给药作用较异丙肾上腺素强而持久；不良反应率低，特别是心脏不良反应少见；安全范围较异丙肾上腺素和氨茶碱大。

【商品信息】目前生产企业有上海信谊、广州白云山光华制药、雅柏药业（中国）、上海爱的发制药、重庆科瑞制药、常州四药等，以片剂、胶囊、缓释片等为主。进口产品主要是葛兰素史克（Glaxo Smith Kline）公司生产的硫酸沙丁胺醇气雾剂（万托林）。

【贮藏】片剂、胶囊应遮光，密封保存；缓释片应遮光，密封，在阴凉干燥处保存；注射液应遮光，密闭保存。

二、磷酸二酯酶抑制剂

氨茶碱

Aminophyline

【性状】白色或微黄色的颗粒或粉末，易结块；微有氨臭，味苦；在空气中吸收二氧化碳，并分解成茶碱；水溶液显碱性反应。在水中溶解，在乙醇中微溶，在乙醚中几乎不溶。

【作用】本品为茶碱的水溶性衍生物，茶碱能抑制磷酸二酯酶活性，使cAMP水平增高。对支气管平滑肌有直接松弛作用，当支气管平滑肌处于痉挛状态时作用更明显；本品还能间接抑制组胺等过敏介质的释放，对支气管黏膜的充血水肿也有缓解作用。

【适应证】适用于支气管哮喘、哮喘持续状态以及慢性阻塞性肺部疾病；对心脏有刺激作用，能增加充血性心力衰竭患者的心排出量；有利尿作用，可用于治疗心源性和肾性水肿。

【制剂及用法】氨茶碱片：白色至微黄色片。每片20mg；30mg；0.1g；0.2g。口服，1次0.1~0.2g，1日3次；极量1次0.5g，1日1g。固体药用瓶包装，有效期30个月。

氨茶碱注射液：无色至微黄色的澄明液体。每支 2mL：0.125g；2mL：0.25g；2mL：0.5g；10mL：0.25g。静脉注射，1 次 0.25～0.5g，每日 0.5～1g，每 25～100mg 的氨茶碱用 50% 葡萄糖注射液稀释至 20～40mL，注射时间不得短于 10 分钟。极量，1 次 0.5g，1 日 1g。玻璃安瓿包装，有效期 24 个月。

【用药注意】①注射应缓慢，以防发生心律失常、血压骤停、惊厥等，应予以注意。急性心肌梗死、低血压、休克等患者禁用；小儿易致惊厥，必须慎用。②遇热或空气易氧化，先变为淡黄色，渐变为棕色，并放出强烈氨臭，不得再用。

【药物评价】①茶碱类药品是治疗哮喘的重要药品，对急性哮喘的疗效虽然不如 β 受体激动剂，但在某些严重哮喘病例气雾吸入 β 受体激动剂疗效不佳时，加用氨茶碱静脉注射，往往可收到较好疗效。②本品是一个经典平喘药，具有疗效确切、应用广泛、价格适中、生产方便、可以口服等特点，是目前临床最常用的防治支气管哮喘药品之一。③由于茶碱水溶性差，且不稳定，故临床上使用的多为茶碱衍生物，如氨茶碱即为茶碱与乙二胺的复合物，含茶碱 77%～83%，其中乙二胺可增加茶碱的水溶性。

【商品信息】目前国内生产企业有山东新华制药、哈药集团、西南药业、亚宝药业集团、四川美大康药业、上海信谊等，以片、缓释片、注射液、粉针、栓剂等为主。

【贮藏】遮光，密封保存。

三、抗过敏平喘药

抗过敏平喘药，主要的作用是阻止靶细胞释放过敏介质，从而预防支气管哮喘发作。一些提取物能抑制组胺所致支气管痉挛，作用与抗过敏有关。

色甘酸钠
Sodium Cromoglicate

【别名】色甘酸二钠，咽泰。

【性状】白色结晶性粉末；无臭；有引湿性；遇光易变色。在水中溶解，在乙醇或三氯甲烷中不溶。

【作用】阻止肥大细胞脱颗粒及释放过敏介质。色甘酸钠可直接抑制二氧化硫、冷空气等刺激而引起的支气管痉挛反射，并能抑制运动性哮喘或非特异性支气管高反应性。本品还具有抗炎作用，可减少呼吸系统炎症细胞数目，中断某些炎症过程，降低气道微血管通透性，与 $β_2$ 受体激动药合用可阻断 $β_2$ 受体下调。

【适应证】色甘酸钠为预防支气管哮喘发作药，哮喘急性发作期用药不但无效，还可诱发发作。对外源性（吸入型）哮喘疗效最好，特别是作为吸入外源性刺激物前的预防性用药，能预防绝大部分患者发作，但对内源性（感染型）哮喘疗效稍差。

【制剂及用法】色甘酸钠气雾剂：在耐压容器中的药液为白色至微黄色的混悬液，揿压阀门，药液即呈雾粒喷出。每瓶内含色甘酸钠 0.7g，每揿含色甘酸钠 3.5mg；每瓶内含色甘酸钠 0.7g，每揿含色甘酸钠 5mg。喷雾吸入，1 次 20mg（即喷 1～2 下），1 日 3～4 次。本品为混悬型气雾剂，用前必须摇匀。铝罐包装，有效期 36 个月。

色甘酸钠滴眼液：无色或几乎无色的澄明液体。每支 8mL：0.16g。可用于枯草热、结膜炎和季节性角膜炎。滴入眼睑内，1 次 1~2 滴，1 日 4 次。滴眼用塑料瓶包装，有效期 24 个月。

【用药注意】①如在用肾上腺皮质激素或其他平喘药治疗时，使用本品应继续用原药至少 1 周或至症状明显改善后，才能逐渐减量或停用原用药物。②药物产生明显疗效后，可以减少给药次数，不能突然停药。③孕妇慎用。

【药物评价】①色甘酸钠为色酮类过敏介质阻释药。能稳定肥大细胞，与细胞膜蛋白结合，加速通道关闭，阻滞内流。②本品疗效确切，是目前预防哮喘发作常用的药品之一。③本品口服仅吸收 0.5%。难溶于一般有机溶剂，水溶液不稳定，在预防和治疗哮喘性疾病时，只能制成极细粉末通过特制的吸入器吸入或制成气雾剂使用，使用不太方便，对于儿童患者则更困难。

【商品信息】目前国内生产企业有上海信谊药厂、山东京卫制药、黑龙江天龙药业等，以气雾剂、滴眼液、滴鼻液、吸入胶囊为主。其复方制剂主要是成都第一药业生产的复方麻黄碱色甘酸钠膜。

【贮藏】遮光，密闭保存。气雾剂应密闭，在阴凉处保存。

富马酸酮替芬
Ketotifen Fumarate

【别名】噻喘酮。

【性状】类白色结晶性粉末；无臭，味苦。在甲醇中溶解，在水或乙醇中微溶，在丙酮或三氯甲烷中极微溶解。

【作用】具有较强的抗过敏作用，对 IgE 介导的特异性哮喘和非 IgE 介导的非特异性哮喘均有保护作用。药理作用与色甘酸钠部分相同，能抑制抗原引起的过敏介质的释放。

【适应证】预防各型支气管哮喘发作，对儿童哮喘疗效最好。一般在连续用药 12 周后，可获得最大的疗效。对成人哮喘的疗效不如儿童，但用药后哮喘发作的频率、持续时间和严重程度均有所减轻。可减少糖皮质激素依赖型哮喘患者的糖皮质激素用量。

【制剂及用法】富马酸酮替芬片：白色或类白色片，每片 1mg。口服，1 次 1mg，1 日 2 次。为避免早期的不良反应可先服半量，1~2 周后增至全量。高密度聚乙烯瓶包装，有效期 36 个月。

富马酸酮替芬滴鼻液：无色至微黄色的澄明液体。每支 10mL：15mg。滴鼻，1 次 1~2 滴，1 日 1~3 次。

富马酸酮替芬鼻吸入气雾剂：白色或微黄色的混悬液，摇匀后，揿压阀门推动钮，药液即成雾粒喷出。每瓶内含酮替芬 25.5mg。用前摇匀即成混悬状，揿压喷头阀门即有相当量药物微粒喷出。用时将装在气雾剂上的鼻腔专用喷头对准鼻腔孔倒喷，在吸气时揿喷 1 次，喷时须将另一鼻孔用手堵住。1 次 1~2 揿，1 日 2~3 次。铝罐包装，有效期 24 个月。

【用药注意】①乙醇及镇静催眠药可增强其中枢抑制作用。②本品不宜与口服降血糖药合用。③驾驶员和操纵精密机器者应慎用。④必须正确使用气雾剂。用前摇匀成混悬液，将喷头对准鼻腔内倒喷，并在吸气时揿压，同时将另一鼻腔用手捂住。

【药物评价】口服有效，作用持续时间较长。剂型较多，使用方便。

【商品信息】①本品为20世纪70年代末继色甘酸钠后为临床接受的第二个哮喘预防药。由瑞士山道士公司首先研制成功。②目前国内生产企业有上海信谊药厂、浙江医药新昌制药厂、北京双鹤药业、山东京卫药业等，以片、胶囊、滴眼液、滴鼻液、鼻吸入气雾剂、鼻喷雾剂、吸入气雾剂为主。

【贮藏】遮光，密封保存。

四、肾上腺皮质激素

糖皮质激素是目前治疗哮喘最有效的抗炎药物，使用吸入性糖皮质激素（如氢化可的松、地塞米松、泼尼龙、泼尼松龙、丙酸倍氯米松、布地奈德）气雾吸入后，抑制促炎症蛋白的合成，并促进抗炎蛋白的合成，从而发挥其抗炎作用。

严重哮喘或哮喘持续状态用其他药物无效时，可用肾上腺皮质激素控制症状。但症状缓解后，改为维持量，直至停用。目前常采用局部作用强的肾上腺皮质激素药物（丙酸倍氯米松、布地奈德、曲安奈德、丙酸氟替卡松等），目的是避免长期全身用药所致的严重不良反应。

丙酸倍氯米松
Beclometasone Dipropionate

【商品名】贝可乐。

【性状】白色或类白色粉末；无臭。在丙酮或三氯甲烷中易溶，在甲醇中溶解，在乙醇中略溶，在水中几乎不溶。

【作用】丙酸倍氯米松气雾剂外用具有抗炎、抗过敏、止痒及减少渗出作用，能抑制支气管渗出物，消除支气管黏膜肿胀，解除支气管痉挛；可以减轻和防止组织对炎症的反应，消除局部非感染性炎症引起的发热、发红及肿胀，从而减轻炎症的表现。

【适应证】用于治疗和预防支气管哮喘及过敏性鼻炎。

【制剂及用法】丙酸倍氯米松气雾剂：在耐压容器中的药液应为白色混悬液，揿压阀门，药液即呈雾粒喷出。每瓶含丙酸倍氯米松10mg，50微克/揿，200揿/瓶。吸入，成人每次100~200μg，1日2~3次，每日最大剂量1mg；儿童，每日最大剂量0.8mg。铝罐包装，有效期36个月。

【用药注意】①气雾剂适用于轻症哮喘，急性发作时应加用其他平喘药。②用药后应在哮喘控制良好的情况下逐渐停用口服皮质激素，一般在本气雾剂治疗4~5天后才慢慢减量停用。③孕妇、婴儿慎用。④对个别人有刺激感，咽喉部出现白色念珠菌感染。但吸后立即漱口可减轻刺激感，并可用局部抗菌药物控制感染。⑤本品用量过大或长期应用，可出现糖皮质激素的全身性不良反应。

【药物评价】本品局部抗炎作用强，有效控制气道炎症，价格便宜，是应用最普遍且安全的吸入型激素类药物。

【商品信息】①目前国内生产企业有上海信谊药厂、吉林修正药业集团、杭州中美华东制药、山东京卫制药、广东东康药业、潍坊中狮制药等，以气雾剂为主。进口产品为英国葛兰素史克制药的丙酸倍氯米松气雾剂，意大利（Chiesi）的倍氯米松吸入混悬液及吸入用倍氯米松福莫特罗气雾剂。②同类药品有葛兰素史克公司（Glaxo Smith Kline）的丙酸氟替卡松鼻喷雾剂、吸入气雾剂（辅舒良）、粉雾剂（辅舒酮）及沙美特罗替卡松气雾剂（舒利迭）等。

【贮藏】密闭，在阴凉处保存。

布地奈德
Budesonide

【商品名】普米克令舒，普米克都保，雷诺考特，吉舒。

【性状】白色结晶性粉末，无嗅无味。不溶于水，微溶于乙醇，易溶于三氯甲烷。

【作用】是具有高效局部抗炎作用的糖皮质激素。布地奈德具有抗过敏和抗炎作用，能缓解即刻及迟发过敏反应所引起的支气管阻塞；本品也可以有效地预防运动性哮喘的发作。

【适应证】用于非糖皮质激素依赖性或依赖性的支气管哮喘和哮喘性慢性支气管炎患者。

【制剂及用法】布地奈德气雾剂：在耐压容器中的药液为白色混悬液体，揿压阀门，药液即呈雾粒喷出。每瓶内含布地奈德20mg，100微克/喷，200喷/瓶；每瓶含布地奈德20mg，200微克/揿，100揿/瓶。气雾吸入，成人，初始量每次200~800μg，1日2次，维持量因人而异，通常为每次200~400μg，1日2次。儿童，初始量为每次100~200μg，1日2次，维持量亦应个体化，以减至最低剂量又能控制症状为准。聚乙烯瓶包装，有效期24个月。

【用药注意】①布地奈德是一种预防治疗药物，必须常规使用，缓解急性哮喘发作时不应单独应用。②维持剂量应个体化，使患者保持无症状的最低剂量。③如果长时间过量使用，将会出现全身类固醇作用。

【药物评价】①本品疗效确切。其气雾剂是获FDA批准用于婴儿的第一个治疗哮喘药物。2005年本品转为非处方药。②本品是一种局部应用的不含卤素的肾上腺皮质激素类药物。吸入给药具有与倍氯米松相似的局部抗炎作用，而无全身肾上腺皮质激素作用。可有效地减少口服肾上腺皮质激素的用量，有助于减轻肾上腺皮质激素的副作用，降低急性发作率。

【商品信息】①本品以气雾剂、喷雾剂、粉雾剂、混悬液为主。目前国内生产企业有鲁南贝特制药、上海信谊等。②进口产品生产企业有阿斯利康制药（Astra Zeneca）、芬兰奥立安集团（Orion Corporation）、健乔信元医药生技（台湾）公司及葛兰素史克公司（Glaxo Smith Kline）布地奈德福莫特罗粉吸入剂（信必可）等。③同类药品有曲安奈德鼻喷雾剂及醋酸曲安奈德鼻喷雾剂,目前国内生产企业有江西珍视明药业、昆明源瑞药业、南京星银药业集团及哈药集团三精药业等。

【贮藏】密闭,在凉暗处保存。

处方分析

疾病诊断:轻度支气管哮喘(发作期)。

处　　方:硫酸沙丁胺醇控释片:每片4mg(以沙丁胺醇计)。口服,成人每次4mg,每日2次。布地奈德气雾剂:每瓶含布地奈德20mg,每瓶200撤,每撤含布地奈德0.1mg。吸入,成人1日400~1600μg,分2~4次使用。

处方分析:硫酸沙丁胺醇控释片可以激动气道平滑肌的$β_2$受体,而对心脏$β_1$受体的作用较弱,是目前较为安全有效的平喘药,是控制哮喘急性发作症状的首选药物之一。布地奈德气雾剂主要是抑制炎症细胞的迁移和活化、抑制细胞因子的生成、抑制炎症介质的释放,主要用于持续性哮喘的长期治疗,且布地奈德气雾剂价格较贵。

药师建议:单用硫酸沙丁胺醇控释片即可,也可以选用气雾剂。

健康生活提示

加强体育锻炼,增强体质。

生活有规律,维持良好的心态。

尽量避免接触过敏源,预防复发。

知识拓展

吸入气雾剂及喷雾剂的正确使用

口腔吸入(图10-3):①使用时除去助动器帽,瓶身倒置,摇匀。②缓慢呼气。③将助动器口含在口中,对准咽喉,在深深吸气的同时立即揿压阀门,使药雾充分吸入。④屏息10秒,以便使药物充分发挥作用。⑤如需再次吸入,至少等1分钟后,再按第②至第④步重复操作。

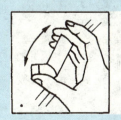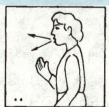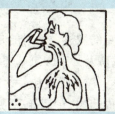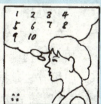

图10-3　口腔吸入

鼻腔吸入（图10-4）：①使用时，按图示拔下口腔用助动器，更换为鼻腔用助动器。②按图示方向摇匀。③轻轻呼气使鼻孔通畅。④将头部稍向后倾斜，掩盖一鼻孔，瓶身倒置，将助动器喷嘴对准另一鼻孔，揿压阀门，将药雾充分喷入鼻孔，同时轻轻经鼻孔吸气，然后经口部呼气。⑤在另一鼻孔重复第4步操作。

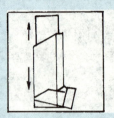 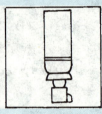 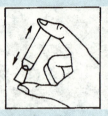 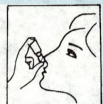

图 10-4　鼻腔吸入

目标检测

一、选择题

1. 某患者，47岁，患慢性支气管炎多年，现出现大量黏痰难以咳出，宜用哪种药物治疗（   ）
   A. 可待因片　　　　　　　　　　　B. 枸橼酸喷托维林片
   C. 盐酸溴己新气雾剂　　　　　　　D. 右美沙芬片
2. 下列不属于OTC药品的是（   ）
   A. 羧甲司坦颗粒　　　　　　　　　B. 枸橼酸喷托维林糖浆
   C. 磷酸可待因片　　　　　　　　　D. 羧甲司坦片
3. 关于感冒药氨咖黄敏，下列哪些药品最适合儿童服用（   ）
   A. 氨咖黄敏胶囊　　　　　　　　　B. 氨咖黄敏片
   C. 小儿氨咖黄敏颗粒　　　　　　　D. 氨咖黄敏口服溶液
4. 下列哪个药不应该用于感冒的对症治疗（   ）
   A. 速效感冒胶囊　　　　　　　　　B. 白加黑片
   C. 康必得片　　　　　　　　　　　D. 泰为美胶囊
5. 下列关于新康泰克的叙述，不对的是哪一条（   ）
   A. 由盐酸伪麻黄碱及马来酸氯苯那敏组成　B. 是缓释制剂
   C. 服用方法是早1粒、晚1粒　　　　　　　D. 可以退烧
6. 在抗感冒药的组成药物中，不包括哪一条（   ）
   A. 解热镇痛药　　　　　　　　　　B. 抗组胺药
   C. 抗病毒药和止咳药　　　　　　　D. 抗酸药

7. 关于氨茶碱的使用，下列叙述错误的是（　　）
   A. 宜饭后服　　　　　　　　　　B. 缓慢静注
   C. 心源性哮喘禁用　　　　　　　D. 避免睡前用药
8. 在哮喘的慢性期以抗炎为主，长期预防用药的首选药物是（　　）
   A. 倍氯米松气雾剂　　　　　　　B. 沙丁胺醇片
   C. 异丙托溴铵气雾剂　　　　　　D. 氨茶碱片
9. 对支气管哮喘急性发作无效的是（　　）
   A. 倍氯米松气雾剂　　　　　　　B. 异丙托溴铵气雾剂
   C. 盐酸克伦特罗片　　　　　　　D. 色甘酸钠气雾剂
10. 商品名为普米克令舒是指下列哪种药物（　　）
    A. 倍氯米松气雾剂　　　　　　　B. 布地奈德气雾剂
    C. 盐酸克伦特罗片　　　　　　　D. 色甘酸钠气雾剂

二、思考题

1. 泰诺片与白加黑片合用是否合理，能否同时服用，请分析。
2. 泰诺与地西泮片能否同时服用，为什么？
3. 为了预防感冒，人们在日常生活中应注意什么？
4. 普通感冒应采取什么样的治疗方案？
5. 快克可以用于防治流行性感冒吗？为什么？
6. 支气管哮喘患者日常生活中应注意什么？
7. 支气管哮喘发作期应采取什么样的治疗方案？
8. 支气管哮喘急性发作时，能否仅用吸入用色甘酸钠胶囊，请分析。

第十一单元　消化系统用药

学习目标

知识目标：掌握消化系统常用药物的名称、性状、常用制剂及用法、用药注意；熟悉常见消化系统药品的特点；了解常见消化系统药品的商品信息。

重点掌握品种：消化性溃疡药（氢氧化铝、盐酸雷尼替丁、法莫替丁、奥美拉唑、硫糖铝、枸橼酸铋钾等）；胃肠动力药（多潘立酮、阿托品）；助消化药（多酶片）；止吐药（盐酸昂丹司琼）；泻药与止泻药（硫酸镁、比沙可啶、蒙脱石、盐酸洛哌丁胺、盐酸地芬诺酯）；肠道微生态药（双歧杆菌活菌胶囊、双歧杆菌三联活菌胶囊）；肝胆疾病用药（葡醛内酯、联苯双酯、肌苷、醋酸奥曲肽、苯丙醇、熊去氧胆酸）。

技能目标：对本类药品进行全面评价，能根据顾客需求推荐药品，指导消化系统药品的合理使用；能介绍新上市品种的特点，进行同类药品的比较；能按用途、剂型及分类管理要求陈列药品并对其进行正常养护。

常见的消化系统疾病有食管、胃、肠、肝、胆及胰腺等脏器的疾病，以慢性胃炎、功能性消化不良、消化性溃疡、便秘、急性胃肠炎等胃肠疾病为主。随着人们生活节奏的加快和工作压力的增大，消化系统疾病发生率呈上升趋势，其中以消化性溃疡最为常见。在我国，消化系统用药与抗感染药、心血管药物、中枢神经系统药品被列为四大类药品。消化系统的药物主要有抗消化性溃疡药、胃肠动力药、止吐药、助消化药、肠道微生态药、肝胆疾病用药等。

自 20 世纪 80 年代以来，本类药品发展迅速，新药不断涌现，产品更新换代非常快。据 IMS Health 统计，2009 年抗溃疡病用药的全球销售额已达 296 亿美元，并呈继续增长态势。近年来，由于抗生素的滥用等原因，造成人胃肠道菌群失调、胃肠功能发生障碍，因此调节菌群平衡的肠道微生态药也发展迅速。我国慢性病毒性肝炎仍然居高不下，药物性肝损害的病例也有增多趋势，干扰素及核苷（酸）类药物及保肝药发展较快。随着非甾体抗炎药及阿司匹林在心脑血管等系统的广泛应用，其消化道副作用也日益增多，尤其是消化道出血可危及患者生命。

第一节　治疗消化性溃疡病药

消化性溃疡包括胃和十二指肠溃疡，临床特征为慢性、周期性、节律性的上腹部疼痛。消化性溃疡是一种全球性的多发病，在各个年龄均可出现，青年居多，且男性多于女性，也是一种极易复发的慢性疾病。消化性溃疡的发生主要是由于对胃、十二指肠有损害作用的攻击因素与黏膜自身防御和修复的保护因素之间失去平衡的结果。胃溃疡的发生主要是由于防御、修复因素的减弱，而十二指肠溃疡主要是侵袭因素的增强。目前认为，幽门螺杆菌（HP）感染是胃及十二指肠溃疡的主要病因，胃酸、胃蛋白酶、非甾体抗炎药等因素可诱发消化性溃疡，如图11-1所示。

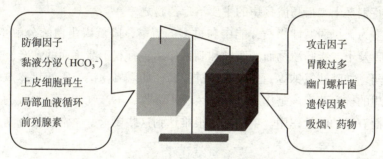

图11-1　致溃疡因素和抗溃疡因素的不平衡

抗消化性溃疡药主要通过降低胃酸、根除幽门螺杆菌（HP）感染、保护胃肠黏膜发挥治疗作用。常用的抗消化性溃疡药可分为抗酸药、抑制胃酸分泌药、黏膜保护药、抑制或杀灭幽门螺杆菌药等。

近年来，治疗消化性溃疡的药物进展很快，西咪替丁等H_2受体拮抗剂的问世是溃疡病治疗中的一个里程碑，明显降低了消化性溃疡并发症的发生率；以奥美拉唑为代表的质子泵抑制剂的应用，给消化性溃疡的治疗带来了标志性变化，进一步提高了疗效；黏膜保护药如硫糖铝、前列腺素衍生物等开辟了另一条途径；对幽门螺杆菌的治疗，使消化性溃疡病可能得到根治。目前在抗溃疡药物市场上，已形成了由质子泵抑制剂、H_2受体拮抗剂和黏膜保护药三足鼎立的局面。

知识拓展

胃酸指胃液中的分泌盐酸。人的胃持续分泌胃酸且呈昼夜变化，入睡后几小时达高峰。胃液中的胃酸（0.2%~0.4%的盐酸），能杀灭食物里的某些致病菌，确保胃和肠道的安全，同时增加胃蛋白酶的活性，帮助消化食物，促进钙、铁矿物质的吸收。因此，人的胃必须保持适宜的酸性环境。

胃液分泌有一定的量。胃酸分泌过少可产生腹胀、腹泻等消化不良的症状；如分泌过多，对胃肠黏膜具有侵蚀作用，引起胃肠的炎症或溃疡。

在白天由于有食物对酸的缓冲作用，加之较为合理的饮食，剩余酸较少。

> 若被过度抑制，则可能增加上消化道细菌或寄生虫感染的易感性，同时还使得患者消化功能减弱，影响食欲。白天正常的胃酸分泌可保持胃内无菌环境，避免念珠菌使溃疡愈合延缓、幽门螺杆菌感染引起部分患者溃疡病的过早复发。H_2受体拮抗剂、质子泵抑制剂的使用以夜晚单剂量1次服用为宜，抗酸剂与抑制胃酸分泌药不宜过度使用。

一、抗酸药

抗酸药是降低胃内酸度从而降低胃蛋白酶的活性和减弱胃液消化作用的药物，是消化性溃疡病特别是十二指肠溃疡病的主要治疗药物之一。

抗酸药多为无机弱碱性物质，能中和过多的胃酸，降低胃蛋白酶分解蛋白的能力，减弱胃酸对胃及十二指肠溃疡面的腐蚀和刺激作用，有利于溃疡面的愈合。常用药物有吸收性抗酸药，如碳酸氢钠等；非吸收性抗酸药，如氢氧化铝、碳酸钙、氧化镁、三硅酸镁等。理想的抗酸药应该是作用迅速持久、不吸收、不产气、不引起腹泻或便秘，对黏膜及溃疡面有保护收敛作用。单一药物很难达到这些要求，故常用复方制剂。

氢氧化铝
Aluminium Hydroxide

【性状】本品由明矾（硫酸钾铝）与碳酸钠两溶液相作用生成氢氧化铝沉淀后低温干燥而得。白色粉末；无臭，无味。在水、乙醇中不溶。本品为两性化合物，在稀无机酸或氢氧化钠溶液中溶解。本品遇水形成白色胶体物质，有较强的吸附性。

【作用】本品有抗酸、保护溃疡面、局部止血等作用，作用缓慢而持久，但效力较弱。

【适应证】主要用于胃酸过多、胃及十二指肠溃疡、反流性食管炎及上消化道出血等。

【制剂及用法】氢氧化铝凝胶：白色黏稠的混悬型凝胶液，薄层呈半透明状，静置后能析出少量水分。本品每毫升含氢氧化铝（以氧化铝计）40mg。口服，成人1次5~8mL，1日3次。餐前1小时服用。口服固体药用聚酯瓶包装，有效期24个月。

复方氢氧化铝片（胃舒平片）：白色片，每片含氢氧化铝245mg、三硅酸镁105mg、颠茄流浸膏0.0026mL。口服，成人1次2~4片，1日3次。饭前半小时或胃痛发作时嚼碎后服。塑料瓶包装，有效期36个月。

维U颠茄铝胶囊Ⅱ（斯达舒）：内容物为白色或类白色粉末，气微臭，味微苦。每粒内含氢氧化铝140mg、维生素U（碘甲基蛋氨酸）50mg、颠茄浸膏10mg等。口服，1次1粒，1日3次。铝塑泡罩包装，有效期24个月。

【用药注意】①氢氧化铝凝胶、复方氢氧化铝片可作为抗酸与胃黏膜保护类非处方药，用于缓解胃酸过多所致的胃痛、胃灼热（烧心）。②本品能妨碍磷的吸收，并能引起便秘，严重时甚至可引起肠梗阻，故不宜长期服用。③本品含有铝离子，不宜与同金属离子产生络合作用的药物如四环素类合用。④本品为胶体类药物，会影响其他药物的吸收，服药后一小时内应避免摄入其他药物。⑤本品为两性药物，可能导致肠溶片溶解而失效。

【药物评价】①本品为非吸收性抗酸药，对胃酸的分泌无直接影响，口服后只能中和已产生的胃酸而不被胃肠道吸收；中和胃酸后产生的铝离子大部分在肠内与磷酸盐生成不溶性的磷酸铝自粪便排出，极少部分被人体吸收。现代研究证明长期摄入铝，可能导致老年性痴呆，老年患者不宜长期使用本品。②本品可与胃液混合形成凝胶，覆盖于溃疡表面而产生保护作用。

【商品信息】①本品临床使用时间较长，生产企业较多。以片剂、凝胶剂为主，复方氢氧化铝片主要生产企业有北京双鹤药业、广西南宁制药集团、四川迪康药业、三门峡赛诺维制药等。②维U颠茄铝胶囊的生产企业有修正药业集团、上海亨元（川汇）诺克药业等，国家药品标准中维U颠茄铝胶囊有三个处方（Ⅰ、Ⅱ、Ⅲ），主要区别是颠茄浸膏的加入量。③同类药物有维U颠茄铝镁片、胶囊；复方延胡索氢氧化铝片；复方氢氧化铝镁片等。

【贮藏】密封，在干燥处保存。凝胶剂需防冻。

> **知识拓展**
>
> 碳酸氢钠，也叫小苏打，是一种白色、带有咸味的药片。口服后能迅速中和胃中过多的胃酸，解除胃酸过多或烧心症状，但作用持续时间较短。遇酸性物质则起泡，产生二氧化碳气体，使胃内压力增加；由于含钠，高血压的患者不宜长时间服用，其使用逐渐受到限制。

二、抑制胃酸分泌药

通常胃酸的分泌主要是通过乙酰胆碱、胃泌素和组胺三条途径，最后激活质子泵，胃壁细胞分泌胃酸。临床常用的抑制胃酸分泌药根据作用机制的不同分为以下几类：①抑制组胺的 H_2 受体拮抗剂，如西咪替丁。②质子泵抑制剂，如奥美拉唑。③抗胆碱药，如哌仑西平。④拮抗胃泌素，如丙谷胺。

（一）H_2 受体拮抗剂

H_2 受体拮抗剂能选择性地阻断胃壁细胞膜上的 H_2 受体，使胃酸分泌减少，主要用于治疗胃和十二指肠溃疡。H_2 受体拮抗剂包括西咪替丁、雷尼替丁、法莫替丁等。

盐酸雷尼替丁
Ranitidine Hydrochloride

【商品名】善胃得（Zantac），兰百幸，东易，普而太。

【性状】类白色或淡黄色结晶性粉末；有异臭，味微苦带涩；极易潮解，吸潮后颜色变深。在水中易溶，在乙醇中略溶。

【作用】本品为选择性 H_2 受体拮抗剂，能有效抑制组胺、胃泌素及食物刺激后引起的胃酸分泌，降低胃酸和胃酶的活性，但对胃泌素及性激素的分泌无影响。

【适应证】主要用于胃及十二指肠溃疡、反流性食管炎及卓-艾综合征等。静脉注射可用于上消化道出血及全身麻醉或大手术前给药。

【制剂及用法】盐酸雷尼替丁胶囊：内容物为类白色或微黄色颗粒。每粒 75mg；150mg。口服，成人 1 次 150mg，1 日 2 次，于清晨和睡前服用，24 小时内不超过 300mg。铝塑包装，有效期 24 个月。

盐酸雷尼替丁片：糖衣片或薄膜衣片，除去包衣后，显类白色或微黄色。每片 75mg；150mg。口服，成人 1 次 150mg，1 日 2 次，24 小时内不超过 300mg。铝塑包装，有效期 24 个月。

盐酸雷尼替丁氯化钠注射液：微黄色或淡黄色的澄明液体。每 100mL：雷尼替丁 0.1g 与氯化钠 0.9g；每 250mL：雷尼替丁 0.1g 与氯化钠 2.25g。成人，上消化道出血，每次 50～100mg，稀释后缓慢静脉滴注（1～2 小时）。玻璃输液瓶包装，有效期 12 个月。

【用药注意】①盐酸雷尼替丁片剂、胶囊剂、口服液、泡腾颗粒可作为抗酸药及胃黏膜保护类非处方药，用于缓解胃酸过多所致的胃痛、胃灼热（烧心）、反酸。②对肝有一定毒性，但停药后即可恢复。③在疾病急性期，宜早晚各服 1 次，待病情缓解后，改为每晚临睡前服维持量，可巩固疗效，防止复发。

【药物评价】①本品以呋喃环取代了西咪替丁的咪唑环，避免了西咪替丁引起的男子乳房发育和性功能障碍，对 H_2 受体具有更高的选择性，其抑制胃酸作用较西咪替丁强 5～12 倍。②国内胶囊制剂发展较快，在国内胃溃疡治疗用药量中独占鳌头；由于雷尼替丁吸湿性强、有异味、受光影响后稳定性差，片剂的应用受到限制。③近几年，国产雷尼替丁的疗效与进口药已无差别，价格上占据了绝对优势，已是国内抗消化性溃疡的基础用药之一。

【商品信息】①雷尼替丁是第二代 H_2 受体拮抗剂，1981 年由英国葛兰素研发成功。②进入 21 世纪后，雷尼替丁已成为通用名药物，其疗效确切、物美价廉，在非处方药市场也得到了较快的发展。③本品主要制剂有盐酸雷尼替丁片、胶囊、注射液、粉针，枸橼酸铋雷尼替丁片、胶囊等。目前国内生产企业有赛诺菲安万特（杭州）、石家庄制药集团、杭州民生药业、上海第六制药厂、雅来（佛山）制药、浙江康吉尔药业、华仁药业等。

【贮藏】本品原料药、片剂、胶囊遮光，密封、在干燥处保存；注射剂遮光，密闭保存。

法莫替丁
Famotidine

【商品名】高舒达（Gaster），信法丁，朵颐，津诺。

【性状】白色或类白色的结晶性粉末,无臭、味略苦。易溶于冰醋酸,极难溶于水、乙醇。遇光色变深。

【作用】本品为 H_2 组胺受体阻滞药。对胃酸分泌具有明显的抑制作用,也可抑制胃蛋白酶的分泌,有较好的止血效果。

【适应证】用于胃及十二指肠溃疡、反流性食管炎、上消化道出血(消化性溃疡、急性应激性溃疡、出血性胃炎所致)、急性胃黏膜病变、卓-艾综合征等。

【制剂及用法】法莫替丁片:白色片,糖衣片或薄膜衣片,除去包衣后,显白色或类白色。每片 10mg;20mg。口服,成人 1 次 1 片,1 日 2 次,24 小时内不超过 2 片。铝塑泡罩及塑料瓶包装,有效期 24 个月。

法莫替丁注射液:无色至微黄色的澄明液体,每支 2mL:20mg。本品每次 20mg 用 5% 的葡萄糖溶液 250mL 稀释,静脉滴注,时间维持 30 分钟以上;或加生理盐水 20mL 静脉缓慢推注。1 日 2 次(间隔 12 小时)。玻璃安瓿包装,有效期 18 个月。

法莫替丁钙镁咀嚼片:白色至粉色片。每片含法莫替丁 10mg,碳酸钙 800mg,氢氧化镁 165mg。口服,嚼碎后服用,于症状发作时嚼服 1 片,24 小时内不超过 2 片。铝塑泡罩包装,有效期 18 个月。

【用药注意】①法莫替丁片剂、胶囊、颗粒剂、散剂可作为抗酸及胃黏膜保护类非处方药,用于缓解胃酸过多所致的胃痛、胃灼热(烧心)、反酸。②肝肾功能不全患者慎用。

【药物评价】①法莫替丁是一特异性更高的 H_2 受体拮抗剂,其抑酸作用强度比西咪替丁大 30~100 倍,较盐酸雷尼替丁强 6~10 倍,作用时间长约 30%。②本品对肝药酶的作用较轻微。③复方法莫替丁咀嚼片有通过碳酸钙、氢氧化镁直接中和胃酸与法莫替丁抑制胃酸分泌的双重功效。

【商品信息】①本品由日本山之内制药公司研发生产,商品名高舒达。②原料药生产企业主要有浙江康乐集团、南京制药厂等,近两年原料药年产量增幅不大。③主要剂型有片剂、分散片、胶囊剂、散剂、注射液及粉针剂、口腔崩解片等,目前国内生产企业有安斯泰来制药(中国)、上海信谊金朱药业、辅仁药业集团、山东新华制药、苏州东瑞制药等。

【贮藏】遮光,密封保存。

知识拓展

自 20 世纪 70 年代西咪替丁问世以来,在药物化学结构与活性相关理论的指导下,国内外对 H_2 受体拮抗剂的化学结构不断修饰,使疗效好的新产品陆续用于临床。近年来,本类药物在治疗消化性溃疡、慢性胃炎、胃食管反流和应激性溃疡等方面应用广泛,疗效可靠。西咪替丁、雷尼替丁、法莫替丁、尼扎替丁已广泛用于临床。

随着西咪替丁、盐酸雷尼替丁、法莫替丁、尼扎替丁等主要产品的国产化,盐酸雷尼替丁、法莫替丁列入我国国家基本药物目录,H_2 受体拮抗剂的口服制剂逐渐转为 OTC 药物拓展零售市场，H_2 受体拮抗剂的药品价格呈现出下降的趋势，使之更符合我国国情，产销量将保持在一个相对稳定的数值上。新药罗沙替丁、拉呋替丁、乙溴替丁的开发，将进一步加大胃炎和胃肠溃疡临床药物的选择范围，尽管奥美拉唑及其品牌药物"洛赛克"在我国市场形势很好，但是"替丁类"药物符合国情，也展示出较好的市场前景。

（二）质子泵抑制剂

质子泵抑制剂（PPI），也称 H^+-K^+-ATP 酶抑制剂，可以特异性和非竞争性地作用于胃酸分泌的终末环节——胃壁细胞上的 H^+-K^+-ATP 酶（质子泵，酸泵），减少 H^+ 的分泌，是目前抑制胃酸分泌作用最强的一类药物。目前用于临床的质子泵抑制剂有奥美拉唑、兰索拉唑、泮托拉唑、雷贝拉唑、埃索美拉唑等药物。

本类药物的主要作用特点：①本类药物化学结构近似，兰索拉唑与奥美拉唑为苯并咪唑衍生物，具有较强的亲脂性，容易穿透细胞壁，口服吸收好。②因其分子结构中都含有吡啶环而呈碱性，在胃壁细胞中仅对其分泌小管的酸性环境具有亲和性。③在酸性胃液中很不稳定，与胃酸接触易于破坏，口服需制成肠溶制剂。④均从肠道中吸收，与食物同服会影响药物吸收速度。小肠吸收后在肝内代谢，主要由尿中排泄。⑤对幽门螺旋杆菌有抑制作用，可能与其改变了幽门螺旋杆菌生存的内环境而增强了抗菌药物的杀菌作用有关。

奥美拉唑
Omeprazole

【商品名】洛赛克（Losec），绅丽雨，苹芳淑。

【性状】白色或类白色结晶性粉末；无臭；遇光易变色。在水中不溶，在乙醇中略溶，在氢氧化钠溶液中溶解。

【作用】作用于胃壁细胞，为 H^+-K^+-ATP 酶抑制剂，选择性对胃酸分泌有明显抑制作用，起效迅速。每日服用 1 次即能抑制胃酸分泌，作用可持续约 24 小时以上。

【适应证】主要用于胃溃疡、十二指肠溃疡、卓-艾综合征、慢性浅表性胃炎以及幽门螺旋杆菌感染的根除治疗等，其静脉注射剂可用于上消化道出血和预防应激性溃疡。

【制剂及用法】奥美拉唑肠溶胶囊：内容物为白色或类白色肠溶小丸。每粒 10mg；20mg。消化性溃疡：1 次 20mg（1 次 1 片），1 日 1~2 次。每日晨起吞服或早晚各 1 次，胃溃疡疗程通常为 4~8 周，十二指肠溃疡疗程通常 2~4 周。卓-艾综合征：首次剂量为 60mg，每晨 1 次；然后按不同病情调节每日剂量为 20~120mg。塑料瓶、铝塑泡罩包装，有效期 18 个月。

注射用奥美拉唑钠：白色或类白色疏松块状物或粉末状冻干粉，专用溶剂为无色澄明液体。40mg+10mL 专用溶媒。静脉注射，1 次 40mg（1 瓶冻干粉），每日 1～2 次。临用前将 10mL 专用溶剂注入冻干粉小瓶内，禁止用其他溶剂溶解。本品溶解后必须在 2 小时内使用，推注时间为 2.5～4 分钟。抗生素玻璃瓶装，有效期 24 个月。

奥美拉唑镁肠溶片：肠溶衣片，除去包衣后显白色或类白色。每片 10mg；20mg。口服，成人 1 次 1 片，1 日 1 次，必要时可加服 1 片。双铝塑复合膜泡罩包装，有效期 36 个月。

【用药注意】①治疗胃溃疡时，应首先排除溃疡型胃癌的可能，因用本品治疗可减轻其症状，从而延误治疗。②肝肾功能不全者慎用。③本品为肠溶胶囊，服用时注意不要嚼碎，以免药物在胃内过早释放而影响疗效。④儿童必须在成人监护下使用。

【药物评价】①洛赛克开拓胃肠病治疗的新纪元，本品已成为胃及十二指肠溃疡、反流性食管炎、幽门螺旋杆菌感染、非类固醇类抗炎药引起的溃疡等疾病治疗的首选药。②本品对胃及十二指肠溃疡的治愈率明显高于组胺 H_2 受体阻滞药，随着价格的下降及同类药品的开发，本类药品还会迅速发展。③因本品作用较强，长期服用时使患者持续处于低胃酸状态，可能影响食欲及胃功能。

【商品信息】①洛赛克是前阿斯特拉公司开发的第一个质子泵抑制剂，1988 年进入中国。②2005 年阿斯利康制药有限公司的专利产品奥美拉唑镁肠溶片（洛赛克 MUPS）被 SFDA 批准成为非处方药产品。③近几年，产品开发迅猛异常，奥美拉唑原料药、奥美拉唑钠原料药以及胶囊、肠溶片、肠溶胶囊、微丸和注射剂等剂型相继研制成功。④目前国内生产企业有无锡阿斯利康制药、江苏联环药业、鲁南制药、北京太洋药业、汕头经济特区鮀滨制药厂、石药集团、四川科伦药业、北京康蒂尼药业等。

【贮藏】本品原料药遮光，密封，在干燥、冷处保存；片剂、胶囊遮光，密封，在阴凉干燥处保存。

知识拓展

质子泵抑制剂是目前治疗消化性溃疡病抑制胃酸分泌最强的药物，尤其适合于顽固性消化溃疡的治疗及根除幽门螺旋杆菌相关性胃肠疾病的治疗。质子泵抑制剂市场的现状和进展是人们关注的热点，本类药物一上市即迅速成为抗消化性溃疡的主要药物，质子泵抑制剂已成为抗消化性溃疡的首选药。这类药物较组胺 H_2 受体拮抗剂，具有明显的优越性，如选择性高、疗效好、副作用少，与抗菌药物配伍的复方制剂可消除幽门螺旋杆菌。常用的质子泵主要品种有奥美拉唑、兰索拉唑、泮托拉唑、雷贝拉唑以及新一代的埃索美拉唑、艾普拉唑等。埃索美拉唑为奥美拉唑的左旋异构体，起效更快，血药浓度更高，抑酸更强、更持久，主要制剂为阿斯利康制药的埃索美拉唑片和胶囊。艾普拉唑半衰期较长，药效维持时间较久，主要制剂有丽珠集团艾普拉唑肠溶片（壹丽安）。

三、黏膜保护药

胃肠黏膜是存在于胃肠部内壁的一层很薄、很脆弱的黏膜组织,如同一堵天然屏障保护着胃肠壁的安全。它具有一个损伤与自我修复的动态平衡机制,保护着胃肠的正常运作。黏膜一旦受损,易引起上腹部不适或疼痛、恶心、呕吐、腹泻、食欲不振等一系列胃肠不适的症状。保护胃肠黏膜免受伤害,减少不良因素对胃的刺激,同时修复和保护相对脆弱的胃肠黏膜,才能避免溃疡的发生和复发。

黏膜保护药是一类具有保护和增强胃肠黏膜防御机能的药物。黏膜保护药的作用不仅在于保护胃肠道黏膜屏障,还具有细胞保护作用,并能促进黏液分泌,增强黏液屏障作用。常用药物有枸橼酸铋钾、硫糖铝、替普瑞酮、米索前列醇、铝碳酸镁等。

枸橼酸铋钾
Bismuth Potassium Citrate

【商品名】丽珠得乐,丽科得诺。

【性状】本品为一种组成不定的含铋复合物。白色粉末;味咸,有引湿性。在水中极易溶解,在乙醇中极微溶解。其水溶液为胶体溶液,微碱性。

【作用】本品主要成分是三钾二枸橼酸铋。在胃的酸性环境中形成弥散性的保护层覆盖于溃疡面上,阻止胃酸、酶及食物对溃疡的侵袭。本品可降低胃蛋白酶活性,增加黏蛋白分泌,促进胃黏膜释放前列腺素,从而保护胃黏膜;另外,本品对幽门螺杆菌(HP)具有杀灭作用,因而可促进胃炎的愈合。

【适应证】用于治疗胃溃疡、十二指肠溃疡、复合溃疡、多发溃疡及吻合口溃疡。

【制剂及用法】枸橼酸铋钾片:白色片或薄膜衣片,除去包衣后显白色。每片0.3g(含铋110mg)。口服,成人1次0.3g,1日3~4次,餐前半小时服。铝塑包装,有效期24个月。

枸橼酸铋钾颗粒:白色或淡黄色颗粒,味微甜。每袋1.0g(含铋110mg);1.2g(含铋110mg)。口服,成人1次一袋,1日3~4次,餐前半小时服。复合铝膜包装,有效期36个月。

【用药注意】①枸橼酸铋钾片、胶囊、颗粒可作为抑酸与胃黏膜保护类甲类非处方药,用于慢性胃炎及缓解胃酸过多引起的胃痛、胃烧灼感和反酸。②牛奶和抗酸药可干扰本品的作用,不能同时服用。③不宜与抗酸药同时服用。④服药期间口内可能带有氨味,并可使舌苔及大便呈灰黑色,停药后即自行消失。

【药物评价】①枸橼酸铋钾既是良好的胃黏膜保护药,又有抗幽门螺杆菌(HP)作用,双重作用有利于HP感染消化性溃疡的根治。②因有利于形成保护膜,临床常用颗粒剂。③治疗难愈性溃疡时,用枸橼酸铋钾比用H_2受体拮抗剂延长疗程更为有效、经济。

【商品信息】①国内较早的产品为丽珠集团丽珠制药厂的丽珠得乐颗粒剂,现已开发枸橼酸铋钾片、枸橼酸铋钾胶囊及丽珠维三联(枸橼酸铋钾、克拉霉素、替硝唑)

等制剂。②目前国内生产企业有丽珠集团丽珠制药厂、河北奥星集团药业、重庆科瑞制药、湖北科益药业、华北制药集团、舒泰神（北京）生物制药等。③常用制剂有片剂、胶囊、颗粒、口服液、咀嚼片等。④同类药物有胶体果胶铋胶囊、干混悬剂、颗粒；碱式碳酸铋片等。

【贮藏】遮光，密封，在干燥处保存。

处方分析

疾病诊断：胃及十二指肠溃疡。

处　方：奥美拉唑片，20毫克/片，每次1片，1日2次；枸橼酸铋钾颗粒，1.0克（含铋110毫克）/袋，1次1袋，1日2次；同时服用。

处方分析：奥美拉唑能迅速、持久抑制胃酸分泌；枸橼酸铋钾为胃肠黏膜保护剂，两药合用有利于胃及十二指肠溃疡的治疗，但枸橼酸铋钾可干扰奥美拉唑的吸收，使其在体内的浓度降低。

药师建议：调整服药时间，间隔2小时以上。

硫糖铝
Sucralfate

【商品名】舒可捷，华迪，舒克菲，迪先。

【性状】本品为蔗糖硫酸酯的碱式铝盐。白色或类白色粉末；无臭，几乎无味；有引湿性。本品在水、乙醇中不溶，在稀盐酸或稀硫酸中易溶。

【作用】本品为胃黏膜保护剂。在酸性环境下，可解离出硫酸蔗糖复合离子，复合离子聚合成不溶性的带负电荷的胶体，能与溃疡或炎症处带正电荷的蛋白质渗出物相结合，形成一层保护膜，促进溃疡的愈合；硫糖铝还具有吸附胃蛋白酶、中和胃酸及胆汁酸的作用，并能促进内源性前列腺素E的合成以及吸附表皮生长因子，使之在溃疡或炎症处浓集，有利于黏膜再生。

【适应证】主要用于胃、十二指肠溃疡及胃炎治疗。

【制剂及用法】硫糖铝咀嚼片：白色片，每片0.25g；0.5g；1.0g。口服，成人1次0.5~1.0g，1日3次，餐前1小时及睡前嚼碎后服用。口服固体药用高密度聚乙烯瓶包装，有效期24个月。

硫糖铝口服混悬液：白色或类白色的乳状混悬液。每瓶5mL∶1g；10mL∶1g；120mL∶24g；200mL∶20g；200mL∶40g。口服，成人1次2~5mL，1日3次，餐前1小时及睡前服用。口服液体药用聚酯瓶包装，有效期24个月。

【用药注意】①硫糖铝片剂、混悬液、胶囊剂、颗粒剂作为非处方药用于缓解胃酸过多引起的胃灼热感（烧心）及慢性胃炎。②本品与四环素类、西咪替丁、苯妥英钠、华法令、各种维生素、氟喹诺酮或地高辛同时服用，可减少这些药物的吸收，故不应同服。③与多酶片合用时，两药的疗效均降低。

【药物评价】①该药物的主要优点是无明显吸收、全身副作用小，又因价格低廉，多年来一直在国内外广泛使用。②目前我国使用的硫糖铝大多为片剂和胶囊，但硫糖铝混悬剂治疗效果更佳。

【商品信息】①我国是硫糖铝的主要出口国之一，主要生产企业为南京制药厂和东北制药总厂等。②硫糖铝制剂的生产企业有丽珠集团丽珠制药厂、广东华南药业、上海禾丰制药、上海旭东海普药业、江苏黄河药业、北京优华药业等。③硫糖铝现已列入我国国家基本医疗保险药品目录，剂型有片剂、胶囊、混悬剂，估计本药的使用将逐步增加。④同类药品有铝碳酸镁片、咀嚼片、颗粒等，生产企业有拜耳医药保健（达喜）、湖北欧立制药（海地特）等。

【贮藏】遮光、密封，在阴凉干燥处保存。

四、抗幽门螺杆菌药

幽门螺杆菌是慢性胃炎、胃及十二指肠溃疡的主要病因，它能产生有害物质，分解黏液，引起组织炎症。幽门螺杆菌寄居于胃及十二指肠的黏膜层与黏膜细胞之间，对黏膜产生损伤作用，引发溃疡，消除幽门螺杆菌可明显减少胃及十二指肠溃疡的复发率。

常用的抗幽门螺杆菌药可分为两类：①抗溃疡病药，如铋制剂、H^+-K^+-ATP 酶抑制药、硫糖铝等，抗幽门螺杆菌作用弱，单用疗效较差。②抗菌药，如阿莫西林、甲硝唑、克拉霉素等。根治幽门螺杆菌感染常采用三联方案，一种铋剂+两种抗菌药或一种质子泵抑制剂+两种抗菌药。

健康生活提示

生活有规律，维持良好的心态。
饮食合理，定时进餐，戒烟酒。
慎用可能导致溃疡药物，如阿司匹林等。
预防复发，尤其是季节转换时更要注意。

第二节 胃肠动力药

胃肠动力药是指具有调节胃肠道平滑肌动力的药物，大致可分为促进胃肠道运动药物（胃肠促动力药）和减弱胃肠道运动药物（胃肠解痉药）两类。

一、胃肠促动力药

随着生活水平的提高，人们的饮食结构发生了很大变化，饮食不节包括进食过多，过度摄入高脂肪、高蛋白及饮酒过量等都会引起不同程度的胃肠动力障碍性疾病，常常会导致胃部不适、胃胀、食欲不振等症状。

胃肠促动力药主要通过阻断多巴胺受体和 5-羟色胺受体，刺激乙酰胆碱的释放，从而增强胃及十二指肠的推进性蠕动，协调幽门的收缩，广泛用于胃肠胀满、食管反流以及放化疗患者恶心呕吐的治疗。

现在临床上应用的胃肠促动力药主要有：①多巴胺受体拮抗药。如甲氧氯普胺、多潘立酮等。②5-羟色胺受体拮抗药。如西沙必利、莫沙必利、替加色罗、普卡比利等。

在我国，胃肠促动力药仍然以多潘立酮的制剂为主。5-羟色胺受体拮抗药因可能有潜在的心脏毒性，西沙必利已被美国等部分发达国家停用，我国已限制使用；本类药物的心血管副作用应引起足够重视，加强临床监测。

多潘立酮
Domperidone

【商品名】吗丁啉（motilium），邦能，优玛琳。

【性状】白色或类白色粉末。微溶于乙醇，极微溶于丙酮，几乎不溶于水。一般情况下稳定。

【作用】本品直接作用于胃肠壁，可增加胃肠道的蠕动和张力，促进胃排空，增加胃窦和十二指肠运动，协调幽门的收缩，同时也能增强食道的蠕动和食道下端括约肌的张力，抑制恶心、呕吐。

【适应证】用于消化不良症，如腹胀、嗳气、恶心、呕吐、腹部胀痛等，以及功能性、器质性、感染性、饮食性、放射性治疗或化疗所引起的恶心、呕吐。

【制剂及用法】多潘立酮片：白色片，每片10mg。1次10～20mg，1日3次，饭前服。铝塑泡罩包装，有效期60个月。

多潘立酮混悬液：白色混悬液，味甜。每1mL：1mg。成人1日3～4次，1次10mL（相当于10mg）；儿童1日3～4次，每次每千克体重0.3mL（相当于0.3mg）。饭前服。药用玻璃瓶装，有效期36个月。

【用药注意】①多潘立酮片剂、分散片、滴剂、混悬液可作为胃肠促动力甲类非处方药，用于消化不良症，如腹胀、嗳气、恶心、呕吐。②抗胆碱药如溴丙胺太林、山莨菪碱、颠茄片等会减弱本品的作用，不宜同服。③本品可增加对乙酰氨基酚、氨苄西林、四环素等药物的吸收。④本品空腹口服后吸收迅速，胃酸减少会影响多潘立酮的吸收。建议儿童使用多潘立酮混悬剂。

【药物评价】①本品的作用机理是主要通过阻断外周多巴胺受体，刺激乙酰胆碱的释放，从而增强胃及十二指肠的运动。②本品不易通过血脑屏障，对脑内多巴胺受体无抑制作用，因此无明显的锥体外系不良反应。③多潘立酮因其疗效确切、服用方便、价格合理，成为国内临床最主要的胃动力药。

【商品信息】本品由比利时杨森（Janssen）制药公司开发。我国于1991年投产，目前国内生产企业有西安杨森制药、丽珠集团丽珠制药厂、江苏豪森药业、江西汇仁药业、华北制药集团、山西宝泰药业、南京长澳制药等，以片剂、胶囊、混悬液、分散片、口腔崩解片为主。

【贮藏】遮光，密闭保存。

> **知识拓展**
>
> **甲氧氯普胺**
>
> 　　甲氧氯普胺作为临床应用历史最久的第一代胃肠促动力药，自20世纪60年代问世以来已应用了近五十年，以片剂和注射液为主。本品的作用机理通过阻断中枢和外周多巴胺 D_2 受体，产生较强的中枢性镇吐作用；因阻断中枢多巴胺受体，使胆碱能受体相对亢进而导致明显的锥体外系不良反应。本药主要用于习惯性呕吐、神经性呕吐及眩晕等。但甲氧氯普胺因价格低廉满足了低端市场的需要，其市场销售量仅次于多潘立酮和西沙必利。随着我国基本医疗保险制度改革的推进，临床控制不合理医疗费用的要求，该药仍会保持一定的市场规模。

二、胃肠解痉药

　　胃肠痉挛常表现为阵发性胃部、腹部疼痛。引起痉挛的原因很多，如细菌毒素的刺激，某些炎症的刺激，胃及十二指肠胃酸分泌过多，饮食不当或着凉等均可引起胃肠道痉挛而致腹痛。对于一般已知原因的轻微胃肠痉挛性疼痛，可选用胃肠解痉药。

　　胃肠解痉药是一类 M 胆碱受体阻滞剂，可使胃肠平滑肌松弛，解除痉挛，从而缓解或消除疼痛。临床常用胃肠解痉药主要有硫酸阿托品、氢溴酸东莨菪碱、氢溴酸山莨菪碱、溴丙胺太林、颠茄流浸膏等。

硫酸阿托品
Atropine Sulfate

【**别名**】颠茄碱。

【**性状**】无色结晶或白色结晶性粉末，无臭。在水中极易溶解，在乙醇中易溶。

【**作用**】本品为典型的 M 胆碱受体阻滞剂。主要作用为抗 M 胆碱作用：解除胃肠平滑肌痉挛、抑制腺体分泌、扩大瞳孔、升高眼压、视力调节麻痹、心率加快、支气管扩张等。大剂量时能作用于血管平滑肌，扩张血管，解除痉挛性收缩，改善微循环。此外，阿托品能兴奋或抑制中枢神经系统，具有一定的剂量依赖性。对心脏、肠和支气管平滑肌作用比其他颠茄生物碱更强而持久。

【**适应证**】主要用于各种内脏绞痛，如胃肠绞痛及膀胱刺激症状；抢救感染中毒性休克；解救有机磷酸酯类中毒；全身麻醉前给药、严重盗汗和流涎症。

【**制剂及用法**】硫酸阿托品片：白色片，每片 0.3mg。口服，0.3～0.6mg，1 日 3 次，极量 1 次 1mg，1 日 3mg；皮下、肌肉或静脉注射，每次 0.5～1mg，极量 1 次 2mg。塑料瓶装，有效期 24 个月。

　　硫酸阿托品注射液：无色的澄明液体。每支 1mL∶0.5mg；1mL∶1mg；1mL∶2mg；1mL∶5mg；1mL∶10mg；2mL∶1mg；2mL∶5mg；2mL∶10mg。皮下、肌内或静脉注

射，成人常用量为1次0.3~0.5mg，1日0.5~3mg；极量1次2mg。抗休克改善循环，成人一般按每千克体重0.02~0.05mg，用50%葡萄糖注射液稀释后静注或用葡萄糖水稀释后静滴。安瓿装，有效期36个月。

【用药注意】①老年人容易发生抗M胆碱样副作用，如排尿困难、便秘、口干。②与甲氧氯普胺并用时，后者的促进肠胃运动作用可被拮抗。③青光眼及前列腺肥大者、高热者禁用。

【药物评价】本品作用广泛，但因选择性差，故不良反应较多。

【商品信息】①本品于1831年在颠茄中分离获得，我国于1958年由杭州民生药厂从植物中分离成功，目前本品的生产企业较多，以片剂、注射剂为主。国内生产企业有西南药业、河南天方药业、杭州民生药业等。②本品的原料药按医疗用毒性药品管理。③同类药物有氢溴酸东莨菪碱注射液、片剂、贴膏，对中枢抑制作用较强，可用作晕动症的治疗；氢溴酸山莨菪碱片剂、注射液，对外周的选择性较强，比阿托品副作用小，作为胃肠解痉的主要药物；颠茄流浸膏为中药制剂，常用作复方制剂。

【贮藏】密闭保存。

第三节 助消化药

助消化药是促进胃肠道消化过程的药物，大多数助消化药本身就是消化液的主要成分。在消化液分泌不足时，用它们能起到替代疗法的作用。另外，有些药物能促进消化液的分泌，或制止肠道过度发酵，也用作消化不良的辅助治疗。常用助消化药有胃蛋白酶、胰酶、多酶片、乳酶生、干酵母、复合多酶片等。

多酶片
Multienzyme Tablets

【作用】胰酶中含有胰脂肪酶、胰淀粉酶，胰蛋白酶、胰脂肪酶能使脂肪分解为甘油及脂肪酸，胰淀粉酶能使淀粉转化为糖，胰蛋白酶能使蛋白质转化为蛋白胨；胃蛋白酶能使蛋白质转化为蛋白及蛋白胨。二者合用，可促进消化，增进食欲。

【适应证】用于胰腺疾病引起的消化障碍和胃蛋白酶缺乏或消化机能减退引起的消化不良症。

【制剂及用法】多酶片：肠溶衣与糖衣的双层包衣片。每片含胰酶300mg、胃蛋白酶13mg。口服，1次2~3片，1日3次。塑料瓶包装，有效期12个月。

【用药注意】①多酶片可作为助消化药乙类非处方药，用于消化不良、食欲缺乏。②本品酸性条件下易破坏，故服用时切勿嚼碎，应整片吞服。③多酶片属于生物制剂，不宜用热水送服。④不宜与抗酸药合用。⑤不宜与茶水、含鞣质较多的中药及酸性食物合用，因与蛋白结合产生沉淀，影响疗效。

【药物评价】①多酶片价格便宜，是临床常用药。②因多酶片是双层包衣片，内层为胰酶，包肠溶衣；外层为胃蛋白酶，包糖衣。具有复合消化酶的功能。

【商品信息】目前国内生产企业有北京赛而生物药业、上海长城药业、江苏克胜药业、广州嘉禾制药、山西千汇药业、重庆西部制药等。

【贮藏】密闭，阴凉处贮存。

第四节 止吐药

呕吐是一种复杂的反射活动，各种止吐药可通过影响呕吐反射的不同环节而发挥止吐作用，如抑制化学感受器、大脑皮质、耳前庭器或直接作用于呕吐中枢。常用止吐药包括：①吩噻嗪类，如氯丙嗪等。②抗组胺药，如苯海拉明等。③M受体拮抗药，如东莨菪碱。④多巴胺受体拮抗药，如甲氧氯普胺等。⑤5-羟色胺受体（5-HT_3）拮抗药，如昂丹司琼、格拉司琼、托烷司琼、雷莫司琼等。

呕吐系由多种疾病引起，应以对因治疗和预防用药为主。药物化疗或放射治疗所致的呕吐可使用昂丹司琼等5-羟色胺受体拮抗药；晕动症所致的呕吐应以预防用药为主；妊娠呕吐应慎重选用止吐药，一般只选用苯海拉明；顽固及严重的呕吐才使用吩噻嗪类。

本节主要介绍5-羟色胺受体拮抗药。

盐酸昂丹司琼
Ondansetron Hydrochloride

【商品名】枢复宁，欧贝，枢丹，维泽，富米汀。

【性状】白色结晶或结晶性粉末；无臭，味苦。在甲醇中易溶，在水中略溶，不溶于异丙醇、三氯甲烷等有机溶剂。

【作用】本品是一种选择性的5-羟色胺3（5-HT_3）受体拮抗剂。可能是通过拮抗外周迷走神经末梢和中枢化学感受区中的5-HT_3受体，从而阻断因化疗和手术等因素促进小肠嗜铬细胞释放5-羟色胺，兴奋迷走传入神经而导致的呕吐反射。

【适应证】用于控制癌症化疗和放射治疗引起的恶心和呕吐；亦适用于预防和手术后恶心呕吐。

【制剂及用法】盐酸昂丹司琼片：白色或类白色薄膜衣片，除去包衣后显白色或类白色。每片4mg；8mg。对于高度催吐的化疗药引起的呕吐：停止化疗以后每8～12小时口服昂丹司琼片8mg，连用5天。对于放射治疗引起的呕吐：首剂须于放疗前1～2小时口服片剂8mg（2片），以后每8小时口服8mg，疗程视放疗的疗程而定。铝塑包装，有效期36个月。

盐酸昂丹司琼注射液：无色澄明液体。2mL：4mg；4mL：8mg。通常放疗和化疗前使用剂量为8mg。治疗前立即缓慢静注或肌注。化疗前，如加注单剂20mg地塞米松磷酸钠，以静注输注输入，可加强本品对高度催吐化疗引起呕吐的疗效。玻璃安瓿装包装，有效期36个月。

【用药注意】①有头痛、腹部不适、便秘、口干、皮疹及偶见支气管哮喘或过敏反应、短暂性无症状转氨酶增加。对本品过敏者、胃肠梗阻者禁用。②本药与其他降压药并用时降压作用也有增强的可能，故使用时应注意。③本品不能与其他药物混于同一注射器中使用或同时输入。

【药物评价】①可有头痛、腹部不适、便秘、口干、皮疹、偶见支气管哮喘或过敏反应、短暂性无症状转氨酶增加。②用药过量后会出现视觉障碍、严重便秘、低血压等。③与地塞米松合用可加强止吐效果。

【商品信息】①昂丹司琼是由英国葛兰素公司于1990年开发成功的，1991年在美国上市，我国于1990年进口该产品，1996年国产昂丹司琼注射液及片剂上市。②目前国内生产企业有山东齐鲁制药、浙江宁波天衡制药厂、常州兰陵制药、江苏豪森药业等，以片剂、胶囊、混悬液、分散片、口腔崩解片为主。③国内上市的同类药物有盐酸托烷司琼片剂、胶囊、粉针剂、注射液；盐酸格拉司琼分散片、注射液、粉针、口腔崩解片；盐酸雷莫司琼的注射液、粉针。

【贮藏】遮光，密封，在阴凉干燥处保存。

> **知识拓展**
>
> 抗肿瘤药物多为细胞毒性化疗药物，易引起恶心、呕吐。化疗引起的恶心、呕吐是肿瘤患者最为恐惧的不良反应，对恶心、呕吐控制不足会产生一系列相关的并发症。使用细胞毒性化疗药物导致消化道黏膜损伤，尤其是回肠黏膜的损伤。黏膜损伤导致肠上皮嗜铬细胞释放5-HT，刺激传入迷走神经的$5-HT_3$受体，从而兴奋呕吐中枢引起呕吐反应，或通过兴奋化学感受器传递至呕吐中枢引起呕吐。$5-HT_3$受体拮抗剂主要通过竞争性地阻断消化道黏膜释放出的5-HT与$5-HT_3$受体结合，从而具有抗呕吐的作用。

目前用于肿瘤辅助治疗的止吐药物主要是$5-HT_3$受体拮抗剂，这类药物占据了市场的绝对主导地位。随着肿瘤发病率的升高，止吐药物市场也水涨船高，不断扩容。

目前发达国家主推的化疗药物多为生物靶向性的单克隆抗体药物等。该类药物的细胞选择性较高，能准确杀灭肿瘤细胞，而对正常细胞影响很小，极少发生恶心、呕吐的副反应。但是，该类药物的价格非常昂贵，国内一般患者很难承受。

国内的经济水平决定了治疗还是以传统化疗药物为主，因此，在一定时间内临床对止吐药的需求还不能忽视。但是，生物靶向性药物的使用是一个必然趋势，也必将影响到止吐药物市场。

第五节 泻药与止泻药

一、泻药

泻药是能增加肠内水分，促进蠕动，软化粪便或润滑肠道促进排便的药物，主要用于功能性便秘。

便秘是常见的肠道疾病，可引起腹胀、腹痛、口苦、口臭及食欲不振等。引起便秘的原因很多，特别是饮食中植物纤维摄取不足或由于液体摄入减少；某些疾病也能引起便秘，如痔疮、肥胖、长期发热以及某些慢性消耗性疾病；缺乏运动，外出旅行时生活环境的改变等也可致便秘。

治疗便秘常用缓泻药。临床常用的泻药按其作用机理可分以下几类：

1. 高渗透性泻药。主要是不易被肠壁吸收而又易溶于水的盐类，口服后在肠内形成高渗盐溶液，使肠腔水分增加，容积加大，刺激肠黏膜，使肠管蠕动增强而排便。主要药物有硫酸镁、硫酸钠等。

2. 容积性泻药。这类泻药不被肠壁吸收，在肠管内吸收水分后膨胀，扩张肠道容积，引起排便反射；还能与粪便混合，软化粪便。主要药物有甲基纤维素、果胶等。

3. 润滑性泻药。这类药物能润滑肠壁，软化大便，使粪便易于排出。主要药物有甘油、山梨醇等。

4. 刺激性泻药。这类药可以刺激肠壁，增加肠道蠕动，而促进排便。主要药物有比沙可啶、大黄、酚酞（果导片）等。

硫酸镁
Magnesium Sulfate

【性状】无色结晶；无臭，味苦、咸。在水中易溶，在乙醇中几乎不溶。有风化性。

【作用】本品为容积性泻药。在肠道难以吸收，大量口服形成高渗透压而阻止肠内水分的吸收，扩张肠道，刺激肠壁，促进肠道蠕动。此外镁盐还能引起十二指肠分泌缩胆囊素，此激素能刺激肠液分泌和蠕动。一般空腹应用，并大量饮水，1~3小时即发生泻下作用，排出液体性粪便。

【适应证】口服用于便秘、肠内异常发酵，亦可与驱虫剂并用；与活性炭合用，可治疗食物或药物中毒。注射给药用于抗惊厥、降血压等。

【制剂及用法】开塞露（含山梨醇）：无色黏稠液体。每支20mL，含山梨醇42.7%~47.3%（g/g），硫酸镁10%（g/mL），尼泊金乙酯0.05%，苯甲酸钠0.1%。将容器顶端刺破或剪开，涂以油脂少许，缓慢插入肛门，然后将药液挤入直肠内，成人1次1支，儿童1次半支。塑料瓶装，有效期24个月。

开塞露（含甘油）：无色黏稠液体。每支20mL，含甘油52.8%~58.3%（g/g），硫酸镁10%（g/mL），尼泊金乙酯0.05%，苯甲酸钠0.1%。将容器顶端刺破或剪开，涂以油脂少许，缓慢插入肛门，然后将药液挤入直肠内，成人1次20mL，儿童1次10mL。塑料瓶装，有效期24个月。

硫酸镁注射液：无色透明液体。每支10mL：1g；10mL：2.5g。肌注25%溶液，每次4~10mL或将25%溶液10mL用5%~10%葡萄糖注射液稀释成1%或5%浓度后静滴。

【用药注意】①导泻时如服用大量浓度过高的溶液，可能自组织中吸取大量水分而导致脱水，宜同时多饮水。②药物过量，急性镁中毒时可引起呼吸抑制，可很快达到致死的呼吸麻痹，此时应即刻停药，并缓慢注射钙剂解救。③中枢抑制药（如苯巴比妥）中毒患者不宜使用本品导泻排除毒物，以防加重中枢抑制。④本品给药途径不同呈现不同的药理作用，须注意。⑤由于开塞露开口端坚硬粗糙，小儿也不易配合，儿童用药须注意。

【药物评价】①本品的导泻作用剧烈。大剂量、长期使用，可引起水电解质紊乱、腹泻与便秘交替出现。②开塞露是通过刺激肠壁引起排便反射来帮助排便，如果经常使用，敏感性会降低，可能排便更加困难。

【商品信息】目前国内生产企业有上海旭东海普药业、北京益民药业、华北制药集团、湖北潜江制药、马应龙药业、湖北科田药业、北京贞玉民生药业等。

【贮藏】遮光，密闭保存。

> **知识拓展**
>
> **开塞露的正确使用**
>
> ①帮助患者取俯卧位，不能俯卧者可取左侧卧位，并适度垫高臀部。②剪去开塞露顶端，挤出少许甘油润滑开塞露入肛门段。③持开塞露球部，缓慢插入肛门，至开塞露颈部，快速挤压开塞露球部，同时嘱患者深吸气。④挤尽后，一手持纱布按摩肛门处，一手快速拔出开塞露外壳（成人一般需30~40mL），并嘱患者保持原体位10分钟左右。⑤对于主诉腹胀有便意者，应指导其继续吸气，并协助按摩肛门部。

比沙可啶
Bisacodyl

【商品名】解泰。

【性状】白色或类白色结晶性粉末；无臭，无味。在三氯甲烷中易溶，在乙醇中微溶，在水中不溶。

【作用】本品为刺激性泻药，直接作用于大肠，刺激其感觉神经末梢，引起直肠反射性蠕动增强而导致排便。

【适应证】用于急、慢性便秘和习惯性便秘。

【制剂及用法】比沙可啶肠溶片：肠溶衣片，除去肠衣后显白色，每片5mg。口服，成人1次1~2片，1日1次，整片吞服。铝塑泡罩包装，有效期24个月。

比沙可啶栓：水溶性或脂肪性基质制成的白色栓剂，每枚10mg。塞入肛门，1次1枚（10mg），1日1次。铝箔压膜包装，有效期24个月。

【用药注意】①比沙可啶肠溶片、栓剂为缓泻药类非处方药。②口服时不得咀嚼或压碎，服药前2小时不宜服牛奶或抗酸药。③长期用药可能引起结肠功能紊乱、电解质紊乱以及对泻药的依赖性。

【药物评价】①偶可引起明显的腹部绞痛，停药后即消失。②直肠给药有时有刺激性，可引起过度腹泻。

【商品信息】目前国内生产企业有烟台荣昌制药、中国药科大学制药、山西同达药业、美吉斯制药（厦门）、河北康泰药业、济南恒基制药等。

【贮藏】遮光，密封保存。

健康生活提示

合理饮食，增加膳食纤维及饮水量。
养成良好排便习惯，避免用力排便。
适当运动，积极调整心态。

二、止泻药

腹泻是消化系统疾病中的一种常见症状，系指肠道功能失调，排便次数增加。按致病因素分类，腹泻有以下几种：①胃源性腹泻，由胃酸过少或缺乏引起。②肠源性腹泻，系由肠道感染、肠道炎症、肠道消化或吸收障碍、食物中毒、化学品或药物中毒、肠道肿瘤等引起。③内分泌紊乱性腹泻。④功能性腹泻。

无论哪种腹泻，都应针对病因进行治疗。与此同时，可以应用止泻药，以防止机体过度脱水、水盐代谢失调、消化障碍、营养障碍等。

止泻药可通过减少肠道蠕动或保护肠道免受刺激而达到止泻之效。属于本类的药物包括阿片制剂（如复方樟脑酊）、收敛保护药（如鞣酸蛋白、次碳酸铋）、吸附剂（如蒙脱石、药用炭）、具有收敛及减少肠道蠕动药（如地芬诺酯、洛哌丁胺）等。

蒙脱石
Montmorillonite

【商品名】思密达，必奇，肯特令，畅言停。

【别名】双八面体蒙脱石。

【性状】类白色粉末，具有香兰素的芳香味。

【适应证】用于急、慢性腹泻，尤以对儿童急性腹泻疗效为佳，但在必要时应同时治疗脱水；也用于食管炎及与胃、十二指肠、结肠疾病有关的疼痛的对症治疗。

【制剂及用法】蒙脱石散：灰白色粉末或微黄色细粉，味香甜。每袋3g。成人1日3次，1次1袋；2岁以上幼儿1日2~3次，1次1袋；1~2岁幼儿1日1~2次，1次1袋；1岁以下幼儿1日1袋，分两次服用。治疗急性腹泻首剂量应加倍。将本品溶于半杯温水中送服。复合铝膜袋装，有效期48个月。

【用药注意】①蒙脱石散剂可作为止泻类甲类非处方药，用于成人及儿童急、慢性腹泻。②少数患者如出现轻微便秘，可减少剂量继续服用。③本品可能影响其他药物的吸收，必须合用时应在服用本品前1小时服用其他药物。

【药物评价】①本品主要在肠腔发挥作用，不进入血液循环，副作用小。②口感好，易于接受，尤其适合婴幼儿患者。

【商品信息】目前国内生产企业有博福-益普生（天津）制药、先声药业、扬子江药业、浙江海力生制药、南京白敬宇制药、太阳石（唐山）药业等。主要制剂有散剂、分散片、颗粒、混悬液等。

【贮藏】密封，在干燥处保存。

盐酸地芬诺酯
Diphenoxylate Hydrochloride

【别名】止泻宁。

【性状】白色或类白色的粉末或结晶性粉末；无臭。在三氯甲烷中易溶，在乙醇中略溶，在水中不溶。

【作用】本品对肠道作用类似吗啡，可直接作用于肠道平滑肌，通过抑制肠黏膜感受器，消除局部黏膜的蠕动反射而减弱肠蠕动，同时增加肠的节段性收缩，使肠内容物通过延迟，有利于肠内水分的吸收。配以抗胆碱药阿托品，协同加强对肠管蠕动的抑制作用。

【适应证】用于急、慢性功能性腹泻及慢性肠炎等。

【制剂及用法】复方地芬诺酯片：白色片。每片含盐酸地芬诺酯2.5mg，硫酸阿托品25μg。口服，成人1次1~2片，1日2~3次，首剂加倍，饭后服。铝塑包装，有效期36个月。

【用药注意】①地芬诺酯本身具有中枢神经系统抑制作用，因其可加强中枢抑制药的作用故不宜与巴比妥类、阿片类、乙醇或其他中枢抑制药合用。②本品长期应用时可产生依赖性，但显然较阿片为弱，肝病患者及正在服用成瘾性药物患者宜慎用。

【药物评价】①服药后偶见口干、腹部不适、恶心、呕吐、嗜睡、烦躁、失眠等，减量或停药后消失。②大剂量可产生欣快感，长期服用可致依赖性。

【商品信息】目前国内生产企业有郑州瑞康制药、常州康普药业、广西河丰药业、北京双鹤药业等。

【贮藏】密封保存。

盐酸洛哌丁胺
Loperamide Hydrochloride

【商品名】易蒙停，雅邦。

【性状】白色或类白色的结晶性粉末。几乎无臭，易溶于甲醇，略溶于水。

【作用】本品为阿片受体激动剂，通过激动肠壁的μ-阿片受体和阻止乙酰胆碱和前列腺素的释放，拮抗平滑肌收缩，而减少肠蠕动和分泌，延长肠内容物的滞留时间。

【适应证】用于急性腹泻以及各种病因引起的慢性腹泻。尤其适用于临床上应用其他止泻药效果不显著的慢性功能性腹泻。

【制剂及用法】盐酸洛哌丁胺胶囊：内容物为白色或类白色粉末，每粒2mg。成人首次口服4mg，以后每腹泻1次再服2mg。铝塑包装，有效期60个月。

【用药注意】①本品适用于成人及5岁以上的儿童。②对于伴有肠道感染的腹泻，必须同时应用有效的抗生素治疗。③腹泻患者常发生水和电解质丧失，应适当补充水和电解质。

【药物评价】①盐酸洛哌丁胺是一种极强的长效抗腹泻药物，与地芬诺酯、可待因等止泻药相比，具有高效、长效、副作用小的优点，治疗量对中枢神经系统作用不明显。②主要不良反应有皮疹、瘙痒、口干及腹胀、恶心，也可有头晕、头痛、乏力。

【商品信息】目前国内主要生产企业为西安杨森制药、沈阳津昌制药、上海新亚药业、上海信谊天平药业、深圳中联制药等，以胶囊、颗粒剂为主。

【贮藏】密封，在干燥处保存。

健康生活提示

生活规律，适当锻炼，避免过度劳累。
卧床休息，如有失水可酌情补液。
进食营养丰富、易消化、少渣、无刺激的食物。

第六节 肠道微生态药

肠道微生态药物又称微生态调节剂。其目的是调整微生态失调，保持微生态平衡，提高人体的健康水平，以达到防病、治病的效果。

微生态调节剂在20世纪70年代兴起时，被认为只有活的微生物才能起到微生态的平衡作用，因此认定微生态制剂是活菌制剂，甚至有一段时间，把微生态制剂就称为"活菌制剂"。但随着科学研究的深入，微生态制剂的不断发展，大量资料证明，死菌体、菌体成分、代谢产物也具有调整微生态失调的功效。因此在1994年德国海德堡召开的国际微生态学术讨论会上，对微生态制剂（益生菌）下的定义为："益生菌是含活菌和（或）死菌，包括其组分和产物的活菌制品，经口或经由其他黏膜途径投入，旨在改善黏膜表面处微生物或酶的平衡，或者刺激特异性或非特异性免疫机制。"

在正常情况下，人肠道内的各种细菌相互制约，处于一种相对平衡的状态，如果由于某种原因肠道内某种细菌过度生长，或在长期应用抗生素时，一些正常的肠道菌群可能受到抑制，造成肠道菌群比例失调，而引起腹泻等相关疾病。

微生态调节剂是指能调整微生态失调，保持微生态平衡，提高宿主健康水平或增进健康状态的益生菌及其代谢产物和促进物质制成的制剂，可分成三大类：

1. 益生菌（probiotics） 益生菌指能够促进肠内菌群生态平衡，对宿主起有益作用的活的微生物制剂。人的胃肠道栖息着各种细菌，根据对人体的影响可分为有益菌、有害菌和中性菌。人体内有益菌占优势，就会表现出健康状态，其中双歧杆菌和乳酸杆菌是最具代表性的有益菌。益生菌对人的口腔、皮肤、阴道、肠道的菌群平衡有着重要作用。

2. 益生元（prebiotics） 益生元是指能够选择性地刺激肠内一种或几种有益菌生长繁殖，而且不被宿主消化的物质。常见的益生元有低聚果糖、大豆低聚糖、异麦芽低聚糖、低聚乳果糖、低聚半乳糖、低聚甘露糖、低聚龙胆糖、低聚木糖等。这些低聚糖作为双歧杆菌增殖因子，不仅具有许多生理活性功能，而且由于低聚糖的性质与蔗糖近似，但热量和甜度比蔗糖低，可部分代替蔗糖应用于食品工业，开发具有保健功能的各类食品。

3. 合生素（synbiotics） 合生素是指益生菌与益生元的混合制剂。这种制品优点显著，既可发挥益生菌的生理活性，又可选择性地增加这种菌的数量使益生菌的作用更显著持久。

目前，微生态调节剂已成为人们防治疾病维护健康的重要生物制剂。例如，预防和治疗急慢性腹泻、便秘，改善胃功能等；通过降低人体内毒素水平、改善营养状况、帮助肝细胞生长、提高人体免疫力等而起到对肝脏的保护作用，辅助改善肝病症状；适用于因化学、放射、免疫抑制剂治疗导致菌群失调的症状如食欲减低、乏力、白细胞计数下降等，提高抗病能力；肠道正常菌群还直接参与食物的消化吸收，其代谢产物中有多种维生素和酶，可以作为老、幼、患者的营养保健食品。

临床常用的肠道微生态药物有丽珠肠乐（双歧杆菌）、整肠生（地衣芽孢杆菌）、促菌生（蜡样芽孢杆菌）、米雅（酪酸梭菌）、培菲康（三联菌制剂，主要含双歧杆菌、嗜酸乳杆菌及肠球菌）、金双歧（含双歧杆菌、保加利亚乳杆菌和嗜热链球菌）等。

双歧杆菌活菌胶囊

Live Bifidobacterium Capsules

【商品名】 丽珠肠乐。

【作用】 本品为双歧杆菌活菌制剂。双歧杆菌与其他厌氧菌一起共同占据肠黏膜的表面，形成一个生物屏障，阻止病菌的繁殖与入侵，产生乳酸与醋酸，降低肠道内 pH，抑制致病菌的生长。人体患病或长期服用抗菌药物后，常引起菌群失调，有害细菌大量繁殖而引起腹泻，本品能达到重建人体肠道内正常微生态系统而调整肠道菌群以止泻。

【适应证】 用于因肠道菌群失调引起的急慢性腹泻、便秘，也可用于治疗轻、中型急性腹泻，慢性腹泻及消化不良、腹胀，以及辅助治疗因肠道菌群失调引起的内毒素血症。

【制剂及用法】 双歧杆菌活菌胶囊：内容物为灰白或灰黄色粉末，系用双歧杆菌经培养收集菌体，冷冻干燥成菌粉与辅料混合制成，每粒含 0.5 亿活菌（0.35g）。餐后口服，成人 1 次 1~2 粒，早晚各 1 次。铝塑包装，有效期 24 个月。

【用药注意】 ①本品为活菌制剂，切勿将本品置于高温处。②抗酸药、抗菌药与本品合用时可减弱其疗效，应分开服用。③铋剂、鞣酸、药用炭、酊剂等能抑制、吸附或杀灭活菌，故不能合用。

【药物评价】 ①本品治疗腹泻、便秘，以菌制菌，维护肠道菌群平衡，具有治肠、养肠的双向调节功效，副作用小。②能够合成各种维生素和微量元素，促进营养吸收。

【商品信息】①目前国内生产企业有丽珠集团丽珠制药厂等。②其他制剂有双歧杆菌活菌散。

【贮藏】2℃~8℃遮光保存。

双歧杆菌三联活菌胶囊（片）
Live Combined Bifidobacterium, Lactobacillus and Enterococcus Capsules (Tablets)

【商品名】培菲康，金双岐。

【作用】本品可直接补充人体正常生理细菌，调整肠道菌群平衡，抑制并清除肠道中致病菌，减少肠源性毒素的产生，促进机体对营养物的消化，合成机体所需的维生素，激发机体免疫力。

【适应证】主治因肠道菌群失调引起的急慢性腹泻；也可用于治疗轻、中型急性腹泻，慢性腹泻及消化不良、腹胀。

【制剂及用法】双歧杆菌三联活菌胶囊：每粒0.21g，内容物白色或黄色粉末。复方制剂，其组分为：长型双歧杆菌、嗜酸乳杆菌和粪肠球菌，所含的三个活菌分别不低于$1×10^7$CFU/粒。口服，成人1次2~3粒，1日2~3次，饭后半小时温水服用。儿童酌减，重症加倍。口服固体药用高密度聚乙烯瓶，有效期24个月。

双歧杆菌乳杆菌三联活菌片：0.5克/片，乳白色或微黄色片剂，间有黄色色斑。每片含长双歧杆菌活菌应不低于$0.5×10^7$CFU，保加利亚乳杆菌和嗜热链球菌活菌均应不低于$0.5×10^6$CFU。口服，1次4片，1日2~3次。温开水或温牛奶冲服。铝塑包装，有效期24个月。

【用药注意】①本品胶囊剂、片剂可作为乙类非处方药使用。②宜用冷、温开水送服，避免与抗生素同服。③开瓶后应尽快服用。

【药物评价】①本品主要由活的双歧杆菌、嗜酸乳杆菌、粪肠球菌（或嗜热链球菌）组成，多种有益菌联合配方的制剂，更有利于调节菌群平衡。②偶见大便干结，大剂量服用可引起便秘。

【商品信息】目前国内生产企业为上海信谊药厂、内蒙古双奇药业等。

【贮藏】2℃~8℃，遮光保存。

第七节　肝胆疾病用药

肝胆疾病辅助用药主要包括肝炎辅助用药、利胆药、治疗肝昏迷药等。由于肝胆系统疾病的防治比较复杂，目前尚无确定的有效的药物，本类药物仅作为一些辅助治疗措施供临床应用。

一、治疗肝炎辅助用药

肝脏不仅是人体内最大的消化器官，也是人体最重要的解毒器官。由于肝细胞不断地从血液中吸取原料，不可避免遭受有毒物质或病毒、毒素的损害，轻者丧失一定的功能，重者造成肝细胞坏死，最后发展为肝硬化、肝癌及功能衰竭，甚至发生肝昏迷。

肝炎通常是指由多种致病因素如病毒、细菌、寄生虫、化学毒物、药物、酒精、自身免疫因素等使肝脏细胞受到破坏，肝脏的功能受到损害，引起身体一系列不适症状，以及肝功能指标的异常。肝炎是一种常见病，在我国以病毒性肝炎为主，甲型肝炎常可治愈而不迁延，但乙型和丙型肝炎则常迁延不愈而转成慢性过程或病毒携带者。

治疗肝病的药物有许多，按其药理作用可分为以下几类：

1. 抗肝炎病毒药 主要抑制乙型肝炎病毒的复制，如拉米夫定、阿德福韦、恩替卡韦等。

2. 保肝药 抗肝细胞坏死药（葡醛内酯），促进肝细胞修复药（如联苯双酯），免疫调节剂（如干扰素）等。

3. 抗脂肪肝药 促进脂肪分解、转运和代谢，防止脂肪在肝脏的蓄积，如肌苷、维生素C以及某些降脂药物。

4. 抗肝昏迷药 主要纠正肝脏对由氨转化环节发生障碍导致的血氨过多，减轻肝昏迷和脑病症状，例如谷氨酸等。

目前采用综合治疗，多数药物仅具辅助治疗作用，改善肝脏功能，促进肝细胞再生，增强肝脏的解毒能力。本节主要介绍葡醛内酯、联苯双酯、肌苷、醋酸奥曲肽等治疗肝炎辅助用药。

葡醛内酯
Glucurolactone

【异名】 肝泰乐。

【性状】 白色结晶或结晶性粉末；无臭，味微苦；遇光色渐变深；溶于水后，一部分内酯变成葡萄糖醛酸，显酸性反应。本品在水中易溶，在乙醇中微溶。

【作用】 本品可抑制血清谷丙转氨酶（ALT）升高并对肝细胞有一定的保护功能。对部分肝炎患者有改善蛋白代谢作用，使白蛋白升高，球蛋白降低。

【适应证】 用于急慢性肝炎的辅助治疗。可用于食物或药物中毒。

【制剂及用法】 葡醛内酯片：白色片。每片50mg；100mg。口服，成人1次100~200mg，1日3次。玻璃瓶装，有效期36个月。

二维葡醛内酯片：本品为复方制剂，每片含葡萄糖醛酸内酯50mg、维生素C 10mg、维生素B_1 2mg。口服，1次1~2片，1日3次，重症1次可服3~4片。塑料瓶装，有效期24个月。

【用药注意】 ①葡醛内酯片可作为肝病辅助治疗药类甲类非处方药。②本品应在医师确诊为肝炎后作为辅助治疗用药。

【药物评价】 本品提高肝脏解毒能力，修复受损肝组织，迅速缓解肝炎症状，恢复肝脏机能作用，减轻肝脏负担，改善肝内微循环，降低转氨酶作用，防止肝纤维化，保护肝脏。

【商品信息】国内生产企业有石药集团欧意药业、天津力生制药、哈药集团三精制药、江苏帝益药业、西南药业等。

【贮藏】遮光，密闭保存。

联苯双酯
Bifendate

【性状】白色结晶性粉末，无臭，无味。几乎不溶于水或乙醇，易溶于三氯甲烷。

【作用】本品可抑制血清谷丙转氨酶（ALT）升高并对肝细胞有一定的保护功能。对部分肝炎患者有改善蛋白代谢作用，使白蛋白升高，球蛋白降低。

【适应证】临床用于慢性迁延性肝炎伴 ALT 升高者，也可用于化学毒物、药物引起的 ALT 升高。

【制剂及用法】联苯双酯滴丸：糖衣滴丸，每粒 1.5mg。口服，1 次 5 粒，1 日 3 次，必要时 1 次 6~10 粒，1 日 3 次。

【用药注意】①少数患者用药过程中 ALT 可回升，加大剂量可使之降低。②个别患者于服药过程中可出现黄疸及病情恶化，应停药。③肝硬化者禁用，慢性活动性肝炎者慎用。

【药物评价】本品为我国创制的一种治疗肝炎的降酶药物，是合成五味子丙素时的中间体。个别病例可出现口干、轻度恶心，偶有皮疹发生，一般加用抗变态反应药物后即可消失。

【商品信息】目前本品生产企业有西南药业、北京协和药厂、浙江医药新昌制药厂、天津美伦医药等。

【贮藏】密封，在干燥处保存。

肌苷
Inosine

【性状】白色结晶性粉末；无臭；味微苦。在乙醇中不溶，在水中略溶，在稀盐酸或氢氧化钠试液中易溶。

【作用】本品在体内参与细胞能量代谢和蛋白质合成，提高各种代谢酶的活性，改善肝功能，促进受损肝脏的恢复。

【适应证】临床用于白细胞或血小板减少症，各种急慢性肝脏疾患、肺源性心脏病等心脏疾患；中心性视网膜炎、视神经萎缩等疾患。

【制剂及用法】肌苷胶囊：内容物为白色粉末，每粒 0.2g。口服，成人 1 次 0.2~0.6g，1 日 3 次；小儿 1 次 0.1~0.2g，1 日 3 次。

肌苷口服溶液：无色至微黄色液体。每 10mL：0.1 g；10mL：0.2g；20mL：0.2g；20mL：0.4g。口服，成人 1 次 0.2~0.6g，1 日 3 次。

肌苷注射液：无色或几乎无色的澄明液体。每支 2mL：50mg；2mL：100mg；5mL：100mg；5mL：200mg；10mL：500mg。肌内注射，每次 100~200mg，每日 1~2 次；静脉注射或滴注每次 200~600mg，每日 1~2 次。

【用药注意】①肌苷片剂、胶囊剂、口服液、颗粒剂可作为肝病辅助治疗药类甲类非处方药,用于急慢性肝炎的辅助治疗。②本品应作为辅助治疗用药。

【药物评价】①本品属于酶类保肝药。在体内转变为肌苷酸及三磷腺苷,参与细胞的能量代谢和蛋白质合成。提高辅酶A与丙酮酸氧化酶的活性,使细胞在缺氧状态下继续进行代谢,活化肝脏功能,促进受损肝脏的恢复。②去羟肌苷与其他抗HIV药物合用治疗艾滋病。

【商品信息】目前国内生产企业有上海信谊药厂、广州市香雪制药、江西制药、天津药业焦作有限公司。主要制剂有片剂、胶囊剂、口服液、颗粒剂、注射液、粉针等。

【贮藏】遮光,密封保存。

醋酸奥曲肽
Octreotide Acetate

【商品名】善宁,善龙,启文,力尔宁,依普比善,金迪林,生奥定。

【性状】白色或类白色冻干粉末或疏松块状物。在水和冰醋酸中易溶,在乙醚中不溶。

【作用】奥曲肽是人工合成的天然生长抑素的八肽衍生物,其药理作用与生长抑素相似但作用持续时间更长。抑制生长激素(GH)和胃肠胰(GEP)内分泌系统肽的病理性分泌增加。

【适应证】肝硬化所致食道-胃静脉曲张出血的紧急治疗,与特殊治疗(如内窥镜硬化剂治疗)合用;缓解与胃肠胰内分泌肿瘤(胃泌素瘤/Zollinger-Ellison综合征、胰岛瘤等)有关的症状和体征;预防胰腺术后并发症;经手术、放射治疗或多巴胺受体激动剂治疗失败的肢端肥大症患者,可控制症状。

【制剂及用法】注射用醋酸奥曲肽:白色疏松块状物。每瓶0.1mg;0.3mg。食道-胃静脉曲张出血:持续静脉滴注0.025mg/h,可用生理盐水稀释或葡萄糖液稀释,最多治疗5天。预防胰腺术后的并发症:0.1mg皮下注射,1天3次,持续治疗7天,首次注射应在手术前至少1小时进行。肢端肥大症:初始量为0.05~0.1mg,皮下注射,每8小时1次;多数患者的最适剂量为1日0.2~0.3mg,最大剂量1日不应超过1.5mg。管制抗生素玻璃瓶包装,有效期24个月。

醋酸奥曲肽注射液:无色的澄明液体。每支1mL:0.1mg;1mL:0.15mg;1mL:0.2mg;1mL:0.3mg。食道-胃静脉曲张出血:首先0.1mg静脉推注(5分钟),随后以0.6mg溶于5%葡萄糖溶液500mL中,通过输液泵以50μg/h的速度连续静脉滴注,12小时1次,最多治疗5天。胃肠胰内分泌肿瘤:初始量为0.05mg,皮下注射,1日1~2次。根据耐受性和疗效(临床反应、肿瘤分泌的激素浓度)可逐渐增加剂量至0.2mg,1日3次。玻璃安瓿包装,有效期24个月。

【用药注意】①醋酸奥曲肽的主要不良反应是给药局部和胃肠道反应。长期应用醋酸奥曲肽可能导致胆结石形成,也有可能出现胰腺炎。②由于醋酸奥曲肽可抑制生长激素、胰高血糖素和胰岛素分泌,故本品可能引起血糖调节紊乱。③避免短期内在同一部位多次注射。

【药物评价】本品是迄今唯一成功地应用于治疗的胃肠激素类似物,是一个含有环状结构的合成八肽,部分氨基酸序列与生长抑素类似,具备生长抑素的几乎全部生物作用,如抑制多种垂体和胃肠胰激素释放,抑制胃酸、胰液和胆汁分泌,抑制胃肠道运动和分泌等,但半衰期为生长抑素的30倍。

【商品信息】①奥曲肽由瑞士山德士(Sandoz)1982年研制,1988年美国FDA批准用于胃肠道分泌肿瘤及肢端肥大症的治疗。②目前国内生产企业有国药一心制药、北京四环制药、长春金赛药业、上海第一生化药业、北京双鹭药业、武汉人福药业、海南中和药业、浙江震元制药等。主要制剂有粉针及注射液。③进口产品为瑞士诺华制药(Novartis)醋酸奥曲肽注射液(善宁,Sandostatin)、注射用醋酸奥曲肽微球(善龙,Sandostatin lar)及印度Sun Pharmaceutical的醋酸奥曲肽注射液(启文,Octride)。

【贮藏】遮光,密闭,在冷处(2℃~10℃)保存。

二、利胆药

由于人们生活水平提高,饮食中脂肪、蛋白质等摄入量增多,胆结石症、胆囊炎发病率迅速上升。本类疾病由于胆汁的淤积、肝细胞分泌胆汁功能的障碍、胆管的痉挛,引起反复发作的右上腹疼痛、腹胀、厌食、消化不良、黄疸等多种症状。利胆就是促进胆汁分泌,促使肝脏分泌胆盐、胆色素等固体成分,促使肝脏分泌富于水分的胆汁等。

临床常用利胆药按作用方式可分为以下几类:①促进胆汁分泌药,如去氢胆酸、熊去氧胆酸、鹅去氧胆酸、苯丙醇、胆维他等。②促进胆汁排空药,如硫酸镁等。③中成药利胆药,如消炎利胆片、利胆排石片、利胆片、舒胆片、复方胆通片、胆石通胶囊、胆舒胶囊等。因西药利胆药效果一般,很多胆道疾病患者选择了中药,目前我国医药市场上利胆药的销售以中成药为主。

苯丙醇
Phenylpropanol

【别名】利胆醇。

【性状】无色或微黄色油状液体;气芳香,味甜、辛。在乙醇中极易溶解,在水中微溶。

【作用】本品有促进胆汁分泌、促进消化作用。服药后减轻腹胀、腹痛、恶心等症状,并有促进消化、增加食欲、排除结石、降低血胆固醇等作用。

【适应证】主要用于胆囊炎、胆道感染、胆石症、胆道手术后综合征和高胆固醇血症等。

【制剂及用法】苯丙醇软胶囊:内容物为无色或微黄色油状液体,有芳香气,味甜、辛。每粒0.1g;0.2g。口服,成人1次1~2粒,1日3次。餐后服用。塑料瓶包装,有效期36个月。

【用药注意】①本品胶丸为利胆药类非处方药,用于慢性胆囊炎的辅助治疗。②对本品过敏者、胆道阻塞者、黄疸患者禁用。

【药物评价】本品促进胆汁分泌，利胆保肝作用强烈，能有效防止胆固醇代谢失调、酸性黏糖蛋白、胆汁淤积、胆道阻塞、胆道感染、胆红素沉淀、黄疸等内源性侵袭因子的有害作用。

【商品信息】目前国内生产企业有广州白云山制药、广州白云山星群（药业）、神威药业、上海信谊延安药业、北京双鹤药业、桂林南药等。

【贮藏】密封保存。

熊去氧胆酸
Ursodeoxycholic Acid

【商品名】优思弗（Ursofalk）。

【性状】白色粉末；无臭，味苦。在乙醇中易溶，在三氯甲烷中不溶。

【作用】本品为胆石溶解药。本品可增加胆汁酸的分泌，同时导致胆汁酸成分的变化，使本品在胆汁中的含量增加。本品还能显著降低人胆汁中胆固醇及胆固醇酯的浓度，从而有利于结石中胆固醇逐渐溶解。

【适应证】本品用于固醇性胆囊结石，且必须是 X 射线能穿透的结石，同时胆囊收缩功能正常。也可用于预防药物性结石形成及治疗脂肪痢（回肠切除术后）。

【制剂及用法】熊去氧胆酸片：白色片。每片 50mg；150mg。口服，利胆，1 次 50mg，1 日 150mg，早、晚进餐时分次给予。疗程最短为 6 个月，6 个月后超声波检查及胆囊造影无改善者可停药；如结石已有部分溶解则继续服药直至结石完全溶解。塑料瓶包装，有效期 48 个月。

熊去氧胆酸胶囊：内容物为白色的粉末或颗粒，每粒 250mg。溶石治疗，1 日 1 次，睡前顿服，一般疗程 6~24 个月。铝塑包装，有效期 60 个月。

【用药注意】①胆道完全梗阻和严重肝功能减退者禁用。②本品不能溶解胆色素等其他类型结石。③长期使用本品可增加外周血小板的数量。④本品不宜与消胆胺或含氢氧化铝的制酸剂同时合用，因可阻碍本品的吸收。

【药物评价】①本品的毒性和副作用比鹅去氧胆酸小，服用过量会导致腹泻。②本品为肠肝循环药物，半衰期较长，主要随粪便排出。

【商品信息】我国进口的熊去氧胆酸胶囊（优思弗胶囊）由德国福克制药有限公司生产及韩国大熊制药（Daewoong）的熊去氧胆酸软胶囊等。目前国内生产企业有辅仁药业、上海信谊药厂、上海雷允上药业、江西昂泰药业、四川科瑞德制药等。

【贮藏】遮光，密封保存。

目标检测

一、选择题

1. 某患者长期工作紧张，不能按时就餐，并且时常饮酒应酬，导致胃溃疡，宜服

用哪种药物治疗（　　）
   A. 斯达舒胶囊　　　　B. 扑尔敏片　　　　C. 氯雷他定片
   D. 多潘立酮片　　　　E. 盐酸异丙嗪片
2. 某患者，50岁，时常有反酸、嗳气及上腹部疼痛等症状。经胃内窥镜检查，患有胃溃疡，幽门螺杆菌（HP）检查呈阳性。最好应用何种药物与克拉霉素、替硝唑合用进行根治（　　）
   A. 洛赛克胶囊　　　　B. 斯达舒胶囊　　　　C. 西咪替丁片
   D. 阿托品片　　　　　E. 复方氢氧化铝片
3. 盐酸雷尼替丁哪些剂型可以作为非处方药品（　　）
   A. 片剂　　　　　　　B. 胶囊剂　　　　　　C. 注射液
   D. 口服液　　　　　　E. 泡腾颗粒
4. 不宜与硫糖铝片同时服用的药物有（　　）
   A. 维生素A滴丸　　　 B. 奥美拉唑胶囊　　　C. 盐酸雷尼替丁胶囊
   D. 法莫替丁片　　　　E. 枸橼酸铋钾片
5. 不宜与阿莫西林胶囊同时服用的药物有（　　）
   A. 多酶片　　　　　　B. 奥美拉唑胶囊　　　C. 盐酸雷尼替丁胶囊
   D. 法莫替丁片　　　　E. 双歧杆菌活菌胶囊

二、思考题

1. 西咪替丁与枸橼酸铋钾合用是否合理，能否同时服用，为什么？
2. 消化性溃疡患者应如何从日常生活中进行自我调节？
3. 消化性溃疡应采取什么样的治疗方案？
4. 枸橼酸铋钾在用药期间出现舌、大便呈黑色是否正常？
5. 消化性溃疡为何要加服抗幽门螺旋杆菌药？

第十二单元　心血管系统用药

学习目标

知识目标：掌握心血管系统常用药物的名称、性状、常用制剂及用法、用药注意；熟悉常见心血管系统药品的特点；了解常见心血管系统药品的商品信息。

重点掌握品种：抗高血压药（卡托普利、马来酸依那普利、盐酸贝那普利；氯沙坦钾、缬沙坦、厄贝沙坦；苯磺酸氨氯地平、非洛地平、尼莫地平；盐酸普萘洛尔、酒石酸美托洛尔；吲达帕胺、盐酸可乐定、利血平）、抗心绞痛药（硝酸甘油、硝酸异山梨酯、硝苯地平、盐酸地尔硫䓬）、调血脂药（辛伐他汀、阿托伐他汀钙；吉非罗齐；烟酸）、抗休克的血管活性药（盐酸肾上腺素、重酒石酸间羟胺）。

技能目标：能按用途、剂型及分类管理要求陈列药品并对其进行正常养护；对本类药品进行全面评价，能根据顾客需求推荐药品，指导抗高血压药、抗心绞痛药和调血脂药的合理使用；能介绍新上市品种的特点，进行同类药品的比较。

心脑血管疾病是心血管疾病和脑血管疾病的总称，又称为循环系统疾病，如图12-1所示。以高血压、脑卒中和冠心病为代表的心脑血管疾病，严重危害人类健康，是造成人类死亡的主要原因之一。中老年人是心血管病的高发人群；心脑血管疾病的发生一般都与动脉粥样硬化有关。

心脑血管疾病具有"发病率高、致残率高、死亡率高、复发率高，并发症多"，即"四高一多"的特点。心血管疾病一般属于慢性疾病，需要长时间的持续治疗，因此产生了巨大的市场规模。据IMS Health统计，2010年，全球心血管药品销售额超过1000亿美元，居各类药品之首，保持了持续的增长。心血管疾病的高发生率与死亡率，引导了药物研发与生产的方向。近20年来，治疗心脑血管疾病的药物层出不穷。卡托普利、依那普利等血管紧张素转化酶抑制剂及氯沙坦、缬沙坦等血管紧张素Ⅱ受体拮抗剂广泛用于抗高血压的治疗；以洛伐他汀、阿托伐他汀为代表的他汀类药物，开创了调血脂药的崭新阶段。

在我国，心血管系统用药和市场占有率近年来也持续增长，已成为仅次于抗感染药物的第二大类药品。随着我国经济的发展，人民生活水平提高，人口老龄化加速，生活节奏加快，饮食习惯的高热、高脂化，人群中高血压、冠心病、高血脂、脑卒中等心血管系统疾病的发病率持续上升，心血管病药物的销售额将呈继续增长的态势。

心血管系统药物按临床用途的不同，可分为抗高血压药、抗心绞痛药、调血脂药、抗心律失常药、抗心力衰竭药以及抗休克的血管活性药等，如图12-1所示。

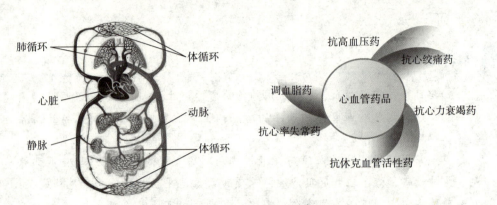

图12-1 循环系统及心血管系统主要药物

第一节 抗高血压药

高血压病是威胁人类健康和生命的主要心血管疾病之一，尤其在中老年人群中发病率最高，以不明病因的原发性高血压为主。最主要的临床特点是体循环动脉压升高，可表现为收缩压升高、舒张压升高或两者均升高，进而引起头痛、头昏、心悸、失眠等症状，长期高血压可影响重要脏器尤其是心、脑、肾的功能，甚至导致脏器功能衰竭，造成患者的病残或死亡。

正常机体是通过自主神经系统和肾素-血管紧张素-醛固酮系统调节上述器官和组织的功能，从而使血压保持在一定范围。目前诊断高血压多采用世界卫生组织（WHO）建议使用的标准，正常血压的收缩压为18.6kPa（140mmHg）以下，舒张压为12.0kPa（90mmHg）以下。一般认为，在安静休息时，凡舒张压持续超过12.0kPa（90mmHg）者就是高血压。

> **知识拓展**
>
> 按照世界卫生组织（WHO）建议的血压标准：收缩压应≤18.6kPa（140mmHg），舒张压应≤12.0kPa（90mmHg）。我国高血压水平的定义和分类见表12-1。

表 12-1　我国高血压水平的定义和分类

类别	收缩压（mmHg）	舒张压（mmHg）
正常血压	<120	<80
正常高值	120～139	80～89
高血压	≥140	≥90
1级高血压（轻度）	140～159	90～99
2级高血压（中度）	160～179	100～109
3级高血压（重度）	≥180	≥110
单纯收缩期高血压	≥140	<90

对轻度高血压宜采用非药物治疗，如限制钠摄入、控制体重、戒烟酒、合理饮食、调整生活规律等，药物仅在非药物治疗无效时应用。对中度以上高血压，或有心血管危险因子，或已有心、脑、肾等靶器官疾病者应及早给予降压药治疗。

抗高血压药又称降压药，系指能有效降低血压，治疗高血压症的药物。目前临床上经常使用的抗高血压药物，按照其主要作用部位及作用机制的不同可分为如下几类：

1. 肾素-血管紧张素系统抑制药　血管紧张素转化酶抑制剂，如卡托普利、依那普利、贝那普利等；血管紧张素Ⅱ受体 AT_1 拮抗剂，如氯沙坦、缬沙坦等。

2. 钙拮抗剂　如氨氯地平、非洛地平、尼群地平、尼莫地平等。

3. 肾上腺素受体阻断药　α-受体阻断药，如哌唑嗪、特那唑嗪等；β-受体阻断药，如普萘洛尔、阿替洛尔、美托洛尔等。

4. 利尿降压药　如氢氯噻嗪、吲达帕胺等。

5. 作用于自主神经系统药　中枢性降压药，如可乐定；影响自主神经递质的药物，如利血平等。

6. 周围血管扩张药　如肼屈嗪等。

随着钙拮抗剂（CCB）、血管紧张素转换酶抑制剂（ACEI）、非肽类的血管紧张素Ⅱ受体拮抗剂（ARB）等新一代抗高血压药物的相继问世和广泛应用，各类心血管疾病的死亡率有了较大幅度的下降。但是，全球每年仍有1700万人死于因高血压导致的心脑血管疾病，其中一半以上的患者死于急性心肌梗死或脑血管栓塞症，因此，人们对抗高血压药物市场倍加关注。

由于高血压发病机制复杂，为了增强疗效、减少药物不良反应，临床上须根据病情的轻重、药物作用的强弱快慢等，采用联合用药的方法，组成多种合并用药方案，例如复方降压片、复方氨苯蝶啶利血平片（降压 O 号）等。近年来，血管紧张素转化酶抑制剂（普利类）及血管紧张素受体拮抗剂（沙坦类）与氢氯噻嗪、钙通道阻滞药与β-受体阻断药、钙通道阻滞药与他汀类、血管紧张素转化酶抑制剂与叶酸等新型的复方制剂广泛应用于市场。

我国抗高血压用药具有一定的个性化特点，在用药习惯、治疗费用承受能力诸多因素影响下，品种结构与国外略有差异。钙拮抗剂、沙坦类、普利类和β受体阻滞剂在抗高血压市场处于主导地位。

随着我国人民生活水平提高，饮食结构的高热、高脂化，生活节奏加快，体力劳动减少，老年人口的增长，高血压正成为一种患病率极高的常见病走进我们的生活。据卫计委统计数据显示，我国高血压患者已超过1亿人。高血压已成为一种严重危害人体健康，影响生活质量的疾病，多数患者须长期进行降压治疗，庞大的患者群体将为降压药物提供巨大的市场潜力。

一、肾素-血管紧张素系统抑制药

（一）血管紧张素转化酶抑制剂

血管紧张素转化酶抑制剂（angiotensin converting enzyme inhibitors，ACEI）通过调节肾素-血管紧张素系统，抑制血管紧张素转化酶（ACE）的活性，使血管紧张素Ⅱ的生成减少，减少醛固酮的分泌，增加缓激肽的活性，有效舒张血管，降低血压（图12-2）。

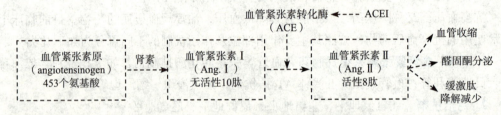

图12-2 体内调节血压的肾素-血管紧张素系统

血管紧张素转化酶抑制剂广泛用于治疗各种高血压，尤其适合于伴有心衰、冠心病及糖尿病的患者。以卡托普利、依那普利为代表的血管紧张素转化酶抑制剂直接抑制高血压产生、发展中起重要作用的活性肽（血管紧张素Ⅱ），是高血压治疗的重要突破；因其降压效果确切，对靶器官（心、脑、肾等）具有很好的保护作用，副作用较少，现已成为临床的常用品种。

血管紧张素转化酶抑制剂，根据其与血管紧张素转化酶（ACE）的活性部位Zn^{2+}相结合的基团的不同分为以下几类：①巯基类，如卡托普利。因药物分子结构含有巯基，性质活泼，有臭味；作用维持时间较短，部分患者出现咳嗽、皮疹及味觉障碍等不良反应；用羧基或磷酸基取代后，稳定性增加，作用时间明显延长。②羧基类，如依那普利、贝那普利、赖诺普利、喹那普利、西那普利、喹那普利、雷米普利等。③磷酸基类，如福辛普利。

卡托普利
Captopril

【商品名】开博通，开富特。

【性状】白色或类白色结晶性粉末；有类似蒜的特臭，味咸。在甲醇、乙醇或三氯甲烷中易溶，在水中溶解。

【作用】本品在体内体外均能抑制血管紧张素转化酶的活性，使血管紧张素Ⅱ生成减少，血管扩张；减少醛固酮的分泌，排钠增加；也可抑制缓激肽的降解，从而降低血压；还可局部抑制血管紧张素Ⅱ在血管组织及心肌内的形成，抑制血管平滑肌增殖和左心室肥厚，改善心力衰竭患者的心功能。

【适应证】①用于治疗高血压，可单独应用或与其他降压药如利尿药合用。②用于治疗心力衰竭，可单独应用或与强心利尿药合用。

【制剂及用法】卡托普利片：白色或类白色片，或糖衣片或薄膜衣片，除去包衣后显白色或类白色。每片 12.5mg；25mg；50mg。成人常用量：①降压，口服 1 次 12.5mg，1 日 2~3 次，按需要 1~2 周内增至 25mg，1 日 2~3 次；疗效不满意时可加用利尿药。②治疗心力衰竭，开始 1 次口服 12.5mg，1 日 2~3 次，必要时逐渐增至 50mg，1 日 2~3 次，若需进一步加量，宜观察疗效 2 周后再考虑。小儿常用量：降压与治疗心力衰竭，开始均按体重 0.3mg/kg 口服，1 日 3 次，必要时每隔 8~24 小时增加 0.3mg/kg，求得最低有效量。塑料瓶包装，有效期 36 个月。

复方卡托普利片：白色或类白色片，每片含卡托普利 10mg 及氢氯噻嗪 6mg。口服，每次 1~2 片，1 日 3 次，老年患者宜从小剂量开始。

【用药注意】①本品常见的不良反应为咳嗽及味觉障碍等。②使用本品时若蛋白尿增多，暂停用本品或减少用量。③最好在餐前 1 小时服用本品。

【药物评价】①治疗轻度或中度原发性或肾性高血压的首选药物之一。②本品长期用药不产生耐药性，对青年人和老年人均有效，无中枢副作用，能改善睡眠与情绪。缺点是维持时间短，具有血钾升高、皮疹和味觉障碍等不良反应。③本品可预防及逆转心肌、血管肥厚，对心脏、肾脏等靶器官具有保护作用。

【商品信息】①本品是第 1 个口服有效的含巯基的血管紧张素转化酶抑制剂。由美国默克公司开发，1981 年在德国首次上市，其确切的临床疗效为高血压及充血性心力衰竭等症的治疗开辟了新途径并在药品市场获得了巨大的利润。②该药在国内曾在相当长时间里居于同类药品使用量排名之首。由于该药价格便宜，适用于广大基层医院，但随着同类新产品的不断推出，该药城市用量逐年递减。③本品主要制剂有片、缓释片、胶囊、滴丸、注射液等，目前国内生产企业有中美上海施贵宝制药、常州制药厂、上海旭东海普药业、国药集团汕头金石制药、上海三维制药、山东新华制药等。

【贮藏】遮光，密封保存。

马来酸依那普利
Enalapril Maleate

【商品名】悦宁定，依苏，怡那林，勤可息，因弗尔。

【性状】白色或类白色结晶性粉末；无臭，微有引湿性。在甲醇中易溶，在水中略溶，在乙醇或丙酮中微溶，在三氯甲烷中几乎不溶。

【适应证】①用于治疗高血压，可单独应用或与其他降压药如利尿药合用。②用于治疗心力衰竭，可单独应用或与强心药、利尿药合用。

【制剂及用法】 马来酸依那普利片：白色或类白色片。每片2.5mg；5mg；10mg。成人常用量：①降压，口服1次5mg，1日1次，以后随血压反应调整剂量至1日10~40mg，分1~2次服，如疗效仍不满意，可加用利尿药。②治疗心力衰竭，开始剂量为1次2.5mg，1日1~2次，给药后2~3小时内注意血压，尤其合并用利尿药者，以防低血压。一般1日用量2~20mg，分2次口服。

【用药注意】 ①个别患者，尤其是在应用利尿剂或血容量减少者，可能会引起血压过度下降，故首次剂量宜从2.5mg开始。②定期作白细胞计数和肾功能测定。

【药物评价】 本品为不含巯基的血管紧张素转化酶抑制剂的前体药，口服后迅速吸收，降压作用较卡托普利强，作用时间延长，可日服1次，平稳持续降压。不良反应较卡托普利轻。

【商品信息】 ①本品由美国默克公司开发，于1984年在德国首次上市。②本品主要制剂有片、分散片、胶囊、口腔崩解片等，目前国内生产企业有扬子江药业、常州制药、石药集团欧意药业、上海现代制药等。进口药品为美国默沙东公司的马来酸依那普利片（悦宁定）。

【贮藏】 遮光，密封保存。

盐酸贝那普利
Benazepril Hydrochloride

【商品名】 洛汀新，倍尼。

【性状】 白色或类白色结晶性粉末。易溶于水，微溶于乙醇，极微溶于乙酸乙酯。

【作用】 本品为前药，在肝内转变为有活性的贝那普利拉，为一种竞争性的血管紧张素转化酶抑制剂，使血管紧张素Ⅱ以及缓激肽的降解减少，扩张血管，降低血压。

【适应证】 ①可单独应用或与其他降压药如利尿药合用治疗各种类型高血压。②也可用于治疗心功能不全。

【制剂及用法】 盐酸贝那普利片：薄膜衣片，除去膜衣后显白色。每片5mg；10mg。口服，成人1次10~20mg，1日1次，1日最大剂量为40mg。严重肾衰竭的患者初始剂量为1日5mg。充血性心衰的患者初始剂量应为1日2.5mg，可逐渐增至1日20mg。双铝包装，有效期36个月。

【用药注意】 ①与利尿剂及其他血管扩张药合用，可能会引起血压过度下降。②与保钾利尿药合用可引起血钾过高，应避免合用。③与非甾体类抗炎止痛药合用可通过抑制前列腺素合成及水钠潴留，使本品降压作用减弱。④孕妇禁用本品。

【药物评价】 本品为不含巯基的血管紧张素转化酶抑制剂的前体药，口服后迅速吸收，降压作用类似于依那普利，维持作用时间长，口服1次可维持24小时，平稳持续降压。

【商品信息】 ①本品由瑞士Ciba-Geigy公司开发，于1990年在丹麦上市，1994在国内首次批准生产。②本品主要制剂有盐酸贝那普利片、胶囊，盐酸贝那普利氢氯噻嗪片；氨氯地平盐酸贝那普利片等。目前国内生产企业有北京诺华制药、先声药业、深圳信立泰药业、上海新亚药业、成都地奥集团制药等；进口产品主要是印度兰伯西（Ranbaxy）实验室的盐酸贝那普利片（倍尼）。

【贮藏】遮光，密封保存。

（二）血管紧张素Ⅱ受体 AT_1 拮抗剂

血管紧张素Ⅱ（AngⅡ）主要作用于 AT_1 受体，导致血压升高，损伤靶器官。选择性血管紧张素Ⅱ受体（AT_1）拮抗剂（沙坦类）与 AngⅡ竞争性争夺 AT_1，阻断血管紧张素Ⅱ和 AT_1 的结合，从而起到降压及保护靶器官的作用。沙坦类药物因具有全新的降压机制，降压平稳、疗效强、作用时间长、患者耐受性好，现已成为抗高血压的一线治疗用药。

临床常用的血管紧张素Ⅱ受体拮抗剂，根据其结构不同分为以下几类：①联苯四氮唑类。如氯沙坦钾、厄贝沙坦、坎地沙坦、他索沙坦、奥美沙坦酯等。②非联苯四氮唑类。如替米沙坦、依普沙坦等。③非杂环类。如缬沙坦等。

氯沙坦钾
Losartan Potassium

【商品名】科素亚。

【性状】白色或类白色结晶性粉末。易溶于水和甲醇，微溶于乙腈。

【作用】本品能特异性地拮抗血管紧张素Ⅱ受体 AT_1，阻断循环和局部组织中血管紧张素Ⅱ所致的动脉血管收缩、交感神经兴奋和压力感受器敏感性增加等效应，持续性地降低血压，使收缩压和舒张压均下降。本品还具有改善肾血流动力学作用，可以减轻肾血管阻力，选择性扩张出球小动脉，降低肾小球内压力，降低蛋白尿，增加肾血流量和肾小球滤过率，保护肾脏而延缓慢性肾功能不全的过程。

【适应证】适用于各种原发性高血压和充血性心力衰竭。

【制剂及用法】氯沙坦钾片：薄膜衣片，除去包衣后显白色或类白色。每片含50mg；100mg。口服，初始剂量 1 次 50mg，1 日 1 次。疗效不满意可增至 1 日 100mg。对血容量不足患者开始剂量为 1 日 25mg。

氯沙坦钾氢氯噻嗪片：薄膜包衣片，除去包衣后显白色或类白色。每片含氯沙坦钾 50mg 及氢氯噻嗪 12.5mg。口服，1 日 1 次，1 次 1 片。铝塑包装，有效期 36 个月。

【用药注意】①可见头晕、头痛、乏力、腹泻、腹痛、关节痛、背痛、恶心、咳嗽、鼻窦炎等症状，轻微而且短暂，一般不需中断治疗。②妊娠妇女禁用。③本品与保钾利尿药、补钾剂，或含钾的盐代用品合用时，可导致血钾升高。

【药物评价】氯沙坦钾是第 1 代口服非肽类血管紧张素Ⅱ受体抑制剂，作用缓和而持久。本品对肾脏具有明显的保护作用，有利于高血压的治疗。本品大部分随胆汁排泄，部分随尿液排出。

【商品信息】①本品为第一个新型的沙坦类抗高血压药，是由美国杜邦和默克联合公司（Merck Sharp & Dohme Limited）开发的，于 1994 年首先在瑞典上市，主要产品有氯沙坦钾片（科素亚）、氯沙坦钾氢氯噻嗪片（海捷亚，Hyzaar）。②目前国内生产企业有杭州默沙东制药、浙江华海药业、华润双鹤药业、重庆科瑞制药、扬子江药业集团等。

【贮藏】密封，干燥处保存。

缬沙坦
Valsartan

【商品名】代文，缬克，平欣，霖欣，怡方。

【性状】白色结晶或白色、类白色粉末；有吸湿性。在乙醇中极易溶解，在甲醇中易溶，在乙酸乙酯中略溶，在水中几乎不溶。

【作用】本品为血管紧张素Ⅱ受体AT_1的拮抗剂。选择性地作用于AT_1，拮抗由AT_1激活后所产生的动脉血管收缩、交感神经兴奋和压力感受器敏感性增加、血压上升等生理效应，降低血压，减弱心肌细胞收缩，减轻心脏前、后负荷。还可以逆转由AT_1介导的心肌和血管壁平滑肌肥厚，改善肾脏血流动力学，降低肾小球内压，减少蛋白尿，延缓心肌肥大和肾脏间质纤维化的进程。

【适应证】适用于各类轻、中度高血压，尤其适用于对ACE抑制剂不耐受的患者。

【制剂及用法】缬沙坦胶囊：内容物为白色或类白色颗粒和粉末。每粒40mg；80mg；160mg。口服，1次80mg，1日1次。未能充分控制血压的患者，日剂量可增至160mg。铝塑包装，有效期24个月。

缬沙坦氢氯噻嗪分散片：薄膜包衣片，除去包衣后显白色或类白色。每片含缬沙坦80mg、氢氯噻嗪12.5mg。口服，1日1次，1次1片。铝塑包装，有效期36个月。

【用药注意】①对本品过敏者禁用。②妊娠和哺乳期妇女禁用本品。③胆道阻塞或严重肝病患者禁用本品。④低钠或血容量不足的患者，在使用本品治疗前，应先纠正低血钠或低血容量状况。⑤本品与保钾利尿剂、钾制剂或含钾的盐代用品合用时，可使血钾升高。

【药物评价】①本品是氯沙坦钾之后上市的第二个AT_1拮抗剂，口服吸收快，大部分经胆汁排泄。②缬沙坦耐受性良好，其所致的不良反应较少，且短暂、轻微，一般不需中断治疗。

【商品信息】①本品是由瑞士Novartis公司开发的缬沙坦胶囊（商品名代文），于1996年5月在德国首次上市。国内于1998年首次注册，该药市场销售金额逐年增长。②本品主要制剂有缬沙坦胶囊、分散片及缬沙坦氢氯噻嗪片、胶囊等，目前国内生产企业为北京诺华制药、常州四药制药、鲁南贝特制药、北京恩泽嘉事制药、海南澳美华制药、丽珠集团丽珠制药厂等。

【贮藏】遮光，密封，在干燥处保存。

厄贝沙坦
Irbesartan

【商品名】安博维，安来，吉加，伊达力。

【性状】白色或类白色结晶性粉末；无臭。在乙醇中微溶，在氯仿中极微溶解，在水中不溶，在碱性溶液中溶解。

【作用】特异性拮抗血管紧张素Ⅱ受体，选择性阻断血管紧张素Ⅱ与AT_1受体的结合，抑制血管收缩和醛固酮的释放，产生降压作用。

【适应证】适用于各类高血压，可单独应用或与利尿药合用，尤其适用于对ACE抑制剂不能耐受的患者。

【制剂及用法】厄贝沙坦片：薄膜衣片，除去包衣后显白色或类白色。每片75mg；150mg；300mg。口服，推荐起始剂量为0.15g，1日1次。根据病情可增至0.3g，1日1次。可单独使用，也可与其他抗高血压药物合用。铝塑包装，有效期36个月。

【用药注意】①开始治疗前应纠正血容量不足和（或）钠的缺失。②肾功能不全的患者可能需要减少厄贝沙坦片的剂量。并且要注意血尿素氮、血清肌酐和血钾的变化。作为肾素-血管紧张素-醛固酮抑制的结果，个别敏感的患者可能产生肾功能变化。③肝功能不全、老年患者使用厄贝沙坦片时不需调节剂量。

【药物评价】①本品选择性高，不抑制血管紧张素转化酶抑制剂、肾素和其他激素受体。②本品不良反应有头痛、眩晕、心悸等，偶有咳嗽，一般都较轻微，呈一过性，多数患者继续服药都能耐受；罕有荨麻疹及血管神经性水肿发生。

【商品信息】本品的主要制剂有厄贝沙坦片、胶囊、分散片及厄贝沙坦氢氯噻嗪片、胶囊、分散片等，目前国内生产企业有赛诺菲（杭州）制药、浙江华海药业、江苏恒瑞医药、海正辉瑞制药、吉林修正药业等。

【贮藏】遮光，密封保存。

二、钙拮抗剂

钙拮抗药，也称为钙通道的阻滞药，可选择性阻滞Ca^{2+}进入细胞内，降低细胞内Ca^{2+}浓度，从而抑制Ca^{2+}调节的细胞功能，产生心脏抑制和血管舒张作用，广泛用于高血压、心绞痛、心律失常、慢性心功能不全及脑血管疾病的治疗。

临床的钙拮抗药根据其作用及化学结构的不同可分以下几类：①选择性钙拮抗药。二氢吡啶类，如硝苯地平、氨氯地平、非洛地平、尼群地平、尼莫地平等；苯烷胺类，如维拉帕米等；苯噻嗪类，如地尔硫䓬等。②非选择性钙拮抗药。如桂利嗪、氟桂利嗪、普尼拉明等。

苯磺酸氨氯地平
Amlodipine Besylate

【商品名】络活喜，施慧达，宁立平，欣络平。

【性状】白色至类黄色的结晶性粉末。在甲醇或二甲基甲酰胺中易溶，在乙醇中略溶，在水或丙酮中微溶。

【作用】本品是二氢吡啶类钙拮抗剂。选择性抑制钙离子跨膜进入平滑肌细胞和心肌细胞，对平滑肌的作用大于心肌。本品是外周动脉扩张剂，直接作用于血管平滑肌，扩张外周血管，降低外周血管阻力，从而降低血压。本品同时还可以增加冠脉血流量、心肌收缩力和心搏出量。

【适应证】 适用于高血压的治疗，可单独应用或与其他抗高血压药物联合应用。适用于慢性稳定性心绞痛的对症治疗，可单独应用或与其他抗心绞痛药物联合应用。

【制剂及用法】 苯磺酸氨氯地平片：白色或类白色片。每片2.5mg；5mg；10mg。成人通常本品治疗高血压的起始剂量为5mg，1日1次，最大剂量为10mg，1日1次。身材小、虚弱、老年，或伴肝功能不全患者，起始剂量为2.5mg，1日1次；此剂量也可为本品联合其他抗高血压药物治疗的剂量。铝塑包装，有效期24个月。

苯磺酸左氨氯地平片：白色片。每片2.5mg。治疗高血压和心绞痛的初始剂量为2.5mg，1日1次；根据患者的临床反应，可将剂量增加，最大可增至5mg，1日1次。双铝泡罩包装，有效期24个月。

【用药注意】 ①本品较常见的不良反应有头痛、踝部和颜面轻度水肿、疲劳、失眠、恶心、腹痛、头晕、面红和心悸等。②肝功能不全，严重阻塞性冠状动脉疾病、主动脉狭窄、心力衰竭患者慎用。③孕妇及哺乳期妇女、儿童慎用。④本品与非甾体类抗炎药合用时降压作用减弱。⑤本品与硝酸甘油和长效硝酸酯制剂合用可加强抗心绞痛效应。

【药物评价】 ①本品口服吸收缓慢，不受食物影响，血药浓度稳定，持续时间长。②苯磺酸左氨氯地平（施慧达）是氨氯地平的换代产品，氨氯地平经化学拆分，去掉无效并且有副作用的右旋氨氯地平，作用更强，对肝脏毒性更小。苯磺酸左旋氨氯地平的开发拓展了其应用。

【商品信息】 ①本品是由美国Pfizer公司开发的，于1990年批准上市，国内1994年首次批准生产。②本品主要制剂有苯磺酸氨氯地平片、胶囊、分散片、滴丸，苯磺酸左旋氨氯地平片，马来酸氨氯地平片、胶囊、分散片，马来酸左旋氨氯地平片等，目前国内生产企业有辉瑞制药、扬子江药业、北京赛科药业、先声药业、昆明赛诺制药、苏州第壹制药、东北制药集团等。

【贮藏】 遮光，密封保存。

非洛地平
Felodipine

【商品名】 波依定，联环尔定，康宝得维。

【性状】 白色至淡黄色结晶或结晶性粉末；无臭，无味，遇光不稳定。在丙酮、甲醇或乙醇中易溶，几乎不溶于水。

【作用】 本品为二氢吡啶类钙通道拮抗剂，可逆性竞争二氢吡啶结合位点，具有显著的血管选择性，主要抑制小动脉平滑肌细胞外钙的内流，选择性扩张小动脉，减少总的外周阻力而使血压下降，在治疗剂量对心脏收缩力几乎无直接作用。本品在降低肾血管阻力的同时，不影响肾小球滤过率和肌酐廓清率，肾血流量无变化甚至稍有增加，有促尿钠排泄和利尿作用。本品可增加心输出量，显著降低后负荷，而对心脏收缩功能、前负荷及心率无明显影响。

【适应证】用于轻、中度原发性高血压及稳定性心绞痛的治疗。

【制剂及用法】非洛地平片：白色或类白色片。每片2.5mg；5mg；10mg。口服，起始剂量为2.5mg，1日2次。常用维持剂量1日为5mg或10mg，必要时剂量可进一步增加，或加用其他降压药。铝塑包装，有效期36个月。

非洛地平缓释片：薄膜衣片，除去薄膜衣后显白色或类白色。每片2.5mg；5mg。口服，治疗高血压，成人以2.5mg作为开始治疗剂量，1日1次；常用维持剂量为5或10mg，1日1次。治疗心绞痛，以5mg作为开始治疗剂量，1日1次；常用维持剂量为5或10mg，1日1次。铝塑包装，有效期36个月。

【用药注意】①可导致依赖性面色潮红、头痛、头晕、心悸、踝肿等，与剂量有关。②孕妇禁用本品。③苯妥英、酰胺咪嗪、巴比妥等酶诱导药能引起非洛地平血药浓度的降低。④酶抑制药如西咪替丁可引起非洛地平血药浓度升高。⑤本品过量可引起外周血管过度扩张，伴随外周性水肿、严重低血压和可能的心动过缓。

【药物评价】本品为中长效钙拮抗剂，降压作用与血药浓度正相关，呈剂量依赖性。口服吸收完全，在肝脏有明显的首过消除。

【商品信息】①本品是由瑞典Astra公司开发的，于1988年12月在瑞典和丹麦首次上市。②本品主要制剂有片、缓释片、缓释胶囊，目前国内生产企业有阿斯利康制药、江苏联环药业、北京协和药厂、山西康宝生物制品、常州四药制药等。

【贮藏】遮光，密封保存。

尼莫地平

Nimodipine

【商品名】尼膜同，尼立苏，易夫林，迈特令。

【性状】淡黄色结晶性粉末或粉末，无臭，无味。在丙酮、氯仿中易溶，在乙醇中溶解，在乙醚中微溶，在水中不溶。

【作用】本品为二氢吡啶类钙通道阻滞剂，可选择性地作用于脑血管平滑肌，扩张脑血管，增加脑血流量，显著减少血管痉挛引起的缺血性脑损伤。

【适应证】用于缺血性脑血管病、偏头痛、轻度蛛网膜下腔出血所致脑血管痉挛、突发性耳聋及轻、中度高血压。

【制剂及用法】尼莫地平片：类白色至淡黄色片、薄膜衣片或糖衣片；除去包衣，显类白色至淡黄色。每片20mg；30mg。用于缺血性脑血管病：口服，1日80～120mg，分3次服用，连服一个月。轻、中度高血压病：高血压病合并有上述脑血管病者，可优先选用。口服，开始1次40mg，1日3次，1日最大剂量为240mg。铝塑包装，有效期36个月。

尼莫地平注射液：微黄色的澄明液体。每瓶10mL：2mg；20mL：4mg；50mL：10mg；100mL：20mg。体重低于70kg或血压不稳定的患者，治疗开始的2小时可按照每小时0.5mg尼莫地平给药。如果耐受性良好尤其血压无明显下降时，2小时后，剂量可增至1mg尼莫地平。体重大于70kg，剂量宜从每小时1mg尼莫地平开始，2小时后如无不适,可增至2mg尼莫地平。棕色玻璃瓶包装,有效期48个月。

【用药注意】①血压下降,血压下降的程度与药物剂量有关。偶见一过性头晕、头痛、面潮红、呕吐、胃肠不适等。②脑水肿及颅内压增高患者须慎用。③避免与β-阻断剂或其他钙拮抗剂合用。④本品代谢物具有毒性,肝功能不全者不宜使用本品。⑤哺乳妇女不宜应用。

【药物评价】尼莫地平具有很强的脂溶性,易透过血脑屏障,为选择性扩张脑血管的药物。而外周的作用相对较弱,只适宜轻、中度高血压。

【商品信息】本品主要制剂有片、分散片、缓释片、胶囊、缓释胶囊、粉针、注射液等。本品的生产企业较多,目前国内生产企业有拜耳医药保健、山东新华制药、齐鲁制药、浙江海力生制药、西南药业、扬子江药业等。

【贮藏】遮光,密封保存。

三、肾上腺素受体阻断药

(一) β-肾上腺素受体阻断药

本类药物可竞争性地与β受体结合而产生拮抗作用。阻断心脏 $β_1$ 受体,可使心率减慢,心收缩力减弱,心输出量减少,心肌耗氧量下降,血压降低;阻断支气管的 $β_2$ 受体,使支气管平滑肌收缩而增加呼吸道阻力。

本类药物根据选择性的不同可分为两类:①非选择性β受体阻断药。如普萘洛尔、吲哚洛尔、噻吗洛尔等。②选择性 $β_1$ 受体阻断药。如阿替洛尔、美托洛尔、比索洛尔等。

盐酸普萘洛尔

Propranolol Hydrochloride

【商品名】杭达来,百尔洛。

【性状】白色或类白色的结晶性粉末;无臭,味微甜后苦。在水或乙醇中溶解,在三氯甲烷中微溶。

【作用】本品为β-肾上腺素受体阻断药,阻断心肌的β受体,减慢心率,抑制心脏收缩力与房室传导,使心输出量和循环血流量减少,心肌耗氧量降低;支气管平滑肌收缩而增加呼吸道阻力。还可减少肾素及醛固酮分泌,使血管张力下降,血容量减少和血压下降。

【适应证】作为二级预防,降低心肌梗死死亡率;高血压(单独或与其他抗高血压药合用);劳力型心绞痛;控制室上性快速心律失常、室性心律失常,特别是与儿茶酚胺有关或洋地黄引起的心律失常。

【制剂及用法】盐酸普萘洛尔片:白色片,每片10mg。高血压:口服,初始剂量10mg,每日3~4次,可单独使用或与利尿剂合用。剂量应逐渐增加,日最大剂量200mg。心绞痛:开始时5~10mg,每日3~4次;每3日可增加10~20mg,可渐增至每日200mg,分次服。塑料瓶包装,有效期36个月。

盐酸普萘洛尔缓释胶囊：内容物为白色球形小丸。每粒 40mg。口服，1 日 1 次，1 次 1 粒，在早晨或晚上服用。高血压：开始 1 日 1 粒，在早晨或晚上服用，大多数患者服用后均有一定效果。必要时增加至 2 粒。如在服用本品的同时再服利尿药或其他降血压药物，血压可进一步降低。心绞痛：每天服用 1 粒，常可收到疗效，可根据患者方便，在早晨或晚上服用。铝塑包装，有效期 24 个月。

【用药注意】①心源性休克、严重心力衰竭、窦性心动过缓、支气管哮喘患者禁用本品。②有过敏史、充血性心力衰竭、肺气肿或非过敏性支气管炎、甲状腺功能低下、糖尿病、孕妇以及肝、肾功能减退者慎用本品。③本品剂量的个体差异较大，宜从小到大试用，以选择适宜的剂量。长期用药时不可突然停药。

【药物评价】本品口服吸收完全，1~1.5 小时达血药浓度峰值。吸收后大量分布于中枢神经系统。药物在肝脏有明显首过效应，能透过血脑屏障和胎盘屏障，药物在肝脏中代谢失活，代谢产物从肾脏排泄。个体血药浓度存在明显差异。

【商品信息】本品主要制剂有片、注射液、缓释片、缓释胶囊等，目前国内生产企业有杭州民生药业、上海信谊药厂、亚宝药业集团、哈药集团、天津力生制药、东北制药集团、石药集团等。

【贮藏】遮光，密封保存。

处方分析

疾病诊断：中度高血压合并有支气管哮喘。

处　　方：普萘洛尔　　5mg　　　　p.o　　q.4.h
　　　　　　　卡托普利　　12.5mg　　p.o　　b.i.d

处方分析：普萘洛尔为 β_1、β_2-受体阻断药，当支气管平滑肌上的 β_2 受体被阻断时，引起的药理效应是支气管平滑肌收缩，加重哮喘症状，因此支气管哮喘是普萘洛尔的禁忌证，而本处方忽略了这点。

药师建议：单独用卡托普利，或采用卡托普利与利尿药合用等。

酒石酸美托洛尔
Metoprolol Tartrate

【商品名】倍他乐克，托西尔康，均青，蒙得康。

【性状】白色或类白色的结晶性粉末；无臭，味苦。在水中极易溶解，在乙醇中易溶，在无水乙醇中略溶。

【作用】本品对 β_1 受体有选择性阻断作用，无膜稳定作用。其阻断 β 受体的作用约与普萘洛尔相等，对 β_1 受体的选择性稍逊于阿替洛尔。美托洛尔对心脏的作用如减慢心率、抑制心收缩力、降低自律性和延缓房室传导时间等与普萘洛尔、阿替洛尔相似，对血管和支气管平滑肌的收缩作用较普萘洛尔为弱，因此对呼吸道的影响也较小，但仍强于阿替洛尔。

【适应证】用于治疗高血压、心绞痛、心肌梗死、肥厚型心肌病、主动脉夹层、心律失常、甲状腺功能亢进、心脏神经官能症等。尚用于心力衰竭的治疗，此时应在有经验的医师指导下使用。

【制剂及用法】酒石酸美托洛尔片：白色片。每片25mg；50mg；100mg。治疗高血压，1次100~200mg，1日1~2次。铝塑包装，有效期36个月。

酒石酸美托洛尔缓释片：白色片或薄膜衣，薄膜衣片除去包衣后显白色或类白色。每片100mg；150mg。治疗高血压1次100~200mg，1日1次。

酒石酸美托洛尔注射液：无色澄明的液体。每支2mL：酒石酸美托洛尔2mg与氯化钠18mg；5mL：酒石酸美托洛尔5mg与氯化钠45mg。静脉注射，用于心律失常，成人开始时5mg，用葡萄糖溶液稀释后缓慢推注，间隔5~10分钟重复注射，直至生效，一般总量为10~15mg。

【用药注意】①食物可增加口服本品的血药浓度。②低血压，心、肝功能不全的患者慎用。

【药物评价】①美托洛尔是一种选择性的β_1受体阻滞剂，尤其适合于心率较快的高血压患者；随剂量增加，β_1受体选择性可能降低。②酒石酸美托洛尔小容量注射剂用于抗心律失常，特别是室上性心律失常有效。③本品个体差异较大，故剂量需个体化。

【商品信息】①本品是由瑞典Astra公司开发的，于1975年10月在瑞典首次上市。②本品主要制剂有片、胶囊、缓释片、注射液、粉针等，目前国内生产企业有阿斯利康制药、西南药业、海口奇力制药、广州诺金制药、常州四药制药、广州白云山医药集团等。其中阿斯利康制药公司生产的酒石酸美托洛尔片、琥珀酸美托洛尔缓释片，商品名为倍他乐克，具有较高的市场占有率。③同类药品有阿替洛尔片、注射液，目前国内生产企业有上海信谊药厂、华润双鹤药业、山东益康药业、天津市中央药业等。

【贮藏】遮光，密封保存。

(二) α_1-受体阻断药

目前高血压的治疗以选择性α_1-受体阻断药为主，主要药物有哌唑嗪、特拉唑嗪、多沙唑嗪等。本类药物将在第十三单元泌尿系统用药中介绍。

四、利尿降压药

利尿药的降压机制是通过利尿来排钠，减少血容量，使心输出量降低而降压；血管平滑肌中钠离子含量降低，减弱小动脉平滑肌对加压物质的反应，从而使血管扩张而降压。

利尿药是最基础的降压药，氢氯噻嗪等噻嗪类中效利尿药通常作为多数高血压患者的初始用药。但长期服用利尿降压药会产生某些副作用，如低钾血症、高脂血症、血糖升高、高尿酸血症、血中尿素氮升高等，宜使用小剂量与其他降压药合用。氢氯噻嗪将在第十三单元泌尿系统用药中介绍。

五、其他降血压药

吲达帕胺
Indapamide

【商品名】寿比山,纳催离。

【性状】类白色针状结晶或结晶性粉末;无臭,无味。易溶于丙酮、冰醋酸,溶于乙醇或乙酸乙酯,微溶于三氯甲烷或乙醚,不溶于水、稀盐酸。

【作用】本品是一种强效、长效的降压药,阻断 Ca^{2+} 内流,对平滑肌具有较高的选择性,使周围小血管扩张,外周阻力下降,血压下降。本品还是一种磺胺类利尿剂,通过抑制肾远曲小管近段对钠的再吸收而发挥利尿作用。本品对血管平滑肌的扩张作用强于利尿作用。

【适应证】适用于治疗轻、中度原发性高血压,充血性心力衰竭引起的水钠潴留。

【制剂及用法】吲达帕胺片:薄膜衣或糖衣片,除去包衣显白色。每片2.5mg,于早晨顿服;如服药4周(治疗高血压),疗效不显著,剂量可增至5mg;维持量为每2日服1次,1次2.5mg。铝塑包装,有效期36个月。

【用药注意】①孕妇及哺乳期妇女禁用。②对磺胺过敏者、低血钾患者应慎用本品。③本品与肾上腺皮质激素、非甾体抗炎镇痛药同用时利尿利钠作用减弱。④为减少电解质平衡失调,宜用较小的有效剂量,并应定期监测血钾、钠及尿酸等,注意维持水与电解质平衡,注意及时补钾。

【药物评价】吲达帕胺是具有利尿作用的长效抗高血压药,主要用于轻、中度高血压患者。本品口服后在胃肠道吸收迅速、完全。

【商品信息】本品主要制剂有片、缓释片、缓释胶囊、滴丸等,目前国内生产企业有天津力生制药、施维雅(天津)制药、济南高华制药、天津美伦医药集团等。

【贮藏】遮光,密封保存。

盐酸可乐定
Clonidine Hydrochloride

【商品名】润瑞。

【性状】白色结晶性粉末;无臭。在水或乙醇中溶解,在三氯甲烷中极微溶解,在乙醚中几乎不溶。

【作用】本品为α受体激动剂,可以直接激动下丘脑及延脑的中枢突触后膜 $α_2$ 受体,抑制神经元激动,减少中枢交感神经冲动传出,从而抑制外周交感神经活动。可乐定还激动外周交感神经突触前膜 $α_2$ 受体,增强其负反馈作用,减少末梢神经释放去甲肾上腺素,降低外周血管和肾血管阻力,减慢心率,降低血压。

【适应证】适用于中度及重度高血压,对高血压伴有溃疡病、青光眼的患者有较好的疗效,也可用于治疗及预防偏头痛或血管性头痛的复发。

【制剂及用法】盐酸可乐定片:白色片。每片75μg;0.1mg。口服,1次75~

150μg；1日3次。极量，1次0.6mg。铝塑包装，有效期36个月。

盐酸可乐定注射液：无色的澄明液体，每支1mL：0.15mg。缓慢静脉注射，1次0.15~0.3mg。

盐酸可乐定滴眼液：无色的澄明液体，每支5mL：12.5mg。1次1滴，1日2~3次。塑料滴眼瓶包装，有效期32个月。

【用药注意】①有口干、嗜睡、精神抑郁、便秘、乏力和心动过缓等不良反应，对可乐定过敏者禁用本品。②长期用药由于水钠潴留及血容量扩充，可产生耐药性，降压作用减弱，可同服利尿剂。③治疗时突然停药或连续漏服数剂，可发生血压反跳性增高。④与乙醇、巴比妥类或镇静药等中枢神经抑制药合用，可加强中枢抑制作用。

【药物评价】本品的降压作用迅速，口服后70%~80%吸收，并很快分布到各器官、组织内，能通过血脑屏障蓄积于脑组织。本品在肝脏代谢。

【商品信息】本品主要制剂有片、滴丸、注射液、滴眼液等，目前国内生产企业有华润双鹤药业、丹东医创药业、江苏云阳集团药业、山东博士伦福瑞达制药、西南药业、天方药业等。

【贮藏】片剂应遮光，密封保存；注射液、滴眼液应遮光，密闭保存。

利血平
Reserpine

【商品名】利舍平，蛇根碱。

【性状】白色或淡黄褐色的结晶或结晶性粉末；无臭，几乎无味，遇光色渐变深。在三氯甲烷中易溶，在丙酮或苯中微溶，在水、甲醇、乙醇或乙醚中几乎不溶。

【作用】本品为萝芙木制剂，是肾上腺素能神经递质耗竭剂，主要通过影响交感神经末梢中去甲肾上腺素的转运过程，降低外周血管阻力，减慢心率，减少心排血量，从而降低血压。利血平还可以作用于下丘脑部位产生镇静作用，可缓解高血压患者焦虑、紧张和头痛症状。

【适应证】适用于轻、中度高血压。对重症高血压可与利尿剂等其他降压药合用，以增强其疗效，减少其他降压药的剂量。还可用于躁狂型精神病患者。

【制剂及用法】利血平片：着色片或糖衣片，除去包衣后显白色或淡黄褐色。每片0.1mg；0.25mg。口服，1次0.125~0.25mg，1日3次。极量，1次0.5mg。

利血平注射液：微黄绿色带荧光的澄明液体。每支1mL：1mg；1mL：2.5mg。肌内或静脉注射，1次0.5~1mg，1日1~2mg。

复方利血平片：每片含利血平0.125mg、硫酸双肼屈嗪12.5mg、氢氯噻嗪12.5mg、氯化钾100mg。1次1~2片，1日3次。

【用药注意】①孕妇及哺乳期妇女禁用本品。②治疗期间，可能发生焦虑、抑郁以及精神病，精神抑郁尤其是有自杀倾向的患者禁用本品。③利血平可能导致低血压，包括体位性低血压。④巴比妥类可加强利血平的中枢镇静作用。

【药物评价】①本品作用缓慢而持久。②本品的复方制剂较多，如复方利血平片、利血平氢氯噻嗪片等。

【商品信息】①1952年印度科学家从印度产萝芙木中分离出纯品，我国于1958年从国产萝芙木中分离成功。②目前国内生产企业有上海信谊药厂、上海复旦复华药业、西南药业、华润双鹤药业等。

【贮藏】片剂应遮光，密封保存；注射液应遮光，密闭保存。

知识拓展

银杏叶制剂

银杏叶制剂（Ginkgo Bi loba Leaf）主要含黄酮苷和银杏苦内酯，前者可清除氧自由基，后者可选择性拮抗血小板活化因子（PAF）的有害作用。临床多用于治疗心、脑血管疾病，如冠心病、心绞痛、脑血管痉挛、脑供血不全、记忆力衰退等。随着对其研究的深入，临床用途不断拓展，在治疗慢性充血性心力衰竭、高血压、肾病以及肝纤维化等方面也取得了较好效果。银杏叶片：薄膜衣片，除去包衣后显浅棕黄色至棕褐色；味微苦。每片含总黄酮醇苷9.6mg、萜类内酯2.4mg。口服，1次2片，1日3次。银杏叶提取物注射液：黄色澄明液体。5mL：17.5mg（含银杏黄酮苷4.2mg）。肌内注射，1次7~15mg，1日1~2次；静滴，1次87.5~175mg，1日1次。不良反应有流涎、恶心、呕吐、食欲减退、腹泻、腹胀、头痛、头晕、耳鸣、血压降低等，肌内注射或静滴时可能出现皮肤反应或刺激现象，也曾有引起过敏反应的报道。目前银杏叶的主要制剂有片、分散片、滴丸、口服溶液、胶囊、软胶囊、注射液等，国内生产企业有悦康药业集团、深圳海王药业、浙江康莱特药业、四川科伦药业等。进口产品主要是德国Dr. Willmar Schwabe GmbH & Co. KG的银杏叶提取物片（金纳多）、法国Ipsen Pharma的银杏叶口服溶液（达纳康）。

健康生活提示

保持平静的心境，避免情绪激动及过度紧张、焦虑。

以低盐（每日食盐不超过6g）、低脂肪为原则。少吃动物内脏、蛋黄等。肥胖者应降低每日总量，以减轻体重。多吃蔬菜和水果。戒烟，避免过多饮酒。

避免长时间过度紧张的工作和劳动，保证充足的睡眠。选择合适的运动锻炼和放松疗法，如散步、气功、太极拳、听音乐等。

降压药应在医生的指导下服用；必须长期坚持用药；应用降压药时应注意体位的变动不可过大。

第二节 抗心绞痛药

心绞痛是冠状动脉供血不足、心肌缺血所引起的症状,是冠心病的主要临床表现。其临床特征为阵发性前胸压榨样疼痛,主要位于胸骨后部,可放射至心前区、左上肢、颈部、左肩部和后背部,常发生于劳累或情绪激动时,持续时间为数分钟,休息或用硝酸酯类药物后上述症状迅速消失。临床上按发病的特征分为稳定型心绞痛和不稳定型心绞痛。

抗心绞痛药可以通过增加氧的供应量或减少耗氧量来缓解心绞痛,其中又以减少心肌耗氧量更为重要。临床使用的抗心绞痛药可分为以下几类:①硝酸酯类。如硝酸甘油、硝酸异山梨酯、单硝酸异山梨酯等。②β-受体阻滞剂。如普萘洛尔、阿替洛尔、美托洛尔等。③钙拮抗剂。如硝苯地平、地尔硫䓬等。

硝酸甘油
Nitroglycerin

【商品名】耐较咛,保欣宁,信舒。

【性状】本品为近无色不透明油状液体,略有挥发性,有乙醇的特性,有穿透性香甜味。微溶于水,易溶于乙醇、石油醚和大多数有机溶剂。50℃~60℃开始分解,快速加热或振荡时发生爆炸。

【作用】本品的主要药理作用为松弛血管平滑肌。硝酸酯在体内释放一氧化氮(NO),NO与内皮舒张因子相同,激活鸟苷酸环化酶,使平滑肌细胞内的环鸟苷酸(cGMP)增多,从而松弛血管平滑肌,使外周动脉和静脉扩张,对静脉的扩张作用更强。静脉扩张使血液潴留在外周,回心血量减少,左室舒张末压和肺毛细血管楔嵌压(前负荷)减低。动脉扩张使外周血管阻力、收缩期动脉压和平均动脉压(后负荷)减低。冠状动脉扩张,使冠脉灌注量增加。总的效应是使心肌耗氧量减少,供氧量增多,心绞痛得以缓解。

【适应证】本品适用于冠心病心绞痛的治疗及预防,也可用于降低血压或治疗充血性心力衰竭。

【制剂及用法】硝酸甘油片:白色片,每片0.5mg。成人1次用0.25~0.5mg,舌下含服。每5分钟可重复1片,直至疼痛缓解。棕色玻璃瓶包装,有效期36个月。

硝酸甘油注射液:无色澄明液体。每支1mL:1mg;1mL:2mg;1mL:5mg;1mL:10mg。用5%葡萄糖注射液或氯化钠注射液稀释后静脉滴注,开始剂量为5μg/min,最好用输液泵恒速输入。用于降低血压或治疗心力衰竭,可每3~5分钟增加5μg/min,如在20μg/min时无效可以10μg/min递增,以后可20μg/min。玻璃安瓿包装,有效期24个月。

硝酸甘油气雾剂:本品在耐压容器中的药液为无色或微黄绿色澄明液体,揿压阀门,药液即呈雾粒喷出。每瓶含硝酸甘油0.1g,200揿,每揿0.5mg。外用,于心绞痛发作时，对准口腔喷布，1次0.5~1mg（1~2揿）。铝罐包装，有效期24个月。

硝酸甘油贴片：每片25mg。用于冠心病的长期治疗及预防心绞痛发作。开始时1日1片，贴于胸前皮肤，剂量可根据需要酌情增加。

【用药注意】①常见头胀、头痛、眩晕、面部潮红、心跳加快、恶心、呕吐、皮疹、视力模糊等不良反应；也可出现体位性低血压。②对硝基化合物过敏者禁用本品。③孕妇及哺乳期妇女慎用本品。青光眼、低血压、冠状动脉闭塞、脑出血、颅内压增高者禁用本品。④与β-受体阻滞剂合用有协同作用，并互相抵消其不良反应。⑤与降压药或血管扩张药合用可增强体位性低血压副作用。

【药物评价】①硝酸甘油为速效、短效硝酸盐类抗心绞痛药，舌下含服后，易自口腔黏膜吸收，给药后1~2分钟起效，作用持续30分钟。硝酸甘油口服也易从胃肠道吸收，但首过效应显著，大部分药物迅速被代谢，到达全身循环的有效药物浓度极低，硝酸甘油缓释片能从胃肠道吸收，作用持续8~10小时。②长期连续服用，有耐受性。

【商品信息】①本品主要制剂有片、注射液、贴片、贴膜、气雾剂、溶液、软膏、口颊片等，目前国内生产企业有上海信谊天平制药、北京益民制药厂、山东京卫制药等。②进口产品主要是辉瑞制药（Pfizer）的硝酸甘油舌下片（耐较咛）、德国保时佳大药厂的硝酸甘油气雾剂（保欣宁）。

【贮藏】遮光，密封，在阴凉处保存。

硝酸异山梨酯
Isosorbide Dinitrate

【商品名】异舒吉，爱倍，安其伦。

【别名】消心痛。

【性状】白色结晶性粉末，无臭；受热或受到撞击易发生爆炸。易溶于三氯甲烷、丙酮，微溶于水，略溶于乙醇、乙醚。

【作用】本品为长效硝酸酯类抗心绞痛药，其主要药理作用是松弛血管平滑肌。本品在体内代谢生成单硝酸异山梨酯，后者释放一氧化氮（NO），激活鸟苷酸环化酶，使平滑肌细胞内的环鸟苷酸（cGMP）增多，从而松弛血管平滑肌，使外周动脉和静脉扩张，对静脉的扩张作用更强。静脉扩张使血液潴留在外周，回心血量减少，左室舒张末压和肺毛细血管楔嵌压（前负荷）减低。动脉扩张使外周血管阻力、收缩期动脉压和平均动脉压（后负荷）减低。冠状动脉扩张，使冠脉灌注量增加。总的效应是使心肌耗氧量减少，供氧量增多，心绞痛得以缓解。

【适应证】冠心病的长期治疗；心绞痛的预防；心肌梗死后持续心绞痛的治疗；与洋地黄和/或利尿剂联合应用，治疗慢性充血性心力衰竭。

【制剂及用法】硝酸异山梨酯片：白色片。每片5mg；20mg。口服，1次5~10mg，1日2~3次，吞服勿嚼。铝塑包装，有效期24个月。

硝酸异山梨酯气雾剂：本品在耐压容器中的药液为无色澄明液体，揿压阀门，药液即呈雾粒喷出。每瓶200揿，每揿含硝酸异山梨酯0.625mg。使用时取下罩帽，摇匀，将喷嘴对准口腔舌下黏膜，尽量避免吸气，药瓶垂直，揿压阀门，药液即呈雾状喷入口腔内，每次揿压4揿，即可达到有效剂量2.5mg。铝罐包装，有效期24个月。

【用药注意】①用药初期可能会出现硝酸酯引起的血管扩张性头痛，还可能出现面部潮红、眩晕、直立性低血压和反射性心动过速。②青光眼患者禁用本品。低血压、休克、急性循环衰竭和心肌梗死伴心室充盈压低的患者禁用本品。③妊娠3个月患者禁用本品。④对硝基化合物过敏者禁用本品。⑤长期服用本品可产生耐受性，与其他硝酸酯类有交叉耐受性。⑥同时使用类固醇类抗炎药可降低本药的疗效。

【药物评价】①本品为长效制剂，不适合治疗急性发作的心绞痛。②主要代谢产物为单硝酸异山梨醇酯，具有活性。

【商品信息】①本品主要制剂有片、粉针、注射液、乳膏、气雾剂、喷雾剂、缓释胶囊等，目前国内生产企业有齐鲁制药、上海爱的发制药、华北制药集团、华润双鹤药业、山东京卫制药等。进口产品为德国UCB Pharma的硝酸异山梨酯注射液（异舒吉，Isoket）。②同类药品单硝酸异山梨酯为二硝酸异山梨酯的主要生物活性代谢物，口服吸收后分布迅速，对肝脏影响小，作用更强。主要制剂有单硝酸异山梨酯片、缓释胶囊、粉针、注射液等，目前国内生产企业有珠海许瓦兹制药、丽珠医药集团、鲁南贝特制药、上海爱的发制药等。

【贮藏】遮光，密封保存。

硝苯地平
Nifedipine

【商品名】拜新同，欣然，伲福达，纳欣同。

【别名】硝苯吡啶，心痛定。

【性状】黄色针状结晶性粉末，无臭，无味。不溶于水，溶于三氯甲烷、醋酸乙酯，略溶于甲醇、乙醇、乙醚，易溶于丙酮，遇光不稳定。

【作用】本品为钙拮抗剂，能阻碍心肌及血管平滑肌钙离子的膜转运，抑制钙离子向细胞内的流入，引起心肌的收缩性降低和血管扩张。通过降低心肌的收缩性及末梢血管的抵抗性，可以使心肌的耗氧量减少；通过冠状血管的扩张和侧支循环，可以增加心肌缺血部位的氧供给；通过抑制高能量磷酸化合物的消耗，增强抗缺氧能力。

【适应证】适用于防治各种类型的高血压及心绞痛。

【制剂及用法】硝苯地平片：糖衣片或薄膜衣，除去包衣后显黄色。每片5mg；10mg。口服，从小剂量开始服用，一般起始剂量每次10mg，1日3次；常用的维持剂量为1次10~20mg，1日3次。塑料瓶包装，有效期24个月。

硝苯地平缓释片：薄膜衣片，除去薄膜衣显黄色。每片10mg；20mg；30mg。口服，1日1次，初始计量每次20~30mg。根据病情，并在医生指导下可增加至每次40~60mg。不能掰碎服用。

【用药注意】①常见不良反应为外周水肿、头晕、头痛、乏力和面部潮红等，过量可导致低血压。②孕妇禁用本品，主动脉瓣狭窄、肝肾功能不全、低血压患者慎用本品。③与β-阻滞剂同用可导致血压过低、心功能抑制,心力衰竭发生的机会增多。

【药物评价】①硝苯地平扩张冠状血管作用强,可解除冠脉痉挛,是变异型心绞痛的首选药物。②因能降低血压,降低心脏前后负荷,对劳力型心绞痛也有效。③本品用于降压,作用快,但维持时间短,易引起反射性心动过速;可选用缓释制剂,不推荐用于高血压的长期治疗。

【商品信息】①本品是由德国 Bayer 公司开发的,于 1975 年 12 月在阿根廷、德国首次上市。②本品主要制剂有片、缓释片、胶囊、软胶囊、滴丸等,目前国内生产企业有上海现代制药、青岛黄海制药、浙江泰利森药业、哈药集团、广州白云山医药集团等。③进口产品为德国医药保健(Bayer Pharma)硝苯地平控释片(拜新同)。

【贮藏】遮光,密封保存。

盐酸地尔硫䓬
Diltiazem Hydrochloride

【商品名】合心爽,合贝爽,恬尔心,迪尔松,艾克朗,奥的镇。

【性状】白色或类白色结晶或结晶性粉末,无臭,味苦。易溶于水、甲醇或三氯甲烷,不易溶于无水乙醇,几乎不溶于苯,受光后逐渐变色。

【作用】本品为钙离子通道阻滞剂,可以抑制心肌与血管平滑肌除极时的钙离子内流作用。本品可以有效地扩张心外膜和心内膜下的冠状动脉,缓解自发性心绞痛或由麦角新诱发冠状动脉痉挛所致心绞痛;通过减慢心率和降低血压,减少心肌需氧量,增加运动耐量并缓解劳力型心绞痛。本品可使血管平滑肌松弛,周围血管阻力下降,血压降低。本品还有负性肌力作用,并可减慢窦房结和房室结的传导。

【适应证】适用于冠状动脉痉挛引起的心绞痛、劳力型心绞痛、阵发性室上性心动过速、各型高血压。

【制剂及用法】盐酸地尔硫䓬缓释片:薄膜衣片,除去包衣后显白色。每片 30mg;45mg;60mg;90mg。口服,1 次 30mg,1 日 90～120mg,服药时不能嚼碎。铝塑包装,有效期 24 个月。

注射用盐酸地尔硫䓬:白色块状物或多孔性固体。每瓶 10mg;50mg。将注射用盐酸地尔硫䓬(10mg 或 50mg)用 5mL 以上的生理盐水或葡萄糖注射液溶解。用于不稳定性心绞痛,成人以每分钟 1～5μg/kg 的速度静脉点滴;用于室上性心动过速,成人剂量为 10mg 约 3 分钟缓慢静注。抗生素瓶包装,有效期 36 个月。

【用药注意】①常见不良反应有浮肿、头痛、恶心、眩晕、皮疹、无力、皮肤潮红、心动过缓、低血压、心悸等。②对本品过敏者、急性心肌梗死或肺充血患者禁用本品。明显心功能减退患者、哺乳期妇女慎用本品。③麻醉药对心肌收缩、传导、自律性都有抑制,并有血管扩张作用,可与本品产生协同作用。

【药物评价】本品的血管扩张作用不及硝苯地平显著;口服吸收完全,在肝脏有明显的首关代谢,血浆浓度的个体差异较大。

【商品信息】①本品是由日本 Tanabe(田边)制药株式会社开发的,于 1974 年 9

月在日本首次上市。②本品的主要制剂有片、缓释片、缓释胶囊、控释胶囊、注射液、粉针等，目前国内生产企业有天津田边制药、上海信谊万象药业、赛诺菲（杭州）制药、上海爱的发制药、湖北明和药业等。

【贮藏】遮光，密封保存。

> **健康生活提示**
>
> 发作时立刻休息，一般在停止活动后症状即可消除。
> 调节饮食，特别是1次进食不应过饱；戒烟酒。
> 调整日常生活与工作量；减轻精神负担；保持适当的体力活动。

第三节 调血脂药

现代社会由于生活模式的改变，冠心病和脑卒中已成为严重威胁我们健康和生活质量的主要疾病。肥胖、高血压、高脂血症、糖尿病和吸烟是直接导致动脉粥样硬化引起心、脑血管疾病的病因，脂质代谢紊乱所致的高脂血症与动脉粥样硬化和冠心病的发生有密切关系。其中乳糜微粒（CM）、极低密度脂蛋白（VLDL）、中密度脂蛋白（IDL）、低密度脂蛋白（LDL）增高有明显的致动脉粥样硬化作用，而高密度脂蛋白（HDL）通过逆运转胆固醇机制，有抗动脉粥样硬化作用。因此，积极防治高脂血症是降低冠心病和脑卒中发生率的有效措施。

他汀类药物（statins）是羟甲基戊二酰辅酶A（HMG-CoA）还原酶抑制剂，通过竞争性抑制内源性胆固醇合成限速酶（HMG-CoA）还原酶，阻断细胞内羟甲戊酸代谢途径，使细胞内胆固醇合成减少，从而反馈性刺激细胞膜表面（主要为肝细胞）低密度脂蛋白（low density lipoprotein，LDL）受体数量和活性增加，使血清胆固醇清除增加、水平降低，广泛应用于高脂血症的治疗。

对动脉粥样硬化的防治，首先应注意控制饮食，限制热量摄入，提倡低胆固醇、低饱和动物脂肪和相对高的不饱和植物油；避免促进动脉粥样硬化发生发展的危险因素，如吸烟；积极治疗相关疾病，如高血压、糖尿病等。

目前常用的调血脂药主要包括以下几类：①羟甲戊二酰辅酶A（HMG-CoA）还原酶抑制剂，简称他汀类。如洛伐他汀、辛伐他汀、普伐他汀、阿托伐他汀钙、氟伐他汀、瑞舒伐他汀等。②苯氧酸类，或称贝特类。如吉非贝齐、非诺贝特等。③烟酸及其衍生物。如烟酸、阿昔莫司等。④胆酸螯合剂。如考来烯胺、考来替泊等。⑤其他类。如吉非罗齐、亚油酸等。

辛伐他汀
Simvastatin

【商品名】舒降之，京必舒新，忆辛，幸露，新达苏，理舒达，辛可。

【性状】白色结晶性粉末,无臭。易溶于乙醇、乙腈、丙酮,难溶于乙醚,不溶于水。

【作用】本品是由土曲霉菌酵解产物合成的降胆固醇药物。本身为无活性内酯,口服吸收后的水解产物在体内竞争性地抑制胆固醇合成过程中的限速酶羟甲戊二酰辅酶A还原酶,使胆固醇的合成减少,也使低密度脂蛋白受体合成增加,主要作用部位在肝脏,结果使血胆固醇和低密度脂蛋白胆固醇水平降低,中度降低血清甘油三酯水平和增高血高密度脂蛋白水平。由此对动脉粥样硬化和冠心病的防治产生作用。

【适应证】适用于治疗原发性高胆固醇血症和混合型高脂血症;也用于冠心病和脑中风的防治。

【制剂及用法】辛伐他汀片:白色、类白色片或薄膜衣片,除去薄膜衣后显白色或类白色。每片5mg;10mg;20mg;40mg。推荐的起始剂量为每天20mg,晚间1次服用。对于只需中度降低低密度脂蛋白胆固醇的患者,起始剂量为10mg。对于因存在冠心病、糖尿病、周围血管疾病、中风或其他脑血管疾病史的患者,推荐的起始剂量为每天20~40mg。铝塑包装,有效期36个月。

【用药注意】①常见不良反应有腹痛、便秘、胃肠胀气、疲乏、无力、头痛及肝功能轻度异常。对辛伐他汀过敏的患者、有活动性肝病或不明原因血氨基转移酶持续升高者以及妊娠期妇女禁用辛伐他汀。②对其他HMG-CoA还原酶抑制剂过敏者、酒精饮用量过大者、有既往肝脏病史的患者慎用本品。③本品与口服抗凝药合用可使凝血酶原时间延长,使出血的危险性增加。

【药物评价】①本品口服吸收良好,吸收后肝内的浓度高于其他组织,在肝内经广泛首关代谢,水解为代谢产物,以β-羟酸为主的三种代谢产物有活性。辛伐他汀的主要作用在肝脏发挥,随后从胆汁中排泄。②辛伐他汀一般耐受性良好,大部分不良反应轻微且短暂。③辛伐他汀与其他调血脂药品相互作用增加肌病发生风险,出现肌肉疼痛、压痛等,应咨询医疗专业人员。

【商品信息】①本品是由英国Merck Sharp & Dohn公司开发的,1988年9月在英国首次上市。②本品主要制剂有片、胶囊、分散片、滴丸等,目前国内生产企业有杭州默沙东制药、浙江京新药业、浙江医药新昌制药、北京万生药业、山东鲁抗医药、扬子江药业、远大医药(中国)、广州南新制药、天津红日药业、兴安药业等。

【贮藏】遮光,密闭,阴凉处保存。

阿托伐他汀钙
Atorvastatin Calcium

【商品名】立普妥,阿乐,尤佳。

【性状】白色或类白色结晶性粉末。在甲醇中易溶,在乙醇或丙酮中微溶,在水中极微溶解,在氯仿、乙醚中几乎不溶或不溶。

【作用】阿托伐他汀是HMG-CoA还原酶的选择性、竞争性抑制剂。通过抑制肝脏内HMG-CoA还原酶及胆固醇的合成而降低血浆胆固醇和脂蛋白水平,并通过增加肝脏细胞表面的 LDL 受体数以增强低密度脂蛋白的摄取和分解代谢。

【适应证】用于治疗高胆固醇血症和混合型高脂血症、冠心病和脑中风。

【制剂及用法】阿托伐他汀钙片：白色薄膜衣片，除去包衣显白色。每片 10mg；20mg；40mg。常用的起始剂量为 10mg，1 日 1 次。剂量调整时间间隔应为 4 周或更长。本品最大剂量为每天 1 次 80mg，可在一天内的任何时间服用，并不受进餐影响。铝塑包装，有效期 36 个月。

【用药注意】①患者在开始本品治疗前，应进行标准的低胆固醇饮食控制，在整个治疗期间也应维持合理膳食。应根据低密度脂蛋白胆固醇基线水平、治疗目标和患者的治疗效果进行剂量的个体化调整。②应用本品时血氨基转移酶可能增高，有肝病史者服用本品还应定期监测肝功能试验。③最常见的不良反应为胃肠道不适、头痛、皮疹、头晕、视觉模糊和味觉障碍等，罕见肌炎、肌痛、横纹肌溶解等。

【药物评价】阿托伐他汀钙为全合成的选择性 HMG-CoA 还原酶抑制剂，本身无活性，口服后的水解产物在体内产生作用，能明显降低高胆固醇血症患者升高的低密度脂蛋白（LDL）及甘油三酯，作用较强，是治疗高胆固醇血症及混合型高脂血症最有效的药物。

【商品信息】①阿托伐他汀钙由美国华纳-兰伯特公司（现已并入辉瑞制药）研制，1997 年首先在英国上市，现为辉瑞制药旗下的骨干品种；2004 年成为全球第一只销售额突破百亿美元的药物，近十年来一直排在药品销售额的首位；现该品的专利保护已到期，大量仿制药品上市，价格将逐年下降。②本品主要制剂有片、胶囊、分散片等，目前生产企业有辉瑞制药、北京嘉林药业、天方药业、浙江新东港药业、广东百科制药等。

【贮藏】遮光，密封保存。

吉非罗齐
Gemfibrozil

【商品名】维绛知，常衡林，洛平。

【性状】白色结晶性粉末，无臭，无味。极易溶于三氯甲烷，易溶于甲醇、乙醇、丙酮、己烷和氢氧化钠溶液中，不溶于水。

【作用】本品为氯贝丁酸衍生物类血脂调节药，其降血脂的作用机制可能涉及周围脂肪分解，通过减少肝脏摄取游离脂肪酸而减少肝内甘油三酯形成，抑制极低密度脂蛋白载脂蛋白的合成而减少极低密度脂蛋白的生成。本品降低血甘油三酯而增高血高密度脂蛋白浓度，虽可轻度降低血低密度脂蛋白胆固醇血浓度，但Ⅳ型高脂蛋白血症可能使低密度脂蛋白有所增高。

【适应证】用于高脂血症。适用于严重Ⅳ或Ⅴ型高脂蛋白血症、冠心病危险性大而饮食控制、减轻体重等治疗无效者。也适用于Ⅱb型高脂蛋白血症、冠心病危险性大而饮食控制、体重减轻及其他血脂调节药物治疗无效者。

【制剂及用法】吉非罗齐胶囊：内容物为白色粉末。每粒含 0.15g；0.3g。口服，1 次 0.3~0.6g，1 日 2 次，餐前 0.5 小时服用；或 1 次 0.3g，1 日 3 次。铝塑包装，有效期36个月。

【用药注意】①对吉非罗齐过敏者、胆汁性肝硬化、胆囊炎、胆石症、严重肝肾功能不全者禁用本品。②孕妇及哺乳期妇女、儿童慎用本品。③使用抗凝剂患者,应用本品时应酌减抗凝剂剂量。④本品与胆汁酸结合树脂,如考来替泊等合用,则至少应在服用这些药物之前2小时或2小时之后再服用吉非罗齐。⑤本品主要经肾排泄,在与免疫抑制剂,如环孢素合用时,可增加后者的血药浓度和肾毒性。

【药物评价】本品与洛伐他汀等合用治疗高脂血症,将增加两者严重肌肉毒性发生的危险,可引起肌痛、横纹肌溶解、血肌酸磷酸激酶增高等肌病,应尽量避免联合使用。本品从胃肠道吸收完全,血药浓度峰值出现于口服后1~2小时。本品主要在肝脏通过氧化而代谢,后与葡萄糖醛酸结合。

【商品信息】本品是由美国Parke Davis（Wamer-Lambert）公司开发的,1982年2月在美国首次上市,该药市场销售逐年下降。目前国内生产企业有哈药集团、珠海联邦制药、上海中西三维药业、浙江瑞新药业等。

【贮藏】遮光,密封,在凉暗处保存。

烟酸
Nicotinic Acid

【商品名】舒成,本悦。

【性状】白色结晶或结晶性粉末,无臭或有微臭,味微酸。在水中略溶,在乙醇中微溶,在碱性溶液中溶解;水溶液呈酸性反应。

【作用】烟酸在体内转化为烟酰胺,再与核糖腺嘌呤等组成烟酰胺腺嘌呤二核苷酸（辅酶Ⅰ）和烟酰胺腺嘌呤二核苷酸磷酸（辅酶Ⅱ）,为脂质氨基酸、蛋白、嘌呤代谢,组织呼吸的氧化作用和糖原分解所必需;烟酸可减低辅酶A的利用;通过抑制极低密度脂蛋白（VLDL）的合成而影响血中胆固醇的运载,大剂量可降低血清胆固醇及甘油三酯浓度;烟酸有周围血管扩张作用。

【适应证】用于高脂血症及糙皮病等烟酸缺乏病。

【制剂及用法】烟酸片:白色片。每片50mg;100mg。成人,抗高血脂,开始口服100mg,1日3次,4~7日后可增加至每次1~2g,1日3次。糙皮病,常用量为每次50~100mg,每日500mg,如有胃部不适,宜与牛奶同服或进餐时服,一般同时服用维生素B_1、B_2、B_6各5mg。塑料瓶包装,有效期24个月。

烟酸肌醇酯片:白色或类白色片。每片0.2g。用于高脂血症、动脉粥样硬化、各种末梢血管障碍性疾病的辅助治疗。口服,每日3次,1次0.2~0.6g,连续服用1~3个月。塑料瓶包装,有效期24个月。

【用药注意】①动脉出血、糖尿病、痛风、溃疡、低血压等慎用本品。②给药过程中应注意检查肝功能、血糖。

【药物评价】烟酸肌醇酯为温和的周围血管扩张剂,在体内逐渐水解为烟酸和肌醇,故具有烟酸和肌醇二者的药理作用,具降脂作用。其血管扩张作用较烟酸缓和而持久，服用烟酸后的潮红和胃部不适等副作用明显减弱。

【商品信息】本品主要制剂有烟酸片、粉针、注射液、缓释片、缓释胶囊、烟酸肌醇酯片，维生素E烟酸酯片、胶囊等，目前国内生产企业有西南药业、天津力生制药、上海信谊药厂、华润双鹤药业、吉林津升药业、华润赛科药业等。

【贮藏】遮光，密闭保存。

健康生活提示

高胆固醇血症采用低饱和脂肪酸、低胆固醇饮食，增加不饱和脂肪酸；外源性高甘油三酯血症改为严格的低脂肪饮食，脂肪摄入量<30%总热量；内源性高甘油三酯血症要注意限制总热量及糖类，减轻体重，并增加多不饱和脂肪酸。

增加有规律的体力活动，控制体重，保持合适的体重指数。

戒烟；限盐；限制饮酒，禁烈性酒。

第四节　抗休克的血管活性药

休克是由于维持生命活动的重要器官（如心、脑、肾等）得不到足够的血流灌注而产生的、以微循环血流障碍为特征的急性循环不全综合征。对于休克的治疗，除进行病因治疗、补充血容量、纠正酸血症外，还可以应用血管活性药物来改变血管机能，以升高血压和改善微循环。

常用的抗休克血管活性药物有肾上腺素、去甲肾上腺素、去氧肾上腺素、间羟胺、甲氧明、多巴胺、异丙肾上腺素、酚苄明、酚妥拉明等。

盐酸肾上腺素
Epinephrine Hydrochloride

【性状】白色或类白色结晶性粉末，无臭，味微苦，与空气或日光接触极易氧化变质。在中性或碱性水溶液中不稳定。极微溶于水，不溶于乙醇或三氯甲烷，易溶于氢氧化钠和无机酸。

【作用】肾上腺素兼有α受体和β受体激动作用。α受体激动引起皮肤、黏膜、内脏血管收缩。β受体激动引起冠状血管扩张、骨骼肌及心肌兴奋、心率增快。对血压的影响与剂量有关，常用剂量使收缩压上升而舒张压不升或略降，大剂量使收缩压、舒张压均升高。此外，肾上腺素还有松弛支气管和胃肠道平滑肌的作用。

【适应证】主要适用于因支气管痉挛所致严重呼吸困难，可迅速缓解药物等引起的过敏性休克，亦可用于延长浸润麻醉用药的作用时间。为各种原因引起的心脏骤停进行心肺复苏的主要抢救用药。

【制剂及用法】盐酸肾上腺素注射液：无色或几乎无色的澄明液体。每支1mL：0.5mg；1mL：1mg。抢救过敏性休克：皮下或肌内注射，1次0.25~1mg，也可用

0.1～0.5mg以生理盐水稀释至10mL缓慢静脉滴注；抢救心脏骤停：以0.25～1mg心室内注射，同时辅以人工呼吸、心脏按压等措施；皮下注射极量：1次1mg。低硼硅玻璃安瓿包装，有效期24个月。

【用药注意】①高血压、器质性心脏病、冠状动脉病变、甲状腺功能亢进、糖尿病、出血性休克及使用环丙烷、氟烷麻醉的患者慎用本品。②心脏性哮喘忌用本品。③本品在引起升压反应的同时，常伴有心动过速，故一般不用作升压药。④本品因易被消化液分解，故不宜口服。⑤本品与其他拟交感胺类药有交叉过敏反应。⑥本品与洋地黄、三环类抗抑郁药合用，可致心律失常。⑦本品与麦角制剂合用，可致严重高血压和组织缺血。⑧本品与利血平、胍乙啶合用，可致高血压和心动过速。

【药物评价】肾上腺素口服后有明显的首过效应，在血中被肾上腺素神经末梢摄取，另一部分迅速在肠黏膜及肝中被灭活，转化为无效代谢物，不能达到有效血浓度。皮下注射由于局部血管收缩使之吸收缓慢，肌内注射吸收较皮下注射为快。本品受光照射或空气接触易变质。

【商品信息】目前国内生产企业有武汉远大制药集团、西安利君制药、西南药业、杭州民生药业、哈药集团、东北制药集团等。

【贮藏】遮光，密闭，在阴凉处保存。

重酒石酸间羟胺
Metaraminol Bitartrate

【异名】阿拉明。

【性状】白色结晶性粉末，几乎无臭。在水中易溶，在乙醇中微溶，在三氯甲烷或乙醚中不溶。

【作用】本品为拟肾上腺素药，直接兴奋α-受体，能收缩血管，持续地升高收缩压和舒张压，也可增强心肌收缩力，正常人心输出量变化不大，但能使休克患者的心输出量增加。对心率的兴奋不很显著，很少引起心律失常，无中枢神经兴奋作用。

【适应证】本品可用于心源性休克或败血症所致的低血压的治疗，也可用于防治椎管内阻滞麻醉时发生的急性低血压。

【制剂及用法】重酒石酸间羟胺注射液：无色澄明液体。每支1mL：10mg；5mL：50mg。肌内注射，每次10～20mg，每0.5～2小时1次；静脉滴注，1次10～40mg，加入生理盐水或5%葡萄糖液500mL中，调节滴速以维持理想的血压。极量，1次静脉滴注100mg（每分钟0.2～0.4mg）。玻璃安瓿包装，有效期24个月。

【用药注意】①升压反应过快过猛可致急性肺水肿、心律失常、心跳停顿等不良反应；甲状腺功能亢进症、高血压、充血性心力衰竭及糖尿病患者慎用本品。②本品短期内连续应用会导致快速耐受性，作用逐渐减弱。③本品不宜与碱性药物共同滴注，以免分解。

【药物评价】本品是人工合成的拟交感剂，升压效应仅为去甲肾上腺素的1/10，常作为肾上腺素的代用品。肌注本品不被单胺氧化酶破坏，作用较久。主要在肝内代谢，代谢物多经胆汁和尿排出。

【商品信息】目前国内生产企业有西南药业、天津金耀药业、上海禾丰制药、海南制药厂等。

【贮藏】遮光，密闭保存。

目标检测

一、选择题

1. 除去包衣后，药物有类似蒜味的药品是（　　）
   A. 卡托普利片　　　　　　　　B. 马来酸依那普利片
   C. 氯沙坦钾片　　　　　　　　D. 非洛地平片
2. 关于卡托普利叙述正确的是（　　）
   A. 白色结晶或结晶性粉末　　　B. 常用片剂等口服剂型
   C. 有类似蒜臭味　　　　　　　D. 可致皮疹和味觉障碍
3. 科素亚是下列哪个药物的常见商品名（　　）
   A. 卡托普利片　　　　　　　　B. 马来酸依那普利片
   C. 氯沙坦钾片　　　　　　　　D. 非洛地平片
4. 关于硝酸甘油叙述正确的是（　　）
   A. 片剂宜舌下含服　　　　　　B. 可致头痛、体位性低血压等
   C. 长期使用可产生耐受性　　　D. 其气雾剂、膜剂可避免首过效应
5. 下列可作为1日服用1次的长效抗高血压制剂为（　　）
   A. 卡托普利片　　　　　　　　B. 马来酸依那普利片
   C. 苯磺酸氨氯地平片　　　　　D. 非洛地平片
6. 立普妥是下列哪个药物的常见商品名（　　）
   A. 卡托普利片　　　　　　　　B. 阿托伐他汀钙片
   C. 氯沙坦钾片　　　　　　　　D. 非洛地平片
7. 倍他乐克是下列哪个药物的常见商品名（　　）
   A. 卡托普利片　　　　　　　　B. 酒石酸美托洛尔片
   C. 氯沙坦钾片　　　　　　　　D. 非洛地平片

二、思考题

1. 试述抗高血压药物的临床应用原则，并举例说明。
2. 硝酸甘油与普萘洛尔联合应用治疗心绞痛的优缺点。
3. 调血脂药的分类及主要代表药有哪些？
4. 试述他汀类药物的临床应用。

第十三单元 泌尿系统用药

 学习目标

知识目标：掌握泌尿系统常用药物的名称、性状、常用制剂及用法、用药注意；熟悉常见泌尿系统药品的特点；了解常见泌尿系统药品的商品信息。

重点掌握品种：利尿药及脱水药（呋塞米、布美他尼；氢氯噻嗪；螺内酯、氨苯蝶啶）；治疗良性前列腺增生药（盐酸坦洛新、盐酸特拉唑嗪；非那雄胺）；血液净化透析液与置换液（腹膜透析液）。

技能目标：能按用途、剂型及分类管理要求陈列药品并对其进行正常养护；对本类药品进行全面评价，能根据顾客需求推荐药品，指导本类药品的合理使用；能介绍新上市品种的特点，进行同类药品的比较。

泌尿系统由肾脏、输尿管、膀胱、尿道及有关的血管和神经组成，其主要功能是生成和排泄尿液，并通过尿液排泄机体的代谢废物，调节水、电解质和酸碱平衡，维持机体内环境的稳定。细菌等病原微生物感染、变态反应、药物和毒物、肾血管病变等均可引起泌尿系统疾病，如尿路感染、水肿、高血压、尿结石等，严重可致肾衰竭。其中尿路感染为常见病，一般由细菌感染引起的尿路炎症，尤其多见于女性，常采用喹诺酮类、头孢类药物进行抗感染治疗。临床常用泌尿系统药物主要有利尿药、脱水药、治疗良性前列腺增生药、血液净化透析液与置换液等。

第一节 利尿药及脱水药

利尿药是一类促进体内电解质和水分排出而增加尿量的药物。利尿药通过影响肾小球的滤过、肾小管的重吸收和分泌等功能而产生利尿作用，其中主要影响的是肾小管的功能。肾小球滤过量虽大，但是99%都被肾小管重吸收，所以利尿药对其影响很小，而肾小管的重吸收对Na^+、Cl^-的转运和潴留极为重要。不同的利尿药在不同部位、不同环节上影响尿的生成，从而起到利尿作用。

常用的利尿药根据其作用强度的不同分为以下几类：①强效利尿药。例如，呋塞米、布美他尼、依他尼酸等。②中效利尿药，主要是噻嗪类利尿药。例如，氢氯噻嗪、氯噻酮、环戊噻嗪等。③弱效利尿药，又称留钾利尿药，例如，螺内酯、氨苯蝶啶、阿米洛利等。

一、强效利尿药

呋塞米
Furosemide

【别名】呋喃苯胺酸,速尿。

【性状】白色或类白色的结晶性粉末;无臭,几乎无味。在丙酮中溶解,在乙醇中略溶,在水中不溶。

【作用】作用于髓袢升支粗段抑制 Na^+、Cl^- 再吸收而发挥强大的利尿作用。另外具有扩张血管作用。

【适应证】临床上用于治疗心源性水肿、肾性水肿、肝硬化腹水、机能障碍或血管障碍所引起的周围性水肿,并可促使上部尿道结石的排出,由于水、电解质丢失明显等原因,故不宜常规使用。静脉给药可治疗肺水肿和脑水肿。药物中毒时可用以加速毒物的排泄。

【制剂及用法】呋塞米片:白色片,每片20mg。初始剂量1日20~40mg,以后根据需要可增至每日60~120mg。塑料瓶包装,有效期24个月。

呋塞米注射液:无色或几乎无色的澄明液体,为呋塞米加氢氧化钠与氯化钠制成的灭菌水溶液。每支2mL:20mg。肌注或静注,隔日1次,1次20mg,必要时亦可1日1~2次。1日量视需要可增至120mg。

【不良反应】①水与电解质紊乱常为过度利尿所引起,表现为低血容量、低血钾、低血钠、低血镁、低氯碱血症等。低血钾症的症状为恶心、呕吐、腹胀、肌无力及心律失常等,故应注意及时补充钾盐,加服留钾利尿药可避免或减少低血钾的发生。②本药可引起高尿酸血症、高血糖、直立性低血压、听力障碍等。③极少数病例出现胰腺炎、皮疹、中性粒细胞减少、血小板减少性紫癜、肝功能障碍等。

【用药注意】①痛风、糖尿病、严重肝功能不全患者慎用。②长期大量用药时应注意检查血中电解质浓度。顽固性水肿患者特别容易出现低钾症状,在同时使用洋地黄或排钾的甾体激素时,更应注意补充钾盐。③大剂量静注过快时,可出现听力减退或暂时性耳聋。不宜与氨基糖苷类抗生素配伍应用,因更易引起听力减退。④本品与磺胺药物结构相似,可致交叉过敏。

【药物评价】①能特异性地与 Cl^- 竞争 Na^+-K^+-$2Cl^-$ 共同转运系统的 Cl^- 结合部位,抑制氯化钠重吸收。②不良反应以电解质紊乱为主,需关注其耳毒性反应。③本品为国内常用强效利尿药。

【商品信息】本品生产企业较多,目前国内生产企业有东北制药集团、西南药业、北京太洋药业、山东新华制药等,以片剂和注射剂为主。本品与阿米洛利组成的复方制剂有杭州民生药业的复方呋塞米片(福洛必)。

【贮藏】遮光,密封,在干燥处保存。

布美他尼
Bumetanide

【商品名】辛帝，优布丁，卫信宏。

【性状】白色结晶性粉末，无臭，味微苦。可溶于乙醇，微溶于氯仿，不溶于水。

【作用】对水和电解质排泄的作用基本同呋塞米，其利尿作用为呋塞米的20~60倍。另具有扩张血管作用，扩张肾血管，降低肾血管阻力，使肾血流量尤其是肾皮质深部血流量增加。

【适应证】①水肿性疾病包括充血性心力衰竭、肝硬化、肾脏疾病（肾炎、肾病及各种原因所致的急、慢性肾功能衰竭），尤其是应用其他利尿药效果不佳时，应用本类药物仍可能有效。与其他药物合用治疗急性肺水肿和急性脑水肿等。②高血压治疗不作为首选药物，但当噻嗪类药物疗效不佳，尤其当伴有肾功能不全或出现高血压危象时，本类药物尤为适用。③预防急性肾功能衰竭，用于各种原因导致的肾脏血流灌注不足。④高钾血症及高钙血症。⑤抗利尿激素分泌过多症（SIADH）。⑥急性药物、毒物中毒，如巴比妥类药物中毒等。

【制剂及用法】布美他尼片：白色片，每片1mg。口服，1次0.5~1mg，1日1~3次。铝塑泡罩板包装，有效期为24个月。

布美他尼注射液：无色澄明液体。每支2mL：0.5mg。成人，治疗水肿性疾病或高血压，静脉或肌内注射起始0.5~1mg，必要时每隔2~3小时重复，最大剂量为每日10mg。小儿，肌内或静脉注射1次按每千克体重0.01~0.02mg，必要时4~6小时1次。安瓿装，有效期24个月。

注射用布美他尼：白色或类白色的疏松块状物，每瓶0.5mg。用适量注射用水溶解后静脉或肌内注射（静脉注射：布美他尼0.1mg/mL；肌内注射：布美他尼0.25~0.5mg/mL）。成人，治疗水肿性疾病或高血压，静脉或肌内注射起始0.5~1mg，必要时每隔2~3小时重复，最大剂量为每日10mg。治疗急性肺水肿，静脉注射起始1~2mg，必要时隔20分钟重复，也可2~5mg稀释后缓慢滴注（不短于30~60分钟）。抗生素玻瓶装，有效期18个月。

【不良反应】常见者与水、电解质紊乱有关，尤其是大剂量或长期应用时，如体位性低血压、休克、低血钾症、低氯血症、低氯性碱中毒、低钠血症、低钙血症及与此有关的口渴、乏力、肌肉酸痛、心律失常等。

【用药注意】长期或大量应用本品者应定期检查血中电解质浓度。肾功能不全患者大剂量使用时可能发生皮肤、黏膜及肌肉痛，大多数持续1~3小时后可自行消失。如疼痛剧烈或持续较久，应停药。少数人可有短暂的中性粒细胞降低，血小板减少；偶有恶心、呕吐、男子乳房发育、皮疹等。

【药物评价】①对水和电解质的排泄作用基本同呋塞米，其利尿作用为呋塞米的20~60倍。②临床上可作为呋塞米的代用品。

【商品信息】目前国内生产企业有桂林南药、宁波大红鹰药业、华润双鹤药业、大连贝尔药业、海南惠普森医药生物技术、成都信立邦生物制药、山西普德药业等，以片剂和注射剂为主。

【贮藏】 遮光，密封，在干燥处保存。

二、中效利尿药

氢氯噻嗪
Hydrochlorothiazide

【别名】 双氢克尿塞。

【性状】 白色结晶性粉末；无臭，味微苦。在丙酮中溶解，在乙醇中微溶，在水、氯仿或乙醚中不溶。

【作用】 主要抑制髓袢升支皮质部对 Na^+ 和 Cl^- 的再吸收，从而促进肾脏对氯化钠的排泄而产生利尿作用。另有降压作用和抗利尿作用。

【适应证】 临床上用于各种水肿（对心源性水肿疗效较好）、各型高血压及尿崩症。

【制剂与用法】 氢氯噻嗪片：白色片。每片 10mg；25mg；50mg。治疗水肿 1 次 25～50mg，1 日 25～100mg，近年来主张间歇用药，即隔日用药或 1 周 1～2 次，或连续用药 3～4 天。治疗高血压 1 日 25～100mg。塑料瓶包装，有效期 36 个月。

【不良反应】 长期服用可致低钠血症、低氯血症和低钾血症性碱血症；也可能产生肠胃道症状，如恶心、呕吐、腹泻、气胀；高血糖症、高尿酸血症、氮质血症、血氨上升等反应。停药时应逐渐减量，突然停药可能引起水、钠的潴留。

【用药注意】 本品与磺胺类药有交叉过敏反应；也可通过胎盘和乳汁分泌，所以孕妇及哺乳期妇女不宜使用；糖尿病、痛风、严重肝肾功能损害者慎用此药；也可引起低血钾，可增强洋地黄类药物的毒性。

【药物评价】 ①本类药物作用机制主要是抑制远曲小管前段和近曲小管对氯化钠的重吸收，从而增加远曲小管和集合管的 Na^+-K^+ 交换，K^+ 分泌增多。②本品为基础降压药物，由于价格便宜，疗效确切，临床广泛应用，组成复方制剂也较多。

【商品信息】 本品生产企业较多，目前国内生产企业有常州制药、丽珠集团利民制药厂、华北制药集团、亚宝药业集团等，国内市场主要以片剂为主。

【贮藏】 遮光，密闭保存。

三、弱效利尿药

螺内酯
Spironolactone

【别名】 安体舒通。

【性状】 白色或类白色的细微结晶性粉末；有轻微硫醇臭。在氯仿中极易溶解，在苯或醋酸乙酯中易溶，在乙醇中溶解，在水中不溶。

【作用】 与醛固酮有类似的化学结构，为醛固酮受体拮抗剂，促进 Na^+ 和 Cl^- 的排出而产生利尿作用，因 Na^+-K^+ 交换机制受抑制，钾的排出减少，故为留钾利尿药。

【适应证】临床上用于治疗与醛固酮升高有关的顽固性水肿，单用本品时利尿作用往往较差，与氢氯噻嗪合用可增强疗效，为诊断和治疗原发性醛固酮增多症以及高血压的辅助用药。

【制剂及用法】螺内酯片：白色。每片12mg；20mg。口服，初始剂量1日40～120mg，分3～4次服用。塑料瓶包装，有效期24个月。

【不良反应】①主要不良反应为电解质紊乱，常见高血钾，可出现相应的症状。②长期大量应用后，男子可出现女性型乳房、性欲减退、阳痿；女子可出现月经不调、更年期后子宫出血、乳房触痛、褐斑、声音变粗、多毛症等。停药后均可消失。③可有胃肠道反应，如恶心、呕吐、胃痉挛和腹泻，甚至胃溃疡。④长期、大量服用可导致中枢神经系统损害，表现为行走不协调、头痛等。

【用药注意】本品有留钾作用，在应用过程中不可使用氯化钾等含钾药物，以免引起钾中毒。肾功能衰竭患者及血钾偏高者忌用。

【药物评价】①作用机理为干扰醛固酮，抑制远曲小管和集合管的皮质段部位钠离子重吸收的促进作用。②临床应用过程中，为了避免高血钾，常与高效能利尿药或中效能利尿药合用。与氢氯噻嗪合用，两者取长补短：本品作用慢、弱和持久，为后者作用较快、较强所弥补；而后者的排钾作用为前者所抵消，故合用后疗效增加、不良反应减轻。

【商品信息】目前国内生产企业有上海衡山药业、重庆科瑞制药、武汉中联集团四药药业、苏州弘森药业等，以片剂和胶囊为主。

【贮藏】密封，在干燥处保存。

处方分析

疾病诊断：中度高血压。

处　　方：卡托普利片　　　12.5mg×40
　　　　　　　　　sig：12.5mg　t.i.d　po
　　　　　　螺内酯片　　　　20mg×40
　　　　　　　　　sig：20mg　　t.i.d　po

处方分析：卡托普利为血管紧张素转化酶抑制剂，可产生高血钾。螺内酯为留钾利尿药。两药合用可致高血钾，不宜合用。

药师建议：单独用卡托普利，或换用氢氯噻嗪、吲达帕胺等其他利尿药。

氨苯蝶啶
Triamterene

【性状】黄色结晶性粉末；无臭或几乎无臭，无味。在水、乙醇、氯仿或乙醚中不溶，在冰醋酸中极微溶解，在稀无机酸中几乎不溶。

【作用】本品为留钾利尿药，但作用机制与螺内酯不同，直接作用于远曲小管和集合管，减少 Na^+ 的重吸收而利尿，对 K^+ 也有潴留作用。

【适应证】 临床上用于治疗心力衰竭、肝硬化和慢性肾炎等引起的顽固性水肿或腹水，亦用于对氢氯噻嗪或螺内酯无效的病例，常与排钾利尿药合用。

【制剂及用法】 氨苯蝶啶片：黄色片，每片 50mg。口服，1 日 3 次，1 次 50～100mg，饭后服。塑料瓶包装，有效期 24 个月。

【不良反应】 大剂量长期使用或与螺内酯合用，可出现血钾过高现象，停药后症状可逐渐消失，也可出现血糖升高。偶出现恶心、呕吐、嗜睡、轻度腹泻、口干及皮疹、肝损害等。

【用药注意】 ①高血钾、孕妇、哺乳期妇女、低钠血症、酸中毒、高尿酸血症或有痛风病史者、肾结石或有此病史者、肝肾功能损害者慎用。②饭中或饭后立即服用，可减少胃肠道反应。③非甾体类消炎镇痛药，尤其是吲哚美辛，能降低本药的利尿作用，且合用时肾毒性增加，另外与氯化铵合用易发生代谢性酸中毒。

【药物评价】 ①作用机制为直接抑制肾脏远曲小管和集合管的 Na^+-K^+ 交换，从而使 Na^+、Cl^-、水排泄增多，而 K^+ 排泄减少。②本药作用迅速但较弱，留钾作用低于螺内酯。③临床应用中常与排钾利尿药合用，以避免对血钾的影响。

【商品信息】 目前国内生产企业有华润双鹤药业、苏州弘森药业、上海信谊药厂、呼伦贝尔康益药业等，以片剂为主。

【贮藏】 遮光，密封保存。

知识拓展

脱水药

脱水药又称渗透性利尿药，是指在体内不被代谢或代谢较慢，静脉给药后能迅速升高血浆渗透压，引起组织脱水的药物。本类药物在大量静脉给药时，可升高血浆渗透压及肾小管腔液的渗透压而产生脱水及利尿作用。适用于治疗脑水肿及青光眼、大面积烧烫伤引起的水肿，预防和治疗肾功能衰竭、腹水等。脱水药静脉注射后，可暂时地升高血浆渗透压，很快使水分由组织转移到血液中，使组织脱水，作用快而强，主要用来治疗急性肾功能衰竭及脑水肿；而利尿药则是通过大量利尿后，血容量减少，通过液体的平衡调节，使组织中的水分进入血液而产生脱水作用，所以作用慢且弱，常用于治疗心脏、肝脏、肾脏疾病引起的水肿以及高血压病，可以消肿降压。

脱水药主要有甘露醇、山梨醇等，其中甘露醇注射液最为常用。常用药为 10% 或 20% 甘露醇溶液，静脉滴入，滴后尿量增加，为了达到持续降低颅内压的目的，常需每 4～6 小时重复 1 次。药物不能渗入皮下以免引起皮下组织坏死。用药期间监测水、电解质和酸碱平衡。目前国内生产企业有科伦药业、华润双鹤药业、江苏恒瑞医药等。

第二节 治疗良性前列腺增生药

前列腺是由平滑肌纤维和腺体组织组成的,位于男性膀胱颈下方,是包绕尿道的一个腺体,它分泌前列腺液,是精液的组成部分。良性前列腺增生(benign prostatic hyperplasia,BPH)是引起中老年男性排尿障碍最为常见的一种疾病。临床特点以尿频、夜尿次数增多、排尿困难为主,严重者可发生尿潴留或尿失禁,甚至出现肾功能衰竭而危及生命。手术治疗已并非唯一选择,药物治疗逐渐成为主流。药物治疗的短期目标是缓解患者的下尿路症状,长期目标是延缓疾病的临床进展,预防合并症的发生。在减少药物治疗副作用的同时保持患者较高的生活质量,是良性前列腺增生药物治疗的总体目标。

目前常用的药物分为以下几类:①α_1-肾上腺素能受体拮抗剂,如特拉唑嗪、盐酸坦洛新(坦索罗辛)、多沙唑嗪、阿夫唑嗪等。②$5\alpha$-还原酶抑制剂,如非那雄胺和依立雄胺等。③天然产物制剂,如前列康、舍尼通、保前列等。

一、α_1-肾上腺素能受体拮抗剂

盐酸坦洛新(坦索罗辛)
Tamsulosin Hydrochloride

【商品名】哈乐,积大本特,必坦,齐索。

【性状】白色或类白色结晶性粉末。微溶于水,易溶于甲酸,微溶于无水乙醇。

【作用】选择性地阻断前列腺中的α_1肾上腺素受体,松弛前列腺平滑肌,从而改善良性前列腺增生症所致的排尿困难等症状。

【适应证】主要用于前列腺增生症引起的排尿障碍。

【制剂及用法】盐酸坦洛新(坦索罗辛)缓释胶囊:内容物为类白色球形颗粒,每粒0.2mg。成人每日1次,1次1粒,饭后口服。铝塑包装,有效期36个月。

【不良反应】偶见头晕、蹒跚感、血压下降、恶心、呕吐、胃部不适及阴茎异常勃起等症状,可致失神、意识丧失及瘙痒、皮疹、荨麻疹等,应停止服药。

【用药注意】①注意不要嚼碎胶囊内的颗粒。②体位性低血压患者、肾功能不全、重度肝功能障碍患者慎重使用。③由于有可能出现眩晕等,因此从事高空作业、汽车驾驶等伴有危险性工作时应注意。

【药物评价】①本品口服吸收迅速,能快速缓解下尿路梗阻症状。②本品为缓释制剂,半衰期长,服用方便,每日1次。③本品与血浆蛋白结合率高,主要经胆汁排泄于粪便中,消除缓慢。

【商品信息】目前生产企业有安斯泰来制药(中国)、昆明积大制药、鲁南贝特制药、杭州康恩贝制药、江苏恒瑞医药、浙江海力生制药等,以缓释胶囊、微丸、口崩缓释片为主。

【贮藏】遮光,密封保存。

盐酸特拉唑嗪
Terazosin Hydrochloride

【商品名】高特灵、马沙尼、泰乐、派速。

【性状】白色或类白色结晶性粉末,味微苦,几乎无臭。在水中略溶,在乙醇中微溶。

【作用】选择性 α_1 受体阻滞剂,能降低外周血管阻力,对收缩压和舒张压都有降低作用。可选择地阻断膀胱颈、前列腺腺体内以及被膜上的平滑肌 α_1 受体,从而降低平滑肌张力,减少下尿路阻力,缓解因前列腺增生所致的尿频、尿急、排尿困难等症状。

【适应证】用于治疗高血压和改善良性前列腺增生症患者的排尿症状。

【制剂及用法】盐酸特拉唑嗪胶囊:内容物为白色或类白色颗粒或粉末。每粒1mg;2mg。口服,良性前列腺增生:初始剂量为睡前服用1mg,以尽量减小首剂低血压事件的发生。1日1次,每次2mg,每晚睡前服用;1周或2周后每日剂量可加倍以达预期效应,常用维持剂量为每日1次5~10mg。高血压:1日1次,首次睡前服用。开始剂量1mg,剂量逐渐增加直到出现满意疗效。常用剂量为1日1~10mg,最大剂量为1日20mg,停药后需重新开始治疗者,亦必须从1mg开始渐增剂量。铝塑包装,有效期36个月。

【不良反应】常见体虚无力、心悸、恶心、外周水肿、眩晕、嗜睡、鼻充血、视觉模糊等。过量可能导致急性低血压。

【用药注意】①与噻嗪类利尿药或其他抗高血压药合用时应注意防止发生低血压。②直立性低血压在良性前列腺增生患者的发生率较高血压患者高,其中老年患者较年轻患者容易发生。③孕妇及哺乳期妇女慎用。④患者在开始治疗及增加剂量时应避免可导致头晕或乏力的突然性姿势变化或行动。

【药物评价】本品为选择性 α_1 受体阻滞剂,能降低外周血管阻力,对收缩压和舒张压都有降低作用;具有松弛膀胱和前列腺平滑肌的作用,可缓解良性前列腺肥大而引起的排尿困难症状。头痛、头晕、无力、心悸、恶心、体位性低血压等不良反应通常轻微,继续治疗可自行消失,必要时可减量。

【商品信息】本药由美国雅培公司开发,商品名为"高特灵",1985年在德国首次上市。目前国内生产企业有上海雅培制药、华润赛科药业、扬子江药业、齐鲁制药、哈药集团制药总厂等,以片剂、胶囊为主。

【贮藏】遮光,密封保存。

二、5α-还原酶抑制剂

非那雄胺
Finasteride

【商品名】保列治,蓝乐,先立晓。

【性状】白色或类白色结晶性固体。易溶于氯仿、乙醇、甲醇,难溶于丙二醇或聚乙二醇400,极微溶于0.1mol/L盐酸、0.1mol/L氢氧化钠溶液或水。

【作用】本品属于5α-还原酶抑制剂,使睾酮转化成5α-双氢睾酮(DHT)的过程变阻,前列腺细胞内雄性激素水平下降,血清中的前列腺特异抗原降低,通过激素调节机制缩小前列腺体积,缓解症状,增加尿流率,并延缓疾病进展,治疗良性前列腺增生;降低头皮毛囊和血清中双氢睾酮的含量,使已经受抑的毛囊乳头生发功能恢复,促进头发生长并防止继续脱发。

【适应证】治疗和控制良性前列腺增生症。用于治疗男子前列腺肥大及秃发等病症。

【制剂及用法】非那雄胺片:薄膜衣片,除去包衣显白色或类白色片,每片5mg。口服,1次5mg,1日1次,空腹服用或与食物同时服用均可。铝塑包装,有效期24个月。

【不良反应】主要不良反应是性功能受影响(阳痿、性欲减退、射精障碍)、乳房不适(乳房增大、乳腺疼痛)和皮疹等。

【用药注意】本品不适用于妇女和儿童,禁用于妊娠和可能怀孕的妇女。肝功能不全者慎用,肾功能不全患者不需调整给药剂量。

【药物评价】①非那雄胺能缩小前列腺体积,增加尿流率,改善梗阻症状并保留睾酮的生理功能,还可有效防止前列腺继发性出血。本品被认为是针对病因的治疗药物,也是目前良性前列腺增生(BPH)用药市场上的主要品种。②但该药一般起效较慢,且停药后容易复发,个别患者会出现阳痿、性欲减退和精液量减少等不良反应。

【商品信息】非那雄胺由美国默沙东公司开发,1991年在意大利首先上市,1992年获美国FDA批准上市,1994年获批准进口,商品名称为"保列治",在国内主要由杭州默沙东公司分装。2001年8月,保列治的行政保护到期后,多家国内企业陆续参与该市场,国内生产企业有杭州默沙东制药、河南天方药业、浙江仙琚制药、武汉人福药业等,以普通片剂、分散片、胶囊为主。

【贮藏】遮光,密封保存。

健康生活提示

保持乐观情绪,坚持体育锻炼,减少局部血液淤滞。
不宜久坐和长时间骑自行车,以免前列腺部血流不畅。
不要憋尿,一有尿意应立即排尿,保持大便通畅。
适量食用核桃、葵花籽等种子类,忌烟酒,戒辛辣。
性生活不宜过度频繁。

第三节 血液净化透析液与置换液

血液净化技术是指通过一种特定的净化装置,利用物理、化学和生物的原理,祛除存在于体内的某些致病物质(如体内积聚的代谢产物或毒物),净化血液,达到治疗疾病的目的。

目前常用的血液净化技术有腹膜透析（PD）、血液透析（HD）、血液滤过（HF）等。腹膜透析（PD）、血液透析（HD）清除杂质的主要原理是弥散，即利用人为的血透膜或天然腹膜两侧溶质的浓度差，清除血液内过多积聚的高浓度的有毒有害物质；又从透析液中补充体内缺乏的电解质或碱基，达到内环境的平衡与血液净化。血液净化的疗效除了与透析膜的特性、结构等有关以外，与透析液的组成、浓度、性状有密切关系，即透析液对维持有效透析极为重要。常用的腹膜透析液以不同浓度的葡萄糖为渗透剂、以乳酸盐为缓冲剂。

腹膜透析液（乳酸盐）
Peritoneal Dialysis Solution（Lactate）

【成分】本品为复方制剂，腹膜透析液（乳酸盐-G 1.5%）1000mL 含葡萄糖 15g；氯化钠 5.38g；氯化钙 0.26g；氯化镁 0.051g；乳酸钠 4.48g 的灭菌水溶液。

【作用】腹膜透析（peritoneal dialysis，PD）是利用人体自身的腹膜作为透析膜的一种透析方式。

通过灌入腹腔的透析液与腹膜另一侧的毛细血管内的血浆成分进行溶质和水分的交换，电解质及小分子物质从浓度高的一侧向低的一侧移动（弥散作用），水分子则从渗透浓度低的一侧向渗透浓度高的一侧移动（渗透作用）。提高透析液浓度可达到清除体内水的目的；通过溶质浓度梯度差可使血液中尿毒物质从透析液中清除，并维持电解质及酸碱平衡，代替了肾脏的部分功能。

腹膜透析液配方的基本原则：

（1）透析液用水必须严格无菌和无内毒素。

（2）透析液电解质浓度与正常血浆相近，并可按临床情况予以调整。该透析液中：①钠离子浓度为 132mmol/L，略低于正常血浆浓度，有利于纠正肾功能衰竭时钠潴留。②氯离子浓度为 103mmol/L。③钙离子浓度为 1.25~1.75mmol/L。④镁离子浓度为 0.25~0.75mmol/L。透析液中一般不含钾离子，有利于清除体内过多钾离子，维持正常血钾浓度，但有低钾血症时，可临时在透析液中加入钾盐，每升腹膜透析液加 10% 氯化钾溶液 3mL，其钾浓度近 4mmol/L。

（3）透析液浓度一般略高于血浆渗透浓度，有利体内水清除，故可根据体内水潴留程度适当提高透析液的渗透浓度。目前多以葡萄糖维持渗透浓度，一般用 1.5% 葡萄糖腹膜透析液作为基础；若需增加体内水分清除，可用 2.5% 葡萄糖浓度；最大葡萄糖浓度为 4.25%，除非严重水肿或急性肺水肿，应尽量避免使用高浓度葡萄糖透析液以免过度脱水，引起严重高糖血症和高糖刺激腹膜导致腹膜丧失超滤功能。

（4）腹膜透析液 pH 值为 5.0~5.8。目前均以乳酸盐为碱基，它进入体内后经肝脏代谢为碳酸氢根。

【适应证】适用于急、慢性肾衰竭，电解质或酸碱平衡紊乱，药物和毒物中毒等疾病，以及肝衰竭的辅助治疗，并可进行经腹腔给药、补充营养等。

【制剂及用法】腹膜透析液（乳酸盐-G 1.5%；2.5%；4.25%）：无色或微黄的澄明液体。每袋含 1.5%、2.5%、4.25% 葡萄糖 1.5L；2L；2.5L；5L；6L。治疗急、慢性肾功能衰竭伴水潴留者，用间歇性腹膜透析每次 2L，留置 1~2 小时，每日交换 4~6 次。无水潴留者，用连续性不卧床腹膜透析，一般每日 4 次，每次 2L，日间每次间隔 4~5 小时，夜间 1 次留置 9~12 小时，以增加中分子尿毒症毒素清除。一般每日透析液量为 8L。治疗急性左心衰竭，酌情用 2.5% 或 4.25% 葡萄糖透析液 2L；后者留置 30 分钟，可脱水 300~500mL；前者留置 1 小时，可脱水 100~300mL。本品配置双袋双联系统，为完整的"Y"型管路设计，包含新鲜液袋和引流袋，腹透液留腹期间双联系统可与连接短管完全分离。塑料输液袋包装，有效期 24 个月。

【不良反应】渗漏、腹痛、出血、腹膜炎、导管阻塞及液体引流不畅都是透析过程中常见的机械性并发症。与溶液有关的不良反应主要有水肿、脱水、血容量过少、血容量过多、高血压、低血压、失衡综合征及肌肉痉挛等。

【用药注意】①每日多次灌入或放出腹膜透析液，应严格按腹膜透析常规进行无菌操作，剩余药液不得再用，严禁静脉内注射。②注意水、电解质、酸碱平衡。③腹膜透析时以含 1.5%~2.5% 葡萄糖的透析液为主，超滤脱水欠佳者只能间歇用 4.25% 葡萄糖透析液；糖尿病患者应严密观察血糖。④使用前应加热至 37℃ 左右；并应检查透析液是否有渗漏、颗粒物质、絮状物及变色、混浊等。⑤若肝功能不全时，不宜使用含乳酸盐的腹膜透析液。⑥透析液在低于 0℃ 的环境下会发生冻结，冻结时不能弯曲及摇动该容器。使用前应使其自然解冻并充分摇匀。

【药物评价】①低钙腹膜透析液适用于因非透析治疗无效而需要连续不卧床性腹膜透析治疗的慢性肾功能衰竭患者。②低钙腹膜透析液不含钾，因此该腹膜透析液可用于矫正高血钾症。③为了避免严重脱水和低血容量的发生，建议在满足脱水需要的前提下选择使用最低渗透压的溶液。

【商品信息】①目前国内生产企业有广州百特医疗用品、华仁药业、天津天安药业、成都青山利康药业等。②本品尚有低钙腹膜透析液（乳酸盐-G 1.5%；2.5%；4.25%）制剂产品。

【贮藏】密封保存。

知识拓展

血液滤过置换液

血液滤过置换液（hemofiltration replacement fluid），其处方组成类似林格输液，以电解质成分为主，用于血滤时置换体内的水分和电解质，替代肾脏部分功能，以血液滤过的方法用于治疗急慢性肾功能衰竭。本品为复方制剂，其组分为：每 1000mL 中含氯化钠（NaCl）5.92g、氯化钾（KCl）0.149g、氯化钙（$CaCl_2 \cdot 2H_2O$）0.276g、乳酸钠（$C_3H_5NaO_3$）3.78g、氯化镁（$MgCl_2 \cdot 6H_2O$）0.152g、葡萄糖（$C_6H_{12}O_6 \cdot H_2O$）1.5g 的灭菌水溶液。本品中不含钾离子，有利于清除体内过多钾离子，维持正常血钾浓度，但临床治疗有需要时，应根据患者的血液电解质分析结果加入钾盐。本品每袋（4000mL）加入10%的氯化钾注射液1mL，其钾离子浓度增加0.335mmol/L。本品加入钾盐后作为A液部分，配合碳酸氢钠注射液（B液部分）联合用于连续性血液净化。一般情况下，本品每袋（4000mL）配合50%的碳酸氢钠注射液250mL，并通过血液净化装置输入体内，其用量根据连续性血液净化的时间而定，一般每小时3~4L。国内生产企业有华仁药业、上海长征富民金山药业等。

目标检测

一、选择题

1. 加速毒物从尿排泄首选（ ）
   A. 氢氯噻嗪片　　B. 呋塞米片　　C. 氨苯蝶啶片　　D. 呋塞米注射液
2. 以下哪个不是非那雄胺的商品名（ ）
   A. 保法止　　B. 蓝乐　　C. 高特灵　　D. 保列治
3. 用口尝鉴别呋塞米片，味（ ）
   A. 无味　　B. 微苦　　C. 有臭味　　D. 甜味

二、问答题

1. 螺内酯常与氢氯噻嗪合用，其原因有哪些？
2. 治疗良性前列腺增生的主要药物有哪些，请举例说明。

第十四单元　血液及造血系统用药

> **学习目标**
>
> 知识目标：掌握血液系统常用药物的名称、性状、常用制剂及用法、用药注意；熟悉常见血液系统药品的特点；了解常见血液系统药品的商品信息。
>
> 重点掌握品种：抗凝血药及抗血栓药（肝素钠、低分子肝素钙、华法林钠；奥扎格雷、双嘧达莫、西洛他唑、硫酸氯吡格雷；尿激酶、阿普替酶）；促凝血药（维生素K、氨甲环酸、凝血酶、血凝酶、卡络磺钠、云南白药）；抗贫血药（硫酸亚铁、叶酸、维生素B_{12}、重组人促红素）；升白细胞药（重组人粒细胞巨噬细胞刺激因子）；血浆代用品（右旋糖酐40）等。
>
> 技能目标：能按用途、剂型及分类管理要求陈列药品并对其进行正常养护；对本类药品进行全面评价，能根据顾客需求推荐药品，指导抗凝血药、促凝血药、抗贫血药品的合理使用；能介绍新上市品种的特点，进行同类药品的比较。

血液系统由血液和造血器官组成。血液由血浆和血细胞（红细胞、白细胞和血小板）组成；造血器官主要包括骨髓、脾、胸腺和淋巴结。血液是机体赖以生存最重要的物质之一，参与多种生理功能的调节，血液流动性能或造血功能的改变可导致多种疾病。血液病即造血系统疾病，表现为周围血细胞成分、数量、功能异常，出血和凝血机制障碍（图14-1）。

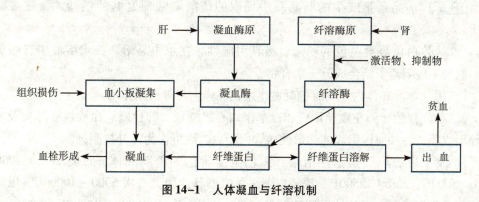

图14-1　人体凝血与纤溶机制

凝血亢进或纤溶能力不足可引发血管内凝血,并形成血栓栓塞性疾病;凝血功能低下或纤溶亢进可引起出血性疾病;铁、铜、某些维生素及造血生长因子等的缺乏可导致造血功能障碍而出现贫血;而各种原因引起的大量失血造成血容量降低,可导致休克而危及生命。血液及造血系统用药主要包括抗凝血药、抗血小板药、溶栓药、促凝血药、抗贫血药、升白细胞药、血浆及血浆代用品等。

近年来,随着世界人口增长及老龄化程度日益加剧,血栓性疾病的发生率不断上升,抗血栓药物市场迅速扩容。国际市场对肝素原料药的需求十分强劲,肝素制剂用量稳中有升,低分子肝素的市场迅速扩大并保持高速增长,2013年全球肝素类药物市场销售额已达100亿美元;整形外科手术后深层静脉血栓的预防,急性心肌梗死和中风栓塞等心脑血管疾病的治疗及预防,推动抗血栓类药物快速增长,基因工程制备的尿激酶、链激酶等溶栓药广泛用于临床。随着生物工程药物的快速发展,重组蛋白质产品的不断涌现,推动了全球促凝血药物市场的平稳增长;具有高效、安全特征的血凝酶制剂类产品仍是止血药市场的主导产品,目前止血药市场迫切需求新的疗效确切、适应证广泛的新产品。

第一节 抗凝血药及抗血栓药

一、抗凝血药

抗凝血药是阻止血液凝固或降低血凝活性的药物,常用的抗凝血药有肝素及香豆素两大类。肝素主要是注射给药,作用快,用于应急治疗;口服香豆素类药物,作用较慢,但适用于需要长期抗凝血的患者。近年来,新型的选择性凝血因子 X_a 抑制药磺达肝癸钠及口服利伐沙班等药物相继上市,在增加抗凝效果的同时,可有效降低大出血的危险,减少血液监测,便于长期治疗。

肝素钠
Heparin Sodium

【来源】本品系猪或牛的肠黏膜中提取的硫酸氨基葡聚糖的钠盐,属黏多糖类物质。

【性状】白色至类白色的粉末;极具引湿性。在水中易溶。在水溶液中有强负电荷,能与一些阳离子结合成分子络合物。

【作用】本品在体内外均有抗凝血作用;在体内有降血脂作用。

【适应证】用于防止血栓形成和栓塞,如心肌梗死、肺栓塞、血栓性静脉炎及术后血栓形成等;各种原因引起的弥散性血管内凝血,尚可作为体外抗凝剂。

【制剂及用法】肝素钠注射液:无色至淡黄色的澄明液体。每支2mL:1000U;2mL:5000U;2mL:12500U。深部皮下注射或静脉注射,首次5000~10000U,以后适当增加,应根据凝血试验结果调整剂量。静脉滴注,每日20000~40000U,加至0.9%

氯化钠注射液中持续滴注。安瓿瓶包装，有效期36个月。

肝素钠乳膏：白色乳膏。每支2g∶5000U；2g∶7000U；2.5g∶8750U。外用，1日2～3次，涂于患处。药用铝质软管装，有效期24个月。

【不良反应】用药过量可致自发性出血，偶见过敏反应，长期使用可发生暂时脱发、骨质疏松和自发性出血。

【用药注意】①应用期间应测凝血时间。②发现自发性出血应立即停药，严重出血可静注鱼精蛋白注射液中和肝素钠。③有出血倾向的疾病、严重肝肾功能不全、重症高血压、消化道溃疡等禁用。④与双香豆素类、非甾体抗炎药、皮质激素类、双嘧达莫、右旋糖酐铁、尿激酶等药物合用，可加重出血危险。⑤口服无效，须注射给药。

【药物评价】①本品抗凝机理复杂，对凝血的各个环节均有作用，包括抑制凝血酶原转变为凝血酶，抑制凝血酶活性，阻碍纤维蛋白原转变为纤维蛋白，防止血小板聚集和破坏。②静脉注射后几乎立即起效，但剂量不易掌握。③肝素是临床用量最大和最有效的抗凝血药物，主要应用于心脑血管疾病和血液透析治疗，尤其是血液透析治疗中，肝素是主要的特效药物。

【商品信息】①本品最初得自肝脏，故名肝素。本品自猪、牛的肠黏膜提取，是一种黏多糖的硫酸酯。按干燥品计算，每1mg效价不得少于170U。②本品常用注射剂，还有乳膏、含片等剂型。③由于肝素分子结构复杂，短期内无法人工化学合成，目前临床上使用的肝素大多从健康生猪小肠黏膜中提取纯化而来。我国是生猪饲养大国，凭借丰富的资源优势，肝素原料药供应量居全球首位，占全球供应量的50%以上。④目前生产企业有深圳海普瑞药业、江苏江山制药、山东正大福瑞达药业、上海生物化学制药厂等。⑤同类药品有肝素钙注射液、粉针及体外抗凝血剂枸橼酸钠注射液、凝胶等。

【贮藏】遮光，密闭，在阴凉处保存。

知识拓展

低分子量肝素

低分子量肝素是应用化学或酶解方法，将普通肝素解聚并裂解为平均分子量为4000～6000的组分，而普通肝素的平均分子量为3000～30000。与普通肝素相比，低分子量肝素抗凝血因子X_a活性增强，使其具有更强的抗血栓作用；低分子量肝素因半衰期长，皮下注射吸收好，每天给药1次或2次，而无须常规实验室监测抗凝疗效或调整剂量；另外，低分子量肝素对血小板功能的影响小，引起血小板减少者少。低分子量肝素主要用于血栓栓塞性疾病的预防和治疗，不能肌内注射给药。目前国内上市的低分子量肝素药物有低分子量肝素钠（注射液、凝胶）、依诺肝素钠注射液、达肝素钠注射液、低分子量肝素钙注射液、粉针（那屈肝素钙注射液）等。主要生产企业有齐鲁制药、杭州九源基因工程、辉瑞制药（大连）、葛兰素史克（天津）、法国赛诺菲安万特等。

低分子量肝素钙
Low-Molecular-Weight Heparins Calcium

【商品名】速碧林,博璞青,尤尼舒,立迈青。

【性状】白色或类白色粉末;有引湿性。本品在水中易溶。

【作用】本品具有明显的抗 X_a 因子活性,对体内、外血栓及动静脉血栓的形成有抑制作用。

【适应证】主要用于预防和治疗深部静脉血栓形成,也可用于血液透析时预防血凝块形成。

【制剂及用法】低分子量肝素钙注射液:无色或淡黄色澄明液体。每支 0.3mL:3000IU;0.4mL:4000IU;0.6mL:6000IU;1mL:5000IU。深静脉栓塞的治疗:静脉推注和皮下注射给药,1 次注射剂量 85IU/kg,1 日 2 次,间隔 12 小时。也可依据患者的体重范围,按 0.1mL/10kg 的剂量每 12 小时注射。玻瓶包装,有效期 24 个月。

注射用低分子量肝素钙:白色或类白色冻干块状物或粉末。每支 2500 抗 X_a 国际单位;5000 抗 X_a 国际单位。用时加注射用水 1mL 溶解。管制西林瓶包装,有效期 24 个月。

【不良反应】出血倾向低,但用药后仍有出血的危险,本品偶可发生过敏反应(如皮疹、荨麻疹);罕见中度血小板减少症和注射部位轻度血肿和坏死。

【用药注意】①本品与非甾体类抗炎镇痛药、口服抗凝药、影响血小板功能的药物和血浆增容剂(右旋糖酐)分别同时应用,可加重出血危险性。②对本品过敏者、急性细菌性心内膜炎、血小板减少症禁用;孕妇慎用;60 岁以上老年人(特别是女性)对肝素较敏感,易出血,须注意。③不能用于肌内注射,治疗期间,注意定期检测血小板计数及抗 X_a 因子活性。④预防和治疗血栓栓塞性疾病,应皮下注射本品,通常的注射部位是腹壁前外侧,左右交替。针头应垂直而不是斜着进入捏起的皮肤皱折,应用拇指和食指捏住皮肤皱折直到注射完成。

【药物评价】①本品为由肝素钠裂解获得的硫酸氨基葡聚糖片段的钙盐,其分子量小于 8000 的部分应不少于 60%,是一种低分子量的肝素。本品具有很高的抗凝血因子 X_a 活性和较低的抗凝血因子 Ⅱ 或抗凝血酶活性。②本品对凝血和纤溶系统影响小。产生抗血栓作用时,出血可能性小。针对不同适应证的推荐剂量,低分子肝素不延长出血时间。③皮下注射后 3 小时达到血浆峰值,然后下降,但 24 小时内仍可监测,半衰期约 3.5 小时,皮下注射生物利用度接近 100%。

【商品信息】目前国内生产企业有天津红日药业、常山生化药业、兆科药业(合肥)、广州天普生化医药、海南通用同盟药业等,进口产品主要是葛兰素史克(Glaxo Smith Kline)的那曲肝素钙注射液(速碧林),为预充填注射器。

【贮藏】遮光,密封,阴凉处保存。

华法林钠
Warfarin Sodium

【性状】白色结晶性粉末;无臭,味微苦。在水中极易溶解,在乙醇中易溶,在氯仿或乙醚中几乎不溶。

【作用】本品为间接作用的香豆素类口服抗凝血药。竞争性对抗维生素 K 的作用，抑制肝细胞中凝血因子Ⅱ、Ⅶ、Ⅸ、Ⅹ的合成，还具有降低凝血酶诱导的血小板聚集反应的作用，因而具有抗凝和抗血小板聚集功能。

【适应证】预防及治疗深静脉血栓及肺栓塞，预防心房颤动、心瓣膜置换术后引起的血栓栓塞并发症；也可作为心肌梗死后的辅助用药。

【制剂及用法】华法林钠片：糖衣片或薄膜衣片，除去包衣后显白色。每片 1mg；2.5mg；5mg。口服，初始剂量 1 日 10~15mg，3 日后调整合适的维持量，其范围为 1 日 2~10mg。铝塑包装，有效期 24 个月。

【不良反应】主要不良反应是出血，出血可发生在任何部位，特别是泌尿和消化道。早期有瘀斑、紫癜、牙龈出血、鼻出血、伤口出血经久不愈、月经量过多等，偶见恶心、呕吐、腹痛、腹泻、瘙痒性皮疹、过敏反应及皮肤坏死等。

【用药注意】①严格掌握适应证，在无凝血酶原测定的条件时，切不可随便使用本品。②本品为治疗窗很窄的药物，剂量应严格个体化，用药次日起应根据凝血酶原时间调整剂量，使国际标准比值（INR）控制在 2.0~3.0，以防过量导致出血。轻度出血时，应减量或停药；严重出血时可用维生素 K，必要时也可输入新鲜全血、血浆或凝血酶原复合物。③年老体弱及肝功能不全患者适当减少剂量。④有出血倾向、重度肝肾疾患、活动性消化道溃疡及中枢神经系统或眼科手术者禁用。

【药物评价】①口服胃肠道吸收迅速而完全，生物利用度高达 100%。吸收后与血浆蛋白结合率达 98%~99%，能透过胎盘，母乳中极少。②与肝素比，本品的优点是口服有效、应用方便、价格便宜且作用持久，缺点是起效慢，难以应急，作用过于持久，不易控制，在体外无抗凝作用。③本品系间接作用抗凝药，半衰期长，给药 5~7 日后疗效才可稳定。④本品起效较慢，如需立即开始抗凝作用，应同时用肝素 2~3 天。

【商品信息】①目前生产企业有上海信谊药厂、齐鲁制药、北京嘉林药业、上海旭东海普药业、芬兰奥立安大药厂（Orion Corporation）等。②市售的香豆素类抗凝药有双香豆素片、醋硝香豆素片等。

【贮藏】遮光，密封保存。

> ### 知识拓展
>
> **选择性凝血因子抑制药**
>
> 凝血因子是参与血液凝固过程的各种蛋白质组分，有凝血因子Ⅰ、Ⅱ、Ⅲ、Ⅳ、Ⅴ、Ⅶ、Ⅷ、Ⅸ、Ⅹ、Ⅺ、Ⅻ、ⅩⅢ等。其生理作用是在血管出血时被激活，和血小板粘连在一起并且补塞血管上的漏口，这个过程被称为凝血。
>
> 从 20 世纪 30 年代普通肝素发明以来，抗凝药物已经经历近 80 年的发展，维生素 K 拮抗剂华法林一直是唯一可以用于长期治疗的口服抗凝药物，尽管有效但是其药理学特点存在很多局限性，临床缺乏安全有效方便的抗凝治疗药

物。21世纪后,新型抗凝药物不再像肝素或华法林那样作用于多个凝血因子,而是仅抑制某一个凝血因子,其中最重要的两个靶点分别为X_a和II_a。X_a因子作用单一(促凝),而凝血酶(II_a)作用复杂(促凝、抗凝、致炎、血小板激活等),抑制凝血酶比抑制X_a因子具有更多抗凝以外的不确定的多效性。

直接凝血酶(II_a)抑制剂以水蛭素和比伐卢定为代表,可逆性抑制凝血酶(II_a)。水蛭素作用明显,但是严重出血明显增加,并且治疗窗口很窄;重组水蛭素的抗凝作用较天然水蛭素低,但却明显降低了出血的不良反应。人工合成的比伐卢定和阿加曲班克服了上述缺点,可逆性抑制凝血酶,治疗窗口较宽。由德国勃林格殷格翰公司开发的新一代凝血酶抑制剂达比加群酯(泰毕全,pradaxa)胶囊,口服生物利用度高、强效、无须特殊用药监测、药物相互作用少等优点将有可能成为抗凝药物中的重要品种。

磺达肝葵钠是间接X_a因子抑制剂,具有较强的X_a因子抑制作用。本品皮下注射给药生物利用度高,半衰期约17小时,可一天注射给药1次,和普通肝素相比在用药顺应性上具有明显优势。目前应用于术后抗血栓治疗,预防深静脉血栓等的治疗,但仍然存在血小板减少的趋势。

利伐沙班是全球第一个口服直接X_a因子抑制剂,具备理想抗凝药物的特点:口服,一天1次。起效快速(给药后2~4小时达到血药浓度峰值),固定剂量,生物利用度高,治疗窗宽,无需监测,与食物、药物相互作用小。2014年,拜耳医药的利伐沙班(拜瑞妥)片已获准在中国上市。正在研发的口服X_a因子抑制剂包括雷扎沙班(Razaxaban)、阿哌沙班(Apixaban)等。

三、抗血栓药

凝血酶和血小板的作用是血栓形成中相互促进的两个主要环节。因此,抗血栓治疗主要针对两个环节,分别称为抗凝治疗和抗血小板治疗。抗血栓药主要用于急性心肌梗死和中风栓塞等血栓性疾病的治疗及预防,且以预防为主,可降低再梗死率及死亡率;可用于防止心脏瓣膜置换术后血栓形成、外周闭塞性血管疾病、间歇性跛行、不稳定型心绞痛等的治疗。目前抗血栓药销量增长较快的适应证领域是整形外科手术后深层静脉血栓的预防。

(一)抗血小板药

血小板主要参与止血功能,但血栓的形成与血小板的黏附、聚集、释放功能密切相关。血小板膜上存在着多种受体,如胶原蛋白受体、凝血酶受体、二磷酸腺苷(ADP)受体、肾上腺素受体、5-羟色胺受体、前列腺素受体等。它们与相应的配体结合后,血小板被激活而发生形态变化、聚集和释放等一系列反应,如图14-2所示。

抗血小板药通过抑制血小板的各种功能而发挥作用：①增加血小板内 cAMP 而产生抗血小板作用。如双嘧达莫抑制磷酸二酯酶对 cAMP 的降解作用，使血小板内 cAMP 增加而产生抗血小板作用。②影响花生四烯酸代谢及代谢物的作用产生抗血小板作用。如阿司匹林抑制环氧酶，产生抗血小板作用。③抑制胶原、花生四烯酸和肾上腺素诱导的血小板凝集（如硝酸酯类），抑制由 ADP、花生四烯酸、胶原、凝血酶、肾上腺素诱导的血小板凝集，或抑制 ADP 和肾上腺素的二相聚集（β 受体拮抗剂）。④抑制胶原、花生四烯酸诱导的血小板释放作用（钙拮抗剂）。

常用抗血小板药物主要有：

(1) 环氧化酶（COX）抑制剂。例如阿司匹林。

(2) 血栓烷合成酶抑制剂（TXA_2）。例如奥扎格雷等。

(3) 磷酸二酯酶抑制剂。例如双嘧达莫、西洛他唑等。

(4) 血小板 ADP 受体拮抗剂。例如噻氯匹定、氯吡格雷、普拉格雷等。

(5) 血小板 $GP\ II_b/III_a$ 受体拮抗剂。例如阿昔单抗、替罗非班等。

(6) 其他。例如前列地尔等。

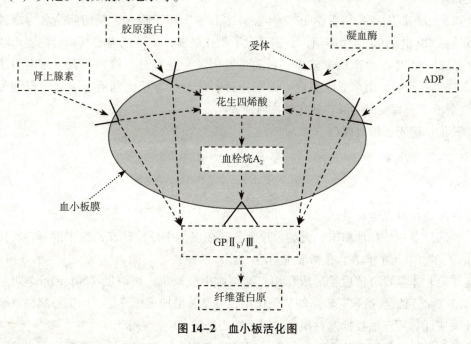

图 14-2 血小板活化图

奥扎格雷钠

Sodium Ozagrel

【商品名】丹奥，晴尔，华益迈，洲邦。

【性状】白色或类白色结晶性粉末。在甲醇中微溶，在水中极微溶解，在氯仿中几乎不溶，在氢氧化钠试液中溶解。

【作用】本品为血栓素合成酶抑制剂，能抑制 TXA_2 生成，因而具有抗血小板聚集和扩张血管作用。

【适应证】适用于治疗急性血栓性脑梗死和脑梗死所伴随的运动障碍。

【制剂及用法】注射用奥扎格雷钠：白色疏松冻干块状物。每瓶20mg；40mg；80mg。成人1次40~80mg，1天1~2次，溶于500mL生理盐水或5%葡萄糖溶液中，连续静脉滴注，1~2周为1个疗程。

奥扎格雷钠注射液：无色澄明液体。每支2mL：40mg；4mL：80mg。成人每次80mg，溶于适当量电解质或5%葡萄糖溶液中，每日2次，连续静脉滴注，2周为1个疗程。

【不良反应】胃肠道反应和过敏反应，如恶心、呕吐、荨麻疹、皮疹等，但程度都较轻，经适当处理后得到缓解。少数可出现颅内、消化道、皮下出血及血小板减少等。

【用药注意】①避免与含钙溶液混合使用，以免出现白色混浊。②有出血倾向患者禁用。③本品与抗血小板聚集剂、血栓溶解剂及其他抗凝药合用，可增强出血倾向，应慎重合用。

【药物评价】奥扎格雷的钠盐具有强大的抗血栓作用，主要适用于蛛网膜下腔出血术后的脑血管痉挛及并发脑缺血症状的改善；奥扎格雷的单盐酸盐用于支气管哮喘及心绞痛的治疗。

【商品信息】①奥扎格雷钠1987年在日本开始应用于临床，最初商品名为格善宝（Xanbao）；20世纪90年代中期，我国开发了奥扎格雷，使其成为心脑血管药物市场上的常用品种。②本品生产厂家较多，目前主要生产企业有丹东医创药业、海南碧凯药业、大连美罗药业、山东罗欣药业、山东华鲁制药、长春精优药业等，常用制剂为粉针、注射液、葡萄糖注射液、氯化钠注射液等。

【贮藏】遮光，密封保存。

双嘧达莫
Dipyridamole

【商品名】爱克辛，升达。

【性状】黄色结晶性粉末，无臭，味微苦。在氯仿中易溶，在乙醇中溶解，在丙酮中微溶，在水中几乎不溶，在稀酸中易溶。

【作用】本品具有抗血栓形成作用，抑制血小板聚集，高浓度（50μg/mL）可抑制血小板释放。对冠状动脉有较强的扩张作用，可显著增加冠脉流量，增加心肌供氧量。

【适应证】用于血栓栓塞性疾病及缺血性心脏病，防治心绞痛。

【制剂及用法】双嘧达莫片：糖衣片或薄膜衣片，除去包衣后显黄色。每片25mg。治疗血栓栓塞性疾病，每日200~400mg，分3~4次服用。治疗冠状动脉供血不足性心脏病及防治心绞痛，1次25~50mg，1日3次，饭前1小时服。药用塑料包装瓶包装，有效期36个月。

双嘧达莫注射液：黄色澄明液体，具荧光。每支2mL：10mg。每千克体重每分钟0.142mg，静滴共4分钟。安瓿装，有效期24个月。

【不良反应】不良反应与剂量有关，眩晕较多见，腹部不适、头痛、皮疹较少，恶心、呕吐、腹泻等罕见。

【用药注意】①大剂量长期使用可导致出血倾向。②急性心肌梗死不宜使用，低血压患者慎用。③与肝素、双香豆素等抗凝药同用可引起出血倾向，与阿司匹林合用需减量。

【药物评价】①口服吸收迅速，平均达峰浓度时间约75分钟，血浆半衰期为2~3小时。与血浆蛋白结合率高。②本品治疗血栓栓塞性疾病时，每日剂量应不少于400mg，分4次服，否则抗血小板作用不明显。③与阿司匹林有协同作用。与阿司匹林合用时，剂量可减至1日100~200mg。

【商品信息】①目前生产企业有亚宝药业、华润双鹤药业、东北制药集团沈阳第一制药、海南海力制药、蓬莱诺康药业、北京巨能制药等，以片剂、注射液为主，近年来开发缓释胶囊、分散片等。②本品与阿司匹林组成的复方制剂有阿司匹林双嘧达莫片、缓释片、缓释胶囊等。

【贮藏】遮光，密封保存。

西洛他唑
Cilostazol

【商品名】培达，邦平，希络，斯特里普。

【性状】无色针状结晶。易溶于乙酸、氯仿，几乎不溶于乙醚、水。

【作用】本品能明显抑制由胶原、ADP、花生四烯酸、肾上腺素等聚集诱导剂引起的血小板聚集，且可使聚集块解离，不引起二次聚集。其代谢产物环氧化物的活性为原药的3~4倍。尚有扩张血管作用，对外周血管作用最强，脑血管作用较弱。

【适应证】用于血栓闭塞性脉管炎，改善由于慢性动脉闭塞症引起的局部溃疡、疼痛及发冷等症状。

【制剂及用法】西洛他唑片：每片50mg。1次100mg，1日2次。铝塑包装，有效期36个月。

【不良反应】偶有皮疹、瘙痒、消化道出血、皮下出血、血尿、鼻出血、心悸、头晕、发热、血压降低、失眠、恶心、呕吐等，偶有肝、肾功能损害。

【用药注意】①有出血史、孕妇、哺乳期妇女禁用。②有出血倾向、经期、正在服用抗凝药或抗血小板药、严重肝肾功能障碍者慎用。③儿童服用的安全性尚未确立。

【药物评价】①本品作用机制在于抑制磷酸二酯酶，使血小板内cAMP浓度上升。②口服吸收，血浆蛋白结合率约95%，达峰时间为3~4小时。

【商品信息】①本品主要剂型为片剂和胶囊。②目前生产企业有浙江大冢制药、江苏万邦生化医药、重庆华森制药、成都利尔药业、北京四环制药、浙江为康制药等。

【贮藏】遮光，密闭保存。

硫酸氯吡格雷
Clopidogrel Sulfate

【商品名】波立维。

【性状】氯吡格雷为无色油状液体。硫酸氯吡格雷为白色或类白色结晶性粉末；无臭。在水、甲醇、乙醇或冰醋酸中溶解，在丙酮或三氯甲烷中极微溶。

【作用】选择性干扰ADP诱导的血小板活化作用，抑制血栓的形成及血小板聚集。但不影响血小板及内皮细胞的花生四烯酸代谢，因此不影响PGI_2的生成。

【适应证】预防和治疗因血小板高聚集状态引起的心、脑及其他动脉的循环障碍疾病。

【制剂及用法】硫酸氯吡格雷片：白色或类白色片。每片25mg；75mg；300mg。口服，1次75mg，1日1次。双铝膜包装，有效期36个月。

【不良反应】可有出血性疾病，如胃肠道出血、眼出血、颅内出血、血尿、紫癜等。严重中性粒细胞减少、再生障碍性贫血、严重血小板减少较罕见。亦有消化道反应。

【用药注意】①与其他抗血小板药合用应当慎重，与华法林合用会增加出血倾向。②对本品过敏、严重肝功能损害、活动性病理性出血如消化性溃疡和颅内出血禁用。有出血倾向患者（特别是胃肠道和眼内出血）慎用。③在18岁以下人群中使用的安全性、有效性还不明确。

【药物评价】①目前，阿司匹林联合氯吡格雷的双联抗血小板治疗已成为急性冠脉综合征（ACS）及冠脉介入围术期治疗不可或缺的一部分。②与噻氯匹定同为噻烯吡啶类化合物，但不良反应较轻，对骨髓无毒性。③其吸收不受食物影响。

【商品信息】①日本第一制药和法国Sanofi公司共同开发，1998年在美国上市。②目前生产企业有杭州赛诺菲（杭州）制药、深圳信立泰药业、乐普药业、石药集团欧意药业等。

【贮藏】遮光，密闭保存。

知识拓展

血小板GPII_b/III_a受体拮抗剂

在血栓形成过程中，血小板的聚集是重要的条件和始动因素。血小板首先在血管壁损伤部位黏附、激活，然后通过纤维蛋白原与血小板GPII_b/III_a受体结合，使相邻的血小板连在一起，这是血小板聚集的共同最后通路。血小板GPII_b/III_a受体拮抗剂通过阻断纤维蛋白原与GPII_b/III_a受体结合，抑制血小板的聚集，被认为是目前最强的抗血小板聚集的药物。目前的GPII_b/III_a受体拮抗剂依据化学结构的不同可分为三类：①单克隆抗体如阿昔单抗；②肽类抑制剂如依非巴肽；③非肽类抑制剂如盐酸替罗非班。GPII_b/III_a受体拮抗剂起效快、抗血小板作用强大，但随之而来可能导致出血并发症的增加。盐酸替罗非班粉针、注射液、氯化钠注射液（欣维宁）等已在国内上市应用，国内生产企业有杭州中美华东制药、鲁南贝特制药、南开允公药业、远大医药（中国），进口产品为帝斯曼制药的盐酸替罗非班注射液（艾卡特，Aggrastat）等。

（二）溶栓药

血栓性疾病严重威胁人类健康，其发病率、致残率及致死率均较高，预防治疗非常重要。溶栓药物通过激活纤溶酶促进纤维蛋白溶解，是治疗血栓性疾病的有效药物。

血栓性疾病可分为动脉血栓症和静脉血栓症，动脉血栓症是引发心血管疾病发病与死亡的首要原因，心肌梗死是致死率最高的疾病，脑梗是致残率最高的疾病，静脉血栓引发的肺栓塞也是猝死原因之一。血小板在动脉血栓的形成过程中起着更大的作用。动脉管腔小，压力高，血液流速快，剪切应力高，血小板易于聚集，容易形成血小板血栓，动脉血栓的防治应以抗血小板为主。而静脉血栓的防治应主要针对凝血酶。静脉管腔大，压力低，血液流速慢，剪切应力小，血小板不易聚集；但易于触发、激活、启动内源性凝血系统，形成纤维蛋白血栓，其中血小板成分相对较少。纤溶药物不能溶解血小板血栓，甚至还激活血小板。因此理想的抗栓治疗可能需要同时使用抗凝和抗血小板药物，如在急性冠状动脉综合征时。

纤维蛋白是血栓的主要成分，血栓中纤维蛋白交联成网，维持着血栓的结构。溶栓药物可直接或间接将纤溶酶原激活成为纤溶酶，纤溶酶可迅速裂解纤维蛋白，从而达到溶解血栓的目的。与此同时，通过其清除和灭活部分凝血因子而发挥抗凝作用。因此溶栓药物又称为纤溶药。

常用溶栓药可分为以下几类：①非特异性纤溶酶原激活剂链激酶和尿激酶等。②特异性纤溶酶原激活剂阿替普酶、瑞替普酶（重组人组织纤维蛋白原溶酶激活剂 r-PA）、兰替普酶（n-PA）和替奈普酶（TNK-tPA）等。

非特异性纤溶酶原激活剂链激酶和尿激酶因缺乏溶栓的特异性，容易导致纤溶状态和出血危象，但价格便宜。其中尿激酶源自人类蛋白，基本无抗原性，而链激酶源自细菌，容易产生抗体，导致变态反应。

通过基因工程技术制备特异性纤溶酶原激活剂，阿替普酶可选择性激活血栓中与纤维蛋白结合的纤溶酶原，对全身性纤溶酶原活性影响较小，因此出血风险降低，但体内半衰期短，需要持续静脉给药，且价格昂贵；瑞替普酶血浆半衰期显著延长，可通过静脉推注直接给药，使用更方便。德国勃林格殷格翰制药厂生产的阿替普酶冻干粉针和爱德药业（北京）有限公司生产的注射用瑞替普酶（派通欣）已在国内上市。

尿激酶
Urokinase

【商品名】洛欣。

【性状】白色非结晶状粉末。易溶于水。稀溶液性状不稳定。

【作用】直接作用于内源性纤维蛋白溶解系统，能催化裂解纤溶酶原成纤溶酶，后者不仅能降解纤维蛋白凝块，亦能降解血循环中的纤维蛋白原、凝血因子Ⅴ和凝血因子Ⅷ等，从而发挥溶栓作用。

【适应证】用于急性心肌梗死、肺栓塞、脑血管栓塞、周围动脉或静脉栓塞、视网膜动脉或静脉栓塞等。也可用于眼部炎症、外伤性组织水肿、血肿等。

【制剂及用法】注射用尿激酶：白色或类白色冻干块状物或粉末。每瓶1万U；5万U；10万U；20万U；25万U；50万U；100万U；150万U。静滴，1次50万~150万U，溶于氯化钠注射液或5%葡萄糖注射液50~100mL中静滴。静注，最初2~3日每日3万~4万U，分2次静注；以后1日1万~2万U，维持7~10日。眼科局部注射，1次150~500U，1日1次。玻瓶装，有效期24个月。

【不良反应】主要副作用为出血，少数患者有过敏反应。

【用药注意】①在使用过程中需测定凝血情况，如发现有出血倾向，应立即停药，并给予抗纤维蛋白溶酶药。②本品对新鲜血栓效果较好，对陈旧性血栓疗效不明显。③仅供静注或心内注射，不可作肌注或局部注射。④本品不稳定，宜用少量注射用水新鲜配制，切勿用力振摇，完全溶解后，再按用法要求进行稀释。随配随用，不可配后备用或将未用完的药液保留下次再用。⑤在酸性药液中易分解失效，所以稀释液宜接近中性。若用葡萄糖注射液做稀释液时要注意其pH。

【药物评价】①本品无抗原性，不良反应较小。②本品是专一选择性很强的蛋白水解酶。可作为高效血栓溶解剂，尚有扩张局部血管作用。

【商品信息】①本品是由正常人肾脏分泌，并从尿中排出的一种蛋白质，男性尿中含量较高，由新鲜男性尿中提取，近来已能从组织培养的人类肾细胞中获得。②目前生产企业有广州天普生化医药、山东北大高科华泰制药、常州千红生化制药等。③基因工程生产的同类产品有上海天士力药业生产的注射用重组人尿激酶原（普佑克）。

【贮藏】遮光，密闭，在10℃以下保存。

阿替普酶
Alteplase

【商品名】爱通立。

【性状】类白色结晶，微苦。难溶于水。

【作用】本品活性成分为一种糖蛋白，通过赖氨酸残基与纤维蛋白结合，选择性激活与纤维蛋白结合的纤溶酶原转变为纤溶酶，因而可以溶解血栓。

【适应证】主要用于急性心肌梗死、肺栓塞。也可用于急性缺血性脑卒中、深部静脉血栓及其他心血管疾病等。

【制剂及用法】注射用阿替普酶：白色至类白色冻干粉末。每支20mg（内装20mL注射用水的注射用小瓶及一个移液套管）；50mg（内装50mL注射用水的注射用小瓶及一个移液套管）。无菌条件下用包装中的移液套管，将一小瓶20mg或50mg冻干粉用注射用水溶解为1mg/mL或2mg/mL的浓度。配制好的溶液应通过静脉给药。配制的溶液可用灭菌生理盐水（0.9%）进一步稀释至0.2mg/mL的最小浓度。玻瓶装，有效期24个月。

【不良反应】最常见的不良反应是出血，常见血管损伤处出血如血肿，注射部位出血如穿刺部位处出血、导管放置部位处出血等。皮疹、荨麻疹、支气管痉挛、血管源性水肿、低血压等过敏反应。常见恶心、呕吐等胃肠道反应。

【用药注意】①本品不能继续使用灭菌注射用水或用碳水化合物注射液如葡萄糖对配制的溶液作进一步稀释。②本品不能与其他药物混合，既不能用于同一输液瓶也不能应用同一输液管道。③必须有足够的监测手段才能进行溶栓/纤维蛋白溶解治疗。④本品不能用于18岁以下的急性脑卒中患者治疗。

【药物评价】本品为特异性纤溶酶原激活剂，能够选择性激活血栓表面与纤维蛋白结合的纤溶酶原，不激活血液循环中的纤溶酶原，不产生应用尿激酶常见的出血症状。

【商品信息】目前产品主要为德国勃林格殷格翰制药厂生产的阿替普酶冻干粉针。

【贮藏】遮光，密闭，阴凉处保存。

知识拓展

抗血栓中成药市场

抗血栓中成药的成分主要是三七、丹参、红参、人参、银杏、水蛭和灯盏花等。使用三七、丹参、红参、人参的主要中成药有丹红注射液、参麦注射液、通心络胶囊、复方丹参滴丸、丹参酮ⅡA磺酸钠注射液、脑心通胶囊、丹参川芎嗪注射液、参附注射液、生脉注射液等；使用银杏的主要中成药有银杏叶注射液、银杏叶片、银杏达莫注射液、银杏叶胶囊等；使用三七的中成药有血栓通注射液、血塞通注射液、复方血栓通胶囊、稳心颗粒、三七通舒胶囊等，其主要成分为三七总皂苷。三七总皂苷具有明显的抗心脑缺血作用、较广泛的抗心律失常作用、一定的血管舒张作用、改善血液流变学和微循环的作用、抗血小板聚集和抗血栓形成作用、一定的降脂作用和较好的抗动脉粥样硬化作用等，具有较大的开发利用前景。主要生产企业有中恒集团、昆明制药、天士力制药集团、康缘药业、以岭药业、益佰制药、众生药业等。

第二节 促凝血药

促凝血药又称为止血药，是能加速血液凝固或降低毛细血管通透性，使出血停止的药物。在各种原因（劳动损伤、疾病、手术、创伤）引起出血时，及时应用药物止血是重要的措施之一。药物可以通过收缩小动脉及毛细血管，或增强血小板功能，或加速、加强血液凝固过程，或抑制血块溶解过程而产生止血作用。

根据其作用机理，促凝血药可分为以下4类：①促进凝血因子活性的促凝血药。如血凝酶、维生素K、酚磺乙胺等。②抗纤维蛋白溶解的促凝血药。如氨甲环酸、氨甲苯酸、抑肽酶等。③降低毛细血管通透性的促凝血药。如卡络磺钠等。④外用止血药。如明胶海绵、云南白药等。

一、促进凝血因子活性的促凝血药

亚硫酸氢钠甲萘醌
Menadione Sodium Bisulfite

【别名】维生素 K_3，Vitamin K_3。

【性状】白色结晶性粉末；无臭或微有特臭；有引湿性；遇光易分解。在水中易溶，在乙醇、乙醚或苯中几乎不溶。

【作用】本品为人工合成的维生素 K。缺乏维生素 K 可致凝血因子障碍，影响凝血过程而引起出血。此时给予维生素 K 可起到止血作用。本品尚有镇痛作用。

【适应证】用于维生素 K 缺乏症。如早产儿、新生儿低凝血酶原血症，吸收不良或香豆素类、水杨酸类过量以及其他原因所致凝血酶原过低等引起的出血，还用于预防长期口服广谱抗生素类药物引起的维生素 K 缺乏症。可用于胆石症、胆道蛔虫症引起的胆绞痛；也可用于解救杀鼠药"敌鼠钠"中毒，此时宜用大剂量。

【制剂及用法】亚硫酸氢钠甲萘醌片：白色片或糖衣片，除去糖衣后显白色或类白色。每片 2mg；4mg。1 次 2～4mg，1 日 6～20mg。玻瓶装，有效期 24 个月。

亚硫酸氢钠甲萘醌注射液：无色澄明液体。每支 1mL：2mg；1mL：4mg。肌注，1 次 2～4mg，1 日 4～8mg。防止新生儿出血，可在产前 1 周给孕妇肌注，1 日 2～4mg。胆绞痛 1 次 8～16mg。安瓿装，有效期 36 个月。

【不良反应】①口服常引起恶心、呕吐等胃肠道反应。②较大剂量可致新生儿、早产儿溶血性贫血、高胆红素血症及黄疸。在红细胞 6-磷酸脱氢酶缺乏症患者可诱发急性溶血性贫血。③可致肝损害，肝功能不良患者可改用维生素 K_1。

【用药注意】①肝硬化或晚期肝病患者出血，使用本品无效。②本品不宜与苯巴妥合用，以免使本品代谢加速可致出血。

【药物评价】①维生素 K 为肝脏合成凝血酶原（凝血因子Ⅱ）的必需物质，还参与凝血因子Ⅶ、Ⅸ、Ⅹ的合成。②维生素 K_1、K_2 是脂溶性的，其吸收有赖于胆汁的正常分泌。维生素 K_3 是水溶性的，其吸收不依赖于胆汁，口服可直接吸收，也可肌注。吸收后随 β 脂蛋白转运，在肝内被利用。但需数日才能使凝血酶原恢复至正常水平。③与维生素 K_1 比较，作用出现较慢。

【商品信息】①1929 年丹麦生化学家 Dam 观察到一些小鸡用低脂食物喂养后流血致死，1936 年 Dam 提出并证明小鸡的出血症状是因为缺乏一种脂溶性营养素，遂将此种营养素命名为维生素 K。1939 年维生素 K 被分离并合成。②天然的维生素 K（K_1、K_2）主要存在于苜蓿、菠菜、西红柿等蔬菜中，合成品为维生素 K_3、K_4，维生素 K_3 称为亚硫酸氢钠甲萘醌，维生素 K_4 称为甲萘醌。③目前生产企业有西安利君制药、浙江医药、成都倍特药业、四川川大华西药业、西南药业等。

【贮藏】遮光，密闭保存。

凝血酶
Thrombin

【商品名】舒平莱士，康立宁。

【性状】白色松散粉末，无臭。能溶于水。

【作用】凝血酶能直接使血液中的纤维蛋白原转变为纤维蛋白，从而导致血液凝固。

【适应证】适宜于结扎止血困难的小血管、毛细血管以及实质性脏器出血的止血。用于外伤、手术、口腔、耳、鼻、喉、泌尿、烧伤、骨科、神经外科、眼科、妇产科以及消化道等部位的止血。

【制剂及用法】凝血酶冻干粉：白色或类白色的冻干块状物或粉末。每瓶200 IU；500IU；1000 IU；2000 IU；2500 IU；5000 IU。局部止血，用灭菌生理盐水溶解成含凝血酶50～500U/mL的溶液喷雾或灌注于创面或以明胶海绵、纱条沾后敷于创面，也可直接撒布粉末状凝血酶至创面。消化道止血，用适当的缓冲液或生理盐水或牛奶（温度不超37℃为宜）溶解凝血酶，使成50～500U/mL的溶液，口服或灌注，每次用量2000～20000U，严重出血者可增加用量，每1～6小时1次。

冻干人凝血酶：白色或淡黄色疏松体，无融化迹象，溶解后应为无色或淡黄色溶液，带轻微乳光，允许有微量细小蛋白颗粒；每瓶1000IU。临用时，用注射用水或生理盐水稀释溶解，配制成一定浓度的凝血酶溶液，喷洒于创伤表面。在某些情况下，可将凝血酶干粉直接施用在渗血的表面。一般使用每毫升10～100IU的凝血酶溶液，而进行肝脏手术时，则需使用每毫升500～1000IU的凝血酶溶液。抗生素玻瓶装，有效期36个月。

【不良反应】不良反应发生率极低。注射时可有局部疼痛，偶见荨麻疹和呼吸困难。

【用药注意】①本品应新鲜配制使用。②凝血酶仅可以口服或局部涂布、喷淋或吸于明胶海绵、纱布中局部填塞压迫，绝对禁止注射给药。③本品必须直接与创面接触，才能起止血作用；应将伤口表面的血液吸干后，再施用凝血酶。④应避免与酸、碱及重金属药物配伍。

【药物评价】①凝血酶止血作用迅速、可靠。对凝血机能障碍者，如血小板减少性紫癜、高血压及慢性肝炎伴凝血功能低下者，有良好止血效果。可口服、局部喷淋或局部涂布。②凝血酶的临床适用范围很广，可用于外科各专科的出血、内科消化道出血、五官科出血等。③本品血液凝固的速度与凝血酶溶液的浓度有关。当凝血障碍的主要原因是纤维蛋白原本身缺乏时，本品可能不产生血液凝固。

【商品信息】①凝血酶为牛血或猪血中提取的凝血酶原，经激活而得的供口服或局部止血用的无菌冻干制品。按无水物计算，每1mg凝血酶的活力不得少于10U。冻干人凝血酶，来源于健康人血浆，经过N-丁基三磷酸盐（TNBP）和Tween 80混合物（SD）处理进行病毒灭活。同类药品有人凝血酶原复合物。②目前生产企业有上海莱士血液制品、北京第一生物化学药业、华兰生物工程、大连珍奥药业、南京南大药业等。

【贮藏】2℃~8℃避光保存。

血凝酶
Hemocoagulase

【商品名】巴曲亭，邦亭，速乐涓。

【性状】白色松散粉末，无臭。能溶于水。在 pH 值为 2.5~9 的溶液中，20℃时，性质稳定。

【作用】本品具有类凝血酶样作用及类凝血激酶样作用。类凝血酶样作用能促进出血部位的血栓形成和止血，类凝血激酶样作用可促进凝血酶原转变为凝血酶，促进凝血过程。

【适应证】用于治疗外科、内科、妇产科、眼科、耳鼻喉科、口腔科和儿科的出血。也可用于手术前预防用药，可减少手术部位出血和防止手术后出血。

【制剂及用法】注射用血凝酶：本品为冻干粉针，白色或类白色冻干块状物或粉末。每瓶 0.5KU；1KU；2KU。临用前，用灭菌注射用水使溶解后，静注、肌注或皮下注射，也可局部用药。成人 1~2KU；儿童 0.3~1KU；紧急情况下，立即静注 1KU，同时肌注 1KU。用于各类手术，手术前 1 小时，肌注 1KU，或手术前 15 分钟静注 1KU；手术后每日肌注 1KU，连用 3 天。抗生素玻璃瓶装，有效期 24 个月。

【不良反应】不良反应发生率极低。注射时可有局部疼痛，偶见荨麻疹和呼吸困难。

【用药注意】①有血栓或栓塞史者以及 DIC 导致的出血时禁用。②除非紧急出血，妊娠初期 3 个月内不宜使用。③血液中缺乏某些凝血因子时，宜补充后再用本品。④治疗新生儿出血，宜与维生素 K 合用。④ 1KU = 0.04NIH 凝血酶单位 = 1/4 巴曲酶单位（BU）= 0.3 国际单位（IU）的凝血酶。1BU = 0.17NIH 凝血酶单位。

【药物评价】①本品含自巴西矛头蝮蛇（Bothrops atrox）的蛇毒中分离和纯化的血凝酶，不含神经毒素及其他毒素。②巴曲酶（Batroxobin）是世界卫生组织（WHO）对毒蛇 Bothrops atrox（枪蜂、大具窍蝮蛇、矛头蛇）蛇毒中所含的纤维蛋白原促凝蛋白酶所命名的通用名（INN）。但 Bothrops atrox 有 5 个亚种，有一亚种 Bothrops moojeni 蛇毒中所含的巴曲酶与来自 B. atrox 者在理化性质、生化特点、作用等方面均不相同。由 B. atrox 蛇毒中分离到的巴曲酶具有促凝血特性，其商品（专利）名为"立止血"，而由 B. moojeni 蛇毒中分离到的巴曲酶具有去纤维蛋白作用，其商品（专利）名为 Defibrase，如东菱克栓酶，有抗凝血作用，故使用时应特别注意。③本品在完整无损的血管内无促进血小板聚集作用，使用本品无血栓形成危险。

【商品信息】①本品 1936 年首先从巴西产美洲矛头蝮蛇蛇毒中分离和精制而得，1961 年投入市场。②本品制剂还有注射用尖吻蝮蛇血凝酶、蛇毒血凝酶注射液等。③目前生产企业有蓬莱诺康药业、兆科药业（合肥）、北京康辰药业、锦州奥鸿药业等。④同类药品有北京托毕西药业巴曲酶注射液（东菱迪芙）。

【贮藏】粉针剂应遮光，在凉暗处保存；注射液应遮光、冷暗处、2℃~10℃保存

（但应避免冻结）。

二、抗纤维蛋白溶解的促凝血药

氨甲环酸
Tranexamic Acid

【商品名】荷莫塞，贝瑞宁，捷凝。

【性状】白色结晶性粉末；无臭，味微苦。在水中略溶，在沸水中溶解，在乙醇、氯仿、乙醚或苯中几乎不溶。为酸碱两性化合物，在碱性或酸性溶液中均能溶解。

【作用】本品竞争性阻抑纤溶酶原在纤维蛋白上吸附，从而防止其激活，保护纤维蛋白不被纤溶酶所降解和溶解，产生抗纤维蛋白溶酶的作用，最终达到止血效果。本品尚能直接抑制纤溶酶活力，减少纤溶酶激活补体的作用，从而达到防止遗传性血管神经性水肿的发生。

【适应证】主要用于急性或慢性、局限性或全身性纤维蛋白溶解亢进所致的各种出血，如肝、胰、肺、卵巢、前列腺、甲状腺、肾上腺等手术时的异常出血，产后出血及肺结核咯血，上消化道出血等。

【制剂及用法】氨甲环酸片：白色片。每片0.125g；0.25g。1次0.25~0.5g，1日3次。

注射用氨甲环酸：白色疏松块状物或粉末。每瓶0.2g；0.4g；0.5g；1.0g。静脉滴注，一般成人1次0.25~0.5g，必要时可每日1~2g，分1~2次给药。玻瓶装，有效期24个月。

氨甲环酸注射液：无色透明液体。每支2mL：0.1g；2mL：0.2g；5mL：0.25g；5mL：0.5g。静注或静滴，1次0.1~0.3g。1日最大用量0.6g。玻璃安瓿装，有效期24个月。

【不良反应】偶有药物过量所致颅内血栓形成和出血，尚有腹泻、恶心及呕吐等。

【用药注意】①应用本品患者要监护血栓形成并发症的可能性。对于有血栓形成倾向者（如急性心肌梗死）及肾功能不全者慎用。②弥散性血管内凝血所致的继发性高纤溶状态，在未肝素化前，一般不用本品。

【药物评价】①本品作用机理是抑制纤维蛋白溶酶原的激活因子，使纤维蛋白溶酶原不能被激活为纤维蛋白溶酶，从而抑制纤维蛋白的溶解，产生凝血作用。②口服吸收迅速，生物利用度为70%。排泄缓慢，作用较持久。

【商品信息】①目前生产企业有西南药业、华润双鹤药业、浙江金华康恩贝生物制药、长春天诚药业、重庆莱美药业、华润三九（北京）药业、丹东医创药业等，以注射剂、片剂、胶囊为主。②同类药品有氨甲苯酸片、粉针、注射液；抑肽酶粉针、注射液等。

【贮藏】遮光，密封保存。

三、降低毛细血管通透性的促凝血药

卡络磺钠

Carbazochrome Sodium Sulfonate

【商品名】乐卡宁，苏宇特，迪卡咛。

【性状】橙黄色冻干块状物或粉末；有引湿性。易溶于水。

【作用】本品能降低毛细血管的通透性，增进毛细血管断裂端的回缩作用，增加毛细血管对损伤的抵抗力，常用于毛细血管通透性增加而产生的多种出血。

【适应证】主要用于泌尿系统、上消化道、呼吸道和妇产科出血疾病。亦可用于外伤及手术出血。

【制剂及用法】注射用卡络磺钠：橙黄色冻干块状物或粉末。每瓶20mg；40mg；60mg；80mg。临用前，加灭菌注射用水或氯化钠注射液适量使溶解。肌内注射，每次20mg，1日2次。静脉滴注，每次60~80mg。抗生素瓶包装，有效期24个月。

卡络磺钠注射液：橙黄色的澄明液体。每支2mL:20mg。肌内注射，每次20mg，1日2次。静脉滴注，每次60~80mg。安瓿装，有效期12个月。

【不良反应】个别患者出现恶心、眩晕及注射部位红、痛，未见严重不良反应。

【用药注意】①有过敏史的患者慎用。②儿童与老年人应减量。③对动脉出血及大量活动性出血无效。

【药物评价】①本品水溶性强，适合注射给药。②本品起效快，作用维持时间较长，可达6~7小时。③本品作新型降低毛细血管通透性的促凝血药，适用范围较广，可适用于临床绝大多数科室的出血治疗及预防。

【商品信息】①目前生产企业有山东罗欣药业、丹东医创药业、北京四环制药、亚宝药业、徐州莱恩药业、山西普德药业等，以注射剂为主，也有片剂。②同类药品有肾上腺色腙片、注射液等。

【贮藏】遮光，密封保存。

四、外用止血药

云南白药

【成分】国家保密方。本品含草乌（制）、雪上一枝蒿（制）等。

【作用】止血愈伤，活血化瘀，清热消肿，排脓去毒。

【功能主治】化瘀止血，活血止痛，解毒消肿。用于跌打损伤，瘀血肿痛，吐血、咯血、便血、痔血、崩漏下血、手术出血，疮疡肿毒及软组织挫伤，闭合性骨折，支气管扩张及肺结核咯血，溃疡病出血，以及皮肤感染性疾病。

【制剂及用法】云南白药散：灰黄色至浅棕色黄色的粉末；具特异性香气，味略感清凉，并有麻舌感。每瓶装4g，保险子1粒。刀伤、枪伤、跌打诸伤，无论轻重，出血者用温开水送服；瘀血肿痛及未出血者用酒送服；妇科各症，用酒送服，但经血过多、红崩用温开水送服；毒疮初起，服0.25g，另取药粉用酒调匀，敷患处，如已化脓，只需内服。其他内出血各症状均可内服。口服，每次0.25~0.5g，1日4次（2~5岁按成人量1/4服用，5~12岁按成人量1/2服用）。凡遇较重的跌打损伤可先服红色保险子，轻伤及其他病证不必服。有效期48个月。

云南白药气雾剂：淡黄色至黄棕色的液体；喷射时，有特异香气。云南白药气雾剂保险液为黄色至黄棕色的液体；喷射时，有特异香气。每瓶50g；85g。云南白药气雾剂保险液每瓶重30g；60g；100g。外用，喷于伤患处。使用云南白药气雾剂，1日3~5次。凡遇较重闭合性跌打损伤者，先喷云南白药气雾剂保险液，若剧烈疼痛仍不缓解，可间隔1~2分钟重复给药，一天使用不得超过3次。喷云南白药气雾剂保险液间隔3分钟后，再喷云南白药气雾剂。

云南白药胶囊：内容物为灰黄色至浅棕黄色的粉末；具有特异性香气，略感清凉，并有麻舌感。保险子为红色的球形或类球形水丸，剖面呈棕色或棕褐色，气微，味微苦。每粒0.25g。口服，成人1次0.25~0.5g（1~2粒），1日4次；2~5岁儿童按成人1/4剂量服用；6~12岁儿童按成人1/2剂量服用。

【不良反应】极少数患者服药后导致过敏性药疹，出现胸闷、心慌、腹痛、恶心呕吐、全身奇痒、躯干及四肢等部位出现荨麻疹。

【用药注意】①本品气雾剂为急性软组织扭挫伤类非处方药，用于跌打损伤、瘀血肿痛、肌肉酸痛及风湿疼痛。②孕妇忌用。③服后1日内，忌食蚕豆、鱼类、酸冷等物。外用云南白药，施用在红、肿、疮、毒脓破溃之前，一旦破溃，则不可再外用。

【药物评价】①云南白药是被列入国家一级保护品种的药品。②云南白药对于多种出血性疾病都有明显的疗效，可以加速止血、缩短病程。③云南白药对炎症物质的释放有抑制作用，对于改善微循环、改变血管通透性等方面都有效用。在治疗创伤中，能有效地治疗局部的红肿热痛，活血化瘀，抑制肿胀。

【商品信息】①本品为云南著名草药医生曲焕章收集民间治疗刀枪创伤的中草药，经多年临床实践创制而成，三七为其主药。1925年由曲焕章大药房生产，名"曲焕章百宝丹"。1955年其妻缪兰英将秘方献给国家。②目前生产企业有云南白药集团有限公司，以散、气雾剂、胶囊等为主，另有云南白药创可贴。③2014年4月，云南白药修改了其药品说明书，在配方成分中增加了草乌，并按国家食品药品监督管理总局最新规定标注了警示语。因其可能含有乌头类生物碱，会影响其在国外的销售。④常用的其他外用止血药有吸收性明胶海绵（金陵药业）等。

【贮藏】密封，在阴凉干燥处保存。

其他促凝血药

1. 酚磺乙胺（Etamsylate）（卡乐，迅迪，天亦舒） 本品能增加血液中血小板数量，增强其聚集性和黏附性，促使凝血活性物质的释放，缩短凝血时间，尚可增强毛细血管抵抗力，减少血液渗出。止血作用迅速，口服也易吸收。用于防治各种手术前后的出血，也可用于血小板功能不良、血管脆性增加而引起的出血。可与其他类型止血药并用。偶有恶心、头痛、皮疹等不良反应。本品毒性低，但有报道静注时可发生休克。主要制剂有：①酚磺乙胺注射液：无色或几乎无色澄明液体。每支 2mL：0.25g；2mL：0.5g；5mL：1.0g。②酚磺乙胺片：白色片。每片 0.25g；0.5g。③注射用酚磺乙胺：0.5g；1.0g。目前生产企业有西南药业、四川美大康药业、海南通用康力制药、吉林津升制药、上海第一生化药业等。

2. 硫酸鱼精蛋白（Protamine sulfate） 系自适宜的鱼类新鲜成熟精子中提取的一种碱性蛋白质的硫酸盐。本品具有强碱性基团，在体内可与强酸性的肝素结合，形成稳定的复合物，从而使肝素失去抗凝能力。主要用于因肝素钠或肝素钙严重过量而致的出血症及自发性出血，如咯血等。每 1mg 鱼精蛋白可拮抗 100U 肝素。给药后需作凝血功能检查。主要制剂有鱼精蛋白注射液：无色澄明液体。每支 5mL：50mg；10mL：100mg。本品仅供静注，应缓慢给药。抗肝素过量，用量应与所用肝素相当，但 1 次不超过 50mg；抗自发性出血，每日每千克体重 5~8mg，分 2 次，间隔 6 小时，连用不宜超过 3 日。目前生产企业有上海第一生化药业、北京悦康凯悦制药、北京斯利安药业等。在凉暗处保存，有效期 24 个月。

第三节 抗贫血药

贫血是指全身循环血液中红细胞数量或红细胞中血红蛋白低于正常值，引起组织缺氧，而出现全身无力、头晕、眼花、心慌、面色苍白、毛发缺少光泽等。贫血严重的人还可以发生浮肿及心脏病变等。根据病因不同，贫血可分为缺铁性贫血、巨幼红细胞性贫血及再生障碍性贫血。

常用抗贫血药可分为：

1. 治疗缺铁性贫血的药物 如硫酸亚铁、富马酸亚铁、右旋糖酐铁等。

缺铁性贫血是由于慢性失血（如消化性溃疡、痔出血、月经过多等）、机体需要增加而摄入铁不足（如婴儿、妊娠、哺乳等）、铁吸收障碍等导致体内的铁缺乏，使血红蛋白合成减少，而引起贫血。铁剂是防治缺铁性贫血的有效药物。

2. 治疗巨幼红细胞贫血的药物 如维生素 B_{12}、叶酸等。

巨幼红细胞性贫血是由于维生素 B_{12} 或叶酸的缺乏所致，应针对病因给予维生素 B_{12} 和叶酸进行治疗。二者在应用时可以互补，但不能相互替代。如治疗恶性贫血，维生素 B_{12} 疗效好，叶酸则只能使血象好转，不能改善神经系统症状；而对营养不良、婴儿期及妊娠期巨幼红细胞性贫血主要采用叶酸治疗。

3. 治疗再生障碍性贫血的药物 再生障碍性贫血是由于骨髓造血功能障碍引起，目前尚无疗效满意的药物，常用同化激素及促红细胞生成素进行治疗。

4. 促红细胞生长素 促红细胞生长素是对红细胞生成起主要调节作用的一类糖蛋白，结合于红系祖细胞上的促红细胞生长素受体，刺激促红细胞生长素的产生，从而启动红细胞的复制和成熟过程。20 世纪 90 年代，随着基因工程技术的应用及广泛的临床使用，促红细胞生长素已逐渐成为广大患者接受的抗贫血药物。临床常用药物有重组人促红素等。

硫酸亚铁
Ferrous Sulfate

【性状】淡蓝绿色柱状结晶或颗粒。无臭,味咸、涩。在干燥空气中即风化,在湿空气中即迅速氧化变质,表面生成黄棕色的碱式硫酸铁。易溶于水,不溶于乙醇。

【作用】铁为人体所必需的元素,是构成血红蛋白、肌红蛋白及多种酶如细胞色素酶、细胞色素氧化酶、过氧化酶、触酶等的成分。所以对缺铁患者积极补充铁剂后,除血红蛋白合成加速外,与组织缺铁和含铁酶活性降低的有关症状如生长迟缓、行为异常、体力不足、黏膜组织变化以及皮肤、指甲病变也均能逐渐得以纠正。

【适应证】主要用于慢性失血(月经过多、痔疮出血、子宫肌瘤出血、钩虫病失血等)、营养不良、妊娠、儿童发育期等引起的缺铁性贫血。

【制剂及用法】硫酸亚铁片:糖衣片或薄膜衣片,除去包衣后显淡蓝绿色。每片0.3g。口服,成人,预防用,1次1片,1日1次;治疗用,1次1片,1日3次。饭后服。

硫酸亚铁缓释片:薄膜包衣片,除去包衣后显淡蓝绿色。每片0.45g。口服,成人1次1片,1日2次。铝塑包装,有效期36个月。

小儿硫酸亚铁糖浆:淡黄绿色浓厚液体,味甜而微带酸涩。每瓶1mL:40mg。1次4～8mL,1日3次。

【不良反应】对胃肠道黏膜有刺激性,可致恶心、呕吐、上腹痛等,饭后服用可减少胃肠道反应。大量口服可致急性中毒,出现胃肠道出血、坏死,严重时可引起休克。

【用药注意】①硫酸亚铁片、缓释片、糖浆可作为抗贫血甲类非处方药。②本品为二价铁剂,人体吸收好。三价铁吸收率低,且刺激性大,必须还原成二价铁才能被吸收,但易溶于水,可配成糖浆剂,适于儿童和不能吞服片剂的成人。稀盐酸可促进三价铁转变为二价铁。③维生素C使铁易于被吸收。④本品可导致便秘,并排黑便,须预先告知患者。⑤含钙、磷酸盐类、鞣酸的药物,抗酸药和浓茶均可使铁盐沉淀,妨碍其吸收;铁剂与四环素类可形成络合物,互相妨碍吸收。

【药物评价】①本品吸收率高,不良反应少,是治疗缺血性贫血的基本药物。②本品属低值商品,但属必备的基本药品。

【商品信息】目前生产企业有北京双鹤药业、济南永宁制药、地奥集团成都药业、广州白云山光华制药、江西制药、世贸天阶制药(江苏)、华润三九(北京)药业等,主要制剂有片剂、糖浆、含片等。

【贮藏】密封,在干燥处保存。

葡萄糖酸亚铁
Ferrous Gluconate

【商品名】雪乐。

【性状】灰绿色或微黄色结晶性粉末或颗粒;有焦糖臭,味涩。在热水中易溶,在水中溶解，在乙醇中几乎不溶。

【作用】参与血红蛋白的合成，在传递氧和参与人体代谢活动中起重要作用。铁为血红蛋白及肌红蛋白的主要组成成分。与三羧酸循环有关的大多数酶和因子均含铁，或仅在铁存在时才能发挥作用。

【适应证】用于预防和治疗各种原因引起的缺铁性贫血，如营养不良、慢性失血、月经过多、妊娠儿童生长期等所致的缺铁性贫血。

【制剂和用法】葡萄糖酸亚铁片：糖衣片，除去包衣后显绿色或微黄色。每片0.1g；0.3g。预防，每次0.4~0.6g，1日3次。治疗，每次0.3~0.6g，1日3次。泡罩铝箔板包装，有效期为24个月。

葡萄糖酸亚铁胶囊：内容物为灰绿色或微黄色粉末或颗粒；有焦糖臭，味涩。每粒0.25g；0.3g；0.4g。成人，预防用，口服每日1次，1次300mg；治疗用，1日3次，每次300~600mg。

葡萄糖酸亚铁糖浆：淡黄棕色澄清的浓厚液体，带调味剂的芳香，味酸甜。每瓶10mL：0.25g；10mL：0.3g。口服，1次0.4~0.6g，1日1.2~1.8g。

【用药注意】①偶有胃肠刺激症状，饭后服用可减轻胃肠刺激症状。②服药后两小时内，忌饮茶和进食含鞣酸的食物。③细菌感染患者不宜应用本品。④本品与制酸药及含鞣酸的药物或饮料同用，易产生沉淀而影响本品吸收；与西咪替丁、二巯丙醇、胰酶、胰脂肪酶等同用，可影响铁的吸收，铁可影响四环素类药物、氟喹诺酮类、青霉胺及锌制剂的吸收；与维生素C同服，可增加本品吸收。⑤本品为非处方药。

【药物评价】本品主要用于治疗缺铁性贫血，在市场上占主要地位，另外有乳酸亚铁、枸橼酸亚铁等铁制剂。

【商品信息】目前国内生产企业有哈尔滨怡康药业、广西梧州制药（集团）、广州远东制药等，主要剂型有片剂、胶囊和糖浆。

【贮藏】遮光，密封保存。

叶酸
Folic Acid

【别名】维生素M，维生素Bc。

【性状】黄色或橙黄色结晶性粉末；无臭，无味。在水、乙醇、丙酮、氯仿或乙醚中不溶，在氢氧化钠或碳酸钠稀溶液中易溶。

【作用】本品为细胞生长和分裂所必需的物质，参与体内核酸和氨基酸的合成，并与维生素B_{12}共同促进红细胞的生长和成熟。叶酸缺乏时，细胞的分裂成熟发生障碍，而引起巨幼红细胞性贫血。

【适应证】用于各种巨幼红细胞性贫血，尤其是营养不良或婴儿期、妊娠期叶酸需要量增加所致的巨幼红细胞性贫血。也可用于慢性溶血性贫血所致的叶酸缺乏。

【制剂及用法】叶酸片：黄色或橙黄色片。每片0.4mg；5mg。1次5~10mg，1日3次。儿童，1次5mg，1日3次。预防用，1次0.4mg，1日1次。塑料瓶包装，有效期

24个月。

叶酸注射液：黄色澄明液体。每支1mL∶15mg。肌注，1日15～30mg。

【不良反应】罕见过敏反应，长期服用可出现厌食、恶心、腹胀等。

【用药注意】①本品为限复方制剂活性成分非处方药。②静注较易发生不良反应，故不宜采用。③营养性巨幼红细胞贫血常合并缺铁，应同时补铁，并补充蛋白质及其他B族维生素。④维生素C可抑制叶酸在胃肠中的吸收；维生素B_1、维生素B_2、维生素C均能使本品破坏失效，故注射时不能混合。

【药物评价】①治疗恶性贫血时，不能改善神经系统损害症状，故应以维生素B_{12}为主，本品为辅。②我国是神经管畸形的高发区，妇女如果孕前和怀孕早期服用叶酸，可以减少神经管畸形的发生。

【商品信息】①叶酸存在于肝、肾、酵母及绿叶蔬菜如豆类、菠菜、番茄、胡萝卜等内，现已能人工合成。②尚有复方叶酸片、复方叶酸注射液等商品。③目前生产企业有江苏常州制药厂、山东罗欣药业、上海信谊药厂、津润（天津）药业等。

【贮藏】遮光，密闭保存。

维生素B_{12}
Vitamin B_{12}

【别名】氰钴胺，钴氨素。

【性状】深红色结晶或结晶性粉末；无臭，无味；引湿性强。略溶于水或乙醇，不溶于丙酮、氯仿或乙醚。其水溶液为红色。本品受光照射易分解。

【作用】本品是细胞合成核酸过程中的重要辅酶，参与体内甲基转换及叶酸代谢，能促进红细胞的发育与成熟。缺乏时，可致叶酸缺乏，并因此导致DNA合成障碍，影响红细胞的成熟。

【适应证】用于恶性贫血，亦与叶酸合用于治疗巨幼红细胞性贫血、抗叶酸药引起的贫血、脂肪痢。尚用于神经系统疾病、肝脏疾病等的辅助治疗。

【制剂及用法】维生素B_{12}注射液：粉红色至红色澄明液体。每支1mL∶0.05mg；1mL∶0.1mg；1mL∶0.25mg；1mL∶0.5mg；1mL∶1mg。肌注，1日0.025～0.1mg，或隔日0.05～0.2mg。安瓿包装，有效期24个月。

【不良反应】偶引起皮疹、瘙痒、腹泻以及过敏性哮喘，极个别有过敏性休克。

【用药注意】①避免同一部位反复给药，且对新生儿、早产儿、婴儿、幼儿要特别小心。②不可静脉给药，无论静滴或静推都可引起意外。③本品与葡萄糖液有配伍禁忌。

【药物评价】①本品不良反应少。②在日光下会分解，被微生物污染，会使效价下降。

【商品信息】①维生素B_{12}广泛存在于动物内脏、牛奶、蛋黄中。②本品的生产企业较多，目前生产企业有华北制药集团、浙江医药、西安利君制药等。

【贮藏】遮光，密闭保存。

重组人促红素（CHO 细胞）
Recombinant Human Erythropoietin（CHO Cell）

【商品名】益比奥，利血宝，依普定，环尔博。

【别名】重组促红细胞生成素，rHuEPO。

【性状】重组 EPO 对热稳定，在 80℃不变形，能耐受有机溶剂，在 pH 值为 3.5～10 时活性稳定。

【作用】本品与红系祖细胞的表面受体结合，促进红系细胞的生长和分化，生成增多，增加红细胞数量，提高血红蛋白水平。

【适应证】用于慢性肾衰患者的肾性贫血。也用于多发性骨髓瘤相关的贫血和骨髓增生异常及骨癌引起的贫血。对结缔组织疾病所致的贫血亦有效。

【制剂及用法】重组人促红素注射液（CHO 细胞）：无色透明液体。每支 1000IU；1500IU；2000IU；3000IU；4000IU；5000IU；6000IU。或预充式注射器。静脉或皮下注射，剂量应个体化，一般开始剂量为每公斤 50～150U，每周 3 次。

【不良反应】主要不良反应是血压升高，偶可诱发脑血管意外或癫痫发作。

【用药注意】①不能控制的高血压患者、某些白血病、铅中毒、孕妇、对白蛋白过敏者禁用。患癫痫、血栓性疾病者慎用。②治疗期间应监测血压、血栓情况及血清铁含量，必要时补充铁剂、叶酸或维生素 B_{12}。

【药物评价】①本品是由 166 个氨基酸组成的糖蛋白。内源性红细胞生成素主要来源于肾脏，少量来源于肝脏。本品利用基因重组技术生产，理化性质和生物活性与内源性红细胞生成素相同。②本品不能立即纠正严重贫血，不能代替急救输血。③应用范围扩大，开始应用于自体输血及外科和肿瘤科。

【商品信息】①本品 1988 年在瑞士首次上市之后以不同商品名分别在美国、法国等国上市。②由于开发、生产厂商的增多，重组人红细胞生成素大幅降价，市场稳步扩大。③目前国内生产企业有麒麟鲲鹏（中国）生物药业、哈药集团生物工程、华北制药金坦生物技术、沈阳三生制药、山东科兴生物制品、成都地奥九泓药厂、北京四环生物制药等。

【贮藏】于 2℃～8℃保存，不可冻结或振摇，避免光线照射。

第四节 升白细胞药

白细胞是机体抵御微生物感染及外来物质侵袭的机体防御细胞，为有效保护机体，人体必须有足够数量的白细胞产生适当的应激反应。白细胞减少症是指末梢血中白细胞低于 $4\times10^9/L$，粒细胞绝对值低于 $2\times10^9/L$ 称粒细胞减少症，低于 $1\times10^9/L$ 称粒细胞缺乏。白细胞减少症是由多种病因引起的一组综合征，如环境污染、工业毒物、某些药品、X 射线及放射性物质、某些感染性疾病等，应针对病因进行治疗。常用的升白细胞药鲨肝醇及维生素 B_4 等仅作辅助治疗，而随着重组人粒细胞巨噬细胞刺激因子、重组人粒细胞刺激因子等应用于临床，疗效肯定，是升白细胞药的重要进展。

重组人粒细胞巨噬细胞刺激因子
Recombinant Human Granulocyte Macrophage Colony Stimulating Factor

【商品名】特尔立，里亚尔，健白，格宁，吉爱姆，赛源，尤尼芬。

【作用】重组人粒细胞巨噬细胞刺激因子（rhGM-CSF）作用于造血祖细胞，促进其增殖和分化，其重要作用是刺激粒细胞、单核巨噬细胞成熟，促进成熟细胞向外周血释放，并能促进巨噬细胞及嗜酸性细胞的多种功能。

【适应证】预防和治疗肿瘤放疗或化疗后引起的白细胞减少症和白细胞减少可能潜在的感染并发症。治疗骨髓造血机能障碍及骨髓增生异常综合征。使感染引起的中性粒细胞减少的恢复加快。

【制剂及用法】注射用重组人粒细胞巨噬细胞刺激因子：白色或乳白色疏松体。每支 $50\mu g$；$75\mu g$；$100\mu g$；$150\mu g$；$300\mu g$。肿瘤放、化疗停止 24~48 小时后方可使用本品，用 1mL 注射用水溶解本品（切勿剧烈振荡），在腹部、大腿外侧或上臂三角肌处进行皮下注射（注射后局部皮肤应隆起约 $1cm^2$，以便药物缓慢吸收），1 日每千克体重 $3~10\mu g$，持续 5~7 天，根据白细胞回升速度和水平，确定维持量。本品停药后至少间隔 48 小时方可进行下 1 个疗程的放、化疗。有效期 2 年。

【用药注意】①本品应在专科医生指导下使用。患者对 rhGM-CSF 的治疗反应和耐受性个体差异较大。②本品不应与抗肿瘤放、化疗药同时使用。③孕妇及哺乳期妇女慎用。

【药物评价】重组人粒细胞巨噬细胞刺激因子是 20 世纪 90 年代问世的生物技术产品，是一种非糖基化的水溶性蛋白，在烫伤、烧伤等创面疾病及提高免疫力方面，具有较好的疗效。

【商品信息】目前国内生产企业有辽宁卫星生物制品研究所、厦门特宝生物工程、哈药集团生物工程、北京北医联合药业、佛山市瀚宇生物制药、华北制药金坦生物技术、安徽江中高邦制药、长春金赛药业、海南通用同盟药业等。

【贮藏】2℃~8℃ 遮光保存。

其他促白细胞增生药

1. 重组人粒细胞刺激因子（Filgrastim）（惠尔血，欣粒生，赛格力） 本品刺激中性粒细胞祖细胞，使其分化、增殖、成熟。并促进成熟中性粒细胞自骨髓释放，增强成熟中性粒细胞的功能。适用于癌症化疗等原因导致的中性粒细胞减少症。癌症患者使用骨髓抑制性化疗药物，注射本品有助于预防中性粒细胞减少症的发生，减轻中性粒细胞减少的程度，缩短粒细胞缺乏症的持续时间，加速粒细胞数的恢复，从而减少合并感染发热的危险性。不良反应有皮疹、低热、骨痛等症状。化疗药物给药结束后 24~48 小时起皮下或静脉注射本品，每日 1 次。本品的用量和用药时间应根据患者化疗的强度和中性粒细胞下降程度决定。主要制剂有重组人粒细胞刺激因子注射液：每支 0.2mL：$50\mu g$；0.3mL：$75\mu g$；0.4mL：$100\mu g$；0.4mL：$450\mu g$；0.5mL：$300\mu g$；0.6mL：

l50μg；0.8mL∶200μg；1.2mL∶100μg；1.2mL∶300μg。目前国内生产企业有上海三维生物技术（赛格力）、北京四环生物制药（欣粒生）、深圳新鹏生物工程（瑞血新）、齐鲁制药（瑞白）等，进口产品主要是日本协和发酵麒麟株式会社（惠尔血，GRAN）。

2. 维生素 B_4（Vitamin B_4） 常用其磷酸盐。本品是核酸的组成成分，有刺激白细胞增生的作用，用于各种原因引起的白细胞减少症，也用于急性粒细胞减少症。一般用药2～4周，白细胞数目可增加。主要制剂有维生素 B_4 片：每片10mg；25mg。1次10～20mg，1日3次。遮光，密闭保存。目前生产企业有浙江海正药业、常州四药制药、天津力生制药、山东新华制药等。

第五节 血浆及血浆代用品

成人有4000～5000mL血液，1次失血不超过10%，血压尚能维持，水和电解质可由细胞间液补充，血浆蛋白质在24小时内可由肝脏补充，红细胞在1个月内由骨髓补充。大量失血或失血浆、剧烈吐泻等可致休克，迅速补足以至扩充血容量是抗休克的基本疗法。

血浆及血浆代用品主要用于大量失血或失血浆所致的血容量降低、休克等应急情况。对血浆代用品的要求是：①有一定胶体渗透压，可在血管内保持血容量；②利于排泄或被体内代谢，不能持久蓄积体内；③无抗原性，不引起严重不良反应；④在有效剂量范围内对血液有效成分和凝血系统无明显干扰；⑤理化性能稳定，可长期保存。

血浆及血浆代用品是一种分子量接近血浆白蛋白的胶体溶液，输入血管后依赖其胶体渗透压而起到代替和扩张血容量的作用，在治疗失血性休克时可节约部分全血。现有制剂主要有不同分子量的右旋糖酐、羟乙基淀粉、明胶等。

右旋糖酐40
Dextran 40

【性状】 白色粉末，无臭，无味。在热水中易溶，在乙醇中不溶。平均分子量32000～42000。

【作用】 本品能提高血浆胶体渗透压，增加血浆容量，维持血压；使已经聚集的血小板解聚，防止血栓形成。

【适应证】 用于防治低血容量休克，如出血性休克、手术中休克、烧伤性休克。也用于预防手术后血栓形成和血栓性静脉炎。

【制剂及用法】 右旋糖酐40葡萄糖注射液：无色、稍带黏性的澄明液体，有时显轻微的乳光。每瓶100mL；250mL；500mL。含量有6%；10%。静滴，1次500mL，1日最大量不超过1000～1500mL。

右旋糖酐40氯化钠注射液：无色、稍带黏性的澄明液体，有时显轻微的乳光。每瓶100mL；250mL；500mL。含量有6%；10%。静滴，1次500mL，1日最大量不超过1000～1500mL。

【不良反应】少数患者可发生荨麻疹、皮肤瘙痒、恶心、呕吐、哮喘,重者口唇发绀、虚脱、血压剧降、支气管痉挛,个别患者甚至出现过敏性休克。偶见发热反应,少数尚可见淋巴结肿大,关节痛。

【用药注意】①用药过大可致出血,如鼻衄、齿龈出血等。②充血性心力衰竭和有出血性疾患者禁用。肝肾疾病者慎用。

【药物评价】①本品系蔗糖经肠膜状明串珠菌 L. M – 1226 号菌(Leuconostoc mesenteroides)发酵后生成的高分子葡萄糖聚合物,经处理精制而得。由于聚合的葡萄糖分子数目不同,而产生不同分子量的产品。②同类药品有右旋糖酐70、右旋糖酐20。右旋糖酐70(平均分子量为64000~76000)扩充血容量作用比右旋糖酐40强而持久,但抗失血性休克作用不如右旋糖酐40;右旋糖酐20(平均分子量为16000~24000),由于分子量更小,在体内停留时间更短。

【商品信息】目前生产企业有四川科伦药业、四川美大康药业、华润双鹤药业、河南天方药业等。

【贮藏】遮光,在25℃以下保存。

其他血浆及血浆代用品

羟乙基淀粉130/0.4(Hydroxyethyl Starch 130/0.4) 本品为复方制剂,每100mL组分含羟乙基淀粉130/0.4 6g和氯化钠0.9g,主要用于治疗和预防血容量不足、急性等容血液稀释(ANH)等。羟乙基淀粉130/0.4的化学名称为聚(氧-2-羟乙基)淀粉130/0.4。羟乙基淀粉氯化钠溶液:无色略带黏性的澄明液体,显轻微的乳光,味咸。每瓶250mL:羟乙基淀粉130/0.4 15g 与氯化钠 2.25g;500mL:羟乙基淀粉130/0.4 30g与氯化钠4.5g,用于静脉输注。国内主要生产企业有华润双鹤药业、四川科伦药业、山东华鲁制药等。本品应避免过量使用引起液体负荷过重,特别是心功能不全和严重肾功能不全的患者,液体负荷过重的危险性增加,应调整剂量。2013年6月,美国FDA在官网上发布声明指出,由于羟乙基淀粉可以增加死亡率和出血风险并造成严重的肾脏损伤,FDA将对羟乙基淀粉发出黑框警告。本品的使用可能会受到影响。

目标检测

一、选择题

1. 治疗双香豆素类药物过量引起的出血宜选用(   )
    A. 氨甲环酸片　　　　　　　　B. 维生素K注射液
    C. 凝血酶注射剂　　　　　　　D. 注射用重组链激酶
2. 肝素过量引起自发性出血最好选用(   )
    A. 鱼精蛋白注射剂　　　　　　B. 酚磺乙胺片
    C. 维生素K片　　　　　　　　D. 巴曲酶注射剂

3. 慢性失血所致贫血宜用（　　）治疗。
   A. 硫酸亚铁片　　　　　　　　B. 叶酸片
   C. 维生素 B_{12} 注射液　　　　D. 盐酸异丙嗪片
4. 不宜与硫酸亚铁片同时服用的药物有（　　）
   A. 四环素　　　　　　　　　　B. 叶酸片
   C. 维生素 C 片　　　　　　　　D. 干酵母片
5. 肝素钠含片属于（　　）
   A. 抗凝血药　　　　　　　　　B. 抗血小板药
   C. 抗贫血药　　　　　　　　　D. 促凝血药
6. 华法林钠的特点是（　　）
   A. 口服无效　　　　　　　　　B. 作用持续时间较长
   C. 起效快　　　　　　　　　　D. 体内外均有效
7. 除去包衣显淡蓝绿色的药品是（　　）
   A. 华法林钠片　　　　　　　　B. 硫酸亚铁片
   C. 氨甲环酸片　　　　　　　　D. 亚硫酸氢钠甲萘醌片

二、问答题

1. 液体铁剂口服后易使牙齿变黑，应怎么处理？
2. 缺铁性贫血在饮食方面应注意什么？
3. 弥散性血管内凝血所致的继发性高纤溶状态，可单用氨甲环酸吗？
4. 某肺栓塞患者口服抗凝剂华法林钠片过量引起口腔出血，可用巴曲酶注射液来纠正吗？为什么？

第十五单元　激素及有关药物

学习目标

知识目标：掌握常用激素类药物的名称、性状、常用制剂及用法、用药注意；熟悉常见激素类药品的特点；了解常见激素类药品的商品信息。

重点掌握品种：肾上腺皮质激素（氢化可的松、醋酸泼尼松、泼尼松龙、地塞米松、醋酸氟轻松）、胰岛素及其他降血糖药（胰岛素、格列本脲、阿卡波糖、罗格列酮、瑞格列奈）、甲状腺激素及抗甲状腺药（丙硫氧嘧啶、甲巯咪唑、碘化钾）、性激素（甲睾酮、司坦唑醇、雌二醇、黄体酮）、避孕药（左炔诺孕酮）。

技能目标：能按用途、剂型及分类管理要求陈列药品并对其进行正常养护；对本类药品进行全面评价，能根据顾客需求推荐药品，指导激素类药品的合理使用；能介绍新上市品种的特点，进行同类药品的比较。

人体的内分泌系统是由内分泌腺如肾上腺、甲状腺等及分布于某些器官的内分泌细胞所组成的体液调节系统，其主要功能是在神经系统支配下和物质代谢反馈调节基础上释放激素，调节机体的生长发育和各种代谢，维持内环境的稳定，并影响行为和控制生殖等。人体主要的激素按其化学性质分为：①多肽类激素，包括下丘脑和腺垂体分泌的多数激素、胰岛素、降钙素等。②甾体类激素，包括肾上腺皮质激素和性激素。③氨基酸衍生物类激素，包括肾上腺髓质激素儿茶酚胺类和甲状腺激素（图15-1）。

激素（hormone）音译为荷尔蒙，是由内分泌腺或内分泌细胞所合成并直接分泌入血的高效生物活性物质，在体内作为信使传递信息，通过调节各种组织细胞的代谢活动来影响机体的生理过程如代谢、生长、发育、繁殖、性别、性欲和性活动等。

激素是我们生命中的重要物质。各种激素的分泌量极小，但在体内的作用非常复杂，任何一种激素均有多方面的作用。人体内的激素分泌增多或减少，可导致功能的亢进或低下，引起内分泌疾病，如甲状腺疾病、糖尿病、风湿及类风湿关节炎及自体免疫疾病等。

调节正常机体生理功能所需激素的浓度较低，在应用激素类药物作替代疗法时所用剂量通常较小。而应用激素类药物治疗各种内分泌系统疾病时往往超过生理需要的剂量，可能会引起不良反应，导致药源性疾病，因此应严格掌握适应证。

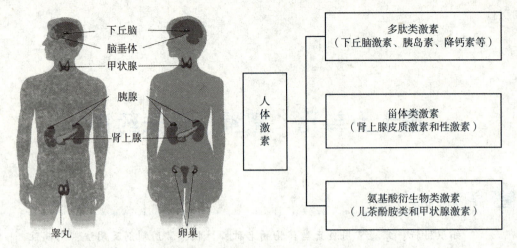

图15-1 人体内分泌系统及主要激素

常用激素类药物有肾上腺皮质激素类药物、性激素、避孕药、胰岛素及口服降血糖药物、甲状腺激素及抗甲状腺药物等。

第一节 肾上腺皮质激素

肾上腺皮质激素（adrenocortical hormones）是肾上腺皮质所分泌的激素的总称，属甾体类化合物。按生理功能可分为：①盐皮质激素，由球状带分泌。②糖皮质激素，由束状带分泌。③性激素，由网状带分泌。其中以糖皮质激素临床最为常用。

糖皮质激素为维持生命所必需，对蛋白质、糖、脂肪、水、电解质代谢及多种组织器官的功能有重要影响。糖皮质激素主要参与物质代谢，能抑制蛋白质合成，促进其分解，使脂肪重新分布。

1. 药理作用 糖皮质激素具有抗炎作用、免疫抑制作用、抗毒素作用、抗休克作用、抗过敏作用等。能减轻结缔组织的病理增生，提高中枢神经系统的兴奋性，促进胃酸及胃蛋白酶分泌，对血液和造血系统也有影响。其主要作用表现为抗炎，故又称为抗炎皮质激素。

2. 主要用途 糖皮质激素临床上主要用于：①急、慢性肾上腺皮质机能减退（包括肾上腺危象），脑垂体前叶机能减退及肾上腺次全切除术后作替代疗法。②严重感染，如中毒性痢疾、中毒性肺炎、暴发型肝炎等。③自身免疫性疾病，如风湿热、风湿性心肌炎、风湿性及类风湿性关节炎、全身性红斑狼疮等。④过敏性疾病，如荨麻疹、枯草热、血清病、过敏性休克等。⑤防止某些炎症的后遗症，如组织粘连、瘢痕。⑥各种原因引起的休克。⑦血液系统疾病，如白血病、再生障碍性贫血等。⑧其他如肌肉和关节劳损、剥脱性皮炎、溃疡性结肠炎及甲状腺危象等。

3. 不良反应及用药注意 本类药品不良反应较多，大剂量或长期应用本类药物，可引起人向心性肥胖、多毛、痤疮、血糖升高、高血压、眼内压升高、钠和水潴留、水肿、血钾降低、精神兴奋、胃及十二指肠溃疡甚至出血穿孔、骨质疏松、脱钙、病理性骨折、伤口愈合不良等（图15-2）。

糖皮质激素类药物在应用时，必须严格掌握适应证，防止滥用，避免产生不良反应和并发症。应尽量避免长期或大剂量用药。本类药品对病原微生物并无抑制作用，且可降低机体的防御能力，反而可能使潜在的感染病灶活动和扩散，故一般感染不要用本类药物；急性感染性中毒时，必须与足量的有效的抗菌药配合应用，对病毒性感染应慎用；如必须长期使用时，应给予促皮质素，防止肾上腺皮质功能减退，同时给予低糖、低钠、高蛋白饮食并补钾。不可骤然停药，应逐渐减量，以免复发或出现肾上腺皮质机能不足的症状。孕妇应慎用或禁用。

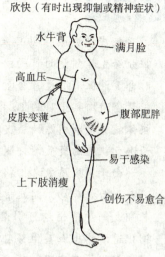

图15-2　糖皮质激素常见不良反应

4. 药物评价　糖皮质激素类药物的严重不良反应只有在长期并且大剂量应用的情况下才会出现，并且绝大多数副作用在停药后都会消失。对于各种自身免疫性疾病、某些严重感染及休克患者仍然是临床最有效的药物，如果不用激素控制病情的话，可能会导致病情急速恶化，甚至死亡，权衡利弊得失必须使用激素治疗。

给药方式对激素副作用的影响也非常大。静脉、口服等给药方式较易发生不良反应，而雾化吸入、外用等局部给药方式的不良反应较少，很多局部用药的激素制剂是OTC药物。应该说，在医生的指导和监控下，应用激素还是相当安全的。

5. 来源　早期的糖皮质激素类药物来自动物脏器的提取物，后来随着甾体化学和有机合成的发展，甾体激素类药物实现全合成，但生产成本很高。糖皮质激素类药物现以薯蓣皂苷元为基础进行结构修饰，以半合成方式生产。薯蓣皂苷是从薯蓣科（Dioscoreaceae）植物如山药、穿山龙等的块根中提取出来的萜类化合物的糖苷，价格较低，薯蓣皂苷的使用大大降低了生产成本。

20世纪90年代以来，全球甾体激素每年以10%~15%的速度递增。我国采用植物甾醇发酵技术取得成功，生产工艺达到国际水平，在质量与成本具备较强的竞争能力，中国已成为全球激素类原料药的主要生产国。

常用的糖皮质激素类药物根据适应证、作用强度与时间的不同，分为以下几类：①全身用糖皮质激素。短效类，如可的松、氢化可的松等。中效类，如泼尼松、泼尼松龙、甲泼尼龙等。长效类，如地塞米松、倍他米松、曲安奈德等。②皮肤及外用糖皮质激素。如氟轻松、糠酸莫米松、卤米松、氟米龙等。③呼吸系统用糖皮质激素。如布地奈德、氟替卡松、丙酸倍氯米松及复方吸入剂。

> **知识拓展**
>
> 糖皮质激素根据其来源可分为内源性和外源性两种。我们体内每天会正常分泌生理剂量的可的松等内源性糖皮质激素,其分泌有昼夜节律性,午夜时含量最低,清晨时含量最高。机体在应激状态下,内源性糖皮质激素的分泌量会激增到平时的10倍左右。而当大量的外源性糖皮质激素进入体内后,机体就会抑制内源性糖皮质激素的分泌,这是机体负反馈调节的结果。因此,为避免机体的负反馈抑制,常采用隔日清晨1次给药疗法。
>
> 由于糖皮质激素价格低廉,易于购买,并可用于多种疾病的治疗及辅助治疗,疗效确切,因此常被个别医生及患者滥用。该类药物不论内服或外用,长期大剂量使用均可引起激素依赖性皮炎、糖尿病、高血压、股骨头坏死、消化道溃疡出血甚至穿孔等严重的不良反应,因此,糖皮质激素应在医生严密观察指导下使用,某些疾病需长期激素治疗者,应定期去医院检查调整剂量,避免严重不良反应的发生。

一、短效类

氢化可的松

Hydrocortisone

【别名】皮质醇。

【性状】白色或类白色结晶性粉末;无臭,初无味,后有持久的苦味;遇光易变质。不溶于水,微溶于乙醇。

【作用】本品有抗炎、抗免疫、抗毒、抗休克等作用,还有一定程度的水钠潴留及排钾的盐皮质激素活性。

【适应证】主要应用于肾上腺皮质功能减退症的替代治疗,亦可用于过敏性和炎症性疾病。

【制剂及用法】氢化可的松片:白色片。每片10mg;20mg。口服,每日剂量20~30mg,清晨服2/3,午餐后服1/3。有应激情况时,应适当加量,可增至每日80mg,分次服用。

氢化可的松注射液:氢化可的松的灭菌稀乙醇溶液,无色的澄明液体。每支2mL:10mg;5mL:25mg;10mL:50mg;20mL:0.1g。肌内注射,1日20~40mg,静脉滴注1次100mg,1日1次。临用前加25倍的氯化钠注射液或5%葡萄糖注射液500mL稀释后静脉滴注,同时加用维生素C 0.5~1.0g。

氢化可的松乳膏:乳白色软膏。每支10g:25mg;10g:50mg;10g:100mg。外用,1日2~4次,涂于患处,并轻揉片刻。

【用药注意】①本品的注射液需稀释后方可静脉滴注。②糖皮质激素均可透过胎盘屏障,并可由乳汁排泄,因此妊娠期及哺乳期妇女慎用。

【药物评价】①本品是天然存在的糖皮质激素,目前大多为人工合成。为了减轻毒副作用,增强疗效或增大溶解度,对其进行结构改造或制成盐。②本品自消化道迅速吸收,约1小时血药浓度达峰值,血浆半衰期为8~12小时,为短效的糖皮质激素类药物,可直接注入静脉迅速发挥作用,但药物作用维持时间较短。抗炎作用为可的松的1.25倍,其水钠潴留活性较强。

【商品信息】本品主要制剂有氢化可的松片、乳膏、注射液,醋酸氢化可的松注射液、乳膏、眼膏、滴眼液,丁酸氢化可的松乳膏,注射用氢化可的松琥珀酸钠,氢化可的松新霉素滴耳液,复方氢化可的松新霉素乳膏等。目前国内生产企业有哈药集团制药总厂、西安利君制药、北京双鹤药业、浙江仙琚制药、上海信谊药厂、广州白云山医药集团等。

【贮藏】密闭,遮光,在凉暗处保存。

二、中效类

醋酸泼尼松
Prednisone Acetate

【别名】强的松。

【性状】白色或几乎白色结晶性粉末;无臭,味苦。在氯仿中易溶,在丙酮中略溶,在乙醇或醋酸乙酯中微溶,在水中不溶。

【作用】本品具有较强的抗炎及抗过敏作用,其水钠潴留及排钾作用较可的松弱。

【适应证】主要用于过敏性与炎症性疾病。由于本品水钠潴留作用较弱,故一般不用作肾上腺皮质功能减退的替代治疗。

【制剂及用法】醋酸泼尼松片:白色片,每片5mg。口服,一般1次5~10mg(1~2片),1日10~60mg(2~12片)。治疗的疾病不同,则使用的剂量也不同,并在病情稳定或症状减轻后逐渐减量。塑料瓶包装,有效期36个月。

醋酸泼尼松乳膏:乳剂型基质的乳白色软膏。每支10g:50mg;10g:10mg。局部外用,取适量涂患处,1日2~3次。

醋酸泼尼松眼膏:淡黄色眼用软膏。每支0.5%。每晚睡前1次,涂于结膜囊内。

【用药注意】①本品须在肝内代谢转化为泼尼松龙才具有药理活性,因此肝功能不良者不宜使用。②糖皮质激素均可透过胎盘屏障,并可由乳汁排泄,因此妊娠期及哺乳期妇女慎用。

【药物评价】本品以醋酸可的松经化学或生物脱氢而成。本品水钠潴留及排钾作用比可的松小,抗炎及抗过敏作用较强,副作用较少,故比较常用。

【商品信息】本品主要制剂有泼尼松片及醋酸泼尼松片、乳膏、眼膏等,目前国内生产企业有浙江仙琚制药、上海信谊药厂、山东新华制药、华润双鹤药业、华中药业、上海通用药业等。

【贮藏】原料与片剂遮光,密封保存;软膏与眼膏密闭,在阴凉干燥处保存。

泼尼松龙
Prednisolone

【别名】 强的松龙,氢化泼尼松。

【性状】 白色或类白色结晶性粉末,无臭,味微苦;有吸湿性。在甲醇或乙醇中溶解,在三氯甲烷中微溶,在水中极微溶解。本品亦常用其醋酸酯,11mg 相当于 10mg 泼尼松龙。

【作用】 本品口服抗炎、抗过敏、抗毒等作用与泼尼松相似。外用具有抗炎、抗过敏、抗增生、止痒及减少渗出作用;可以减轻和防止组织对炎症的反应,能消除局部非感染性炎症引起的发热、发红及肿胀,从而减轻炎症的表现;防止或抑制细胞中介的免疫反应、延迟性的过敏反应,并减轻原发免疫反应的扩展。

【适应证】 用于过敏性与自身免疫性炎症疾病、胶原性疾病。如风湿病、类风湿性关节炎、红斑狼疮、严重支气管哮喘、肾病综合征、血小板减少性紫癜、粒细胞减少症、急性淋巴性白血病、各种肾上腺皮质功能不足症、剥脱性皮炎、无疱疮神经性皮炎、类湿疹等。

【制剂及用法】 泼尼松龙片:白色片,每片 5mg。口服,用于治疗过敏性、炎症性疾病,成人开始每日量按病情轻重缓急 15~40mg,需要时可用到 60mg,或每日 0.5~1mg/kg,发热患者分 3 次服用,体温正常者每日晨起 1 次顿服。病情稳定后应逐渐减量,维持量 5~10mg。

醋酸泼尼松龙片:白色片,每片 5mg。口服用于治疗过敏性、自身免疫性炎症性疾病,成人开始 1 日 15~40mg,需要时可用到 60mg 或 1 日 0.5~1mg/kg,发热患者分 3 次服用,体温正常者每日晨起 1 次顿服。病情稳定后逐渐减量,维持量 5~10mg。塑料瓶包装,有效期 36 个月。

醋酸泼尼松龙注射液:微细颗粒的混悬液,静置后微细颗粒下沉,振摇后成均匀的乳白色混悬液。每支 2mL:25mg;5mL:125mg。肌内或关节腔内注射,1 次 5~50mg。抗生素玻璃瓶包装,有效期 36 个月。

醋酸泼尼松龙乳膏:乳白色软膏。局部涂搽,1 日 2~3 次。每周总量不宜超过 50g。

【用药注意】 ①醋酸氢化泼尼松软膏可作为甲类非处方药。②急性化脓性关节炎不能在关节腔内注射。③活动性肺结核、糖尿病、妊娠、精神病、胃溃疡、骨质疏松者忌用。④一般外科患者应尽量不用,以免影响伤口愈合。⑤本品盐皮质激素活性很弱,故不适用于原发性肾上腺皮质功能不全症。

【药物评价】 ①本品为中效糖皮质激素。②本品抗炎及抗过敏作用较强,不良反应较少。其水、钠潴留及促进钾排泄作用比可的松小。可用于肝功能不良的患者。③醋酸酯混悬液肌肉注射吸收缓慢。

【商品信息】 ①目前生产企业有上海通用药业、浙江仙琚制药、上海信谊药厂、山东新华制药、华润双鹤药业、华中药业等,进口产品主要是爱尔兰爱尔根制药醋酸泼尼松龙滴眼液(百力特)。②同类药品有甲泼尼龙片、注射用甲泼尼龙琥珀酸钠,目前生产企业有辉瑞制药（甲强龙）、国药集团容生制药（米乐松）、天津金耀药业、辽宁海思科制药等。

【贮藏】遮光，密闭保存。

三、长效类

地塞米松
Dexamethasone

【性状】白色或几乎白色的结晶性粉末；无臭。几乎不溶水，在甲醇、乙醇中略溶。

【作用】本品的糖代谢作用和抗炎作用较氢化可的松强30倍，水钠潴留及排钾作用较泼尼松更弱。

【适应证】主要作为危重疾病的急救用药和各类炎症的治疗。

【制剂及用法】醋酸地塞米松片：白色片，每片0.75mg。口服，成人开始剂量为1次0.75～3.00mg（1～4片），1日2～4次。维持量约1日0.75mg（1片），视病情而定。

醋酸地塞米松注射液：微细颗粒的混悬液，静置后微细颗粒下沉，振摇后成均匀的乳白色混悬液。每支0.5mL：2.5mg；1mL：5mg；5mL：25mg。肌注1次1～8mg，1日1次；也可用于腱鞘内注射或关节腔、软组织的损伤部位内注射，1次0.8～6mg，间隔2周1次；局部皮内注射，每点0.05～0.25mg，共2.5mg，一周1次；鼻腔、喉头、气管、中耳腔、耳管注入0.1～0.2mg，1日1～3次；静脉注射一般2～20mg。

地塞米松磷酸钠注射液：无色的澄明液体。每支1mL：1mg；1mL：2mg；1mL：5mg。静脉注射一般剂量每次2～20mg；用于鞘内注射每次5mg，间隔1～3周注射1次；关节腔内注射一般每次0.8～4mg，按关节腔大小而定。

复方醋酸地塞米松乳膏（999皮炎平）：白色乳膏，有樟脑的特异芳香。每支20g：15mg；1g含醋酸地塞米松0.75mg、樟脑10mg、薄荷脑10mg。皮肤外用，直接涂于患处，每日2～3次；病情较重或慢性炎症患者，每日5～8次或遵医嘱。

醋酸地塞米松粘贴片（意可贴）：双层小圆形药片，黄色层为保护层，类白色为含药层，每片0.3mg。将片剂的白色面贴于患部，用手指轻压10～15秒。常用量每次1～2片，1日不超过3片。

【用药注意】糖皮质激素均可透过胎盘屏障，并可由乳汁排泄，因此妊娠期及哺乳期妇女慎用。

【药物评价】本品0.75mg的抗炎活性相当于5mg泼尼松龙；抗炎、抗过敏和抗毒作用较泼尼松更强，水钠潴留副作用更小。本品极易自消化道吸收，血浆蛋白结合率较其他皮质激素类药物低，半衰期可达36～54小时，为长效糖皮质激素。

【商品信息】本品生产企业较多，目前国内生产企业有华润三九医药、上海信谊药厂、重庆科瑞制药、辅仁药业集团、西南药业等。

【贮藏】原料与片剂遮光，密封保存；注射液遮光，密闭保存；软膏与乳膏密封，在阴凉处（不超过20℃）保存。

四、外用类

醋酸氟轻松
Fluocinonide

【性状】白色或类白色结晶粉末，无臭，无味。不溶于水，微溶于甲醇、乙醇。

【作用】外用可使真皮毛细血管收缩，抑制表皮细胞增殖或再生，抑制结缔组织内纤维细胞的新生，稳定细胞内溶酶体膜，防止溶酶体酶释放所引起的组织损伤。具有较强的抗炎及抗过敏作用。

【适应证】主要用于过敏性与炎症性疾病，如湿疹（特别是婴儿湿疹）、神经性皮炎、皮肤瘙痒症、接触性皮炎等。

【制剂及用法】醋酸氟轻松乳膏：白色乳膏。每支 4g：1mg；10g：2.5mg；20g：5mg。涂于患处，1 日 2 次。

复方醋酸氟轻松酊：无色或淡黄色至浅棕色澄明液体。每瓶 20mL；50mL。外用，涂于患处，每日 2 次。用于头部时，应将该药用 75% 乙醇按 1：1 的比例稀释后再使用。

【用药注意】①不可长期、大面积使用。②皮肤破损处慎用。

【药物评价】醋酸氟轻松是一种人工合成的外用高效糖皮质激素，不仅具有抗炎、抗过敏和浅表血管收缩作用，而且还是目前外用皮质激素中抗炎作用很强而副作用较小的一种。

【商品信息】本品主要制剂有醋酸氟轻松乳膏、氟轻松维 B_6 乳膏、醋酸氟轻松冰片乳膏、新霉素氟轻松乳膏等，目前国内生产企业有广州白云山医药集团、上海通用药业、哈药集团制药总厂、国药集团三益药业（芜湖）、华润三九药业等。

【贮藏】密闭，在阴凉处保存。

第二节 胰岛素及其他降血糖药

糖尿病是一种常见的内分泌系统疾病，是由多种致病因素导致的机体内胰岛素绝对或相对缺乏，遗传和环境因素如肥胖、过食、缺乏锻炼可能在其中有重要作用，城市的发病率明显高于农村。临床上以高血糖为主要特点，典型病例可出现多尿、多饮、多食、消瘦等表现，即"三多一少"症状。糖尿病是由多种病因引起的以慢性高血糖为特征的代谢紊乱，若患者的血糖水平得不到有效控制，多年以后可能会发生各种并发症（图 15-3）。

糖尿病基本分为 1 型糖尿病、2 型糖尿病。1 型糖尿病又称为胰岛素依赖型糖尿病，多发生于青少年，患者属于胰岛素绝对缺乏，体内胰腺已不能正常分泌胰岛素，依靠外源胰岛素存活，并且终身使用。2 型糖尿病又称非胰岛素依赖型糖尿病，多发生于中老年，患者体内胰岛素的分泌量不低，甚至还偏高，但机体对胰岛素不敏感，因此患者体内的胰岛素是一种相对缺乏，此类患者可通过控制饮食及使用药物稳定血糖。

目前全球糖尿病患者接近 3.8 亿。在中国，2010 年糖尿病患者已超过 9200 万，人

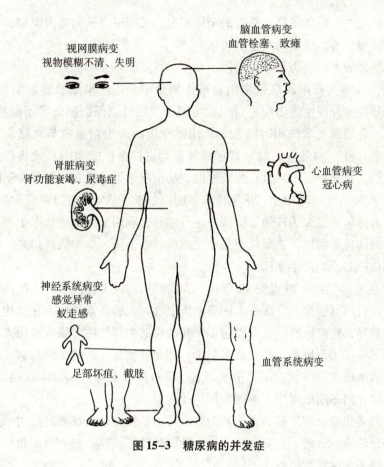

图15-3 糖尿病的并发症

群患病率接近成年人口10%。伴随着患者数的迅速攀升，降糖药物市场也持续扩容，国内糖尿病用药市场规模已经超过100亿元，其中胰岛素药物市场在2010年已经达到50亿元的规模。

常用治疗糖尿病的药物包括胰岛素及口服降糖药。

一、胰岛素

胰岛素是由胰岛β细胞受内源性或外源性物质刺激而分泌的一种多肽激素，由A链和B链组成，A链含有21个氨基酸残基，B链含有30个氨基酸残基。胰岛素是机体内唯一降低血糖的激素，同时促进糖原、脂肪、蛋白质合成。迄今为止，胰岛素仍是抗糖尿病最有效的药物之一。

胰岛素按药效时间长短，可分为以下几类：①长效胰岛素，如精蛋白锌胰岛素。②中效胰岛素，如低精蛋白锌胰岛素。③短效胰岛素，如重组人胰岛素、中性胰岛素。④超短效胰岛素，如门冬胰岛素。⑤预混胰岛素，其中70%的中效与30%的短效混合（30/70、30R）和50%的中效与50%的短效混合（50/50、50R）两种最为常用。

速效胰岛素及超短效胰岛素主要用于用餐时的血糖控制；中效和长效胰岛素主要用于长期血糖控制，相对于速效胰岛素，长效胰岛素降糖更稳，维持时间更长，可以大大提高患者的顺应性。临床可根据患者的个体情况，选择适宜的胰岛素类型，提高患者的治疗依从性，减少不良反应的发生。

胰岛素的发展大概经历了三个阶段：

1. 动物胰岛素 药用胰岛素多由猪或牛胰腺中提取。早期胰岛素制剂均呈酸性，只有在酸性环境中外源性蛋白质才可以被溶解，并且可以保护胰岛素不被胰腺酶污染，而发生降解。普通胰岛素作用时间较短，用碱性蛋白质鱼精蛋白与之结合，提高等电点，成为中效（性）胰岛素；加入微量锌使制剂更稳定，成为中长效胰岛素。动物胰岛素对人来说，是异种蛋白，具有免疫原性，易出现过敏反应和注射部位脂肪萎缩。

2. 重组人胰岛素 20世纪70年代末80年代初，从人类细胞中获取胰岛素基因，然后将其插入酵母菌或大肠杆菌等细菌中进行培养，利用基因重组技术生产合成了人胰岛素。与动物胰岛素相比，主要优点是免疫原性显著下降、生物活性提高、吸收速率增快、注射部位脂肪萎缩发生率低。

3. 人胰岛素类似物 20世纪90年代，人们利用基因工程技术对人胰岛素的氨基酸序列及结构进行局部修饰，合成了人胰岛素类似物。人胰岛素类似物在结构上与人胰岛素存在细小差异，免疫原性低，可模仿正常胰岛素的生理作用。临床常用人胰岛素类似物可分以下三类：①超短效人胰岛素类似物。如赖脯胰岛素、门冬胰岛素、赖谷胰岛素等。②长效人胰岛素类似物。如甘精胰岛素、地特胰岛素等。③预混人胰岛素类似物。如赖脯胰岛素和门冬胰岛素均有不同比例的预混制剂。

因人体的消化液会破坏胰岛素使其失效，目前的胰岛素大都通过注射给药。胰岛素吸入是一种新的给药方式，主要经肺、口腔黏膜和鼻腔黏膜吸收，有干粉状和可溶性液态，使用时经雾化由肺泡吸收。

目前，全球胰岛素市场基本由诺和诺德、礼来和赛诺菲-安万特三巨头垄断，占全球胰岛素90%以上的市场份额。国内胰岛素市场主要以诺和诺德、礼来、德国拜耳医药保健及诺华的产品为主，尤其是诺和诺德占据了较大的市场份额。近年来，通化东宝药业、甘李药业、江苏万邦生化医药、珠海联邦制药等制药企业已能生产包括动物胰岛素、重组人胰岛素、胰岛素类似物的系列产品，胰岛素产品国产化明显加快，逐步打破外资企业的垄断。

在我国，随着产品的国产化，胰岛素的价格逐渐下降。但糖尿病患者长期持续性的治疗，注射器、针头和血糖检测等费用支出，以及产品的更新换代，已超出众多中低收入糖尿病患者的经济承受能力。目前，重组人胰岛素已进入医保目录；胰岛素类似物在国内正处于推广期，价格相对较高。但随着我国医疗保障体系的逐渐完善及保障水平的提高，胰岛素类药物的市场将持续保持增长。

胰岛素

Insulin

【商品名】 优泌林，优泌乐；诺和灵，诺和锐；重和林；优思灵；万邦林，万苏林；甘舒霖。

【性状】白色或类白色的结晶粉末。在水、乙醇、氯仿或乙醚中几乎不溶,在无机酸或氢氧化碱溶液中易溶。

【作用】本品能加速葡萄糖的利用和抑制葡萄糖的生成,促进脂肪的合成贮存和抑制脂肪的分解,促进蛋白质的合成和阻止蛋白质的分解;并能促进钾离子进入细胞内。

【适应证】主要用于糖尿病,特别是胰岛素依赖型糖尿病,也可用于纠正细胞内缺钾。

【制剂及用法】中性胰岛素注射液:无色或几乎无色的澄明液体。每支10mL:300U;10mL:400U;10mL:800U。皮下注射,一般每日3次,餐前15~30分钟注射;静脉注射,主要用于糖尿病酮症酸中毒、高血糖高渗性昏迷的治疗。管制抗生素瓶包装,有效期24个月。

重组人胰岛素注射液:无色澄明液体。3mL:300 U(笔芯);10mL:400 U(瓶);10mL:1000 U(瓶)。皮下注射,一般每日2~3次,餐前15~30分钟注射。玻璃小瓶,玻璃笔芯包装,有效期24个月。

【用药注意】①胰岛素过量可使血糖过低。②注射部位可有皮肤发红、皮下结节和皮下脂肪萎缩等局部反应,故需经常更换注射部位。③少数可发生荨麻疹等,偶有过敏性休克,极少数患者可产生胰岛素耐受性。④低血糖、肝硬化、溶血性黄疸、胰腺炎、肾炎等患者禁用。⑤注射液中多含有防腐剂,一般不宜用于静注,静注宜用针剂安瓿胰岛素制剂。⑥胰岛素笔芯和小瓶包装中胰岛素的浓度不同,使用中须注意。

【药物评价】①传统生产的动物胰岛素,与人胰岛素相比略有不同,易产生抗体。而现阶段临床最常用的胰岛素,多为高纯度的生物合成人胰岛素,与人胰岛素完全相同,无毒,不易产生抗体。②由于短效胰岛素与中效胰岛素作用不同,所以经常需要混合在一起使用。为了方便糖尿病患者,减少注射次数,人们研制预混型人胰岛素,患者注射后获得良好的血糖控制。

【商品信息】①本品的主要制剂有胰岛素注射液、中性胰岛素注射液、精蛋白锌胰岛素注射液、低精蛋白锌胰岛素注射液;重组人胰岛素注射液、精蛋白重组人胰岛素注射液、重组赖脯胰岛素注射液、重组甘精胰岛素注射液;精蛋白重组人胰岛素混合注射液(40/60)、精蛋白重组人胰岛素混合注射液(30/70)、50/50混合重组人胰岛素注射液、30/70混合重组人胰岛素注射液、精蛋白锌重组赖脯胰岛素混合注射液(25R)、精蛋白锌重组赖脯胰岛素混合注射液(30R)、精蛋白锌胰岛素注射液(30R)、门冬胰岛素30注射液等。②目前国内的主要生产企业有诺和诺德(中国)制药、珠海联邦制药(优思灵)、江苏万邦医药(万邦林、万苏林)、通化东宝药业(甘舒霖)等。③本品国外主要生产厂商有法国礼来公司(优泌林、优泌乐)、丹麦诺和诺德公司(诺和灵、诺和锐)、德国拜耳医药保健(重和林)等。

【贮藏】2°C~8°C避光密闭保存,避免冰冻。

二、口服降血糖类药

糖尿病患者通过饮食治疗及适量运动血糖仍未得到控制时便需要服用降糖药。由于胰岛素不适合口服，注射给药使用不方便，有创口等，对于非胰岛素依赖的 2 型患者可以选择口服降血糖药。

目前常用的口服降血糖药分为下面几类：①磺酰脲类，主要是通过刺激胰腺分泌胰岛素来发挥作用。如甲苯磺丁脲、格列本脲、格列美脲、格列吡嗪、格列齐特、格列喹酮等。②双胍类，主要抑制肝脏葡萄糖的产生，还可能有延缓肠道吸收葡萄糖和增强胰岛素敏感性的作用。目前临床上常用的是二甲双胍。③α-糖苷酶抑制剂，延缓和减少肠道对淀粉和果糖的吸收。如阿卡波糖、伏格列波糖等。④胰岛素增敏剂（或噻唑烷二酮类），主要通过减少外周组织的胰岛素抵抗和增加胰岛素的敏感性而起作用。如罗格列酮、吡格列酮等。⑤餐时血糖调节剂（或"短效"促胰岛素制剂、氯茴苯酸类），此类药物是快速的胰岛素分泌促进剂。如瑞格列奈、那格列奈和米格列奈等。

格列本脲
Glibenclamide

【别名】优降糖。

【性状】白色晶体粉末；几乎无臭，无味。不溶于水，微溶于乙醇、丙酮、氯仿。

【作用】本品能刺激胰岛 β 细胞释放胰岛素，抑制糖原分解和异生，起到降血糖的作用。

【适应证】适用于单用饮食控制疗效不满意的轻、中度非胰岛素依赖型糖尿病，患者胰岛 β 细胞有一定的分泌胰岛素功能，并且无严重的并发症。

【制剂及用法】格列本脲片：白色片，每片 2.5mg。口服，开始 2.5mg，早餐前或早餐及午餐前各 1 次，轻症者 1.25mg，1 日 3 次，3 餐前服，7 日后递增每日 2.5mg。一般用量为每日 5~10mg，最大用量每日不超过 15mg。塑料瓶包装，有效期 36 个月。

二甲双胍格列本脲片：薄膜衣片，除去包衣后显白色或类白色。每片含格列本脲 2.5mg，盐酸二甲双胍 500mg。口服，就餐时服用。仅用于 2 型糖尿病的二线治疗：推荐开始剂量为 1 日 2 次，1 次 1 片（2.5mg/500mg）。1 日最大剂量不超过 4 片（10mg/2000mg）。塑料瓶包装，有效期 18 个月。

【用药注意】①1 型糖尿病患者禁用。②易产生低血糖，老人及肝肾功能不全者慎用。③孕妇及哺乳期妇女不宜使用。

【药物评价】①本品为磺酰脲类降血糖作用较强的药物之一，为甲苯磺丁脲的 200~500 倍，易产生低血糖反应，老年人及肝肾功能不全者不宜用本品或从小剂量开始使用，并且本品有轻微利尿作用。②本品为第二代磺酰脲类口服降血糖药，与第一代相比有作用强、毒副作用小、耐受性好的特点。

【商品信息】本品主要制剂有格列本脲片及二甲双胍格列本脲片、胶囊等，目前国内生产企业有华润三九医药、天津力生制药、上海信谊药厂、常州兰陵制药、先声药业等。

【贮藏】密闭保存。

阿卡波糖
Acarbose

【商品名】拜糖苹,贝希,卡博平。

【性状】白色或微黄色无定形粉末。易溶于水,溶于甲醇,几乎不溶于二氯甲烷。

【作用】在肠道内竞争性抑制葡萄糖苷酶,抑制食物中的多糖分解成葡萄糖,具有使饭后血糖降低的作用。

【适应证】可用于胰岛素依赖型或非胰岛素依赖型的糖尿病,亦可与其他口服降血糖药或胰岛素联合应用。

【制剂及用法】阿卡波糖片:类白色或淡黄色片。每片50mg;0.1g。用餐前即刻整片吞服或与前几口食物一起咀嚼服用,剂量因人而异。一般推荐剂量为:起始剂量为每次50mg,1日3次;以后逐渐增加至每次0.1g,1日3次;个别情况下,可增至每次0.2g,1日3次。铝塑包装,有效期24个月。

阿卡波糖胶囊:内容物为白色或类白色粉末,每粒50mg。用餐前即刻整粒吞服,剂量需个体化。一般推荐剂量为:起始剂量为每次50mg,1日3次;以后逐渐增加至每次0.1g,1日3次;个别情况下,可增加至每次0.2g,1日3次。铝塑包装,有效期24个月。

【用药注意】①如出现低血糖,应使用葡萄糖纠正,而不宜使用蔗糖或其他含糖量高的食物。②禁食状态或空腹服用无效,最佳服药时间为进餐前即刻或开始吃第一口饭时嚼碎吞服。③可使糖类在体内停留时间延长而发酵产气,出现肠鸣音、腹胀、腹泻等现象,需控制饮食,避免过量服用而加重胃肠不适症状。

【药物评价】①本品作为α-葡萄糖苷酶抑制剂,可竞争性抑制位于小肠的各种α-葡萄糖苷酶,使淀粉类分解为葡萄糖的速度减慢,从而减缓肠道内葡萄糖的吸收,增加胰岛素的敏感性,明显降低餐后血糖。②本品可显著降低糖耐量受损者发生2型糖尿病的危险。③控制餐后高血糖可显著降低患者发生大血管病变、心血管并发症和死亡的危险。④还可降低餐后胰岛素水平,增加胰岛素的敏感性。

【商品信息】阿卡波糖为德国拜耳公司开发的第一个α-葡萄糖苷酶抑制剂,1984年在德国首先上市,1994年进入中国市场,商品名"拜糖苹",是一种新型口服降糖药。目前国内生产企业有拜耳医药保健、四川绿叶宝光药业、杭州中美华东制药等。

【贮藏】原料与片剂、胶囊剂均遮光密封,在阴凉处保存。

罗格列酮
Rosiglitazone

【商品名】文迪雅,维戈洛,太罗。

【性状】常用其盐酸盐及马来酸盐。白色或类白色结晶性粉末;无臭,无味。在水中几乎不溶,溶于甲醇。

【作用】本品属噻唑烷二酮类抗糖尿病药,通过提高胰岛素的敏感性而有效地控制血糖。其作用机理为通过激活过氧化物酶体增殖物活化受体-γ(PPAR-γ),从而增加肝脏以外的组织，如脂肪和肌肉细胞的胰岛素敏感性来降低血糖。

【适应证】本品适用于治疗2型糖尿病。单一服用本品，并辅以饮食控制和运动，可控制2型糖尿病患者的血糖。对于饮食控制和运动加服本品或单一抗糖尿病药物，而血糖控制不佳的2型糖尿病患者，本品可与二甲双胍或磺酰脲类药物联合应用。

【制剂及用法】盐酸罗格列酮片：薄膜衣片，除去薄膜衣显白色或类白色。每片2mg；4mg；8mg。口服，单药治疗，初始剂量可为1日4mg，每日1次或分2次口服，如对初始剂量反应不佳，可逐渐加量至1日8mg。与磺酰脲类联合用药，初始剂量可为1日4mg，每日1次或分2次口服，发生低血糖时，减少磺脲类用量。与二甲双胍联合用药，初始剂量可为1日4mg，每日1次或分2次。12周后若空腹血糖控制不理想，剂量增加至1日8mg。最大推荐剂量为每日8mg，每日1次或分2次口服。铝塑包装，有效期36个月。

【用药注意】①本品不适用于1型糖尿病患者和糖尿病酮酸中毒患者。②服用本品期间，患者应坚持饮食控制和运动。③本品可能会导致停经、停止排卵妇女的再次排卵，故服药期间应注意避孕；妊娠、哺乳期妇女禁用。④口服与进食无关。

【药物评价】①罗格列酮不仅因为良好的降血糖作用，使糖尿病微血管并发症减少，也由于对高血压、高血脂的有利作用，可降低糖尿病大血管并发症。不适用于有明显肝功能异常者与合并有充血性心力衰竭的2型糖尿病患者。②单独应用罗格列酮不会导致低血糖，但与其他类降糖药合用时，低血糖发生的几率可能增加。

【商品信息】本品主要制剂有马来酸罗格列酮片，盐酸罗格列酮片及胶囊，酒石酸罗格列酮片、分散片、胶囊等，目前国内生产企业有葛兰素史克（中国）、浙江海正药业、上海中西三维药业、太极集团涪陵制药厂、浙江京新药业、山东鲁抗医药等。

【贮藏】遮光密封保存。

瑞格列奈
Repaglinide

【商品名】诺和龙，孚来迪。

【性状】白色结晶性粉末，无臭。在水中几乎不溶。

【作用】瑞格列奈通过促进胰腺释放胰岛素来降低血糖水平。其作用机理是通过与β细胞上的受体结合以关闭β细胞膜中ATP-依赖性钾通道，使β细胞去极化，打开钙通道，使钙的流入增加，诱导β细胞分泌胰岛素。

【适应证】用于饮食控制、减轻体重及运动锻炼不能有效控制其高血糖的2型糖尿病（非胰岛素依赖型）患者。当单独使用二甲双胍不能有效控制其高血糖时，瑞格列奈可与二甲双胍合用。

【制剂及用法】瑞格列奈片：白色或类白色片。每片0.5mg；1.0mg；2mg。餐前15分钟内服用本药。剂量因人而异，以个人血糖而定。推荐起始剂量为0.5mg，以后如需要可每周或每2周作调整。接受其他口服降血糖药治疗的患者可直接转用瑞格列奈治疗。推荐起始剂量为1mg。维持剂量，最大的推荐单次剂量为4mg，进餐时服用，但最大日剂量不应超过 16mg。当单独服用二甲双胍不足以控制血糖时，本品可与二甲双胍合用。这种情况下，二甲双胍的剂量应与单独服用时相同，本品伴随服用。瑞格列奈的起始剂量为餐前 0.5mg。铝塑包装，有效期 60 个月。

【用药注意】①可致低血糖，引起注意力不集中和意识降低，与二甲双胍合用会增加发生低血糖的危险性。②妊娠、哺乳期妇女禁用。③本品不适用于 1 型糖尿病患者和糖尿病酮酸中毒患者。

【药物评价】①瑞格列奈为短效胰岛素促泌剂。可在患者体内模拟生理性胰岛素分泌，有效控制餐后血糖，具有吸收快、起效快、作用时间短、不增加患者体重、安全性高的特点。②瑞格列奈的血药浓度个体间差异较大，应根据临床反应调整瑞格列奈剂量，但个体间差异不影响药物的有效性。

【商品信息】①瑞格列奈是由德国诺和诺德公司开发，商品名诺和龙，于 1998 年在美国上市，现已成为治疗域型糖尿病的一线口服降糖药。②本品主要制剂有瑞格列奈片、分散片及瑞格列奈二甲双胍片等，目前国内生产企业有江苏豪森药业、北京万生药业、北京北陆药业等。进口产品为诺和诺德公司（Novo Nordisk）瑞格列奈片（诺和龙）。

【贮藏】密封，干燥处保存。

健康生活提示

合理膳食，积极运动锻炼。

情绪稳定，保持心情舒畅。

预防感染，注意个人卫生。

随身携带治疗卡和食物，定期复查。

第三节 甲状腺激素及抗甲状腺药

甲状腺是人体最大的内分泌腺，位于颈部甲状软骨下方，气管两旁。甲状腺分泌的激素称为甲状腺激素，它有促进新陈代谢和生长发育、提高中枢神经系统兴奋性的作用。

甲状腺激素为人体所必需的物质，其分泌不足或过量都可引起疾病。甲状腺激素分泌不足时，甲状腺功能低下（俗称甲低），可引起呆小症、黏液性水肿等。甲状腺分泌过量时，甲状腺功能亢进（俗称甲亢），则可引起甲状腺肿大、突眼症、基础代谢增加和自主神经系统的失常。

用于治疗甲状腺功能低下的药物称为甲状腺激素类药。用于治疗甲状腺功能亢进的药物称为抗甲状腺类药。

一、甲状腺激素类药

甲状腺激素类药物主要用于甲状腺功能低下的替代疗法，使用时要注意用药的个体化，使用过量可引起甲状腺功能亢进的临床表现。该类药物常用的制剂有甲状腺片、左甲状腺素钠片（优甲乐、雷替斯）等。

甲状腺激素
Thyroxine

【性状】甲状腺粉：系取猪、牛、羊等食用动物的甲状腺体，除去结缔组织与脂肪，绞碎、脱水、脱脂，在60℃以下的温度干燥，研细制成。为淡黄色至淡棕色粉末；微有特臭。甲状腺激素：白色针状晶体；无臭，无味；遇光变质。不溶于水和乙醇等普通有机溶剂，溶于含有无机酸或碱的乙醇，也溶于氢氧化碱和碳酸碱溶液。

【作用】本品有维持正常生长发育，促进代谢和产热，提高神经系统兴奋性的作用。

【适应证】适用于各种原因引起的甲状腺功能减退症。

【制剂及用法】甲状腺片：为糖衣片或薄膜衣片，除去包衣后呈淡黄色或淡棕色。每片10mg；40mg；60mg。口服，成人剂量开始为每日10～20mg，逐渐增加，维持量一般为每日40～120mg，少数患者需每日160mg；婴儿及儿童完全替代量为1岁以内8～15mg，1～2岁20～45mg，2～7岁45～60mg，7岁以上60～120mg，开始剂量应为完全替代剂量的1/3，逐渐加量。

左甲状腺素钠片：为白色或类白色圆形片。每片50μg；100μg。口服，成人一般最初每日用25～50μg，最大量不超过100μg，可每隔2～4周增加25～50μg，直至维持正常代谢为止，一般维持剂量为每日50～200μg；老年或有心血管疾病患者起始量以12.5～25μg为宜，可每3～4周增加1次剂量，每次增加12.5～25μg。

【用药注意】①用药应注意高度个体化，先从低剂量开始，逐渐加量，直至足量。②老年，有心血管疾病患者，有心肌缺血或糖尿病者应慎用；如需使用，用药后应密切观察患者有否心率加快、心律失常、血压改变并定期监测血中甲状腺激素水平，必要时暂缓加量或减少用量。③有垂体功能减低或肾上腺皮质功能减退者，如需使用，在给药前数日应先用肾上腺皮质激素。

【药物评价】甲状腺片取猪、牛、羊等食用动物的甲状腺体制成，价格较便宜；左甲状腺素钠片为甲状腺素钠的左旋体，价格较甲状腺片贵，但效果更好，不良反应更少，安全性更高。

【商品信息】本品主要制剂有甲状腺片，国内主要的生产企业有上海长城药业、济南维尔康生化制药等；左甲状腺素钠片，国外主要生产企业有德国默克公司（优甲乐）、德国柏林化学（雷替斯）等，国内的主要生产厂商有深圳中联制药（加衡）等。

【贮藏】遮光，密闭在25℃以下保存。

二、抗甲状腺药

能暂时或长期消除甲状腺功能亢进（甲亢）症状的药物称为抗甲状腺药。常用的药物有：①硫脲类，如丙硫氧嘧啶、甲巯咪唑、卡比马唑等；②碘和碘化物，如碘化钾；③放射性碘，如碘［^{131}I］化钠口服溶液；④β 受体拮抗剂，如普萘洛尔等。

（一）硫脲类

硫脲类是最常用的抗甲状腺药，它又分为硫氧嘧啶类和咪唑类。硫氧嘧啶类包括甲硫氧嘧啶和丙硫氧嘧啶，咪唑类包括甲巯咪唑（他巴唑）和卡比马唑（甲亢平）。

丙硫氧嘧啶
Propylthiouracil

【性状】白色结晶或结晶性粉末；无臭，味苦。在乙醇中略溶，在水中极微溶解，在氢氧化钠试液或氨试液中溶解。

【作用】通过抑制甲状腺过氧化物酶，阻碍甲状腺激素的合成；抑制外周组织的 T_4（甲状腺素）转化为 T_3（三碘甲状腺原氨酸）；抑制免疫作用。

【适应证】用于各种类型的甲状腺功能亢进症。

【制剂及用法】丙硫氧嘧啶片：白色片。每片 50mg；0.1g。成人开始剂量一般为每天 300mg，视病情轻重介于 150~400mg，分次口服，1 日最大量 600mg，病情控制后逐渐减量，维持量每天 50~150mg，视病情调整；小儿开始剂量每日按体重 4mg/kg，分次口服，维持量酌减。塑料瓶包装，有效期 36 个月。

【用药注意】①最严重的不良反应为粒细胞缺乏症，故用药期间应定期检查血象。②用药应从小剂量开始，如发生甲状腺功能减低时，应及时减量或加用甲状腺片。③本品可通过胎盘和乳汁排出，孕妇慎用，哺乳期妇女禁用。④高碘食物或药物的摄入可使甲亢病情加重，故在服用本品前应避免服用碘剂。

【药物评价】①本品血浆半衰期较短（1~2 小时），但生物作用时间较长。皮疹、粒细胞减少、粒细胞缺乏等不良反应的发生率小于甲巯咪唑、甲硫氧嘧啶等抗甲状腺药物。②丙硫氧嘧啶是治疗甲状腺功能亢进最常用的药物之一。

【商品信息】目前国内生产企业有上海朝晖药业、上海信谊药厂、南通精华制药等。

【贮藏】遮光，密封保存。

（二）碘及碘化物

碘是人体的必需微量元素之一，在体内主要被用于合成甲状腺激素。甲状腺从血液中摄取碘的能力很强，甲状腺中碘的浓度比血浆高 25 倍以上。人体缺碘时，甲状腺代偿性肥大，可引起单纯性甲状腺肿。

碘化钾
Potassium Iodide

【性状】无色结晶或白色结晶性粉末；无臭，味咸、带苦。极易溶于水、乙醇、丙酮和甘油，水溶液遇光变黄，并析出游离碘。

【作用】小剂量碘作为合成甲状腺激素的原料，可促进甲状腺激素合成；大剂量碘抑制甲状腺激素释放和合成，有抗甲状腺的作用。

【适应证】①小剂量碘剂，用于地方性甲状腺肿的预防与治疗。②大剂量碘剂，用于甲状腺功能亢进症手术前准备及甲状腺亢进危象。

【制剂及用法】碘化钾片：白色片。每片10mg；200mg。预防地方性甲状腺肿：剂量根据当地缺碘情况而定，一般100μg/d即可。治疗地方性甲状腺肿：对早期患者给予1~10mg/d，连服1~3个月，中间休息30~40天。1~2个月后，剂量可渐增至20~25mg/d，总疗程3~6个月。

【用药注意】①对碘化物过敏者应禁用。②能通过胎盘，造成胎儿甲状腺功能异常、甲状腺肿大，孕妇禁用。③能分泌入乳汁，婴幼儿易致皮疹，影响甲状腺功能，婴幼儿禁用，哺乳期妇女慎用。

【药物评价】本品作为抗甲状腺药时，短暂地抑制甲状腺激素合成，连续给药后抑制作用又可消失，导致甲亢症状更剧，故仅用于甲状腺危象，以迅速改善症状，且必须同时配合应用硫脲类药物。

【商品信息】目前国内生产企业有天津力生制药、修正药业集团、武汉远大制药集团等。

【贮藏】遮光密封，在干燥处保存。

处方分析

疾病诊断：甲状腺功能亢进症。

处　　方：丙硫氧嘧啶片，50毫克/片，每次2片，1日3次；普萘洛尔片，10毫克/片，每次2片，1日3次；同时服用。

处方分析：丙硫氧嘧啶通过抑制过氧化物酶，抑制甲状腺激素的合成；普萘洛尔为β受体阻断药，有拮抗儿茶酚胺的作用。临床常将两药合用，既能使甲状腺功能恢复正常，又能有效控制甲亢患者心动过速、多汗、手震颤、焦虑等症状。

药师建议：丙硫氧嘧啶可引起粒细胞缺乏症，故应定期检查血象。

第四节　性激素

性激素（sex hormone）是指主要由性腺，以及胎盘、肾上腺皮质网状带等组织合成分泌的甾体类激素，具有促进性器官发育、副性征形成及维持性功能等的作用。本类药品多为天然激素的人工合成品及其衍生物，包括雄激素和蛋白同化激素、雌激素和孕激素等。

一、雄激素和蛋白同化激素类药

(一) 雄激素

甲睾酮
Methyltestosterone

【别名】甲基睾丸素。

【性状】白色或类白色结晶性粉末；无臭，无味；微有吸湿性，遇光变质。易溶于氯仿和二氯甲烷，溶于乙醇、丙酮、甲醇，微溶于乙醚，难溶于水。

【作用】促进男性性器官的发育、成熟，对抗雌激素，抑制子宫内膜生长及卵巢垂体功能，并能促进蛋白质合成代谢，兴奋骨髓造血功能，刺激血细胞的生成。

【适应证】主要应用于男性性腺机能减退症、无睾症及隐睾症；妇科疾病，如月经过多、子宫肌瘤、子宫内膜异位症；老年骨质疏松及小儿再生障碍性贫血。

【制剂及用法】甲睾酮片：白色片，每片 5mg。口服，男性性腺功能低下者激素替代治疗：口服或舌下含服，1 次 5mg，1 日 2 次；绝经妇女晚期乳腺癌姑息性治疗：口服或舌下含服，1 次 25mg，1 日 1~4 次，如果治疗有反应，2~4 周后，用量可减至 1 日 2 次，每次 25mg，口服或舌下含服。

复方八维甲睾酮胶囊：内容物为黄色或淡黄色、类白色、灰色的颗粒或细粉，每粒 0.625mg。每日 1 次，1 次 2 粒，晚饭后 1 小时服用，3 周为 1 个疗程，疗程间停服 1 周。症状控制后或轻症者，药量减半。

【用药注意】①儿童长期应用，可严重影响生长发育。②有过敏反应者应停药。③肝功能不全者慎用，前列腺癌患者、孕妇及哺乳期妇女禁用。

【药物评价】本品为人工合成的雄激素，雄激素作用与蛋白同化作用之比为 1:1。本品经胃肠道和口腔黏膜吸收，在肝内破坏缓慢，胃肠道及口腔黏膜吸收较完全，口服或舌下给药有效，血浆半衰期为 2.5~3.5 小时，舌下含片 1 小时血药浓度达峰值，口服片 2 小时达峰值。

【商品信息】目前国内生产企业有天津力生制药、威海人生药业集团、山东天达生物制药等。

【贮藏】片剂遮光，密闭保存；胶囊剂密封，置阴凉干燥处。

(二) 蛋白同化激素

蛋白同化激素也是人工合成的睾酮衍生物，只是雄激素作用相对减弱，而蛋白同化作用明显加强。临床常用药物有苯丙酸诺龙、癸酸诺龙、司坦唑醇等。

司坦唑醇
Stanozolol

【别名】康力龙。

【性状】白色结晶性粉末；无臭；微有引湿性。几乎不溶于水，溶于乙醇、氯仿，微溶于丙酮。

【作用】具有促进蛋白质合成、抑制蛋白质异生、促使钙磷沉积和减轻骨髓抑制、降低血中胆固醇和三酰甘油等作用，并能使体力增强、食欲增进、体重增加。

【适应证】本品用于遗传性血管神经性水肿的预防和治疗，以及严重创伤、慢性感染、营养不良等消耗性疾病的治疗。

【制剂及用法】司坦唑醇片：白色片，每片2mg。口服，1次2mg，每日2~3次；儿童每日1~4mg，1~3次分服。

【用药注意】①严重肝病、肾脏病、心脏病、高血压、前列腺癌患者及孕妇禁用。②卟啉症、前列腺肥大、糖尿病患者慎用。③小儿常用量用于遗传性血管神经性水肿，仅在发作时应用。

【药物评价】本品为高效同化激素，其蛋白同化作用为甲基睾丸素的30倍，而雄激素活性仅为后者的1/4。能促进机体蛋白质合成及抑制蛋白质异生，减少钙、磷排泄，减轻骨髓抑制，并能降低血胆固醇和甘油三酯，而男性化副作用甚微。

【商品信息】目前国内生产企业有广西南宁百会药业集团、白云山制药总厂、广东台城制药等。

【贮藏】密闭，避光保存。

二、雌激素和孕激素类药

（一）雌激素

临床常用雌激素类药物主要有以下几类：

（1）天然雌激素。如雌二醇、雌三醇等。

（2）雌激素合成衍生物。如炔雌醇、戊酸雌二醇、尼尔雌醇、炔雌醚等。本类药物因稳定性增加，作用时间延长，口服利用率高，现为临床主要药物。

（3）全合成雌激素。如己烯雌酚等。

雌二醇
Estradiol

【商品名】康美华，补佳乐，伊尔，逸维仙，意泰丽。

【性状】白色或乳白色结晶性粉末；无臭。在二氧六环或丙酮中溶解，在乙醇中略溶，在水中不溶。

【作用】能促进和调节女性性器官及副性征的正常发育。

【适应证】主要用于卵巢机能不全或卵巢激素不足引起的各种症状，主要是功能性子宫出血、原发性闭经、绝经期综合征以及前列腺癌等。

【制剂及用法】苯甲酸雌二醇注射液：淡黄色的澄明油状液体。每支1mL：1mg；1mL：2mg。肌注，1次0.5~1.5mg，1周2~3次。平均替代治疗量每日0.2~0.5mg。用于功能性子宫出血，每日肌注4~6mg，止血后减至每日或隔日1mg，连用3周，继用黄体酮。用于退奶,每日在乳房未胀前肌注4mg,连用3~5日。

戊酸雌二醇片、戊酸雌二醇片/雌二醇环丙孕酮片复合包装(克龄蒙):本品为复方制剂,其组成为:11片白色糖衣片,每片含戊酸雌二醇2mg;10片浅橙红色糖衣片,每片含戊酸雌二醇2mg及醋酸环丙孕酮1mg。口服,按照顺序,每日1片,无间断的服用21天,其中11片白片,10片浅橙红色片。

雌二醇缓释贴片:涂于铝塑薄膜上含雌二醇的黏性薄片,药面为无色透明或略带乳白色。每片4.0cm×2.6cm∶2.5mg。外用,揭除贴片上的保护膜后立即贴于清洁干燥、无外伤的下腹部或臀部皮肤。1周1片,连用3周,停止1周。并于使用贴片的最后5日加用醋酸甲孕酮4mg,1日1次,连续5日。贴片的部位应经常更换,同一部位皮肤不宜连续贴2次,不可贴于乳房部位。

【用药注意】①肝、肾功能不全者忌用。②忌用于乳房、外阴和阴道黏膜。③长期或大量使用雌激素者,当停药或减量时须逐步减量。

【药物评价】①本品可从胃肠道和皮肤吸收,但口服易被破坏,因此主要采用肌注和外用。外用时雌二醇从皮肤渗透直接进入血液循环,可避免肝脏首过代谢作用,且不损害肝功能。②雌二醇是体内主要由卵巢成熟滤泡分泌的一种天然雌激素,能促进和调节女性性器官及副性征的正常发育。临床常用雌二醇衍生物,具有可口服或长效的特点。

【商品信息】①本品主要制剂有雌二醇凝胶及缓释贴片、苯甲酸雌二醇注射液及软膏、戊酸雌二醇片、复方雌二醇片、复方戊酸雌二醇片等,目前国内的生产企业有浙江亚太药业、广州白云山明兴制药、浙江仙琚制药、北京麦迪海药业等。②进口产品主要是拜耳医药保健的雌二醇贴片(康美华)、戊酸雌二醇片(补佳乐)、雌二醇屈螺酮片(安今益)及丹麦诺和诺德公司的雌二醇炔诺酮片(诺更宁)等。

【贮藏】遮光密闭,在阴凉处保存。

(二)孕激素

临床常用孕激素类药物主要有以下几类:①天然孕激素。如黄体酮。②人工合成的孕激素。如醋酸甲羟孕酮、醋酸甲地孕酮、炔诺酮、炔诺孕酮、左炔诺孕酮、去氧孕烯、醋酸环丙孕酮等。

黄体酮
Progesterone

【商品名】益玛欣,来婷,安琪坦。

【性状】白色或类白色结晶性粉末。有两种互变的结晶体,α型为柱状,β型为针状,具有相同生理活性。溶于醇、丙酮和二氧六环,微溶于植物油,不溶于水。在空气中稳定。

【作用】本品为卵巢、胎盘和肾上腺分泌的一种类固醇激素。为维持妊娠所必需的孕激素;可促进乳房发育,为哺乳做准备。本品可通过对下丘脑的负反馈,抑制垂体前叶促黄体生成激素的释放，使卵泡不能发育成熟，抑制卵巢的排卵过程。

【适应证】主要用于先兆流产和习惯性流产、经前期紧张综合征、无排卵型功血和无排卵型闭经，与雌激素联合使用治疗更年期综合征。

【制剂及用法】黄体酮软胶囊：内容物为均匀的白色或类白色糊状混悬液，每粒0.1g。口服，常规剂量为每日200～300mg，1次或分2次服用，每次剂量不得超过200mg。服药时间最好远隔进餐时间。阴道给药，每次给药不能超过200mg，植入阴道深处。铝塑包装，有效期36个月。

黄体酮注射液：无色或淡黄色的澄明油状液体。每支1mL：5mg；1mL：10mg；1mL：20mg。肌内注射，用于先兆流产，一般10～20mg，用至疼痛及出血停止；习惯性流产史者，自妊娠开始，1次10～20mg，每周2～3次；功能性子宫出血，用于撤退性出血血色素低于7mg时，1日10mg，连用5天，或1日20mg，连续3～4天；用于闭经，在预计月经前8～10天，每日肌注10mg，共5天，或每日肌注20mg，3～4天；经前期紧张综合征，在预计月经前12天注射10～20mg，连续10天。安瓿包装，有效期36个月。

复方黄体酮注射液：淡黄色的澄明油状液体。每支1mL，含黄体酮20mg与苯甲酸雌二醇2mg。肌内注射，1次1mL，1日1次，连用2～4日。

【用药注意】①长期应用可引起子宫内膜萎缩、月经量减少，并容易发生阴道霉菌感染。②肝病患者不能口服。③有水钠潴留作用，肾病、心脏病水肿、高血压的患者慎用。④对早期流产以外的患者用药前应进行全面检查，确定属于黄体功能不全再使用。

【药物评价】本品口服可从胃肠道吸收，经1～3小时血浓度达峰值，由于迅速代谢而失活，故一般采用注射给药。舌下含用或阴道、直肠给药也有效，经阴道黏膜吸收迅速，经2～6小时血浓度达峰值。

【商品信息】①本品主要制剂有片、胶囊、胶丸、软胶囊、注射液及栓剂等，目前国内生产企业有浙江仙琚制药、浙江爱生药业、上海通用药业、浙江医药新昌制药厂、河南科伦药业等。②进口产品为法国高德美公司的黄体酮软胶囊，商品名为安琪坦（utrogestan）；英国默克雪兰诺公司（Merck Serono Limited）的黄体酮阴道缓释凝胶（雪诺同）。

【贮藏】遮光，密闭保存。

三、选择性雌激素受体调节药

雌激素受体是一类重要的核转录因子，它在生殖系统、骨组织、心血管和中枢神经系统中发挥着重要的生理作用，是治疗骨质疏松和乳腺癌的重要药物作用靶标。雌激素受体分为α和β两种亚型，由两个不同的基因编码组成。选择性雌激素受体调节剂是一类在不同的组织细胞中对雌激素受体发挥不同调节作用的化合物，用于治疗绝经后妇女的骨质疏松和乳腺癌等。临床常用的药物有枸橼酸氯米芬、枸橼酸他莫昔芬、盐酸雷洛米芬等。

第五节 避孕药

避孕药，以女性口服避孕药为主。主要通过抑制排卵，并改变子宫颈黏液，使精子不易穿透，或是改变子宫和输卵管的活动方式，阻碍受精卵的运送，使精卵无法结合形成受精卵，或使子宫腺体减少肝糖的制造，让囊胚不易存活，从而达到避孕目的的一种药物。

避孕药的主要成分是孕激素和雌激素。如雌激素和孕激素的复方制剂以抑制排卵为主，小剂量孕激素以阻碍受精为主，大剂量孕激素以抗着床为主。临床常用的药物有炔诺酮、甲地孕酮、左炔诺孕酮、去氧孕烯、屈螺酮、环丙孕酮、壬苯醇醚、米非司酮等。

避孕药根据作用时间的长短及作用目的的不同分为以下几类：

1. 短效口服避孕药 如去氧孕烯炔雌醇片（妈富隆）、屈螺酮炔雌醇片（优思明）、炔雌醇环丙孕酮片（达英-35）等。

短效口服避孕药由孕激素、雌激素共同作用。作为一种安全可靠的避孕手段，常规短效口服避孕药一直在不断改进，雌激素含量逐渐降低，孕激素也在不断更新换代。新型口服避孕药中的孕激素成分已经非常接近人体孕酮。20世纪80年代诞生了高选择性的去氧孕烯、屈螺酮等孕激素，与低剂量雌激素配伍制成的复合口服避孕药是当前口服避孕药的理想选择。

2. 紧急避孕药 如左炔诺孕酮、米非司酮等。

紧急避孕药也叫事后避孕药，适用于女性遭受意外伤害、进行了无防护性生活或其他避孕方式失败（如避孕套意外破裂）等情况，可在事后72小时内服用以避免意外怀孕。其主要成分一般为大量孕激素，使用1次所摄入的激素量，与8天常规短效口服避孕药中的含量相当。但大剂量激素容易造成女性内分泌紊乱、月经周期改变等，不适合作为日常避孕手段。

3. 长效口服避孕药 如左炔诺孕酮炔雌醚片（悦可婷）。

4. 外用避孕药 如壬苯醇醚栓。

口服避孕药具有高效、低副作用、良好的周期调控等特点。口服避孕药能够有效避免非意愿妊娠并防止宫外孕，可使妇女避免由于妊娠、分娩和人工流产带来的危险，并且还能改善妇女皮肤状况和出血模式，正在被越来越多的育龄妇女使用。

在我国，妇女用口服避孕药作为避孕措施的人数比例不高，对口服避孕药的认知度和接受程度非常低。主要是担心口服避孕药会导致体重增加；口服避孕药里含有激素，对人体有害；口服避孕药会影响将来的生育能力等，这些误解都直接阻碍了中国女性选择使用口服避孕药。目前国内避孕药的市场以紧急避孕药为主，短效口服避孕药占据较少的市场份额。

随着人们自身保健意识的提高，人类对降低非意愿妊娠有了全面认识，逐渐减少人流对女性身体造成的伤害，将逐渐推动孕激素抗孕激素市场的差异化发展，紧急避孕药市场增速趋于缓慢，而效果好，副作用小的短效孕激素抗孕激素及复方制剂市场将有着较好的前景。

左炔诺孕酮
Levonorgestrel

【商品名】毓婷，惠婷，安婷，曼月乐，保仕婷，丹媚。

【性状】白色或类白色结晶性粉末；无臭，无味。溶于三氯甲烷、丙酮，微溶于甲醇，不溶于水。

【作用】本品为速效、短效避孕药，避孕机制是显著抑制排卵和阻止孕卵着床，并使宫颈黏液稠度增加，精子穿透阻力增大，从而发挥速效避孕作用。

【适应证】主要用作探亲避孕药和紧急避孕药；有抑制排卵作用，也可用于治疗月经不调、子宫功能性出血及子宫内膜异位症等。

【制剂及用法】左炔诺孕酮片：白色片。每片 0.75mg；1.5mg。口服，每次 0.75mg。在无防护性性生活或避孕失败 72 小时以内，服药越早，预防效果越好，单次口服 1.5mg，或者首次服 0.75mg，间隔 12 小时服 0.75mg。铝塑包装，有效期 60 个月。

左炔诺孕酮炔雌醚片：薄膜衣片，除去包衣后显白色或类白色。每片含左炔诺孕酮 6mg，炔雌醚 3mg。为长效避孕药。于月经的当天算起，第 5 天午饭后服药 1 次，间隔 20 天服第 2 次，或月经第 5 天及第 10 天各服 1 片，以后均以第 2 次服药日期，每月服 1 片，一般在服药后 6～12 天有撤退性出血。服药后不良反应重者，第 4 个周期开始可改用减量片。原服用短效口服避孕药改服长效避孕药时，可在服完 22 片后的第 2 天接服长效避孕药片，以后每月按开始服长效避孕药的同 1 日期服药 1 片。

复方左炔诺孕酮片：糖衣片或薄膜衣。每片含左炔诺孕酮 0.15mg，炔雌醇 0.03mg。口服，从每次月经来潮的第 5 日开始服药，1 日 1 片，连服 22 日，不能间断、遗漏，服完后等月经来潮的第 5 日，再继续服药。

【用药注意】①严格按规定方法服药，漏服药不仅可发生突破性出血，还可导致避孕失败。②服药期限，以连续 3～5 年为宜，停药观察数月，体检正常者，可再服用。

【药物评价】①左炔诺孕酮是消旋炔诺孕酮的光学活性体，活性比炔诺孕酮强 1 倍，约为炔诺酮的 100 倍。左炔诺孕酮有明显的抗雌激素活性，比炔诺酮强 10 倍左右。口服后吸收迅速而完全，几乎没有首过效应，血浆清除率明显比炔诺酮慢。②左炔诺孕酮为全合成的强效孕激素，是国内外应用最广泛的一种口服避孕药。

【商品信息】①左炔诺孕酮最早由德国先灵公司开发上市；2006 年后成为德国拜耳旗下的品种，商品名为"曼月乐"（Mirena）。②本品主要制剂有片、分散片、肠溶片、胶囊、肠溶胶囊、滴丸、硅胶棒等，目前国内生产企业有华润紫竹药业、北京中惠药业、东北制药集团沈阳第一制药厂、南京白敬宇制药厂、浙江仙琚制药、华中药业、广州朗圣药业等。③进口产品主要是拜耳医药保健（曼月乐）、匈牙利 Gedeon Richter（保仕婷）等。

【贮藏】遮光，密封保存。

目标检测

一、选择题

1. 下面降血糖药物当中，能口服的是（   ）
   A. 格列本脲   B. 二甲双胍   C. 阿卡波糖   D. 胰岛素
2. 1型糖尿病患者禁用（   ）进行治疗。
   A. 胰岛素   B. 格列本脲   C. 阿卡波糖   D. 二甲双胍
3. 胰岛素制剂应贮存于（   ）
   A. 10℃~30℃常温处   B. 不超过20℃阴凉处
   C. 干燥处   D. 2℃~8℃，避免冰冻
4. 某患者，55岁，有多饮、多食、多尿等现象，但体重未见增长。到医院检查，发现空腹血糖为7.8mmol/L，餐后两小时血糖为12.5mmol/L。则该患者可能患（   ）
   A. 高血压   B. 高血脂   C. 糖尿病   D. 甲亢
5. 能明显降低餐后血糖的口服降糖药是（   ）
   A. 胰岛素   B. 阿卡波糖   C. 二甲双胍   D. 格列本脲

二、思考题

1. 胰岛素是否能口服，为什么？
2. 糖尿病分为几种类型？哪一种需依赖胰岛素存活？为什么？
3. 糖尿病患者在服药期间应注意哪些事项？

第十六单元 中枢神经系统用药

学习目标

知识目标：掌握中枢神经系统常用药物的名称、性状、常用制剂及用法、用药注意；熟悉常见神经系统药品的特点；了解常见神经系统药品的商品信息。

重点掌握品种：镇静催眠药（地西泮、阿普唑仑、咪达唑仑、酒石酸唑吡坦、佐匹克隆）、抗癫痫药（卡马西平、丙戊酸钠）、抗震颤麻痹药（左旋多巴）、抗精神失常药（氯丙嗪、利培酮；盐酸阿米替林、帕罗西汀）、镇痛药（盐酸吗啡、盐酸哌替啶、盐酸美沙酮、枸橼酸芬太尼）、中枢兴奋药（咖啡因）。

技能目标：能按用途、剂型及分类管理要求陈列药品并对其进行正常养护；对本类药品进行全面评价，能根据顾客需求推荐药品，指导中枢神经系统药品的合理使用；能介绍新上市品种的特点，进行同类药品的比较。

中枢神经系统（central nervous system，CNS）由脑和脊髓组成，是人体神经系统的主体部分，在机体生理活动中发挥着主导和协调作用。通过神经体液性调节维持内环境稳定，使人体成为一个有机的整体；对外环境及时做出反应，维持机体与外环境间的统一；传递、储存和加工信息，产生人体的思维活动，支配人体高度的智能行为。

中枢神经系统疾病主要以失眠、焦虑、精神失常、抑郁、癫痫、神经退行性疾病（阿尔茨海默病、帕金森病）、神经性疼痛以及多发性硬化症等为主。中枢神经病中慢性病占多数，往往迁延不愈，给患者的工作、生活带来很大影响，致残率很高。

中枢神经系统的药物主要有镇静催眠药、抗癫痫药、抗震颤麻痹药、镇痛药、抗精神失常药、抗焦虑药、抗抑郁药、中枢兴奋药。中枢神经系统药物服用过量会造成急性中毒，可致昏迷和呼吸抑制；部分药物久服可产生依赖性，停药时可出现反跳和戒断症状。

近年来，受世界金融危机的影响，各国失业率不断上升，人们精神压力增大，导致焦虑症和抑郁症等精神疾病的发病率迅速上升；加之全球性的人口老龄化，神经退行性疾病不断增加，带动了全球中枢神经系统药物销量的快速增长。据 IMS Health 统计的数据显示，2010 年全球中枢神经系统（CNS）药物总销售额超过 1000 亿美元，其中抗精神失常药、抗癫痫药、抗抑郁药、麻醉镇痛药占据较大的市场份额。

我国医院由于精神及神经疾病治疗水平尚不发达，许多精神疾病如焦虑、抑郁症等长期得不到重视，患者就医比例很低，因此相关药品的消费量较低，国内中枢神经系统药品的市场还比较小。但随着中国社会经济的发展、城市化进程加快及社会老龄化趋势加剧，包含阿尔茨海默病在内的中枢神经系统疾病患者日益增加，精神和神经系统健康正逐渐成为公众日益关注的公共健康问题，国内中枢神经系统药品的市场仍有拓展的空间。

我国中枢神经药品市场主要由外资企业占据，各大外资制药企业均拥有中枢神经药品，且外资产品在各细分市场占据相对优势。如礼来的抗焦虑药及抗抑郁药、西安杨森的抗精神病药、赛诺菲（杭州）制药的抗癫痫药等。国内制药企业起步较晚，近年来，江苏恩华药业、宜昌人福药业、成都康弘药业集团等逐渐成为专注于中枢神经系统药品的生产与开发的制药企业。

第一节　镇静催眠药

镇静催眠药是一类对中枢神经系统（CNS）具有抑制作用，能引起镇静和近似生理性睡眠的药物，主要用于失眠及焦虑症的治疗。

目前，临床用镇静催眠药物主要包括巴比妥类（第1代）、苯二氮䓬类（第2代）及非苯二氮䓬类（第3代）三类。

1. 巴比妥类　传统镇静催眠药巴比妥类（如苯巴比妥、司可巴比妥），随着剂量增大依次出现镇静、催眠、嗜睡、抗惊厥和麻醉作用，甚至呼吸麻痹而死亡。本类药物在临床上已较少使用。

2. 苯二氮䓬类　20世纪60年代发现以地西泮为代表的苯二氮䓬类，安全范围大，很少致麻醉死亡，广泛应用于失眠症和抗焦虑的治疗。苯二氮䓬类药物仍是目前失眠症的主要品种。但由于对药物依赖性及滥用的顾虑，使本类药物的临床应用受到影响。

3. 非苯二氮䓬类　非苯二氮䓬类催眠药能够有效维持睡眠，并具有较好安全性，逐步被临床接受，用量稳步增长，这类药物主要有唑吡坦、佐匹克隆、扎来普隆等。

本类药物长期应用易产生依赖性，多作为精神药品特殊管理与使用。本类药物尚有氯美扎酮、谷维素等作为镇静助眠非处方药应用。

一、苯二氮䓬类

苯二氮䓬类具有使用安全、起效快、耐受性良好的特点，依赖及戒断症状较巴比妥类药物轻。目前，仍是使用最广泛的镇静催眠药。本类药物根据作用时间的长短可分为以下三类：①长效类：地西泮、氟西泮等。②中效类：艾司唑仑、阿普唑仑等。③短效类：三唑仑、咪达唑仑等。

本类药物的用药原则：①入睡困难的患者宜选用短效药物，少数患者如果是午睡困难也可以使用。②夜间睡眠浅、易醒的患者宜使用中效药物治疗。③夜间睡眠易醒和早醒的患者宜使用长效药物治疗。但半衰期短的药物（如三唑仑、咪达唑仑）容易形成依赖性和停药综合征；半衰期长的药物（如地西泮、氟西泮等）易蓄积，不宜连续使用。

地西泮
Diazepam

【别名】安定。

【性状】白色或类白色结晶性粉末；无臭，味微苦。几乎不溶于水，在乙醇中溶解。

【作用】本品为苯二氮䓬类抗焦虑药，具有抗焦虑、镇静、催眠、抗惊厥、抗癫痫及中枢性肌肉松弛作用。此外还具有较好的抗癫痫作用，对癫痫持续状态极有效。

【适应证】①失眠，尤对焦虑性失眠疗效极佳。焦虑症及各种神经官能症。②癫痫，可与其他抗癫痫药合用，治疗癫痫大发作或小发作，控制癫痫持续状态时应静脉注射给药。③各种原因引起的惊厥，如子痫、破伤风、小儿高烧惊厥等。④脑血管意外或脊髓损伤性中枢性肌强直或腰肌劳损、内窥镜检查等所致的肌肉痉挛。

【制剂及用法】地西泮片：白色片。每片2.5mg；5mg。口服成人常用量：抗焦虑，1次2.5~10mg，1日2~4次；镇静，1次2.5~5mg，1日3次；催眠，5~10mg，睡前服；急性酒精戒断，第1日1次10mg，1日3~4次，以后按需要减少到1次5mg，1日3~4次。小儿常用量：6个月以下不用，6个月以上，1次1~2.5mg或按体重40~200μg/kg或按体表面积1.17~6mg/m^2，1日3~4次，用量根据情况酌量增减。最大剂量不超过10mg。塑料瓶或铝塑包装，有效期48个月。

地西泮注射液：无色至微黄色的澄明液体。每支2mL：10mg。成人常用量：基础麻醉或静脉全麻，10~30mg；镇静、催眠或急性酒精戒断，开始10mg，以后按需每隔3~4小时加5~10mg，24小时总量以40~50mg为限；癫痫持续状态和严重频发性癫痫，开始静注10mg，每隔10~15分钟可按需增加甚至达最大限用量。安瓿瓶包装，有效期24个月。

【用药注意】①能增强其他中枢抑制药的作用，若同时应用应注意调整剂量。治疗期间应避免饮酒或含酒精的饮料，或从事危险岗位作业。②新生儿、哺乳期妇女、孕妇忌用，肝肾功能不良者慎用。③本品属于长效药，原则上不应作连续静脉滴注；长期用药，停药前应逐渐减量，不要骤停。

【药物评价】①地西泮是临床上最常用的治疗焦虑症、失眠症和神经官能症的药物。②本品长期使用易造成滥用，可能产生依赖性。

【商品信息】①本品是苯二氮䓬类的代表药，临床应用广泛，价廉，销量颇大。②目前国内生产企业有哈药集团、北京双鹤药业、西南药业、上海信谊药厂等，以片剂、注射液为主。

【贮藏】遮光，密闭保存。

阿普唑仑
Alprazolam

【别名】佳静安定。

【性状】白色或类白色结晶性粉末；无臭，味微苦。难溶于水，在乙醇中略溶，在三氯甲烷中溶解。

【作用】具有同地西泮相似的药理作用，有抗焦虑、抗惊厥、抗抑郁、镇静、催眠及肌肉松弛等作用。

【适应证】主要用于焦虑、紧张、激动，也可用于催眠或焦虑的辅助用药，也可作为抗惊恐药，并能缓解急性酒精戒断症状。

【制剂及用法】阿普唑仑片：白色或类白色片，每片 0.4mg。成人常用量：抗焦虑，开始 1 次 0.4mg，1 日 3 次，最大限量 1 日 4mg；镇静催眠，0.4～0.8mg，睡前顿服；抗惊恐，1 次 0.4mg，1 日 3 次，每日最大量 10mg。塑料瓶或铝塑包装，有效期 36 个月。

【用药注意】① 对苯二氮䓬类药物过敏者、青光眼患者、孕妇及哺乳期妇女禁用。②长期用药应逐渐停药，不可突停或减量过快，以免造成疾病反跳或出现戒断症状。③服用本品者不宜驾驶车辆或操作机器。④本品与中枢抑制药、酒、含酒精饮料合用时，可增强中枢抑制作用，合用时应注意调整剂量。

【药物评价】①本品用量小，作用强，毒副作用小，安全范围大。②若连续用药可发生停药反应。③本品起效快，多在 1 周内起效，但易被患者耐受。

【商品信息】目前国内生产企业有天方药业、江苏恩华药业、上海信谊药厂、华北制药集团、哈药集团等，以片剂、胶囊为主。

【贮藏】遮光，密封保存。

咪达唑仑
Midazolam

【商品名】力月西，多美康。

【性状】白色至微黄色的结晶或结晶性粉末；无臭；遇光渐变黄。在冰醋酸或乙醇中易溶，在甲醇中溶解，在水中几乎不溶。

【作用】本品具有典型的苯二氮䓬类药理活性，可产生抗焦虑、镇静、催眠、抗惊厥及肌肉松弛作用。

【适应证】用于治疗失眠症，麻醉前给药，全麻醉诱导和维持，椎管内麻醉及局部麻醉时辅助用药，诊断或治疗性操作（如心血管造影、心律转复、支气管镜检查、消化道内镜检查等）时患者镇静，ICU 患者镇静。

【制剂及用法】咪达唑仑注射液：无色或几乎无色澄明液体。每瓶 1mL：5mg；2mL：2mg；2mL：10mg；5mL：5mg；10mL：50mg。肌内注射用 0.9% 氯化钠注射液稀释。静脉给药用 0.9% 氯化钠注射液、5% 或 10% 葡萄糖注射液、5% 果糖注射液、林格液稀释。麻醉前给药在麻醉诱导前 20～60 分钟使用，剂量为 0.05～0.075mg/kg 肌内注射,老年患者剂量酌减;全麻诱导常用 5~10mg(0.1~0.15mg/kg)。安瓿瓶包装,有效期 24 个月。

马来酸咪达唑仑片:薄膜衣片,除去包衣后,显白色或类白色。每片 7.5mg;15mg。用于各种失眠症的短期治疗,特别适用于入睡困难者或手术前及器械性诊断性检查前用药。口服,睡前服用,每次 7.5mg,1 日 1 次。剂量范围 7.5~15mg。双铝包装,有效期 48 个月。

【用药注意】①本品为强镇静药,注射速度宜缓慢。较常见的不良反应为嗜睡、镇静过度、头痛、幻觉、共济失调、呃逆和喉痉挛。静脉注射还可发生呼吸抑制及血压下降,极少数可发生呼吸暂停、停止或心搏骤停。有时可发生血栓性静脉炎。②用作全麻诱导术后常有较长时间再睡眠现象,应注意保持患者气道通畅。③长期静脉注射咪达唑仑,突然撤药可引起戒断综合征,推荐逐渐减少剂量。④注射咪达唑仑后至少 12 个小时内不得开车或操作机器等。

【药物评价】①本品作用特点为起效快而持续时间短。②肌内注射或静脉注射后,可产生短暂的顺行性记忆缺失。

【商品信息】本品主要制剂有咪达唑仑注射液、马来酸咪达唑仑片,目前国内生产企业有江苏恩华药业、宜昌人福药业、江苏九旭药业等。进口药品主要是罗氏制药的马来酸咪达唑仑片(多美康,Dormicum)及德国赫素制药集团(Hexal)的咪达唑仑注射液。

【贮藏】遮光,密封保存。

二、非苯二氮䓬类

传统的镇静催眠药对中枢神经系统有明显的抑制作用,会产生依赖性、戒断症状和宿醉现象,通常需要不断加大用药剂量才能保持效果。20 世纪 80 年代后期,人们开发了唑吡坦、佐匹克隆、扎来普隆等为代表的新一代非苯二氮䓬类镇静催眠药。新一代的非苯二氮䓬类镇静催眠药物,口服吸收良好,久服无成瘾性,停药后很少产生反跳性失眠,重复应用极少积聚,使用较为安全。因此上市后得到广泛认同,已成为治疗失眠症的标准药物,有逐步取代苯二氮䓬类药物的趋势。

酒石酸唑吡坦
Zolpidem Tartrate

【商品名】思诺思,乐坦,诺宾。

【性状】白色或类白色结晶性粉末;无臭,略有引湿性。本品在甲醇中略溶,在水或乙醇中微溶,在三氯甲烷中几乎不溶;在 0.1mol/L 盐酸溶液中溶解。

【作用】本品是一种与苯二氮䓬类有关的咪唑吡啶类催眠药物,选择性地与中枢神经系统的 ω_1-受体亚型结合,产生明显的镇静、催眠作用。

【适应证】用于失眠症的短期治疗。尤其适合于偶发性失眠症、暂时性失眠症等严重睡眠障碍的治疗。

【制剂及用法】酒石酸唑吡坦片：薄膜衣片，除去薄膜衣后显白色或类白色。每片5mg；10mg。临睡前服用，成人每天10mg；老年人和体质虚弱者，每天5mg。铝塑包装，有效期48个月。

【用药注意】①失眠原因很多，仅在必要时才服用本品治疗，但不宜长期服用。②本品起效快，因此服药后应立即睡觉。③本品有中枢抑制作用，服药期间应禁酒，服药后应禁止从事驾驶、高空作业和机器操作等工作。

【药物评价】①本品具有很强的睡眠诱导作用，作用快，服药后30分钟起效。由于其在血中的半衰期约为2.5小时，所以是短效的催眠药。②本品的治疗时间应尽可能短，疗程一般不超过7~10天。最长不超过4周。③肝功能不全的患者应该从5mg剂量开始用药。

【商品信息】①本品由法国塞诺菲圣德拉堡研制公司开发生产，1988年上市，国内商品名为"思诺思（Stilnox）"。近年来，美国FDA批准其口腔喷雾剂、舌下含片上市。②本品的主要制剂有片剂、胶囊、分散片、口腔崩解片等。目前国内的生产企业有赛诺菲（杭州）制药、湖南千金湘江药业、江苏豪森药业、鲁南贝特制药、陕西量子高科药业、湖南亚大制药、上海现代制药等。

【贮藏】遮光，密闭，在阴凉干燥处保存。

佐匹克隆
Zopiclone

【商品名】忆孟返，奥贝舒欣，三辰，金盟，文飞，青尔齐。

【性状】白色至淡黄色结晶性粉末；无臭、味苦。易溶于二甲亚砜或三氯甲烷，难溶于甲醇、乙腈、丙酮或乙醇，几不溶于水。

【作用】本品具有催眠、镇静、抗焦虑、肌肉松弛与抗惊厥作用，其催眠作用迅速，并可延长睡眠时间，提高睡眠质量，减少夜间觉醒次数和早醒时间。

【适应证】用于治疗各种失眠症。尤其适用于不能耐受次晨残余作用的患者。

【制剂及用法】佐匹克隆片：薄膜衣片，除去薄膜衣后显白色或类白色。每片3.75mg；7.5mg。临睡前口服，每次7.5mg，1日1次；老年人最初服3.75mg，必要时可加至7.5mg；肝肾功能不全者，服3.75mg为宜。铝塑包装，有效期24个月。

佐匹克隆胶囊：内容物为白色或类白色颗粒。每粒3.75mg。临睡前口服，1次2粒，1日1次，老年人最初服1粒，必要时可加至2粒；肝肾功能不全者，服1粒为宜。铝塑包装，有效期24个月。

【用药注意】①因在乳汁中浓度高，哺乳期妇女不宜使用。②肌无力患者用药时需注意医疗监护；呼吸功能不全者和肝、肾功能不全者适当调整剂量。③使用时应绝对禁止摄入酒精饮料。④用药时间不宜过长，突然停药应小心监护。⑤与神经肌肉阻滞药（筒箭毒、肌松药）或其他中枢神经抑制药同用可增强镇静作用；与苯二氮䓬类抗焦虑药和催眠药同用，戒断综合征的出现可增加。

【药物评价】①健康人口服本品生物利用度为80%，口服吸收迅速，迅速由血管分布至全身。②药物吸收不受患者性别、给药时间和重复给药影响。③用药过量可致昏睡或昏迷，但比一般苯二氮䓬类轻，毒性亦小。

【商品信息】①本品于 2004 年上市，该产品是首个可长期用于改善起始睡眠（难以入睡）和维持睡眠质量（夜间觉醒或早间觉醒过早）的药物。②目前国内生产企业有齐鲁制药、上海信谊药厂、吉林金恒制药、广东华润顺峰药业、天津华津制药等，以片剂、胶囊为主。进口产品主要是法国赛诺菲安万特佐匹克隆片（忆孟返，Imovane）及加拿大 APOTEX INC（奥贝舒欣，Apo-Zopiclone）。③佐匹克隆右旋单一异构体右佐匹克隆片已经在我国上市，与佐匹克隆相比，具有疗效强、毒性低的优势。目前国内生产企业有江苏天士力帝益药业、成都康弘药业集团、天津华津制药、上海中西制药等。

【贮藏】遮光，密封保存。

健康生活提示

治疗失眠不能依赖药物，应该注意消除引起失眠的原因，力求心理平衡。

劳逸适度。戒烟、酒，忌辛辣刺激食品，如咖啡、浓茶等，晚餐不要过饱。

保持良好的睡眠环境，身心放松，有益睡眠。

睡前放松一下精神，睡前沐浴，或热水泡脚，饮杯热牛奶。

第二节　抗癫痫药

癫痫是一种反复发作、病程迁延、突发性大脑机能失调的慢性疾病。其特征为脑神经元突发性异常高频率放电并向周围扩散，而出现大脑功能失调。因病程长，致残率高，仍是难根治病症之一。

由于异常放电神经元所在部位（病灶）和扩散范围不同，临床表现为不同的运动、感觉、意识和自主神经功能紊乱的症状，可将癫痫分为：①全身性发作。包括强直-阵挛性发作（大发作）、癫痫持续状态（连续大发作）、肌阵挛性发作、失神性发作（小发作）等。②部分性发作（局限性发作）。包括单纯局限性发作、复杂局限性发作（精神运动性发作）等。

对癫痫的药物治疗，一是通过影响中枢神经元，减少或防止过度放电；二是通过提高脑组织的兴奋阈来减弱来自病灶的兴奋扩散，防止癫痫发作。

临床常用抗癫痫药主要有以下两类：①一线抗癫痫药，丙戊酸钠、卡马西平、苯妥英钠、苯巴比妥、苯二氮䓬类等，由于苯妥英钠、苯巴比妥不良反应较多，丙戊酸钠、卡马西平作为临床的主要品种。②抗癫痫新品种，托吡酯、拉莫三嗪、加巴喷丁、左乙拉西坦等，主要用于难治性癫痫的辅助治疗，为二线品种。

卡马西平
Carbamazepine

【商品名】得理多。

【性状】白色或几乎白色结晶性粉末;几乎无臭。在三氯甲烷中易溶,在乙醇中略溶,在水或乙醚中几乎不溶。

【作用】主要表现为抗惊厥、抗癫痫、抗神经性疼痛、抗躁狂-抑郁症、改善某些精神疾病的症状、抗中枢性尿崩症。

【适应证】①抗癫痫,复杂部分性发作(精神运动性发作)、全身强直-阵挛性发作、上述两种混合性发作或其他部分性或全身性发作。②治疗三叉神经痛及舌咽神经痛。③中枢性部分性尿崩症。④预防或治疗躁狂抑郁症。⑤酒精癖的戒断综合征。

【制剂及用法】卡马西平胶囊:内容物为白色或类白色粉末或颗粒,每粒0.2g。用于癫痫、三叉神经痛,口服,1日0.3~1.2g,分2~4次服用;尿崩症,口服,1日0.6~1.2g;抗躁狂症,口服,1日剂量为0.3~0.6g,分2~3次服,最大剂量每日1.2g;心律失常,口服,1日0.3~0.6g,分2~3次服。塑料瓶包装,有效期36个月。

【用药注意】①与三环类抗抑郁药有交叉过敏反应。②用药期间注意监测全血细胞、尿常规、肝功能、眼科、卡马西平血药浓度。③癫痫患者不能突然撤药。④下列情况应停药:肝中毒或骨髓抑制症状出现,心血管系统不良反应或皮疹出现。⑤有房室传导阻滞、血清铁严重异常、骨髓抑制、严重肝功能不全等病史者禁用。

【药物评价】①本品作用机理为电压-依赖性地阻滞各种可兴奋细胞膜的Na^+通道,故能明显抑制异常高频放电的发生和扩散。②不良反应较苯妥英钠为少,近年来临床用药明显上升,对大发作及精神运动性发作为首选用药。③对典型或不典型失神发作无效。

【商品信息】本品主要制剂有片、胶囊、缓释片、缓释胶囊等,目前国内生产企业有北京诺华制药、上海信谊药厂、天方药业、赛诺菲(杭州)制药、西南药业等。

【贮藏】遮光,密封保存。

丙戊酸钠
Sodium Valproate

【商品名】德巴金,典泰。

【性状】白色结晶性粉末或颗粒;味微涩;有强引湿性。在水中极易溶解,在甲醇或乙醇中易溶,在丙酮中几乎不溶。

【作用】本品为广谱抗癫痫药。对各型癫痫如对各型小发作、肌阵挛性癫痫、局限性发作、大发作和混合型癫痫均有效,也有抗惊厥作用。

【适应证】主要用于单纯或复杂失神发作、肌阵挛发作、大发作的单药或合并用药治疗;对复杂部分性发作也有一定疗效。

【制剂及用法】丙戊酸钠片:糖衣片,除去包衣后显白色或类白色。每片0.1g;0.2g。口服,1次0.2~0.4g,1日0.4~1.2g。塑料瓶包装,有效期24个月。

【用药注意】①用药期间避免饮酒，饮酒可加重中枢抑制作用。②孕妇、哺乳期妇女、明显肝功能损害者禁用。用药期间应查肝功能、血象等。③本品可抑制苯妥英钠、苯巴比妥、扑米酮、氯硝西泮的代谢，与华法林或肝素等合用时，出血的危险性增加。

【药物评价】①本品作用机制为增加 GABA 的合成和减少 GABA 的降解，从而升高抑制性神经递质 γ-氨基丁酸（GABA）的浓度，降低神经元的兴奋性而抑制发作。②不良反应以胃肠道反应多见，较轻微。③本品对癫痫各种类型均有效，适用于复合发作的患者。有条件定期做血药浓度监测，防止出现神经系统毒性。

【商品信息】本品主要制剂有片、缓释片、糖浆、口服溶液、颗粒及粉针等，目前国内生产企业有赛诺菲（杭州）制药、江苏恒瑞医药、山东方明药业集团、湖南诺迪康制药等。

【贮藏】密封，在干燥处保存。

知识拓展

表 16-1 抗癫痫药新品种

药物	剂型	商品信息
托吡酯	片	西安杨森制药（妥泰）
拉莫三嗪	片	葛兰素史克（利必通）、湖南三金制药等
加巴喷丁	胶囊	江苏恒瑞医药（派汀）、辉瑞制药（纽诺汀）等
左乙拉西坦	片、口服液	比利时 UCB（开浦兰）、深圳信立泰药业、浙江京新药业等

第三节 抗帕金森病药

帕金森病（Parkinson disease，PD）又称震颤麻痹，是锥体外系功能紊乱引起的一种慢性进行性中枢神经系统退行性疾病。典型临床症状为静止震颤、肌肉僵直、运动迟缓和姿势反射受损，严重患者伴有记忆障碍和痴呆等症状，如不进行及时有效的治疗，病情呈慢性进行性加重，晚期往往全身僵硬，活动受限，严重影响生活质量。

现认为帕金森病是因纹状体内缺乏多巴胺所致，主要病变在黑质-纹状体多巴胺能神经通路。在黑质-纹状体中存在两种递质：乙酰胆碱和多巴胺。多巴胺为抑制性递质，乙酰胆碱为兴奋性递质，正常时两种递质处于平衡状态，共同调节运动机能。当多巴胺减少或乙酰胆碱增多时，可引起震颤麻痹。

根据作用机理的不同将抗帕金森病药分为以下几类：①拟多巴胺药。如左旋多巴、卡比左旋多巴、多巴丝肼等。②多巴胺受体激动剂。如普拉克索、罗匹尼罗等。③单胺氧化酶（MAO）B 型抑制剂。如司来吉兰、雷沙吉兰等。④儿茶酚-O-甲基转移酶（COMT）抑制剂。如恩卡他朋等。⑤中枢胆碱受体阻断药。如苯海索。

近年来，拟多巴胺类、普拉克索、恩卡他朋、罗匹尼罗、雷沙吉兰等成为抗帕金森病药的主要品种。

左旋多巴
Levodopa

【商品名】思利巴，西莱美。

【性状】白色粉末或类白色结晶性粉末；无臭，无味。在水中微溶，在乙醇、三氯甲烷或乙醚中不溶；在稀酸中易溶。

【作用】本品为拟多巴胺类抗帕金森病药，左旋多巴为体内合成多巴胺的前体物质，本身并无药理活性，通过血脑屏障进入中枢，经多巴脱羧酶作用转化成多巴胺而发挥药理作用，改善帕金森病症状。

【适应证】用于帕金森病及帕金森综合征。

【制剂及用法】左旋多巴胶囊：白色或类白色颗粒或粉末。每粒0.25g。口服，开始时1日0.25~0.5g，每服2~4日增加0.125~0.5g。维持量1日3~6g，分4~6次服。铝塑包装，有效期24个月。

复方卡比多巴片：每片含卡比多巴25mg，左旋多巴0.25g。口服，开始时1次半片，1日3次。服用1周后根据病情，每隔3~4日，每日增加半片，直至获得最佳效果。铝塑包装，有效期24个月。

【用药注意】①最常见运动障碍，头、面部、舌、上肢和身体上部的一种异常不自主运动。可见恶心、呕吐、直立性低血压、精神抑郁等。②与维生素B_6或氯丙嗪等合用疗效降低。③与外周多巴脱羧酶抑制剂卡比多巴等合用增加疗效，减少副作用，此时可合并应用维生素B_6。④支气管哮喘、肺气肿、消化性溃疡、高血压、精神病、糖尿病、心律失常、闭角型青光眼患者及孕妇禁用。⑤禁与单胺氧化酶抑制剂、麻黄碱、利血平及拟肾上腺素药合用。

【药物评价】①药品本身并无药理活性，通过血脑屏障进入中枢，经多巴脱羧酶作用转化成DA而发挥药理作用。②本品安全范围小，严格掌握指征，详细询问病史并检查。患者用药量应根据其耐受性而定，从小剂量用起，本品只能控制症状，不能根治。③卡比多巴为外周脱羧酶抑制剂，不易进入中枢，仅抑制外周左旋多巴转化为多巴胺，使循环中左旋多巴含量增加，因而进入中枢的左旋多巴的量也增多。临床为了减少不良反应，提高疗效，常与卡比多巴组成复方制剂。

【商品信息】目前国内生产企业有艾康礼德制药（浙江）、精华制药集团、上海福达制药、广东华南药业、白云山制药总厂等，以片剂、胶囊和注射液为主。

【贮藏】遮光，密封保存。

第四节 镇痛药

疼痛是机体受到伤害性刺激后产生的一种保护性反应，常伴有恐惧、紧张等情绪活动。疼痛是多种疾病的症状，使患者感受痛苦，而且常引起恐惧、紧张、焦虑不安等现象，尤其是剧痛，还可能引起生理功能紊乱，甚至诱发休克而危及生命。因此，临床上适当使用镇痛药以缓解剧痛并预防休克是必要的，在治疗疾病和创伤救护中有重要意义。但另一方面，疼痛的部位与性质又是诊断疾病的重要依据，对诊断未明的疼痛不宜先用镇痛药，以免掩盖病情，贻误诊断。

镇痛药主要作用于中枢神经系统，选择性抑制和缓解各种疼痛，减轻疼痛而致恐惧紧张和不安情绪，镇痛同时不影响其他感觉如知觉、听觉，并且能保持意识清醒。典型的镇痛药为阿片生物碱类及其合成代用品，其特点是镇痛作用强大，如反复应用易于成瘾，故又称为成瘾性镇痛药或麻醉性镇痛药。

现代研究表明，人体中枢神经系统存在 μ、κ、δ、σ 等多种阿片受体，镇痛药通过作用于阿片受体发挥镇痛作用。

临床常用的镇痛药根据作用机制的不同可分为以下几类：①阿片受体激动剂。阿片生物碱类镇痛药，如吗啡、可待因等；人工合成镇痛药，如哌替啶、美沙酮、芬太尼等。②阿片受体部分激动剂。如喷他佐辛、曲马朵等。③阿片受体拮抗剂。如纳洛酮等。

盐酸吗啡
Morphine Hydrochloride

【商品名】美施康定，美菲康，史尼康。

【性状】白色、有丝光的针状结晶或结晶性粉末；无臭；遇光易变质。在水中溶解，在乙醇中略溶，在三氯甲烷或乙醚中几乎不溶。

【作用】本品为纯粹的阿片受体激动剂，有强大的镇痛作用，同时也有明显的镇静作用，并有镇咳作用（因其可致成瘾而不用于临床）。对呼吸中枢有抑制作用，使其对二氧化碳张力的反应性降低，过量可致呼吸衰竭而死亡。本品兴奋平滑肌，增加肠道平滑肌张力引起便秘，并使胆道、输尿管、支气管平滑肌张力增加。可使外周血管扩张，尚有缩瞳、镇吐等作用。

【适应证】主要用于严重创伤、手术后、烧伤及癌症晚期的疼痛以及麻醉前给药和心源性哮喘。也可适用于急、慢性消耗性腹泻，以减轻症状，可选用阿片酊或复方樟脑酊；如为细菌感染，应同时服用抗菌药。

【制剂及用法】盐酸吗啡片：白色片。每片 5mg；10mg。口服，常用量 1 次 5～15mg，1 日 15～60mg。极量，1 次 30mg，1 日 100mg。对于重度癌痛患者，应按时口服，个体化给药，逐渐增量，以充分缓解癌痛。首次剂量范围可较大，每日 3～6 次，临睡前 1 次剂量可加倍。铝塑包装，有效期 24 个月。

盐酸吗啡注射液：无色澄清的液体，遇光易变质。每支 0.5mL：5mg；1mL：10mg；5mL：50mg。皮下注射，1 次 5～15mg，1 日 15～40mg，极量 1 次 20mg，1 日 60mg。静脉注射，成人镇痛时常用量 5～10mg；用作静脉全麻按体重不得超过 1mg/kg，以免苏醒迟延、术后发生血压下降和长时间呼吸抑制。

盐酸吗啡缓释片：薄膜衣片，除去包衣后显白色。每片 10mg；30mg；60mg。成人每隔 12 小时按时服用 1 次，根据疼痛的严重程度、年龄及服用镇痛药史决定用药剂量，个体间可存在较大差异。最初应用本品者，宜从每 12 小时服用 10mg 或 20mg 开始，根据镇痛效果调整剂量,以及随时增加剂量,达到缓解疼痛的目的。

【用药注意】①治疗量吗啡有时可引起眩晕、恶心、呕吐、便秘、排尿困难、胆绞痛、呼吸抑制、嗜睡等副作用。连续反复多次应用吗啡易产生耐受性及成瘾,一旦停药,即出现戒断症状,表现为兴奋、失眠、流泪、流涕、出汗、震颤、呕吐、腹泻,甚至虚脱、意识丧失等。本品按麻醉药品管理。②哺乳期妇女、临产妇女禁用。③慢性阻塞性肺疾患、支气管哮喘、肺源性心脏病患者禁用。④胆绞痛、肾绞痛需与阿托品合用,单用本品可加剧疼痛。⑤急性中毒的主要症状为昏迷,呼吸深度抑制,瞳孔极度缩小、两侧对称,或呈针尖样大,血压下降,发绀,尿少,体温下降,皮肤湿冷,肌无力,由于严重缺氧致休克、循环衰竭、瞳孔散大、死亡。急性吗啡中毒可采用吸氧,人工呼吸,注射阿片受体的拮抗剂纳洛酮、烯丙吗啡或尼可刹米等。

【药物评价】①在处理急性疼痛时,通常用非胃肠道途径给药。②不同人的生物利用度不同,用药剂量必须个体化。本品成瘾性强应避免滥用,注射时不可与其他药物配伍。③本品为第一个用于临床的镇痛药,但成瘾性较强,目前不作为首选用药。④随着癌性疼痛患者的长期使用口服制剂,拓展其用途。

【商品信息】本品主要制剂有盐酸吗啡片、缓释片、注射液,以及硫酸吗啡片、缓释片、栓、口服溶液等,目前国内生产企业有萌蒂(中国)制药、西南药业、东北制药集团沈阳第一制药厂、青海制药厂、马应龙药业集团等。

【贮藏】遮光,密封保存。

盐酸哌替啶
Pethidine Hydrochloride

【别名】度冷丁。

【性状】白色结晶性粉末;无臭或几乎无臭。在水或乙醇中易溶,在三氯甲烷中溶解,在乙醚中几乎不溶。

【作用】作用机制与吗啡相似,亦为阿片受体激动剂。增加胆道、支气管平滑肌张力的作用较弱,能使胆总管括约肌痉挛。对呼吸有抑制作用。镇静、镇咳作用较弱。能增强巴比妥类的催眠作用。

【适应证】主要用于各种剧痛,如创伤、烧伤、烫伤、术后疼痛等,常作为首选药。也可用于心源性哮喘和麻醉前给药,以及内脏剧烈绞痛(胆绞痛、肾绞痛需与阿托品合用),与氯丙嗪、异丙嗪等合用进行人工冬眠。

【制剂及用法】盐酸哌替啶片:白色片或薄膜衣片。每片25mg;50mg。口服,镇痛,1次50~100mg,1日200~400mg。极量,1次150mg,1日600mg。铝塑包装,有效期24个月。

盐酸哌替啶注射液:无色澄清的液体。每支1mL:50mg;2mL:100mg。皮下注射或肌注,1次25~100mg,1日100~400mg。极量,1次150mg,1日600mg。安瓿瓶包装,有效期60个月。

【用药注意】①成瘾性虽比吗啡轻,但连续应用亦能成瘾,皮下注射局部有刺激性。婴幼儿慎用。②1岁以内小儿一般不应静注本品或行人工冬眠。③不宜与异丙嗪多次合用，否则可致呼吸抑制，引起休克等不良反应。④室上性心动过速、颅脑损伤、颅内占位性病变、慢性阻塞性肺疾患、支气管哮喘、严重肺功能不全等禁用。严禁与单胺氧化酶抑制剂同用。⑤本品按麻醉药品管理。

【药物评价】①本品是目前最常用的人工合成强效镇痛药。其镇痛作用相当于吗啡的 1/10~1/8，持续时间 2~4 小时。但由于代谢产物有很强的神经毒性，长期应用可产生震颤、抽搐、癫痫等神经症状。②本品只宜用于急性疼痛的短期治疗，不适用于长期癌症止痛。

【商品信息】目前国内生产企业有青海制药厂、宜昌人福药业、东北制药集团沈阳第一制药厂等，以片剂和注射液为主。

【贮藏】密封保存。

盐酸美沙酮
Methadone Hydrochloride

【性状】无色结晶或白色结晶性粉末；无臭，味苦。在乙醇或三氯甲烷中易溶，在水中溶解，在乙醚中几乎不溶。

【作用】其药理作用与吗啡相似，镇痛效能和持续时间也与吗啡相当。本品也能产生呼吸抑制、镇咳、降温、缩瞳的作用，镇静作用较弱，但重复给药仍可引起明显的镇静作用。

【适应证】适用于慢性、中度至重度剧烈疼痛和剧烈咳嗽患者，主要用于癌症患者镇痛。采用替代递减法，用于各种阿片类药物的戒毒治疗，尤其适用于海洛因依赖；也用于吗啡、阿片、哌替啶、二氢埃托啡等的依赖。

【制剂及用法】盐酸美沙酮片：白色片。每片 2.5mg；5mg；10mg。口服，成人 1 日 3 次，1 次 5~10mg。对慢性疼痛患者，随着用药时间延长和耐受的形成，应逐渐增加剂量以达有效镇痛效果。铝塑包装，有效期 24 个月。

盐酸美沙酮口服溶液：着色的澄明液体；无臭，味苦。每支 10mL：1mg；10mL：2mg；10mL：5mg；10mL：10mg。口服，成人每次 5~10mg，1 日 10~15mg；极量，1 次 10mg，1 日 20mg。

【用药注意】①对胎儿呼吸有抑制作用，故孕妇临产前禁用。呼吸功能不全者及幼儿禁用。②不宜作静脉注射，忌做麻醉前和麻醉中给药。③成瘾性较小，但久用也能成瘾，应予警惕。④少数病例用量过大时引起失明、下肢瘫痪。⑤本品按麻醉药品管理。

【药物评价】①本品起效慢、作用时效长，适用于慢性疼痛，但其止痛常不够完全，较少用于急性创伤痛。②本品的耐受性和成瘾性发生较慢，戒断症状略轻。③脱瘾治疗期，剂量应根据戒断症状严重程度和患者躯体状况及反应而定。开始剂量 15~20mg，可酌情加量。剂量换算为 1mg 美沙酮替代 4mg 吗啡、2mg 海洛因、20mg 哌替啶。

【商品信息】目前国内生产企业有天津市中央药业、青海制药厂等，以片剂、口服溶液为主。

【贮藏】密封保存。

枸橼酸芬太尼
Fentanyl Citrate

【商品名】多瑞吉。

【性状】白色结晶性粉末,味苦;水溶液呈酸性反应。在热异丙醇中易溶,在甲醇中溶解,在水或三氯甲烷中略溶。

【作用】人工合成的强效麻醉性镇痛药。镇痛作用机制与吗啡相似,为阿片受体激动剂,作用强度为吗啡的60~80倍。

【适应证】适用于各种疼痛及外科、妇科等手术后和手术过程中的镇痛;也用于防止或减轻手术后出现的谵妄;还可与麻醉药合用,作为麻醉辅助用药;与哌替啶配伍制成"安定镇痛剂",用于大面积换药及进行小手术。

【制剂及用法】枸橼酸芬太尼注射液:无色的澄明液体。每支2mL:0.1mg;10mL:0.5mg。麻醉前给药0.05~0.1mg,于手术前30~60分钟肌注。诱导麻醉静注0.05~0.1mg,间隔2~3分钟重复注射,直至达到要求。维持麻醉静注或肌注0.025~0.05mg。一般镇痛及术后镇痛肌注0.05~0.1mg。可控制手术后疼痛、烦躁和呼吸急迫,必要时可于1~2小时后重复给药。玻璃安瓿包装,有效期48个月。

芬太尼透皮贴剂:圆角长方形半透明的薄膜贴剂。每贴2.5mg;5mg。用于治疗中度到重度慢性疼痛以及那些只能依靠阿片样镇痛药治疗的难消除的疼痛。应在躯干或上臂未受刺激的平整皮肤表面上贴用,一般情况下每72小时更换1次。铝塑复合袋包装,有效期24个月。

【用药注意】①孕妇、心律失常患者慎用。支气管哮喘、呼吸抑制、对本品特别敏感的患者以及重症肌无力患者禁用。有弱成瘾性,应警惕。②本品按麻醉药品管理。③本品可能会影响驾驶汽车或操纵机器等具有潜在危险性的工作。

【药物评价】①成瘾性比较弱。②本品过量易引起呼吸抑制,可用纳洛酮等拮抗。

【商品信息】目前国内生产企业有宜昌人福药业、西安杨森制药、江苏恩华药业、国药集团工业等,以注射液为主。进口产品为强生公司(Janssen-Cilag)芬太尼透皮贴剂(多瑞吉)。

【贮藏】遮光,密封保存。

第五节 抗精神失常药

精神失常是由多种原因引起的精神活动障碍的一类疾病。包括精神分裂症、躁狂症、抑郁症和焦虑症等。抗精神失常药可分为抗精神病药、抗躁狂症药、抗抑郁症药、抗焦虑症药。

一、抗精神病药

精神分裂症,简称精神病,是以思维、情感、行为之间不协调,精神活动与现实脱离为特征的常见精神病。常早年发病，经久难愈，危害极大，人群发病率为1%，有一定遗传性。年龄与症状相关性：一般0~5岁正常，10~35岁出现症状，35~60岁为慢性阶段，60岁以上死亡期。

临床上将精神分裂症分为Ⅰ型和Ⅱ型，Ⅰ型以阳性症状（幻觉和妄想）为主，Ⅱ型以阴性症状（情感淡漠、主动性缺乏等）为主。其主要病因：①环境危险因素，包括生活压力、社会关系、性格类型、心理素质、怀孕期的伤害及病毒感染、出生时的并发症、儿童期的不良经历、神经发育障碍等。②遗传因素，遗传和早期脑损伤或神经发育障碍是精神分裂症的主要诱因。

临床常用的抗精神病药主要分为以下两类：①20世纪50年代发现氯丙嗪，其后相继发现奋乃静、氟奋乃静等。这类药物主要是通过阻断多巴胺（DA）受体发挥作用，又被称为典型抗精神分裂症药物，主要对阳性症状有效。②20世纪80年代后发现利培酮、奥氮平、阿立哌唑、帕利哌酮等药物。本类药物不仅能阻断DA受体，还能阻断5-HT受体，因此又称为非典型抗精神分裂症药物，对阴性和阳性患者均有效。

盐酸氯丙嗪
Chlorpromazine Hydrochloride

【商品名】 美心。

【性状】 白色或乳白色结晶性粉末；有微臭，味极苦；有引潮性；遇光渐变色；水溶液呈酸性反应。在水、乙醇或三氯甲烷中易溶，在乙醚或苯中不溶。

【作用】 本品为吩噻嗪类抗精神病药，控制精神分裂症患者的躁狂症状，减少或消除幻觉、妄想，使思维活动及行为趋于正常，产生抗精神病作用。大剂量时可直接抑制呕吐中枢产生强大的镇吐作用，但对刺激前庭所致的呕吐无效。本药能抑制体温调节中枢，使体温降低，基础代谢率降低，器官功能活动减少，耗氧量减低而呈"人工冬眠"状态。对内分泌系统有一定影响，如使催乳素抑制因子释放减少，出现乳房肿大、溢乳。也可抑制促性腺激素、皮质素和促生长激素的分泌而延迟排卵。

【适应证】 主要用于精神分裂症、躁狂症或其他精神病性障碍，对兴奋躁动、幻觉妄想、思维障碍及行为紊乱等阳性症状有较好的疗效。也可用于各种原因所致的呕吐或顽固性呃逆。

【制剂及用法】 盐酸氯丙嗪片：糖衣片，除去包衣后显白色。每片5mg；12.5mg；25mg；50mg。口服用于精神分裂症或躁狂症，从小剂量开始，1次25~50mg，1日2~3次，缓慢递增至1日400~600mg。用于止呕，1次12.5~25mg，1日2~3次。塑料瓶包装，有效期36个月。

盐酸氯丙嗪注射液：无色或几乎无色的澄明液体。每支1mL：10mg；1mL：25mg；2mL：50mg。用于精神分裂症或躁狂症，肌内注射，1次25~50mg，1日2次，待患者合作后改为口服；静脉滴注，从小剂量开始，25~50mg稀释于500mL葡萄糖氯化钠注射液中缓慢静脉滴注，1日1次，每隔1~2日缓慢增加25~50mg，治疗剂量1日100~200mg。不宜静脉推注。玻璃安瓿包装，有效期36个月。

【用药注意】①肝肾功能不良，前列腺肥大，帕金森病，心血管系统疾病，青光眼，糖尿病，甲状腺功能低下，有癫痫史、过敏史及骨髓造血功能不良者，妊娠、哺乳期妇女禁用。②长期服药可出现迟发性运动障碍，抗胆碱药可使之加重，宜减低剂量或考虑停药。③长期用药后突然撤药可出现类似戒断症状样反应，宜逐渐减量停药。用药者应避免驾车或操作器械。④本药能增强催眠、麻醉、镇静药的作用，故合用时减量。与抗高血压药合用易致直立性低血压。同用甲氧氯普胺可加重锥体外系反应。

【药物评价】①其抗精神病作用机制主要与阻断中脑边缘系统及中脑皮层通路的多巴胺受体（DA_2）有关。②本品在临床上治疗精神病占有重要地位，但随着锥体外系反应小的抗精神病药物的出现，其使用在减少。

【商品信息】目前国内生产企业有上海信谊药厂、万邦德制药集团、常州康普药业、西安利君制药等，以片剂、注射液为主。

【贮藏】遮光，密封保存。

利培酮
Risperidone

【商品名】维思通，恒德，卓夫，索乐，思利舒，单克。

【性状】白色或类白色粉末。可溶于乙醇、氯仿和甲醇，不溶于水。

【作用】本品为苯丙异噁唑衍生物，是新一代的抗精神病药。与$5-HT_2$受体和多巴胺D_2受体有很高的亲和力。本品也能与α_1受体结合，与H_1受体和α_2受体亲和力较低，不与胆碱能受体结合。本品为强效的D_2受体拮抗药，可以改善精神分裂症的阳性症状；但它引起的运动功能抑制，以及强直性昏厥都要比经典的抗精神病药少。对中枢系统的5-HT和多巴胺拮抗作用的平衡可以减少发生锥体外系副作用的可能，并将其治疗作用扩展到精神分裂症的阴性症状和情感症状。

【适应证】用于治疗急性和慢性精神分裂症，对精神分裂症阳性症状和阴性症状及情感性症状患者均有疗效。

【制剂与用法】利培酮片：薄膜衣，除去薄膜衣后显白色或类白色。每片1mg；2mg；3mg。初始剂量为每日1～2mg，在3～7日内增加至每日4～6mg，最适合剂量为每日4～6mg。可维持治疗或进一步调整。首次发作、老年人及肝、肾疾病患者剂量减半。铝塑包装，有效期36个月。

利培酮口服溶液：无色的澄明液体。每瓶30mL：30mg；100mL：100mg。成人每日1次或每日2次。推荐起始剂量为1日2次，1次1mg，第2天增加到1日2次，1次2mg；如能耐受，第3天可增加到1日2次，1次3mg。带白色聚丙烯盖的琥珀色玻璃瓶包装，有效期36个月。

【用药注意】①从小剂量开始并应逐渐增加剂量，注意剂量的个体化。②用药初期和加药速度过快时会发生（体位性）低血压，此时则应考虑减量。③鉴于利培酮对中枢神经系统的作用，在与其他作用于中枢神经系统的药物同时服用时应慎重。建议患者不应驾驶汽车或操作机器。

【药物评价】①利培酮是全新的抗精神病药物，是具有独特平衡机理的 5-羟色胺与多巴胺拮抗剂。它的特点是对精神分裂症的阳性、阴性症状均有效，尤其对阴性症状的疗效弥补了传统药物的缺陷。1995 年至今，利培酮一直是全球处方量最大的抗精神病药物之一。与奥氮平相比，利培酮价格相对较低。本品已进入我国的医疗保险目录。②低剂量效果欠佳和致高泌乳素血症是利培酮的主要劣势。

【商品信息】①本品的主要制剂有片、分散片、胶囊、口服溶液、口腔崩解片等，目前国内生产企业有西安杨森制药、齐鲁制药、浙江华海药业、江苏恩华药业、常州四药等。②进口产品主要是强生制药的利培酮口服溶液（维思通，Risperdal）、注射用利培酮微球（恒德）及诺华制药的利培酮片等。

二、抗抑郁症药

抑郁症是中枢神经系统递质代谢紊乱所致的情感性精神障碍疾病，女性多于男性。主要表现为情绪低落，兴趣减低，悲观，思维迟缓，缺乏主动性，自责自罪，饮食、睡眠差，担心自己患有各种疾病，感到全身多处不适，严重者可出现自杀念头和行为。抑郁症是精神病中自杀率最高的疾病。

随着全球经济的高速发展，工作、生活竞争的加剧和外部环境压力的加大，抑郁症的发生和发展呈现出逐年上升的趋势。据世界卫生组织发布的最新报告显示，全球已有超过 3.5 亿人患有抑郁性疾病。据 IMS Health 统计，2010 年抗抑郁症药的全球销售额已超过 200 亿美元，已经成为中枢神经系统药物市场中最大的药品类别。

抑郁症主要与中枢去甲肾上腺素、5-羟色胺、单胺氧化酶等特定的神经递质的水平失衡有关。合理的药物治疗已成为控制、改善抑郁病症状的重要手段。临床上常用的抗抑郁药主要有以下几类。

1. 三环类抗抑郁药，如阿米替林、丙咪嗪、氯米帕明、多塞平等。属于第 1 代单胺再摄取抑制剂，不仅可抑制 5-羟色胺（5-HT）和去甲肾上腺素（NA）突触前膜再摄取，而且具有抗胆碱作用。此类药品的不良反应主要来自抗胆碱作用，如口干、便秘、尿潴留、视力模糊及眼内压升高等，最严重的是心脏毒性。

2. 选择性 5-羟色胺再摄取抑制剂，如盐酸氟西汀、帕罗西汀、舍曲林、西肽普兰、度洛西丁等。具有对 5-HT 高度的选择性，对去甲肾上腺素（NA）、多巴胺（DA）、组胺及胆碱能神经影响较小，口服吸收良好，生物利用度较高，适用于各种类型抑郁症，是临床主要应用的抗抑郁药。

3. 选择性 5-羟色胺与去甲肾上腺素再摄取抑制剂，如文法拉辛等。

盐酸阿米替林
Amitriptyline Hydrochloride

【商品名】利波乐，依拉维。

【性状】无色结晶或白色、类白色粉末；无臭或几乎无臭，味苦，有烧灼感，随后有麻木感。在水、甲醇、乙醇或三氯甲烷中易溶，在乙醚中几乎不溶。

【作用】本品为三环类抗抑郁药，其作用在于抑制5-羟色胺和去甲肾上腺素的再摄取，对5-羟色胺再摄取的抑制更强，镇静和抗胆碱作用亦较强。

【适应证】用于治疗各种抑郁症，本品的镇静作用较强，主要用于治疗焦虑性或激动性抑郁症。

【制剂及用法】盐酸阿米替林片：糖衣或薄膜衣片，除去包衣后显白色。每片25mg。口服，成人常用量为开始1次25mg（1片），1日2～3次，然后根据病情和耐受情况逐渐增至1日150～250mg（6～10片），1日3次，高量1日不超过300 mg（12片），维持量1日50～150mg（2～6片）。塑料瓶包装，有效期24个月。

【用药注意】严重心脏病、青光眼、排尿困难、支气管哮喘、癫痫、甲状腺功能亢进、谵妄、粒细胞减少、肝功能损害、对三环类药过敏者禁用。与肾上腺素受体激动药合用，可引起严重高血压与高热。与中枢抑制药合用可加强其作用。

【药物评价】①本品的作用机制为抑制5-羟色胺和去甲肾上腺素的再摄取，对5-羟色胺再摄取的抑制更强，产生抗抑郁作用。②阻断M受体作用强大，易致阿托品样副作用。③本品为临床最常用的三环类抗抑郁药，市场销量很大。

【商品信息】目前国内生产企业有上海信谊药厂、常州四药制药、湖南洞庭药业等，以片剂为主。

【贮藏】遮光，密闭保存。

帕罗西汀

Paroxetine

【商品名】赛乐特，乐友。

【性状】白色或类白色结晶性粉末，无臭、味微苦。易溶于甲醇，在乙醇中溶解，在水中微溶。

【作用】本品为选择性中枢神经5-羟色胺再摄取抑制剂，可使突触间隙中5-羟色胺浓度增高，发挥抗抑郁作用。对其他递质作用较弱，对自主神经系统和心血管系统的影响较小。

【适应证】适用于治疗各种忧郁症。包括伴有焦虑的抑郁症及反应性抑郁症、伴有或不伴有广场恐怖的惊恐障碍，以及社交恐惧症、社交焦虑症。

【制剂与用法】帕罗西汀片：白色薄膜包衣片，每片20mg。口服，平均1日剂量范围在20～50mg之间，一般从20mg开始，每日服1次，早上服，连续3周。以后根据临床反应增减剂量，1次增减10mg，间隔不得少于1周。停药应逐渐减量，不可骤停。铝塑包装，有效期18个月。

【用药注意】①成人或儿童重度抑郁症患者无论是否服用抗抑郁药物，都可能会出现抑郁症状恶化和出现自杀意念和自杀行为，患病期间这种危险性持续存在，直至病情得到显著缓解。②用药期间不宜驾驶车辆、操作机械或高空作业；服用本品的患者应避免饮酒。

【药物评价】①本品口服后易吸收，不受抗酸药物和食物的影响。②本品适合治疗伴有焦虑症的抑郁症患者,作用比三环类抗抑郁症药快,不良反应轻、少。

【商品信息】①本品由葛兰素史克公司于1991年研制,商品名"赛乐特"。②目前国内生产企业有中美天津史克制药、浙江华海药业、北京万生药业、浙江尖峰药业等,以片剂为主。进口药品为葛兰素史克公司的帕罗西汀肠溶缓释片。

第六节 中枢兴奋药

中枢兴奋药是能提高中枢神经系统功能活动的一类药物。用于多种原因(疾病、中毒、颅脑损伤或意外事故等)所致的中枢抑制状态,尤其是呼吸抑制。中枢兴奋药根据其作用部位的不同可分为以下几类:①兴奋大脑皮层的药物,如咖啡因等。②兴奋延脑呼吸中枢的药物,如尼可刹米、洛贝林等。③促进大脑功能恢复的药物,如吡拉西坦、甲氯芬酯等。

咖啡因
Caffeine

【性状】白色或带极微黄绿色、有丝光的针状结晶;无臭,味苦;有风化性。在热水或三氯甲烷中易溶,在水、乙醇或丙酮中略溶,在乙醚中极微溶解。可与有机酸或其他金属盐形成复盐,增加在水中的溶解度。

【作用】咖啡因小剂量增强大脑皮层兴奋过程,振奋精神,减少疲劳。大剂量可兴奋延脑呼吸中枢及血管运动中枢,特别当这些中枢处于抑制状态时,作用更为显著。

【适应证】用于中枢性呼吸及循环功能不全;用于因催眠、麻醉药物中毒或急性感染性疾病所引起的中枢性呼吸循环衰竭。与阿司匹林、氨基比林制成复方制剂用于一般性头痛;与麦角胺合用治疗偏头痛。

【制剂及用法】安钠咖注射液:无色的澄明液体。每支1mL:无水咖啡因0.12g与苯甲酸钠0.13g。皮下或肌内注射,成人1次1~2mL,2~4小时可重复注射。极量1次3mL,1日极量12mL。儿童,按体重1次0.024~0.048mL/kg。

【用药注意】消化性溃疡病患者不宜使用。孕妇大量摄入本品可引起流产、早产,故应避免使用。长期大量的服用,有可能产生耐受性或习惯性。因此使用时应注意适应证,并控制剂量。

【药物评价】①本品作用机制为阻断腺苷受体,抑制磷酸二酯酶,增加细胞内cAMP水平,抑制细胞内钙的运动与利用。②本品大量长期单用可产生成瘾性、戒断症状。③现多与解热镇痛药制成复方制剂用于感冒或镇痛。

【商品信息】①目前国内生产企业有上海信谊药厂、华润双鹤药业、远大医药(中国)、赤峰蒙欣药业、四川锡成药业等,以片剂和注射液为主。②本品复方制剂有氨基比林咖啡因片、麦角胺咖啡因片、小儿氨酚匹林咖啡因片等。

【贮藏】遮光,密闭保存。

目标检测

一、选择题

1. 下列哪些药物可作为镇静助眠类非处方药使用（　　）
   A. 地西泮片　　　　B. 氯美扎酮片　　C. 谷维素片　　　　D. 地西泮注射液
   E. 阿普唑仑片
2. 相对来说，停药反应和依赖性最小的药物是（　　）
   A. 地西泮片　　　　B. 阿普唑仑片　　C. 酒石酸唑吡坦片　D. 三唑仑片
3. 对精神分裂症阳性和阴性症状均有效的药物是（　　）
   A. 利培酮片　　　　　　　　　　　　B. 帕罗西汀片
   C. 盐酸氯丙嗪片　　　　　　　　　　D. 盐酸氯丙嗪注射液
4. 安定片适宜的服用时间为（　　）
   A. 睡前服用　　　　B. 饭后服用　　　C. 饭前服用　　　　D. 空腹服用
5. 安定的法定名称为（　　）
   A. 苯巴比妥　　　　B. 异戊巴比妥　　C. 地西泮　　　　　D. 阿苯达唑

二、思考题

1. 常用新型抗抑郁症的主要药物有哪些？请举例说明。
2. 试比较地西泮与酒石酸唑吡坦的异同点。

第十七单元 维生素、矿物质及肠外肠内营养药

学习目标

知识目标：掌握维生素类常用药物的名称、性状、适应证、制剂与用法、用药注意、药物评价、商品信息、贮藏等，了解本类药品的商品信息。

重点掌握品种：维生素 A、维生素 AD、维生素 B_1、维生素 B_2、维生素 B_6、复合维生素 B、维生素 C、维生素 E、多维生素；碳酸钙、葡萄糖酸钙、葡萄糖酸锌；复方氨基酸注射液、中长链脂肪乳注射液等。

技能目标：能按用途、剂型及分类管理要求陈列药品并对其进行正常养护；对本类药品进行全面评价，能根据顾客需求推荐药品，指导维生素类、矿物质及肠外肠内营养类药的合理使用；能介绍新上市品种的特点，进行同类药品的比较。

维生素是一类参与机体多种代谢过程的有机物质。维生素在人体内大多不能合成，部分合成的维生素也不能满足机体需要，主要由食物供给。维生素在物质代谢调节和维持生理功能的方面发挥着重要作用，长期缺乏会引起维生素缺乏症。临床上维生素类药物主要用于防治维生素缺乏症、补充机体需要和某些疾病的辅助治疗。维生素的种类很多，化学结构差异很大，通常按溶解性不同，将天然维生素分为脂溶性和水溶性两大类，脂溶性维生素包括维生素 A、D、E、K 等，水溶性维生素包括 B 族维生素和维生素 C 等。

矿物质类药物主要指的是人体所需的各种微量元素，如铁、钙、锌等，在体内有着广泛的作用，不可缺少。这些物质虽然重要，过量也可产生严重不良反应。

氨基酸、脂肪乳、糖类、维生素、电解质、微量元素等营养素是维持患者的营养需求的基础。合理的营养支持目的是为了阻止患者营养状况的进一步恶化、加速创伤的愈合、促进正氮平衡、纠正酸碱和电解质紊乱、增强机体的免疫力、提高手术的治愈率、节省费用等。营养支持目前主要通过肠外、肠内营养支持来实现。

一、维生素类

维生素 A
Vitamin A

【性状】淡黄色油溶液或结晶与油的混合物(加热至60℃应为澄清溶液),无臭。不溶于水,微溶于乙醇,与三氯甲烷、乙醚、环己烷或石油醚能任意混合。在空气中易氧化,遇光易变质。

【作用】具有促进生长,维持上皮组织如皮肤、结膜、角膜等正常机能的作用,并参与视紫红质的合成。增强视网膜感光力,参与体内许多氧化过程,尤其是不饱和脂肪酸的氧化。维生素A缺乏时,则生长停止,骨骼成长不良,生殖功能衰退,皮肤粗糙、干燥、角膜软化,并发生干燥性眼炎及夜盲症。

【适应证】适用于维生素A缺乏症,如夜盲症、眼干燥症、角膜软化症和皮肤粗糙等。也可用于补充需要,如妊娠、哺乳妇女和婴儿等。

【制剂及用法】维生素A软胶囊:内容物为黄色至深黄色油状液。每粒5000U;2.5万U。治疗,1日1万~2.5万U;预防,1日5000U。铝塑水泡眼包装,有效期24个月。

维生素A糖丸:每粒1000U;2.5万U。口服,成人1次1~2粒,1日1次;儿童1次1粒,1日1次。塑料瓶包装,有效期24个月。

维生素A注射液:淡黄色澄明油溶液。每支0.5mL:2.5万U;1mL:2.5万U。口服,成人1次1~2粒,1日1次;儿童1次1粒,1日1次。安瓿瓶包装,有效期24个月。

【用药注意】①本品糖丸和胶丸可作为非处方药。②孕妇的维生素A用量每日不超过6000U,大量摄入可能会产畸形婴儿。③长期应用大剂量可引起维生素A过多症,甚至发生急性或慢性中毒。表现为食欲不振、皮肤发痒、毛发干枯、脱发、口唇皲裂、易激动、骨痛、骨折、颅内压增高(头痛、呕吐、前囟宽而隆起)。停药1~2周后可消失。④老年人长期应用,容易过量。长期大剂量应用可引起齿龈出血、唇干裂。

【药物评价】本品常用于儿童补充需要用,建议与维生素D合用,会有更好的效果。也可与维生素E合用,可促进其吸收。

【商品信息】目前国内生产企业有罗氏(上海)维生素、北京双鹤药业、浙江医药新昌制药厂、国药控股星鲨制药(厦门)等,主要剂型有软胶囊、胶丸、糖丸、注射液。

【贮藏】原料药使用铝制或其他合适容器,充氮,密封,在凉暗处保存;制剂应遮光,密封保存。

维生素 AD
Vitamin AD

【商品名】贝特令,伊可新。

【性状】黄色至深黄色的油状液体，气味微腥。

【作用】维生素 A 和 D 是人体生长发育的必须物质，尤其对胎儿、婴幼儿的发育，上皮组织的完整性，视力，生殖器官，血钙和磷的恒定，骨骼、牙的生长发育有重要作用。

【适应证】用于防治夜盲症、眼干燥症、佝偻病、骨软化症及其他维生素 AD 缺乏症。适用于维生素 D 缺乏症的预防和治疗，如佝偻症、手足抽搐症、骨软化症等；维生素 A 缺乏症的预防和治疗，如呼吸道及消化道反复感染、干眼症、角膜软化及皮肤干燥、角化等；婴幼儿生长发育迟缓；妊娠及哺乳期的妇女；患感染性及慢性疾病者。

【制剂及用法】维生素 AD 滴剂：每克含维生素 A 5000U，维生素 D 500U；每克含维生素 A 9000U，维生素 D 3000U；每克含维生素 A 50000U，维生素 D 5000U；每粒含维生素 A 1200U，维生素 D 400U；每粒含维生素 A 1500U，维生素 D 500U；每粒含维生素 A 1800U，维生素 D 600U；每粒含维生素 A 2000U，维生素 D 700U。1 次 2 滴，1 日 1～3 次。

维生素 AD 软胶囊：每粒含维生素 A 1500U，维生素 D 500U；维生素 A 3000U，维生素 D 300U；维生素 A 10000U，维生素 D 1000U。1 次 1 粒，1 日 1～3 次。

【用药注意】①过量服用可产生慢性中毒，早期表现为骨关节疼痛、肿胀、皮肤瘙痒、口唇干裂、软弱、发热、头痛、便秘、腹泻、恶心呕吐等。②慢性肾衰竭、高钙血症、高磷血症伴肾性佝偻病患者禁用。婴幼儿对大量或超量维生素 A 较敏感，应谨慎使用。老年人长期服用维生素 A，可能因视黄基醛廓清延迟而致维生素 A 过量。本品可作为非处方药。

【药物评价】本品系维生素 A 与维生素 D_2 或维生素 D_3，加鱼肝油或精炼食用植物油溶解并调整浓度制成。普通维生素 A、维生素 D 的比例为 10∶1。我国儿童、老人缺钙比例较高，随着居民收入的增加，人们补钙意识逐渐增强，补钙的同时加服维生素 AD 有助于钙的吸收，维生素 AD 的使用将越来越普及。

【商品信息】目前国内生产企业有国药控股星鲨制药（厦门）、浙江海力生制药、南京海鲸药业、山东达因海洋生物制药等，主要剂型滴丸、软胶囊、糖丸等。

【贮藏】遮光、密封，在阴凉干燥处保存。

维生素 B_1

Vitamin B_1

【商品名】甲维比，维多维。

【性状】常用盐酸盐，为白色结晶或结晶性粉末，有微弱的特臭，味苦。露置空气中，能吸收水分。易溶于水，微溶于醇，不溶于乙醚。

【作用】维生素 B_1 结合三磷腺苷形成维生素 B_1 焦磷酸盐（二磷酸硫胺，辅羧酶），是碳水化合物代谢时所必需的辅酶；维生素 B_1 能抑制胆碱酯酶的活性，缺乏时胆碱酯酶活性增强，乙酰胆碱水解加速，致神经冲动传导障碍，影响胃肠、心肌功能。摄入不足时可导致维生素 B_1 缺乏症，严重缺乏会引起脚气病。

【适应证】适用于维生素 B_1 缺乏的预防和治疗，如维生素 B_1 缺乏所致的脚气病。亦用于周围神经炎、消化不良等的辅助治疗。全胃肠道外营养或摄入不足引起的营养不良，妊娠或哺乳期、甲状腺功能亢进、烧伤、血液透析、长期慢性感染、发热、重体力劳动、吸收不良综合征伴肝胆系统疾病、小肠疾病及胃切除后维生素 B_1 的补充。

【制剂及用法】维生素 B_1 片：白色片。每片 5mg；10mg。成人每日的最小必需量为 1mg，孕妇及小儿因发育关系需要较多。在治疗脚气病及消化不良时可根据病情，1 次 10~30mg，1 日 3 次内服。塑料瓶包装，有效期 24 个月。

维生素 B_1 注射液：无色澄明液体。每支 2mL：50mg；2mL：100mg。肌内或皮下注射，每次 50~100mg，1 日 1 次。不宜静注。安瓿瓶包装，有效期 24 个月。

【用药注意】①维生素 B_1 一般可由正常食物中摄取，较少发生单一维生素 B_1 缺乏。如有缺乏症状表现，使用复合维生素 B 制剂较宜。②肌注前用 10 倍稀释液 0.1mL 皮试，以防止过敏反应。③维生素 B_1 在碱性溶液中易分解，与碱性药物如碳酸氢钠、枸橼酸钠配伍，易引起变质。④本品片剂可作为非处方药。⑤偶有头晕、眼花、焦虑不安、恶心等，注射时偶见过敏反应，个别甚至可发生过敏性休克。

【药物评价】①维生素 B_1 一般可由正常食物中摄取，较少发生单一维生素缺乏。如有缺乏症状表现，更宜使用复合维生素 B 制剂。②很少采用静脉给药，可能产生过敏反应，甚至休克。

【商品信息】目前国内生产企业有东北制药集团、河北恒利集团制药、上海华氏制药等，主要剂型有片剂和注射液。

【贮藏】遮光，密封保存。

维生素 B_2
Vitamin B_2

【性状】橙黄色结晶粉末，微臭，味微苦。难溶于水，水溶液呈黄绿色并有荧光，几不溶于乙醇。溶液易变质，在碱性溶液中或遇光变质更快。

【作用】维生素 B_2 可转化为组织呼吸的重要辅酶（核黄素单核苷酸和核黄素腺嘌呤二核苷酸），并可激活维生素 B_6，将色氨酸转换为烟酸，并可能与维持红细胞的完整性有关。

【适应证】用于防治口角炎、唇干裂、舌炎、阴囊炎、角膜血管化、结膜炎、脂溢性皮炎等维生素 B_2 缺乏症。全胃肠道外营养及因摄入不足所致营养不良，进行性体重下降时应补充维生素 B_2。

【制剂及用法】维生素 B_2 片：黄色至橙黄色片。每片 5mg；10mg。成人每日的需要量为 2~3mg，1 次可服 5~10mg，1 日 3 次。塑料瓶包装，有效期 24 个月。

维生素 B_2 注射液：橙黄色的澄明液体。每支 1mL：5mg；2mL：1mg；2mL：5mg；2mL：10mg。皮下注射或肌注 5~10mg，1 日 1 次。棕色安瓿瓶包装，有效期 24 个月。

【用药注意】本品片剂可作为非处方药。空腹服用本品，吸收反不如进食时服用，故宜在食时或食后立即服。大量服用时尿呈黄色。不宜与甲氧氯普胺合用。

【药物评价】维生素 B_2 一般可由正常食物中摄取，较少发生单一维生素缺乏。如有缺乏症状表现，更宜使用复合维生素 B 制剂。

【商品信息】目前国内生产企业有地奥集团成都药业、华北制药集团太原有限责任公司、无锡山禾药业等，主要剂型有片剂和注射液。

【贮藏】遮光，密封保存。

维生素 B_6
Vitamin B_6

【性状】白色或类白色的结晶或结晶性粉末，无臭，味酸苦。易溶于水，微溶于乙醇。高温、碱性溶液中和遇光均易被破坏。

【作用】维生素 B_6 在红细胞内转化为磷酸吡哆醛，作为辅酶对蛋白质、碳水化合物、脂类的各种代谢功能起作用。维生素 B_6 还参与色胺酸转化成烟酸或 5-羟色胺。

【适应证】适用于维生素 B_6 缺乏（维生素 B_6 缺乏可引起黄嘌呤酸尿、神经系统病变、脂溢性皮炎及唇干裂）的预防和治疗，防治异烟肼中毒；也可用于妊娠放射病及抗癌药所致的呕吐、脂溢性皮炎等。全胃肠道外营养及因摄入不足所致营养不良、进行性体重下降时维生素 B_6 的补充。治疗婴儿惊厥或给孕妇服用以防婴儿惊厥，治疗白细胞减少症。局部涂搽治疗痤疮、酒糟鼻、脂溢性湿疹等。可作为贫血、动脉粥样硬化、粒细胞减少及肝炎的辅助用药。

【制剂及用法】维生素 B_6 片：白色片，每片 10mg。口服，1 次 10～20mg。塑料瓶包装，有效期为 36 个月。

维生素 B_6 注射液：无色或微黄色的澄明液体。每支 1mL：25mg；1mL：50mg；2mL：50mg；2mL：0.1g；2mL：0.2g。皮下注射、肌注、静注，1 次 50～100mg，1 日 1 次。安瓿瓶包装，有效期 30 个月。

【用药注意】本品片剂可作为非处方药。不宜应用大剂量维生素 B_6 来治疗未经证实有效的疾病。与左旋多巴合用时，可降低左旋多巴的药效。

【药物评价】维生素 B_6 一般可由正常食物中摄取，较少发生单一维生素缺乏。如有缺乏症状表现，更宜使用复合维生素 B 制剂。

【商品信息】目前国内生产企业有上海新先锋药业、苏州医药集团、石家庄制药集团欧意药业等，主要剂型有片剂、缓释片、注射液、粉针、软膏剂等。

【贮藏】遮光，密封保存。

复合维生素 B
Compound Vitamin B

【作用】维生素 B_1 是糖代谢所需辅酶的重要组成成分。维生素 B_2 为组织呼吸所需的重要辅酶组成成分，烟酰胺为辅酶Ⅰ及辅酶Ⅱ的组分，为脂质代谢、组织呼吸的氧化作用所必需。维生素 B_6 为多种酶的辅基，参与氨基酸及脂肪的代谢。

【适应证】用于营养不良、食欲不振、脂溢性皮炎、痤疮、孕妇、哺乳期妇女和发热而引起的维生素 B 缺乏的各种疾病。

【制剂及用法】复合维生素 B 片：黄色片。每片含 B_1 3mg，B_2 1.5mg，B_6 0.2mg，烟酰胺 10mg。用法：1 次 1~2 片，1 日 3 次。塑料瓶包装，有效期 24 个月。

复合维生素 B 注射液：黄色带绿色荧光的澄明或几乎澄明的溶液。每支 2mL，含 B_1 20mg，B_2 2mg，B_6 2mg，烟酰胺 30mg。1 日 2mL。安瓿瓶包装，有效期 24 个月。

【用药注意】大剂量服用可出现烦躁、疲倦、食欲减退等，偶见皮肤潮红、瘙痒，尿液可能呈现黄色。

【药物评价】当维生素 B 缺乏时，更适合补充维生素 B 复合制剂。

【商品信息】目前国内生产企业有武汉制药集团、南京白敬宇制药厂、广州光华药业等。主要的剂型有片剂和注射液等。

【贮藏】遮光，密封保存。

维生素 C
Vitamin C

【商品名】德维喜，力度伸，高喜。

【性状】白色结晶或结晶性粉末；味酸，无臭；久置色变微黄，遇日光颜色可变深。易溶于水，水溶液显酸性反应；在乙醇中略溶，在三氯甲烷中不溶。

【作用】维生素 C 参与氨基酸代谢、神经递质的合成、胶原蛋白和组织细胞间质的合成。可降低毛细血管的通透性，加速血液的凝固，刺激凝血功能，促进铁在肠内吸收，促使血脂下降，增加对感染的抵抗力，参与解毒功能，且有抗组胺的作用及阻止致癌物质（亚硝胺）的生成。

【适应证】防治坏血病。急慢性传染病时，消耗量增加，应适当补充，以增强机体抵抗力。病后恢复期，创伤愈合不良者，也应适当补充本品。克山病患者在发生心源性休克时，可用本品大剂量治疗。用于肝硬化、急性肝炎和砷、汞、铅、苯等慢性中毒时的肝脏损害。也可用于各种贫血、过敏性皮肤病、口疮、促进伤口愈合等。

【制剂及用法】维生素 C 片：白色或略带淡黄色片。每片 25mg；50mg；100mg；250mg。1 次 0.05~0.1g，1 日 2~3 次。铝塑包装，有效期 18 个月。

维生素 C 注射液：无色至微黄色的澄明液体。每支 1mL：0.1g；2mL：0.1g；2mL：0.25g；2mL：0.5g；2mL：1g；2.5mL：1g；5mL：0.5g；5mL：1g；10mL：1g；10mL：2g；20mL：2g；20mL：2.5g。1 日 0.25~0.5g。克山病首剂 5~10g，缓慢静注。玻璃安瓿瓶包装，有效期 18 个月。

维生素 C 泡腾片：白色或着色片。每片 0.5g；1g。用冷水或温开水溶解后服用，溶解后成为一杯鲜甜味美的橙味饮品。成人 1 日 1 片，儿童 1 日半片。1 日 1~3 片。塑料瓶包装，有效期 24 个月。

维生素 C 含片：白色或着色片，每片 0.5mg。口中含服，成人 1 次 1 片，1 日 1~2 次。

【用药注意】①本品片剂、咀嚼片、含片可作为非处方药。②长期服用每日 2~3g

可引起停药后坏血病，偶可引起尿酸盐、半胱氨酸盐或草酸盐结石，每日用量1g以上可引起腹泻、皮肤红而亮、头痛、尿频、恶心呕吐、胃痉挛。过多服用咀嚼片可导致牙釉质损坏，快速静脉注射可引起头晕、晕厥。③大量长期服用突然停药，有可能出现坏血病症状，故宜逐渐减量停药。④与维生素K_3配伍，使两者疗效减弱或消失；与肝素或华法林并用，可引起凝血酶原时间缩短。⑤不适合与碱性药物配伍使用，以免影响疗效。

【药物评价】①本品使用较为安全，不良反应少。②现今社会对维生素C的评价很高，它的确有很多保健作用，所以导致维生素C的销量很大，但是其用于美容和延缓衰老有待商榷。

【商品信息】主要生产企业有东北制药集团、上海罗氏制药、石药集团欧意药业、协和药业等，主要剂型有片剂、颗粒剂、含片、泡腾片、注射液等。

【贮藏】遮光，密封保存。

维生素 E
Vitamin E

【商品名】来益。

【性状】常用其醋酸盐，为微黄色至黄色或黄绿色澄清的黏稠液体，几乎无臭；遇光色渐变深。不溶于水，易溶于无水乙醇、乙醚。

【作用】本品属于抗氧化剂，可结合饮食中的硒，防止膜及其他细胞结构的多价不饱和脂酸，使免受自由基损伤；保护红细胞免于溶血，保护神经与肌肉免受氧自由基损伤，维持神经、肌肉的正常发育与功能。亦可能为某些酶系统的辅助因子。

【适应证】用于习惯性流产、先兆流产、不孕症及更年期障碍、进行性肌营养不良症、外阴萎缩症及外阴瘙痒症、早产儿溶血性贫血、小腿痉挛、间歇性跛行等。亦可用于冠心病、高脂血症、动脉粥样硬化症等的防治，但无肯定疗效。在性器官癌症放射治疗时，并用本品可能提高有效率。此外，其用于延缓衰老以及浸出性或炎症性皮肤病、皮肤角化症、脱毛症及早产儿或脂肪吸收异常等所引起的缺乏症等，疗效亦未能肯定。

【制剂及用法】维生素E片：糖衣片。每片5mg；10mg；100mg。口服，成人1次10~100mg，1日1次。铝塑包装，有效期24个月。

维生素E软胶囊：内容物为淡黄色至黄色的油状液体。每粒50mg；100mg。口服，1次10~100mg，1日2~3次。铝塑包装，有效期36个月。

维生素E注射液：淡黄色的澄明油状液体。每支1mL：5mg；1mL：50mg。肌内注射，1日5~50mg。

维生素E烟酸酯胶囊：内容物为白色或微黄色粉末或颗粒，微有特臭。每片0.1g。口服，1次1~2粒，1日3次。铝塑包装，有效期24个月。

维生素EC颗粒：微黄色颗粒；具香味。每袋3g（含维生素E 100mg、维生素C 200mg）。口服，成人1次1袋，1日1次。用水冲服或嚼服。铝塑包装，有效期24个月。

【用药注意】①食物中硒、维生素 A、含硫氨基酸不足时,或含有大量不饱和脂肪酸时,其需要量将大为增加,如不及时补充本品,则可能引起其缺乏症。②对维生素 K 缺乏而引起的低凝血酶原血症及缺铁性贫血患者慎用。③氢氧化铝、硫糖铝等药物影响维生素 E 的吸收。④香豆素及其衍生物可干扰本品的吸收。⑤缺铁性贫血补铁时对维生素 E 的需要量增加。⑥本品片剂、胶丸剂为非处方药。⑦长期大量服用(每日量 400~800mg),可引起视力模糊、乳腺肿大、腹泻、头晕、流感样综合征、头痛、恶心及胃痉挛、乏力软弱。长期服用超量(1 日量大于 800mg),对维生素 K 缺乏患者可引起出血倾向,改变内分泌代谢(甲状腺、垂体和肾上腺),改变免疫机制,影响性功能,并有出现血栓性静脉炎或栓塞的危险。外用可引起接触性皮炎。

【药物评价】本品为抗氧化剂,可清除体内自由基,可用于抗衰老、美容,所以本品的销售量很大,但疗效并不太确定。

【商品信息】目前国内生产企业有罗氏(上海)维生素、哈药集团制药总厂、浙江医药新昌制药厂等,主要剂型有片剂、软胶囊、胶丸、注射液等。

【贮藏】遮光,密封保存。

多维元素

Multivitamin Formula with Minerals

【商品名】21 金维他,金施尔康,小施尔康。

【作用】为人体补充机体正常代谢所必需的多种维生素及微量元素。维生素和矿物质均为维持机体正常代谢和身体健康必不可少的重要物质。二者是构成多种辅酶和激素的重要成分,参与体内糖类、氨基酸、脂肪代谢。缺乏时可导致代谢障碍,而引致多种疾病。本品参与骨骼的形成与骨折后骨组织的再建以及肌肉收缩、神经传递、凝血机制,并降低毛细血管的渗透性等。

【适应证】用于防治因维生素和微量元素缺乏所引起的各种疾病。

【制剂及用法】多维元素片:薄膜衣片。

处方一:每片含维生素 A 2500IU、维生素 D 200IU、维生素 E 5mg、维生素 C 25mg、维生素 B_1 2.5mg、维生素 B_2 2.5mg、维生素 B_6 0.25mg、维生素 B_{12} 0.5μg、烟酰胺 7.5mg、泛酸钙 2.5mg、重酒酸胆碱 25mg、肌醇 25mg、钾 5mg、磷酸氢钙 279mg、镁 0.5mg、铁 5mg、锌 0.25mg、铜 0.5mg、碘 50μg、锰 0.5mg、L-赖氨酸盐 12.5mg。口服,成人及 12 岁以上儿童 1 日 2 片,12 岁以下儿童 1 日 1 片,饭后服用。塑料瓶装,有效期 24 个月。

处方二:每片含维生素 A 5000IU、维生素 D 400IU、维生素 E 30IU、维生素 C 90mg、维生素 B_1 3mg、维生素 B_2 3.4mg、维生素 B_6 3mg、维生素 B_{12} 9μg、烟酰胺 20mg、叶酸 400μg、泛酸 10mg、生物素 30μg、钾 7.5mg、钙 40mg、磷 31mg、氯 7.5mg、镁 100mg、铁 27mg、锌 15mg、铜 2mg、碘 150μg、锰 5mg、铬 15μg、钼 15μg、硒 10μg。口服,1 次 1 片,1 日 1 次。饭时或饭后服用。塑料瓶装,有效期 24 个月。

多维生素滴剂:棕色或深棕色的澄清黏稠液体,有水果香气。本品每毫升含维生素

A 1500U、维生素 D_3 400U、维生素 E 5U、维生素 C 35mg、维生素 B_1 0.5mg、维生素 B_2 0.6mg、维生素 B_6 0.4mg、维生素 B_{12} 2μg、烟酰胺 8mg 等。口服,1 次按刻度吸管吸取 0.5~1mL,滴入口中或放入开水、牛奶、果汁等饮料中摇匀后服用,1 日 1 次。塑料瓶装,有效期 18 个月。

【用药注意】①抗酸药可影响本品中维生素 A 的吸收,故不应同服。②不应与含有大量镁、钙的药物合用,以免引起高镁、高钙血症。③胃炎、溃疡病或哮喘患者应用含烟酸的制剂时,必须慎用本品。④本品为非处方药。

【药物评价】本品可以全面补充机体所需的几乎所有的维生素和矿物质,大大减少了服用多种药物的麻烦,给予患者极大方便。目前市场上还有其他同类药物,竞争激烈。

【商品信息】目前国内生产企业有上海施贵宝公司、杭州民生药业集团、山东烟台西苑制药厂等。

【贮藏】遮光,密封,在干燥处保存。

二、矿物质缺乏用药

碳酸钙
Calcium Carbonate

【商品名】固元,凯方,钙神。

【性状】白色极细微的结晶性粉末;无臭,无味。在水中几乎不溶,在乙醇中不溶,遇稀醋酸、稀盐酸等即发生泡沸溶解。

【作用】为重要的骨代谢调节剂,并能维持神经与肌肉的正常兴奋性和降低毛细血管的通透性。另外有中和胃酸作用。

【适应证】用于胃酸过多、胃及十二指肠溃疡,或用于预防和治疗钙缺乏症。

【制剂及用法】碳酸钙咀嚼片:白色片或着色片。每片 0.125g;0.5g(以 Ca 计)。1 次 0.5~2g,1 日 3 次。塑料瓶包装,有效期 24 个月。

碳酸钙口服混悬液:淡红色混悬液,每 5mL:0.4g。每次 0.5~2g,1 日 3 次。儿童安全瓶装,有效期 18 个月。

碳酸钙泡腾颗粒:白色或着色的颗粒,每袋 0.25g(以 Ca 计)。每次 0.5~2g,1 日 3 次。

复方碳酸钙片(钙尔奇、凯思立、罗内):每片含碳酸钙 600mg、维生素 D_3 125U。口服,1 日 1~2 片。塑料瓶包装,有效期 24 个月。

【用药注意】①本品宜在空腹(饭前 1 小时)时服用。②不宜大量长期服用,故不宜用于钙缺乏症的治疗。③使用时间超过 2 周时,应进行血钙、血磷的监测。④高钙血症者禁用。⑤本品为非处方药。

【药物评价】①本品作为钙补充剂,作用不及葡萄糖酸钙,也应注意维生素 A 和维生素 D 的服用。作为抗酸药单用效果不佳,和镁盐合用较为理想。②钙剂和维生素 D 的复方制剂,可以促进钙的吸收,比单用钙剂效果要好,吸收也较为完全。

【商品信息】目前国内生产企业有上海强生制药、成都地奥集团天府药业、江苏正大天晴药业、上海罗氏制药、贵州汉方制药、苏州惠氏-百宫药业等，主要剂型有片剂、口服溶液、泡腾颗粒等。

【贮藏】避光，密封保存。

葡萄糖酸钙
Calcium Gluconate

【商品名】佳加盖。

【性状】白色颗粒性粉末，无臭、无味。在沸水中易溶，在水中缓缓溶解，在无水乙醇中不溶。

【作用】①钙可以维持神经肌肉的正常兴奋性，促进神经末梢分泌乙酰胆碱。血清钙降低时发生抽搐，血钙过高则兴奋性降低，出现软弱无力等。②钙离子能改善细胞膜的通透性，增加毛细管的致密性，使渗出减少，起抗过敏作用。③钙离子能促进骨骼与牙齿的钙化形成。④高浓度钙离子与镁离子之间存在竞争性拮抗作用，可用于镁中毒的解救；钙离子可与氟化物生成不溶性氟化钙，用于氟中毒的解救。

【适应证】①治疗钙缺乏、急性血钙过低、碱中毒及甲状旁腺功能低下所致的手足搐搦症。②过敏性疾患。③镁中毒时的解救。④氟中毒的解救。⑤心脏复苏时应用（如高血钾或低血钙，或钙通道阻滞剂引起的心功能异常的解救）。

【制剂及用法】葡萄糖酸钙片：白色片。每片0.1g；0.5g。成人1次0.5~2g，1日3次；儿童1次0.5~1g，1日3次。塑料瓶包装，有效期24个月。

葡萄糖酸钙口服溶液：无色至淡黄色液体或黏稠液体，气芳香，味甜。10%，每支10mL：1g。1日20~30mL，分2~3次饭后服。药用口服液玻璃瓶包装，有效期24个月。

葡萄糖酸钙注射液：无色的澄明液体。每支10mL：0.5g；10mL：1g。静注，每次10%液10~20mL。安瓿瓶包装，有效期18个月。

葡萄糖酸钙含片：白色片或着色片。每片0.1g；0.15g；0.2g。含化或咀嚼后服用，1次0.5~1g，1日3次。

复方葡萄糖酸钙口服溶液：主要成分为葡萄糖酸钙和乳酸钙。每10mL：0.11g（钙元素）；100mL：1.1g钙元素；200mL：2.2g钙元素。成人一般每次10~20mL，1日2~3次，小儿减半服用。

【用药注意】①静脉注射可有全身发热，静注过快可产生心律失常甚至心跳停止、呕吐、恶心。可致高钙血症，可表现便秘、嗜睡、持续头痛、食欲不振、口中有金属味、异常口干，甚至精神错乱、高血压、眼和皮肤对光敏感等。静脉注射时如漏出血管外，可致注射部位皮肤发红、皮疹和疼痛，并可随后出现脱皮和组织坏死。②不宜用于肾功能不全患者与呼吸性酸中毒患者，应用强心苷期间禁止静注本品。③禁与氧化剂、枸橼酸盐、可溶性碳酸盐、磷酸盐及硫酸盐配伍；与噻嗪类利尿药同用，可增加肾脏对钙的重吸收而致高钙血症。④本品片剂、口服液、含片为非处方药。

【药物评价】 本品在钙剂市场上占主导地位,口服液的占有率最高。另外,同服维生素 A 和维生素 D 可促进钙的吸收。

【商品信息】 目前国内生产企业有北京太洋药业、哈药集团、新疆特丰药业、上海华氏制药等,主要剂型有片剂、注射液、含片和口服溶液等。

【贮藏】 密封保存。

葡萄糖酸锌
Zinc Gluconate

【商品名】 星瑞灵,好感。

【性状】 白色结晶性或颗粒性粉末,无臭,略有涩味。可溶于水,热水中易溶;不溶于无水乙醇、乙醚或三氯甲烷。

【作用】 锌存在于众多的酶系中,如碳酸酐酶、呼吸酶、乳酸脱氢酶、超氧化物歧化酶等中,为核酸、蛋白质、碳水化合物的合成和维生素 A 的利用所必需。锌具有促进生长发育、改善味觉的作用。锌缺乏时出现味觉、嗅觉差,厌食,生长与智力发育低于正常。

【适应证】 主要用于小儿及老年、妊娠妇女因缺锌引起的生长发育迟缓、营养不良、厌食症、复发性口腔溃疡、皮肤痤疮等。

【制剂及用法】 葡萄糖酸锌片:白色片。每片 35mg;70mg;174mg。1 日 2 次,饭后服,每次 10~25mg。塑料瓶包装,有效期 24 个月。

葡萄糖酸锌口服溶液:无色至淡黄色的澄明液体;带矫味剂的芳香气,味微甜、微涩。每瓶 10mL:35mg;10mL:50mg;10mL:70mg;100mL:500mg。成人 1 日 2 次,饭后服,1 次 10~25mg。

【用药注意】 忌与四环素、青霉胺、多价磷酸盐同时服用。用药过量可能影响铜、铁离子的代谢。本品为非处方药。

【药物评价】 本品为锌补充剂,但过量可影响铜、铁离子的代谢。

【商品信息】 目前国内生产企业有哈药集团制药总厂、广州远东制药、南京星银药业等,主要剂型有片剂、咀嚼片、胶囊、口服溶液、糖浆、颗粒、鼻喷剂、鼻用喷雾剂等。

【贮藏】 遮光,密封保存。

三、肠外肠内营养药

肠外营养制剂主要是氨基酸、脂肪乳、糖类等,通过静脉系统补充;肠内营养制剂按蛋白质来源的不同,可分为氨基酸型、短肽型、整蛋白型,通过胃肠道经口喂养或管饲的方式给予。

(一)氨基酸类

蛋白质是组成细胞原生质最重要的物质,是生命的物质基础。当患者不能经口从食物中摄取蛋白质或摄取量不足的情况下，就不得不采用胃肠道外途径来补给蛋白质氮源，以维持人体必要的营养成分。人体对蛋白质的需要实际就是对氨基酸的需要，只有吸收足够种类和数量的氨基酸才能合成人体所需要的蛋白质。在营养学上将氨基酸分为必需氨基酸和非必需氨基酸两类。

1. 必需氨基酸指的是人体自身不能合成或合成速度不能满足人体需要，必须从食物中摄取的氨基酸。对成人来说，这类氨基酸有8种，包括赖氨酸、蛋氨酸、亮氨酸、异亮氨酸、苏氨酸、缬氨酸、色氨酸和苯丙氨酸；对婴儿来说，组氨酸也是必需氨基酸。

2. 非必需氨基酸并不是说人体不需要这些氨基酸，而是说人体可以自身合成或由其他氨基酸转化而得到，不一定非从食物直接摄取不可。这类氨基酸包括谷氨酸、丙氨酸、精氨酸、甘氨酸、天门冬氨酸、胱氨酸、脯氨酸、丝氨酸和酪氨酸等。

氨基酸类营养输液主要用于提高机体合成蛋白质所需要的氨基酸，这类制剂配方组成符合公认模式而且用于营养目的称之为平衡氨基酸输液。按所含氨基酸种类的不同分为3种、6种、9种、14种、15种、17种、18种、20种等，氨基酸的浓度一般为3%～12%。市售部分氨基酸品种中加入了山梨醇、木糖醇作为能源，防止氨基酸作为热能消耗，提高氨基酸在体内的利用率；同时木糖醇具有刺激胰岛产生胰岛素的作用，对糖尿病患者更为适用；也有同时加入钠、钾、钙、镁、磷等电解质以及水溶性维生素补充其他营养成分。例如复方氨基酸注射液（18AA、18AA-Ⅰ、18AA-Ⅱ、18AA-Ⅲ、18AA-Ⅳ、18AA-Ⅴ、18AA-Ⅵ、18AA-Ⅶ）。

复方氨基酸注射液（18AA）
Compound Amino Acid Injection（18AA）

【商品名】乐凡命。

【成分】本品为复方制剂，其组分为每1000mL含L-脯氨酸1.00g、L-丝氨酸1.00g、L-丙氨酸2.00g、L-异亮氨酸3.52g、L-亮氨酸4.90g、L-门冬氨酸2.50g、L-酪氨酸0.25g、L-谷氨酸0.75g、L-苯丙氨酸5.33g、L-精氨酸盐酸盐5.00g、L-赖氨酸盐酸盐4.30g、L-缬氨酸3.60g、L-苏氨酸2.50g、L-组氨酸盐酸盐2.50g、L-色氨酸0.90g、L-蛋氨酸2.25g、L-胱氨酸0.10g、甘氨酸7.60g及山梨醇50.00g。

【作用】氨基酸输液在能量供给充足的情况下，可进入组织细胞，参与蛋白质的合成代谢，获得正氮平衡，并生成酶类、激素、抗体、结构蛋白，促进组织愈合，恢复正常生理功能。

【适应证】本品主要用于大面积烧伤、创伤及严重感染等应激状态下肌肉分解代谢亢进、消化系统功能障碍、营养恶化及免疫功能下降的患者的营养支持，亦用于手术后患者，改善其营养状态。用于蛋白质摄入不足、吸收障碍等氨基酸不能满足机体代谢需要的患者。亦用于改善手术后患者的营养状况。

【制剂及用法】复方氨基酸注射液（18AA）：无色或几乎无色的澄明液体。含总氨基酸量，5%浓度，每瓶200mL：10g；250mL：12.5g；500mL：25g。12%浓度，

200mL：7.5g；250mL：30g；500mL：60g。静脉滴注，1 次 250～500mL。玻璃输液瓶包装，有效期 24 个月。

【用药注意】①本品可致疹样过敏反应，一旦发生应停止用药。偶有恶心、呕吐、胸闷、心悸、发冷、发热或头痛等。②应严格控制滴注速度。③用前必须详细检查药液，如发现瓶身有破裂、漏气、变色、发霉、沉淀、变质等异常现象时绝对不应使用。④严重肝肾功能不全、严重尿毒症患者和对氨基酸有代谢障碍的患者禁用。

【药物评价】①复方氨基酸注射液（18AA）是指含有合成人体蛋白质所需的 18 种必需和非必需氨基酸，能维持营养不良患者的正氮平衡。②不同疾病对氨基酸的需求是不同的，如创伤状态下谷氨酰胺的需要量明显增加，肝病则应增加支链氨基酸（如 L-亮氨酸、L-异亮氨酸、L-缬氨酸），肾功能不良则以提供必需氨基酸为主。③复方氨基酸注射液（18AA-Ⅰ）含钾、钠、钙、镁的无机盐；复方氨基酸注射液（18AA-Ⅳ）含有葡萄糖，但对糖尿病患者应慎用；复方氨基酸注射液（18AA-Ⅴ）含有木糖醇，尤其适合糖尿病患者，过量可致酸碱平衡失调。

【商品信息】目前国内生产企业有四川科伦药业、华润双鹤药业、西南药业、四川美大康佳乐药业、广东利泰制药、辰欣药业、华瑞制药、丽珠集团利民制药厂等。

【贮藏】密闭、遮光保存。

（二）脂肪乳类

静脉用脂肪乳，是指利用大豆油等植物油为原料，经高压匀质化、低压匀质化、膜过滤等工序后成为一种静脉注射用营养性输液，主要为人体提供热量和必需的脂肪酸。临床上用于严重烧伤或术后的热能补充、不能经消化道正常进食的危重患者的必需脂肪酸缺乏症，或用于提高氨基酸输液在体内的利用率。

脂肪乳，按其中三酰甘油结合的脂肪酸链的长短分为长链脂肪乳（LCT）和中链脂肪乳（MCT）。配方中大多采用精制大豆油为原料，也有用橄榄油、深海鱼油（ω-3 脂肪酸）等；乳化剂以蛋黄磷脂为优，也可用大豆磷脂；常用甘油作等渗剂，也可用葡萄糖、山梨醇及木糖醇等。目前我国生产的脂肪乳输液多为长链脂肪酸类产品，但长期使用可能诱发高脂血症、损害免疫系统和网状内皮系统与肝功能。近年来中长链脂肪乳注射液开始进入我国市场，中长链脂肪乳注射液是将中链脂肪酸甘油酯和长链脂肪酸甘油酯按一定比例物理混合形成的脂肪乳；其特点为代谢快、利用率高、肝功能影响小，尤其适合长期应用脂肪乳的危重患者和早产儿。

中长链脂肪乳注射液
Medium and Long Chain Fat Emulsion Injection

【商品名】力保肪宁，力能。

【作用】通过胃肠外营养，长链甘油三酸酯（LCT）和可快速转换的中链甘油三酸酯（MCT）满足机体能量的需要，其中长链甘油三酸酯（LCT）还可保证必需脂肪酸的需要。

【适应证】用于需要接受胃肠外营养和/或必需脂肪酸缺乏的患者。

【制剂及用法】中长链脂肪乳注射液（$C_{6~24}$）：白色乳状液体。静脉滴注，按体重1日静脉滴注本品10% 10~20mL/kg，或本品20% 5~10mL/kg，相当于每千克1~2g（2g为最大推荐剂量）脂肪。最大速度为按体重1小时静脉滴注本品10% 1.25mL/kg或20% 0.625mL/kg（相当于每千克0.125g脂肪）。在开始使用本品进行肠外营养治疗时，建议用较慢的速度，即按每千克体重1小时0.05g脂肪进行滴注。玻璃输液瓶包装，有效期24个月。

【用药注意】①通过静脉输注时，如果需要，本品可以与复方氨基酸注射液和葡萄糖注射液一起输注。本品与氨基酸和/或糖溶液一起输注时，应使用单独的输注系统和静脉。②对大豆或其他蛋白质高度敏感的患者慎用。③应定期检查血清甘油三酯、血糖、酸碱平衡、血电解质、液体出入量及血常规，脂肪乳输注过程中，血清甘油三酯浓度不应超过3mmol/L。④加入多价阳离子（如钙）可能发生不相容，特别当钙与肝素结合时更是如此。

【药物评价】中链甘油三酸酯（MCT）分子量小，在代谢时进入线粒体不需要肉毒碱携带，氧化快而彻底，能以辅酶A和酮体的形式供能，中链脂肪酸不易于再酯化，发挥作用完全。因此，中/长链脂肪乳不仅具有长链脂肪乳的优点，同时它进一步改善了脂肪乳的代谢，对有脂代谢障碍的患者尤其有利。

【商品信息】本品主要制剂有中/长链脂肪乳注射液（$C_{6~24}$）、中/长链脂肪乳注射液（$C_{8~24}$）、中/长链脂肪乳注射液（$C_{8~24}$Ve）等，目前国内生产企业有华瑞制药、广州百特侨光医疗用品、四川国瑞药业、重庆药友制药、西安力邦制药、安徽丰原药业、辰欣药业等。进口产品主要是德国贝朗医疗（B. Braun Melsungen）公司生产的中/长链脂肪乳注射液（$C_{8~24}$Ve），商品名为力保肪宁（Lipofundin）。

【贮藏】25℃以下，不得冰冻。

（三）肠内营养用药

肠内营养，是指需要少量消化过程或不需要消化过程就能吸收的营养液，通过消化道置管或少量多次口服的方法，为患者提供所需的营养素。肠内营养药按蛋白质来源的不同分为氨基酸型、短肽型、整蛋白型。肠内营养制剂以液体制剂（乳剂、混悬剂）为主，常用药物有肠内营养乳剂（TP、TP-HE、TPF、TPF-T）、肠内营养混悬液（TP、TPF、TPF-DM、TPSPA、TP-MCT、SP）等。目前国内生产企业有华瑞制药肠内营养乳剂（瑞素）、纽迪希亚制药（无锡）肠内营养混悬液（士强）。

> 健康生活提示
>
> 培养良好饮食习惯，均衡日常饮食。
> 食用新鲜蔬菜和水果是最简单而安全的补充维生素的方法。
> 不宜长期大剂量服用维生素及矿物质类药品和保健品。

目标检测

一、选择题

1. 人类缺乏维生素 C 时可引起（　　）
   A. 夜盲症　　　　　　　　　　　B. 脚气病
   C. 坏血病　　　　　　　　　　　D. 佝偻病
2. 下列哪种维生素是水溶性维生素（　　）
   A. 维生素 A　　　　　　　　　　B. 维生素 B_1
   C. 维生素 D　　　　　　　　　　D. 维生素 E
3. 下列具有抗氧化作用的维生素是（　　）
   A. 维生素 A　　　　　　　　　　B. 维生素 C
   C. 维生素 D　　　　　　　　　　D. 维生素 E
4. 维生素 A 软胶囊的内容物为（　　）
   A. 黄色油状液体　　　　　　　　B. 黄色粉末
   C. 无色液体　　　　　　　　　　D. 白色粉末

二、思考题

1. 葡萄糖酸钙注射液在使用时需注意什么问题？
2. 许多化妆品中添加维生素 C 和维生素 E，声称可以抗衰老，原因何在？

第十八单元　麻醉药及麻醉辅助用药

 学习目标

　　知识目标：掌握常用麻醉药的名称、性状、常用制剂及用法、用药注意；了解常见麻醉药的商品信息。

　　重点掌握品种：全身麻醉药（丙泊酚、盐酸瑞芬太尼、依托咪酯；七氟烷、异氟烷）；局部麻醉药（盐酸普鲁卡因、盐酸利多卡因、盐酸罗哌卡因）；骨骼肌松弛药（阿曲库铵）。

　　技能目标：能按用途、剂型及分类管理要求陈列药品并对其进行正常养护；对本类药品进行全面评价，能了解麻醉药品的合理使用；能介绍新品种的特点，进行同类药品的比较。

　　任何可能引起疼痛的手术和检查均有必要进行麻醉，麻醉是一种配合手术进行医疗的行为，需要有专业的麻醉人员共同合作来完成。麻醉能提供一段完善、舒适的止痛过程，在镇静及肌肉放松中，使手术顺利、安全，达到治疗之目的。

　　麻醉药是指能使感觉消失，特别是痛觉消失的药物。麻醉药的应用可消除疼痛，便于外科手术的进行。麻醉药根据作用及给药方式的不同，可分为局部麻醉药和全身麻醉药两类。在应用麻醉药物时，为了取得满意的麻醉效果，经常采用一些麻醉辅助药物，如肌肉松弛药、镇静药等。

　　麻醉是手术中至关重要的环节，麻醉的好坏直接关系手术的成败，也在一定程度上决定着患者的安危。麻醉用药临床推广专业性很强，医生需根据既定的方案开具处方，这也导致很多新进入行业的企业很难有所作为。从总体来看，麻醉用药市场呈现寡头垄断的格局，以外企和有影响力的国内企业为主导，竞争格局相对稳定。

　　临床常用的麻醉药可分为以下几类：①静脉全身麻醉药。例如丙泊酚、瑞芬太尼、舒芬太尼和依托咪酯等。②吸入全身麻醉药。例如七氟烷、异氟烷等。③局部麻醉药。例如罗哌卡因、利多卡因、布比卡因等。④肌肉松弛药。例如阿曲库铵、维库溴铵、罗库溴铵等。

> **知识拓展**
>
> **麻醉药及麻醉辅助用药流程**
>
> 麻醉是指用药物或其他方法使患者整体或局部暂时失去感觉，以达到无痛目的进行手术治疗。完善的麻醉在确保患者生命体征稳定前提下，至少做到意识消失、镇痛完全、肌肉松弛以及自主神经反射的抑制，如图18-1所示。
>
>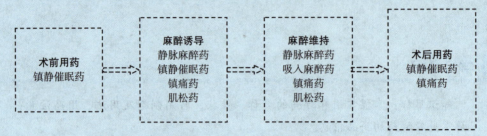
>
> 图18-1 麻醉药的作用及用药流程
>
> **1. 术前用药** 作用有：①使患者意识松懈、产生遗忘以稳定情绪。②提高痛阈，加强药物的镇痛作用。③减少麻醉药用量，减小麻醉药副作用。临床常用咪达唑仑、右美托咪定等。
>
> **2. 麻醉诱导** 就是使患者从清醒状态转为可行手术操作的麻醉状态，其用药包含镇静催眠药、麻醉剂、镇痛药以及肌松药。镇静催眠药和麻醉剂主要的作用是镇静、催眠和遗忘，合并用药可以产生协同效应，减少彼此用药量。镇静催眠常用咪达唑仑等，静脉注射麻醉剂常用丙泊酚、依托咪酯等。镇痛药主要缓解患者手术带来的疼痛，目前使用最多的芬太尼等阿片类镇痛药，瑞芬太尼及舒芬太尼等具有镇痛及麻醉的双重作用。
>
> **3. 麻醉维持** 指持续使用麻醉剂，手术顺利进行。临床静脉注射麻醉剂常用丙泊酚、依托咪酯等；吸入麻醉剂常用七氟烷和异氟烷等。根据手术情况，可继续滴注镇痛药和肌松药。肌松药在临床麻醉主要用于麻醉诱导时便于气管插管和全麻时减少肌张力，提供良好的手术条件。肌松常用药罗库溴铵、阿曲库铵等。
>
> **4. 术后用药** 主要解决两个问题：①镇痛。目前术后镇痛的主要方法是患者自控镇痛，常用药物为阿片类镇痛药，如吗啡、芬太尼等。②全麻苏醒期烦躁。全麻药、肌松药的残留都会导致患者手术后躁动，常用镇静催眠药加以治疗，如咪达唑仑，使患者保持安定。

第一节 全身麻醉药

全身麻醉药（简称全麻药），是一类通过抑制中枢神经系统功能，暂时引起意识、感觉和反射消失以及骨骼肌松弛，特别是痛觉消失，以便于外科手术的药物。全身麻醉的麻醉范围广，一般适用于大型手术，但其不良反应及危险性较大。全身麻醉药按给药途径可分为：①静脉麻醉药。例如丙泊酚、瑞芬太尼、舒芬太尼、依托咪酯、盐酸氯胺酮、硫喷妥钠、羟丁酸钠等。静脉麻醉药通过静脉给药无诱导期，使患者迅速进入麻醉状态，但难于控制麻醉程度。手术时，常与吸入麻醉药合用。②吸入麻醉药。例如异氟烷、恩氟烷、氟烷、氧化亚氮等。多数吸入麻醉药为化学惰性挥发性液体或气体，均可经呼吸道迅速进入体内而发挥麻醉作用。全麻药的化学结构差异较大，麻醉作用的强度与其脂溶性成正比，这与全麻药影响神经细胞膜的结构有关。

一、静脉麻醉药

丙泊酚
Propofol

【商品名】得普利麻，静安，力蒙欣，乐维静，迪施宁。

【别名】异丙酚。

【性状】无色或淡黄色澄清液体；有特异臭。遇光逐渐变成黄色，遇高温很快变成黄色。在乙醇、乙醚或丙酮中极易溶解，在水中极微溶解。

【作用】本品为短效静脉全身麻醉药。通常治疗剂量静脉注射后约40秒即可产生催眠作用，而兴奋作用很小。其作用机制可能是激活氨基丁酸（GABA）受体-氯离子复合物，常规剂量时增加氯离子传导，大剂量时使GABA受体脱敏，从而抑制中枢神经系统。

【适应证】适用于诱导和维持全身麻醉，也用于加强监护患者接受机械通气时的镇静，以及用于麻醉下实行无痛人工流产手术。

【制剂及用法】丙泊酚注射液：白色乳状液体。每支 10mL：100mg；20mL：200mg；50mL：500mg；50mL：1.0g。①诱导麻醉：静注，每10秒4mL（40mg），成人每千克体重 2~2.5mg；儿童根据年龄、体重调节。②维持麻醉：静滴，成人每小时每千克体重 4~12mg，或静注每千克体重 25~50mg；儿童静滴每小时每千克体重 9~15mg。玻璃安瓿包装，有效期36个月。

【用药注意】①常见不良反应为低血压和呼吸抑制，恢复期可出现恶心、呕吐和头痛。用药过量可能引起心脏和呼吸抑制。②禁用于对本品过敏者，3岁以下儿童和孕妇不宜使用，心脏病、呼吸道疾病、肝肾功能不全患者慎用。③本药与5%的葡萄糖注射液或利多卡因混合使用，不宜与其他注射液或输液混合。④本品由受过训练的麻醉医师或加强监护病房医生来给药。用药期间应保持呼吸道畅通，备有人工通气和供氧设备。丙泊酚注射液不应由外科医师或诊断性手术医师给药。

【药物评价】①本品为短效静脉麻醉药，以起效快、恢复迅速等优点在临床麻醉中得到广泛的应用，用于全麻诱导、维持，尤其是短小手术，恢复快、意识清楚，恶心、呕吐的发生率低。已经成为最常用的静脉麻醉药，列入我国基本药物目录。②临床上丙泊酚除了用于各种常规的手术麻醉外，目前比较受关注的一个领域是用于无痛人工流产手术。丙泊酚临床效果好，可极大地减少人流妇女的痛苦。

【商品信息】①20世纪80年代，阿斯利康公司研制开发出了丙泊酚，剂型为脂肪乳注射剂。1996年，以商品名得普利麻（Diprivan）在国内上市。②本品主要制剂有丙泊酚注射液及丙泊酚中/长链脂肪乳注射液，目前国内生产企业有江苏恩华药业、西安力邦制药、四川国瑞药业、广东嘉博制药等。进口产品为阿斯利康（Astra Zeneca）的丙泊酚注射液（得普利麻）、德国费森尤斯卡比（Fresenius Kabi）丙泊酚注射液（静安）等。

【贮藏】2℃~25℃保存，不能冰冻。

盐酸瑞芬太尼
Remifentanil Hydrochloride

【商品名】瑞捷。

【性状】白色或类白色结晶或结晶性粉末，溶于水。

【作用】瑞芬太尼为芬太尼类 μ 型阿片受体激动剂，在人体内1分钟左右迅速达到血-脑平衡，在组织和血液中被迅速水解，故起效快，维持时间短。与催眠药、吸入性麻醉药合用有协同作用，其阿片受体激动作用可被纳洛酮所拮抗。

【适应证】用于全麻诱导和全麻中维持镇痛。

【制剂及用法】注射用盐酸瑞芬太尼：白色或类白色冻干疏松块状物。每瓶1mg；2mg；5mg。静脉给药，特别适用于静脉持续滴注给药。本品给药前须用注射液（灭菌注射用水、5%葡萄糖注射液、0.9%氯化钠注射液、5%葡萄糖氯化钠注射液、0.45%氯化钠注射液）溶解并定量稀释成 25μg/mL、50μg/mL 或 250μg/mL 浓度的溶液。麻醉诱导：本品应与催眠药（如丙泊酚、七氟烷等）一并给药用于麻醉诱导。成人按每千克体重 0.5~1μg 的输注速率持续静滴。气管插管患者的麻醉维持：在气管插管后，应根据其他麻醉用药，依照指示减少本品输注速率。由于本品起效快，作用时间短，麻醉中的给药速率可以每2~5分钟增加25%~100%或减小25%~50%，以获得满意的 μ 阿片受体的药理反应。玻璃管制注射剂瓶包装，有效期18个月。

【用药注意】①本品主要的不良反应有恶心、呕吐、呼吸抑制、心动过缓、低血压和肌肉强直等。②禁与单胺氧化酶抑制药合用；支气管哮喘患者禁用。③本品连续输注给药，必须采用定量输注装置，可能情况下，应采用专用静脉输液通路。避免当其他药物经同一输液通路给药时，可能出现呼吸抑制及胸壁肌强直。

【药物评价】①本品是一种含有酯键的芬太尼衍生物，静脉给药后，瑞芬太尼快速起效，1分钟可达有效浓度，作用持续时间仅5~10分钟。本品是超短效的 μ 阿片受体完全激动剂，既具有镇痛也有麻醉功效。②由于其化学结构中含有酯键结构，因而具有一些独特的药理学特性。它通过血浆和组织中的非特异性酯酶迅速降解，具有起效快、作用时间短、半衰期稳定、持续输注无蓄积、停药后患者快速恢复等优点。③本品能产生吗啡类药物的依赖性，应按麻醉药品进行管理。

【商品信息】①瑞芬太尼于1996年美国FDA批准用于临床，相继在很多国家上市。

②本品主要制剂为注射用盐酸瑞芬太尼，目前国内生产企业有宜昌人福药业、江苏恩华药业、国药集团工业等。③同类药品有枸橼酸舒芬太尼注射液，国内主要由宜昌人福药业生产，进口产品为印度兰伯西（Ranbaxy）实验室生产的枸橼酸舒芬太尼注射液（舒芬尼）。

【贮藏】 2℃~25℃，遮光，密封保存。

依托咪酯
Etomidate

【商品名】 宜妥利，福尔利。

【性状】 白色结晶性粉末。易溶于水、丙二醇、脂肪乳，难溶于丙酮，不溶于乙醚。

【作用】 本品为快速催眠性静脉全身麻醉药。对中枢神经系统作用与巴比妥类相似。催眠作用强，其药效约为硫喷妥钠的12倍，无镇痛作用。麻醉起效快，静脉注射后20秒即产生麻醉，麻醉维持约5分钟，苏醒迅速，增加剂量作用持续时间也相应延长。

【适应证】 静脉全麻诱导药或麻醉辅助药。

【制剂及用法】 依托咪酯注射液：无色澄明的液体。每支10mL：20mg。用作静脉全麻诱导，成人按体重静脉注射0.3mg/kg（范围0.2~0.6mg/kg），于30~60秒内注完。合用琥珀酰胆碱或非去极化肌松药，便于气管内插管。术前给以镇静药，或在全麻诱导1~2分钟注射芬太尼0.1mg，应酌减本品用量。玻璃安瓿瓶包装，有效期36个月。

【用药注意】 ①本品可阻碍肾上腺皮质产生可的松和其他皮质激素，引起暂时的肾上腺功能不全而呈现水盐失衡、低血压甚至休克。②用后常见恶心、呕吐、呃逆。麻醉前给予东莨菪碱或阿托品以预防误吸。③使用本品须备有复苏设备，并供氧。

【药物评价】 ①依托咪酯系一种催眠性静脉全麻药，是咪唑类衍生物，安全性大，是麻醉诱导常用的药物之一。②依托咪酯其合成物为混旋体，仅右旋体有催眠和麻醉作用。③目前已有该药的脂溶性剂型上市，可减少注射疼痛。④其主要优点是起效快、时效短；苏醒迅速、完全、平稳；呼吸抑制轻微、短暂；对心肌收缩力影响较小，仅外周血管稍有扩张。⑤在临床上主要应用于麻醉诱导，还可与其他药物配合用于复合麻醉的维持。

【商品信息】 本品主要制剂有依托咪酯注射液及依托咪酯乳状注射液，目前国内生产企业有江苏恒瑞医药、江苏恩华制药等。进口产品主要为德国B. Braun Melsungen AG的依托咪酯乳状注射液（宜妥利，Lipuro）。

【贮藏】 遮光，密闭，在阴凉处保存。

二、吸入全麻药

七氟烷
Sevoflurane

【商品名】 奇弗美。

【性状】 无色澄清、芳香无刺激液体，不易燃、不易爆、挥发性液体；汽化后使用。

【作用】本品的药理性质与恩氟烷相似，麻醉诱导和苏醒较恩氟烷稍快，对中枢神经系统的抑制作用也与恩氟烷相似。血压随剂量加大而下降，心律失常不常见，不增加心肌对肾上腺素的敏感性，骨骼肌松弛作用强。

【适应证】适用于成年人和儿童的全身麻醉的诱导和维持，住院患者和门诊患者均适用。

【制剂及用法】吸入用七氟烷：无色澄明液体。每瓶100mL；120mL。诱导：剂量须个体化，并须依据患者的年龄和临床状况的要求来调整。吸入七氟烷后可立即给予巴比妥类或其他静脉诱导剂。七氟烷可与纯氧或氧-氧化亚氮同时使用以达到麻醉诱导作用。成人，七氟烷吸入浓度至5%，2分钟内通常可达到外科麻醉效果；儿童，七氟烷吸入浓度至7%，2分钟内即可达到外科麻醉效果。作为术前没有用药患者的麻醉诱导，七氟烷吸入浓度为8%。维持：七氟烷伴或不伴氧化亚氮维持外科水平麻醉的浓度为0.5%~3%。钠钙玻璃药瓶或铝瓶包装，有效期24个月。

【用药注意】①七氟烷应由受过全身麻醉训练的人员使用。②应确保有效的气道通畅，人工呼吸机，给氧设备和循环复苏设备。因为麻醉深度可被迅速改变，只能使用产生可预知七氟烷浓度的气化装置。③全身麻醉时七氟烷的用法应根据患者的反应，做到用药个体化。④与所有的吸入麻醉剂一样，七氟烷可导致剂量相关性心肺功能低下，术后常见恶心和呕吐。⑤禁用于已知或怀疑有恶心高热遗传史及过敏的患者。

【药物评价】①本品是一种较新的吸入麻醉药，由雅培制药公司研制开发，日本丸石制药株式会社最早生产。1990年日本正式批准临床使用，1995年经美国FDA批准上市。②与其他吸入麻醉药相比，其优点是诱导迅速、刺激性小、肌松药用量小、术后苏醒快而且醒得较透。但是诱导期和恢复期的躁动是需要克服的问题。现为临床最常用的品种。

【商品信息】目前国内生产企业有上海恒瑞医药、鲁南贝特制药等。进口产品为美国百特药厂（Baxter Healthcare）的吸入用七氟烷（奇弗美）。

【贮藏】遮光，密封，在阴凉处保存。

异氟烷
Isoflurane

【商品名】艾思美，宝龄托利儿，活宁，宁芬，怡美宁。

【性状】无色的澄明液体，具有轻微香味，无刺激，易挥发。对热、强酸稳定，不爆炸。

【作用】异氟烷为恩氟烷的异构体，属吸入性麻醉药，麻醉诱导和复苏均较快。麻醉时无交感神经系统兴奋现象，可使心脏对肾上腺素的作用稍有增敏，有一定的肌松作用。本品在肝脏的代谢率低，故对肝脏毒性小。

【适应证】全身麻醉诱导及维持。

【制剂及用法】异氟烷：无色澄明的液体。每瓶100mL；250mL。吸入麻醉异氟烷的雾化器要严格校准,以使能准确控制投入的麻醉剂的浓度。麻醉诱导:建议起始吸入浓度为 0.5%,7~10 分钟内逐渐增至 1.5%~3.0%,即进入麻醉期。麻醉维持:外科手术,可用 1.0%~2.5% 的异氟烷和氧/氧化亚氮混合气体混合吸入,若单独与氧气混合吸入时,则本品浓度应增加 0.5%~1.0%。剖腹产,与氧/氧化亚氮混合气体混合吸入时,本品浓度为 0.5%~0.75% 最合适。琥珀色玻璃瓶包装,有效期 36 个月。

【用药注意】①偶有心律失常、白细胞数增加。诱导时出现咳嗽,刺激喉痉挛,可发生呼吸抑制及低血压;复苏期出现寒战、恶心以及呕吐。②使用本品麻醉的深度极易发生变化,应使用雾化器以精确设定及控制药物输出。③与其他卤素麻醉剂一样,异氟烷可引起血压下降和呼吸抑制,要密切注意血压和呼吸的变化。④麻醉维持期间血压明显下降与麻醉加深有关,发生此现象应降低吸入浓度。

【药物评价】①异氟烷为恩氟烷的异构体,麻醉诱导和复苏均较快。麻醉时无交感神经系统兴奋现象,可使心脏对肾上腺的作用少有增敏,有一定松肌作用。②本品在肝脏的代谢率低,故对于肝脏毒性小。③异氟烷因七氟烷的挤压,呈现负增长,但仍维持较大的市场份额。

【商品信息】①目前国内生产企业有上海雅培制药、鲁南贝特制药、河北一品制药等。进口产品为美国百特药厂(Baxter Healthcare)的吸入用异氟烷(艾思美,Aerrane)及美国皮拉马尔重症监护(Piramal Critical Care)吸入用异氟烷(宝龄托利儿,Terrell)。②同类药品有吸入恩氟烷,目前国内生产企业有上海雅培制药(易使宁)、河北一品制药等。

【贮藏】遮光,密封,在阴凉处保存。

第二节 局部麻醉药

局部麻醉药能阻断各种神经冲动的传导。首先抑制触觉、压觉和痛觉,在浓度增加时也能抑制运动神经的功能。主要包括:①芳香酯类,如普鲁卡因、丁卡因等;②酰胺类,如利多卡因、布比卡因、左布比卡因、罗哌卡因等。近年来罗哌卡因、左布比卡因等新型药物,因疗效确切,副作用小,市场份额快速增长。

盐酸普鲁卡因
Procaine Hydrochloride

【性状】白色结晶或结晶性粉末;无臭,味微苦,随后有麻痹感。在水中易溶,在乙醇中略溶,在三氯甲烷中微溶,在乙醚中几乎不溶。

【作用】本品具有较好的局部麻醉作用,对组织无刺激性,对皮肤、黏膜穿透力弱。给药后 1~3 分钟起作用,维持 30~45 分钟。

【适应证】主要用于浸润麻醉,亦可用于阻滞麻醉、硬膜外麻醉、腰麻和全麻的辅助用药。可用于"封闭疗法",还可用于纠正四肢血管舒缩机能。

【制剂及用法】盐酸普鲁卡因注射液:无色的澄明液体。每支 2mL:40mg;

2mL∶100mg；20mL∶50mg；20mL∶100mg。浸润局麻用0.25%~0.5%溶液，每小时不得超过1.5g。阻滞麻醉：1%~2%溶液，每小时不得超过1.0g。硬膜外麻醉：2%溶液，每小时不得超过0.75g。玻璃安瓿瓶包装，有效期36个月。

【用药注意】①有时出现过敏性休克，用药前应询问患者过敏史，对过敏性体质患者应作皮内试验。②不宜与葡萄糖液配伍，因可使其局麻作用降低。③注射液中加入少量肾上腺素可使作用延长到1~2小时。④应避免与磺胺类药物同时应用，因为本药被血浆中的酯酶水解后变为对氨基苯甲酸，可对抗磺胺类药物的抗菌作用。

【药物评价】本品是最早合成、临床最常用的局麻药，麻醉作用强，对组织无刺激性，毒性低，但是对皮肤、黏膜的穿透力弱，不适于表面麻醉。

【商品信息】①本品的主要制剂有注射液，复方制剂有复方普鲁卡因肾上腺素注射液、庆大霉素普鲁卡因胶囊、庆大霉素普鲁卡因维B_{12}颗粒等，本品的生产企业较多，目前国内生产企业有山东新华制药、哈药集团、华润药业、西南药业等。②同类药品有注射用盐酸丁卡因及盐酸丁卡注射液等。

【贮藏】遮光，密封保存。

盐酸利多卡因
Lidocaine Hydrochloride

【性状】白色结晶性粉末；无臭，味苦，继有麻木感。本品在水或乙醇中易溶，在三氯甲烷中溶解，在乙醚中不溶。

【作用】本品为酰胺类局麻药。作用比普鲁卡因强，起效快，黏膜穿透性及扩散性强，作用时间长。毒性比普鲁卡因大，局部血管扩张作用不明显。本品在低剂量时可促进心肌细胞内K^+外流，降低心肌的自律性，而具有抗室性心律失常作用。

【适应证】主要用于硬膜外麻醉、表面麻醉（包括在胸腔镜检查或腹腔手术时作黏膜麻醉用）及神经传导阻滞。本品也可用于急性心肌梗死后室性早搏和室性心动过速，亦可用于洋地黄类中毒、心脏外科手术及心导管引起的室性心律失常。

【制剂及用法】盐酸利多卡因注射液：无色澄明的液体。每支5mL∶50mg；5mL∶0.1g；10mL∶0.2g；20mL∶0.4g。口咽和气管内表面麻醉用2%~4%溶液，1次不超过100mg。硬膜外阻滞或臂丛神经阻滞用1%~2%溶液，成人1次最大用量400mg。安瓿瓶包装，有效期24个月。

【用药注意】心、肝功能不全者，应适当减量。禁用于传导阻滞、对本品过敏、有癫痫大发作史、肝功严重不全及休克者。

【药物评价】①本品具有起效快、作用强而持久、穿透力强及安全范围较大等特点，同时无扩张血管作用及对组织几乎无刺激性。②可用于多种形式的局部麻醉，主要用于传导麻醉和硬膜外麻醉。

【商品信息】①本品主要制剂有盐酸利多卡因注射液、气雾剂、胶浆及碳酸利多卡因注射液等；本品常与其他药物配成复方制剂，主要有林可霉素利多卡因凝胶，双氯芬酸钠盐酸利多卡因注射液、粉针、气雾剂，利多卡因氯己定气雾剂及复方盐酸利多卡因注射液等。目前国内生产企业有华北制药、上海信谊药厂、东北制药集团、上海旭东海普药业、雅安三九药业、山东京卫制药等。

【贮藏】 密闭保存。

盐酸罗哌卡因
Ropivacaine Hydrochloride

【商品名】 耐乐品，博静，恒洛，达卡。

【性状】 白色结晶或结晶性粉末；无臭，味微苦，随后有麻痹感。在水中易溶，在乙醇中略溶，在三氯甲烷中微溶，在乙醚中几乎不溶。

【作用】 罗哌卡因是第一个纯左旋体长效酰胺类局麻药，有麻醉和镇痛双重效应，大剂量可产生外科麻醉，小剂量时则产生感觉阻滞（镇痛）伴有局限的非进行性运动神经阻滞。

【适应证】 适用于外科手术麻醉，硬膜外麻醉（剖宫产术、区域阻滞、急性疼痛控制），持续硬膜外输注或间歇性单次用药，如术后或分娩镇痛。

【制剂及用法】 盐酸罗哌卡因注射液：无色澄明的液体。每支 10mL∶20mg；10mL∶50mg；10mL∶75mg；10mL∶100mg；100mL∶0.2g。罗哌卡因注射液的推荐剂量，以说明书推荐剂量为准。安瓿瓶包装，有效期 36 个月；塑料输液袋包装，有效期 24 个月。

【用药注意】 ①常见的不良反应为低血压、恶心、心动过缓、焦虑、感觉减退等。②当需要大剂量注射时，如硬膜外麻醉，建议使用 3～5mL 试验剂量的含有肾上腺素的利多卡因。在注入标准剂量前及注入中需反复回吸，并注意缓慢注射或逐渐增量注射（速度 25～50mg/min），同时密切观察患者的生命指征并保持与患者交谈。当需延长麻醉时，无论持续注入或重复单次注射都应考虑达到中毒的血浆浓度或诱发局部神经损伤的危险。假如出现中毒症状，应立即停止注射。

【药物评价】 本品是一种新型长效酰胺类局部麻醉药，为 S-旋光体，具有麻醉和镇痛的双重作用，且副作用相对较低，受到医生的欢迎，目前其市场地位相对稳固，发展速度稳定，成为相对成熟的产品。

【商品信息】 ①本品于 1996 年在荷兰首次上市，并于同年 9 月 24 日在美国获得 FDA 批准上市。②本品常用制剂有盐酸罗哌卡因注射液、粉针及甲磺酸罗哌卡因注射液、粉针，目前国内生产企业有海南斯达制药、江苏恒瑞医药、浙江仙琚制药、江苏恩华药业、宜昌人福药业、广东嘉博制药、辰欣药业等。进口产品为阿斯利康制药（Astra Zeneca）的盐酸罗哌卡因注射液（耐乐品，Naropin）。

【贮藏】 密封保存。

第三节　骨骼肌松弛药

骨骼肌松弛药，简称肌松药。肌松药与骨骼肌神经肌肉接头的运动终板膜上的 N_2

受体结合,阻碍神经冲动的传递,使骨骼肌松弛。与全麻药配合使用,使骨骼肌在较浅的麻醉下能得到充分的松弛,以利手术的进行,可减少全麻药的用量。

临床常用的肌松药根据作用机制的不同分为两类:①去极化型肌松药,如氯化琥珀胆碱。肌松作用出现快,持续时间短。②非去极化型肌松药,例如泮库溴胺、维库溴胺、罗库溴铵、阿曲库铵及哌库溴铵等。肌松作用维持时间较长,易于控制,为临床常用品种。

麻醉与手术期间常选用中、短效肌松药罗库溴铵、阿曲库铵等,长时间手术或手术后需要机械通气,可选用长效肌松药哌库溴铵等。

苯磺阿曲库铵
Atracurium Besilate

【商品名】赛机宁(Nimbex)。

【性状】类白色至微黄色的结晶性粉末;易潮解,无臭。在氯仿或乙醇中易溶,在水中溶解,在乙醚中几乎不溶。

【作用】本品在运动终板上与胆碱能受体结合,以拮抗乙酰胆碱的作用,从而产生竞争性的神经肌肉传导阻滞作用。

【适应证】本品用于手术和其他操作及重症监护治疗。作为全麻的辅助用药或在重症监护病房(ICU)起镇静作用,它可以松弛骨骼肌,使气管插管和机械通气易于进行。

【制剂及用法】注射用苯磺顺阿曲库铵:白色或类白色疏松块状物或粉末。每瓶5mg;10mg;25mg。使用前用注射用水溶解,立即使用。成人静注 0.3~0.6mg/kg,可维持肌肉松弛 15~25 分钟,需要时可追加剂量 0.1~0.2mg/kg,延长肌松时间。安瓿瓶包装,有效期 24 个月。

顺苯磺阿曲库铵注射液:无色至浅黄色或黄色的澄明液体。每支 2.5mL:5mg;5mL:10mg;10mL:20mg;30mL:150mg。静脉单次注射,成人用于气管插管,推荐剂量为每千克体重 0.15mg;静脉输注,成人和 2~12 岁儿童的用药剂量,先以每分钟 3μg/kg 的速度输注,一旦达到稳定状态后,大部分患者只需要以每分钟 1~2μg/kg 的速度连续输注,即可维持阻滞作用。中性玻璃安瓿包装,有效期 24 个月。

【用药注意】①本品无明显的迷走神经或神经节阻断作用,与大多数神经肌肉阻断药一样,在某些过敏体质的患者可能有组织胺释放,引起一过性皮肤潮红等。②本品会使呼吸肌和其他骨骼肌麻痹,应在麻醉医师监护且必须备有相应的气管插管、人工呼吸用的合适设备,方可使用。③神经肌肉接头疾病如重症肌无力及电解质紊乱者慎用,孕妇应慎用或酌情减量。④粉针剂配伍后,应立即使用。

【药物评价】①苯磺阿曲库铵是中效的、非去极化的骨骼肌松弛剂,治疗剂量时不影响心、肝、肾功能,无明显的蓄积性。②阿曲库铵作用迅速,作用持续时间 20~35 分钟。顺式阿曲库铵起效时间稍慢于阿曲库铵,约 5 分钟达最大作用,作用持续时间 40~55 分钟。③顺式阿曲库铵是阿曲库铵的同分异构体,作用相同,但作用强度和作用时间有所加强，并兼有稳定心血管的特点，为强效中时效非去极化肌松剂。尤其适用于肝肾功能障碍及心血管手术的患者。

【商品信息】①顺式阿曲库铵由雅培与葛兰素史克公司联合研制，于1996年在英国上市。②目前国内主要生产企业有江苏恒瑞医药、浙江仙琚制药、东英（江苏）药业，以粉针为主。进口产品主要是英国葛兰素史克公司的顺苯磺阿曲库铵注射液（赛机宁）等。③同类药品有罗库溴铵注射液，目前主要生产企业有华北制药集团、浙江仙琚制药、美国默克公司（爱可松）等。

【贮藏】遮光，密闭，于2℃~8℃保存。

目标检测

一、选择题

1. 下列属于吸入麻醉药的是（　　）
   A. 异氟烷　　　　　　　B. 七氟烷　　　　　　　C. 丙泊酚
   D. 盐酸普鲁卡因　　　　E. 盐酸利多卡因
2. 下列哪种麻醉药可致滥用，属特殊管理药品（　　）
   A. 异氟烷溶液　　　　　B. 七氟烷溶液　　　　　C. 丙泊酚注射液
   D. 注射用瑞芬太尼　　　E. 盐酸普鲁卡因注射液
3. 下列属于局部麻醉药的是（　　）
   A. 盐酸罗哌卡因注射液　B. 七氟烷溶液　　　　　C. 丙泊酚注射液
   D. 注射用瑞芬太尼　　　E. 盐酸普鲁卡因注射液

二、思考题

1. 比较异氟烷与丙泊酚在临床应用上的异同。
2. 目前国内临床最常用的局麻药是什么药品？使用时应注意什么？

第十九单元　临床专科用药

> **学习目标**
>
> 　　知识目标：掌握临床专科常用药物的名称、性状、常用制剂及用法、用药注意；熟悉临床专科药物的特点；了解常见临床专科药物的商品信息。
> 　　重点掌握品种：皮肤科用药（苯扎溴铵、聚维酮碘、联苯苄唑、莫匹罗星、曲安奈德益康唑、维A酸）；眼科用药（氯霉素滴眼液、聚乙烯醇滴眼液、硝酸毛果芸香碱滴眼液等）；耳鼻喉及口腔科用药（盐酸羟甲唑啉、氧氟沙星滴耳液、西地碘片）；妇科用药（硝酸咪康唑栓、复方盐酸氯己定栓、洁尔阴泡腾片等）。
> 　　技能目标：能按用途、剂型及分类管理要求陈列药品并对其进行正常养护；对本类药品进行全面评价，能了解药品如何合理使用；能介绍新上市品种的特点，进行同类药品的比较。

　　临床各科用药主要包括皮肤科用药、眼科用药、耳鼻喉及口腔科用药、妇科用药等。

第一节　皮肤科用药

　　皮肤病主要是感染性皮肤病。人体皮肤的表面或局部因细菌、真菌、病毒、寄生虫感染而引起一些感染性皮肤病，例如由细菌感染引起的甲沟炎、痤疮、疖肿、褥疮等；由病毒感染引起的单纯疱疹等；由真菌感染引起的头癣、手癣、足癣、体癣等浅部真菌疾病；由寄生虫感染引起的疥疮等，以及由于其他原因引起的手足皲裂、脂溢性皮炎等。变态反应或免疫相关性皮肤病，包括皮炎、湿疹、银屑病、硬皮病等。
　　皮肤病一般采用各种外用药物予以治疗。外用药物经皮吸收，直接接触皮肤的损害部位而发挥各种作用，局部药物浓度高，效果明显，还可避免口服、注射等其他给药方式带来的全身性不良反应。外用药物经皮吸收后，也有可能产生不良反应。如长期局部外用糖皮质激素制剂，可在用药局部皮肤出现毛细血管扩张、色素增加、萎缩和易发生感染等不良反应，有的药物如维A酸类制剂对皮肤有一定的刺激作用，局部皮肤可潮红、脱屑。对少数过敏体质者，有的药物外用可发生接触性皮炎。

人体的皮肤具有一定的吸收能力，药物涂擦到皮肤表面后，必须透过皮肤组织，尤其是表面的角质层，进而到达血管和淋巴管才能发挥作用，并且皮肤的吸收面积有限。近年来，在外用药剂中加入二甲基亚砜（DMSO）、月桂氮䓬酮（Azone）等透皮促进剂可明显促进药物的释放、渗透和吸收。一般脂溶性药物易于透过皮肤如水杨酸、挥发油、肾上腺皮质激素等，临床常用药物剂型有软膏剂、乳膏剂、外用溶液剂、搽剂、洗剂、涂膜剂、贴剂、喷雾剂等。

皮肤科用药主要分为以下几类：①消毒防腐药。如水杨酸、聚维酮碘、乳酸依沙吖啶、苯扎溴铵等。②抗皮肤感染药。如莫匹罗星、夫西地酸、环丙沙星、红霉素、甲硝唑；硝酸咪康唑、特比萘芬、环吡酮胺；阿昔洛韦；硫黄软膏、克罗米通软膏等。③肾上腺皮质激素类药物。如醋酸氢化可的松、醋酸泼尼松、复方地塞米松等。④其他药物。如尿素等。

一、消毒防腐药

消毒防腐药是指能迅速杀灭病原微生物或能抑制微病原微生物繁殖的药物。临床常用皮肤消毒防腐药可分为以下几类：①使菌体蛋白质变性的药物。例如醇（如乙醇）、酸（如水杨酸、硼酸）及重金属类等。②增加菌体细胞膜通透性的药物。例如表面活性剂（如苯扎溴铵、醋酸氯己定、度米芬）。③干扰细菌酶系统的药物。例如重金属、氧化剂（如过氧化氢、高锰酸钾）、碘与碘化物（如碘酊、聚维碘酮）等。

苯扎溴铵
Benzalkonium Bromide

【别名】新洁尔灭。

【性状】在常温下为黄色胶状体，低温时可能逐渐形成蜡状固体。在水或乙醇中易溶，在乙醚中不溶。水溶液呈碱性反应，振摇时产生多量泡沫。

【作用】本品为阳离子表面活性剂类广谱杀菌剂。能改变细菌胞浆膜通透性，使菌体胞浆物质外渗，阻碍其代谢而起杀灭作用。对革兰阳性细菌作用较强。

【适应证】用于皮肤、黏膜和小面积伤口的消毒。

【制剂及用法】苯扎溴铵溶液：无色至淡黄色的澄明液体；气芳香，味极苦。强力振摇则发生多量泡沫，遇低温可能发生浑浊或沉淀。每瓶100mL：5g；500mL：25g。外用，使用前应稀释，即配即用。皮肤消毒使用0.1%溶液，创面黏膜消毒用0.01%溶液。稀释方法：0.1%溶液，取本品1份，加纯化水或清水50份；0.01%溶液，取本品1份，加纯化水或清水500份。聚酯瓶包装，有效期24个月。

【用药注意】①苯扎溴铵溶液为皮肤科用药类非处方药。②禁止与肥皂及盐类消毒药合用。③局部消毒时勿与碘酊、高锰酸钾、过氧化氢溶液等合用。④外用消毒防腐药，切忌内服。

【药物评价】本品性质稳定，0.1%以下浓度对皮肤无刺激性。

【商品信息】①目前国内生产企业有成都明日制药、西安康华药业、浙江杭州鑫富药业等。②同类药品有苯扎氯铵溶液，目前国内生产企业有汕头保税区洛斯特制药（苯扎氯铵贴）、上海强生制药（邦贴）。

【贮藏】遮光，密闭保存。

聚维酮碘
Povidone Iodine

【商品名】丽泽。

【性状】黄棕色至红棕色无定形粉末。在水或乙醇中溶解，在乙醚或三氯甲烷中不溶。

【作用】本品为消毒防腐剂，对多种细菌、芽孢、病毒、真菌等有杀灭作用。

【适应证】用于化脓性皮炎、皮肤真菌感染、小面积轻度烧烫伤，也用于小面积皮肤、黏膜创口的消毒。

【制剂及用法】聚维酮碘溶液：红棕色液体。1%；2.5%；5%；7.5%；10%溶液。每瓶100mL：1g；100mL：5g；100mL：7.5g；100mL：10g；200mL：15g。外用，用棉签蘸取少量，由中心向外周局部涂搽，1日1~2次。塑料瓶包装，有效期24个月。

聚维酮碘软膏：乳剂型基质的棕红色软膏。10%，涂于患处，成人和小儿均为每日1~2次。

聚维酮碘栓：每粒含有效碘0.017~0.023g，阴道或直肠给药。每晚睡前1次，每次1枚，7~10日为1个疗程。

【用药注意】①聚维酮碘溶液、凝胶、软膏剂为皮肤科用药类非处方药，栓剂为妇科及外科用药类非处方药。②用药部位如有烧灼感、瘙痒、红肿等情况应停药，并将局部药物洗净，必要时向医师咨询。③不宜与碱、酚、硫代硫酸钠、淀粉、鞣酸等同用。④本品栓剂避免月经期间治疗用。

【药物评价】①其作用机制是本品接触创面或患处后，能解聚释放出所含碘，发挥杀菌作用。②本品的特点是对组织刺激性小，适用于皮肤、黏膜感染。

【商品信息】本品主要制剂有溶液、乳膏、软膏、栓、阴道泡腾片、凝胶等，目前国内生产企业有杭州民生药业、广东众生药业、天圣制药、丽珠集团丽珠制药厂、上海现代制药、广州白云山医药集团等。

【贮藏】遮光，密封，在阴凉干燥处保存。

二、抗皮肤感染药

抗皮肤感染药主要用于人体皮肤的表面或局部因细菌、真菌、病毒、寄生虫感染而引起一些感染性皮肤病。

临床常用药物分为以下几类：①皮肤细菌感染药，如莫匹罗星、夫西地酸、环丙沙星、红霉素、甲硝唑等，用于治疗脓疱疮、疖疮、毛囊炎、湿疹合并感染、外感染、癣病合并感染以及其他化脓性皮肤感染等。②皮肤真菌感染药，如硝酸咪康唑、特比萘芬、环吡酮胺、联苯苄唑等，用于手癣、足癣、体癣、股癣、甲癣及头癣。③皮肤病毒感染药，如阿昔洛韦，用于人类疱疹病毒感染引起的单纯疱疹和带状疱疹及人乳头瘤病毒引起的寻常疣、扁平疣及尖锐湿疣等。④皮肤抗寄生虫感染药，如硫黄软膏、克罗米通软膏、升华硫，用于疥疮、虱病等。

莫匹罗星
Mupirocin

【商品名】百多邦。

【性状】白色结晶或结晶性粉末；无臭，味苦。易溶于甲醇、乙醇。

【作用】本品对与皮肤感染有关的各种革兰阳性球菌有很强的抗菌活性，对耐药金黄色葡萄球菌也有效。对某些革兰阴性菌有一定的抗菌作用。与其他抗生素无交叉耐药性。

【适应证】主要用于革兰阳性球菌引起的皮肤感染，如脓疱病、疖肿、毛囊炎等原发性皮肤感染及湿疹合并感染、溃疡合并感染、创伤合并感染等继发性皮肤感染。

【制剂及用法】莫匹罗星软膏：白色亲水性软膏。2%，每支5g∶0.1g。本品应外用，局部涂于患处，必要时，患处可用敷料包扎或敷盖，每日3次，5天为1个疗程。必要时可重复1个疗程。铝管包装，有效期24个月。

【用药注意】①对莫匹罗星或其他含聚乙二醇软膏过敏者禁用。②仅供皮肤给药，勿用于眼、鼻、口等黏膜部位。③偶见局部烧灼感、蜇刺感及瘙痒等。④孕妇慎用。

【药物评价】①本品可选择性地使细菌异亮氨酰-tRNA合成酶（AaRS）失活，影响细菌蛋白质的合成，产生抗菌活性。莫匹罗星软膏对哺乳类动物异亮氨酸tRNA合成酶的亲和力很低，故对人的毒性甚小。②莫匹罗星由于其独特的抗菌作用机理，迅速成为皮肤科局部抗菌治疗的首选药物。

【商品信息】①莫匹罗星由葛兰素史克公司开发，1985年上市，以"百多邦"（Bactroban）为商品名，推向市场。②莫匹罗星软膏为非处方药品，目前国内生产企业有中美天津史克制药、湖北人福成田药业等，进口企业主要是澳美制药厂。

【贮藏】25℃以下，密封保存。

联苯苄唑
Bifonazole

【商品名】美克，孚琪，孚宁，必伏。

【性状】类白色至微黄色结晶性粉末；无臭；无味。本品在三氯甲烷中易溶，在无水乙醇中略溶，在水中几乎不溶。

【作用】本品为广谱抗真菌药，作用机制是抑制细胞膜的合成，对皮肤癣菌及念珠菌等有抗菌作用。

【适应证】用于手癣、足癣、体癣、股癣、花斑癣及念珠菌性外阴阴道炎。

【制剂及用法】联苯苄唑乳膏：乳白色或微黄色乳膏。每15g∶150mg。外用，1日1次，2~4周为1个疗程。涂布患处并轻轻搓揉几分钟。铝管包装，有效期24个月。

【用药注意】①联苯苄唑软膏、乳膏、溶液剂、凝胶为皮肤科用药非处方药,联苯苄唑栓剂为妇科类非处方药。②对本品过敏者禁用。③避免接触眼睛,并切忌口服。④用药部位如有灼烧感、瘙痒、红肿等应停止用药,洗净。必要时向医师咨询。

【药物评价】①本品疗效确切,是皮肤真菌感染的有效药物。②本药能很好地透过被感染的皮肤,作用迅速并持续时间长。

【商品信息】①最早在中国上市的同类产品是拜耳医药保健有限公司生产的"美克"。②本品主要制剂有乳膏、涂膜、阴道片、栓、溶液、喷雾剂、凝胶等,目前国内生产企业有拜耳医药保健、北京四环医药科技、重庆华邦制药、华润三九(南昌)药业、上海信谊药厂、内蒙古大唐药业等。

【贮藏】遮光,密闭,在阴凉处保存。

三、肾上腺皮质激素类药物

肾上腺皮质激素类药物(如醋酸氢化可的松、醋酸泼尼松、复方地塞米松等)主要用于过敏性或与变态反应相关的非感染性炎症性皮肤病,包括:①皮炎和湿疹类如特应性皮炎、湿疹、接触性皮炎、光感性皮炎、虫咬皮炎。②某些瘙痒性皮肤病如神经性皮炎、阴肛部瘙痒症等。近年来,含有抗菌药物的复方糖皮质激素制剂,如曲安奈德益康唑、复方曲安缩松软膏、丙酸氯倍他索咪康唑软膏等逐渐应用于临床。

曲安奈德益康唑
Triamcinolone Acetonide and Econazole Nitrate

【商品名】派瑞松,吉佰芙,扶严宁,益富清。

【作用】本品中硝酸益康唑为咪唑类抗真菌药,对念珠菌属、着色真菌属、球孢子菌属、组织浆胞菌属、孢子丝菌属等均具抗菌作用,对毛发癣菌等亦具抗菌活性;曲安奈德为中效糖皮质激素,外用有抗炎、抗过敏及止痒作用。

【适应证】用于皮肤、黏膜的真菌感染和湿疹等。

【制剂及用法】曲安奈德益康唑乳膏:白色乳膏。15g:醋酸曲安奈德15mg,硝酸益康唑150mg;15g:醋酸曲安奈德16.5mg,硝酸益康唑150mg。外用,每日早晚各1次,挤压少许乳膏,以手指涂擦患部,随后轻轻按摩,以利药物渗入皮肤。铝管包装,有效期24个月。

【用药注意】①不宜滥用及大量或长期使用。②病毒性皮肤病如疱疹、牛痘、水痘患者禁用。③少数使用者皮肤会有灼热感、瘙痒和红肿等现象发生,长期大量应用可发生皮肤色素沉着、毛细血管扩张及继发感染、皮肤萎缩等不良反应。

【药物评价】曲安奈德和益康唑两种活性成分联用具有协同作用,对炎性症状的控制更加迅速,使用更安全,常用其治疗湿疹。

【商品信息】目前国内生产企业有西安杨森制药、江苏恒瑞医药、扬子江药业、永信药品工业(昆山)、华润三九(南昌)药业等。

【贮藏】遮光,在阴凉干燥处保存。

四、其他皮肤科用药

维 A 酸
Tretinoin

【商品名】唯爱，丽英。

【性状】黄色至淡橙色的结晶性粉末。本品在乙醇中微溶，在水中几乎不溶。

【作用】本品可促进表皮细胞更新，调节表皮细胞增殖和分化，使角质层细胞疏松而容易脱落，有利于去除粉刺，并抑制新的粉刺形成。

【适应证】用于寻常痤疮及角化异常性疾病。

【制剂及用法】维 A 酸软膏：类白色至微黄色的乳膏。每 10g：5mg；10g：10mg。局部外用，取适量涂于患处，每晚睡前 1 次。铝管包装，有效期 24 个月。

维 A 酸片：淡黄色片或糖衣片，糖衣片除去包衣后显黄色。每片 10mg；20mg。用于皮肤疾病的治疗，口服，1 日 2~3 次，1 次 10mg。双铝包装，有效期 24 个月。

【用药注意】①维 A 酸软膏、凝胶为皮肤科用药类非处方药。②对本品及阿维 A 酯、异维 A 酸或其他维生素 A 衍生物过敏者禁用。③避免接触眼睛和其他黏膜（如口、鼻等）。④本品可能引起严重刺激或脱屑，不宜用于皮肤皱褶处，开始治疗时可隔天用药或每 3 天用 1 次。⑤与肥皂等清洁剂、含脱屑药制剂（如水杨酸、硫黄等）、含乙醇制剂、异维 A 酸等共用，可加剧皮肤刺激或干燥，因此必须慎用。

【药物评价】维 A 酸是维生素 A 的代谢中间体，主要影响骨的生长与上皮代谢。通过调节表皮细胞的有丝分裂和表皮细胞的更新，促进正常角化，影响上皮代谢，对上皮角细胞的生长和角质层的脱落有明显的促进作用，可促使已有的粉刺去除，同时又抑制新的粉刺；可阻止角质栓的堵塞，对角蛋白的合成有抑制作用。

【商品信息】①本品主要制剂有维 A 酸软膏、片、胶囊、胶丸、凝胶等，目前国内生产企业有山东良福制药、扬子江药业、上海现代制药、广州何济公药业、北京双吉药业等。②同类药品有异维 A 酸软胶囊、胶丸、凝胶等。目前国内生产企业有哈尔滨大中制药、上海信谊延安药业、重庆华邦制药等。

【贮藏】遮光，密封，在阴凉干燥处保存。

健康生活提示

注意皮肤卫生，夏季勤洗澡。

隔离患者，防止传染。

增强营养，改善全身抵抗力。

第二节　眼科用药

我国人群的眼科疾病主要是近视、沙眼、结膜炎、角膜炎、白内障等，以及工作紧张造成的视疲劳。近年来，人们对眼睛的保健意识已有加强，眼睛的健康逐步得到重视。眼科用药主要是针对视疲劳、眼干燥症、慢性结膜炎、轻度沙眼等症状，以明目、缓解疲劳、营养滋润、清洁护理、抗菌抑菌、止涩止痒等作用，制剂以滴眼液、眼膏为主。临床眼科用药分为以下几类：①抗感染药物，以氧氟沙星、氯霉素、红霉素、利福平、妥布霉素为主。②眼干燥症用药，如聚乙烯醇滴眼液、羟甲纤维素钠等。③消炎眼科用药，如醋酸可的松滴眼剂、地塞米松滴眼剂等。④白内障用药，如吡诺克辛钠。⑤青光眼用药，如硝酸毛果芸香碱滴眼液、噻吗洛尔滴眼液等。

氯霉素滴眼液
Chloramphenicol Eye Drops

【商品名】润舒。

【性状】无色或几乎无色的澄明液体。

【作用】本品属广谱抗生素，作用机制是抑制细菌的蛋白质合成，对多数革兰阴性和某些革兰阳性菌，以及沙眼衣原体和立克次体等有效。

【适应证】用于结膜炎、沙眼、角膜炎和眼睑缘炎。

【制剂及用法】氯霉素滴眼液：无色或几乎无色的澄明液体。每 5mL：12.5mg；8mL：20mg；10mL：25mg；15mL：37.5mg。外用，滴眼，每次 1~2 滴，1 日 3~5 次。塑料瓶装，有效期 24 个月。

【用药注意】①本品为五官科用药类非处方药。②对本品过敏者禁用。③使用后应将瓶盖拧紧，不要使瓶口接触到皮肤以免污染。④滴眼时瓶口勿接触眼睛。

【药物评价】国内主要品种润舒滴眼液是以氯霉素为主要成分，辅以增稠、缓冲剂玻璃酸钠而成的广谱抗菌滴眼液。具有药液黏附力强，表面活性高，可增加与眼的接触面积和时间等特点。润舒对眼部具有强的湿润作用，在发挥抗菌作用的同时，可迅速缓解沙眼、结膜炎等引起的眼部干、涩、痒、痛症状，促进创面快速愈合和修复。对老年性的眼干涩、疲劳也有改善作用，可防治戴隐形眼镜引起的角膜损伤、角膜炎及眼疲劳（如微机操作人员等）所致的结膜炎。

【商品信息】①目前，国内生产氯霉素滴眼液的厂家较多，但大部分批发价都比较低。润舒滴眼液由于其获得玻璃酸钠的专利保护价格较高。②目前国内生产企业有山东博士伦福瑞达制药、上海信谊药厂、重庆科瑞制药、白云山何济公制药厂等。

【贮藏】遮光，密封，在凉处保存。

聚乙烯醇滴眼液
Polyvinyl Alcohol Eye Drops

【商品名】瑞珠。

【性状】无色澄明液体。

【作用】本品为高分子聚合物。具有亲水性，在适宜浓度下，能起类似人工泪液的作用。

【适应证】用于缓解与眼干燥症有关的不适症状。

【制剂及用法】聚乙烯醇滴眼液：无色的澄明液体。每 5mL：0.07g；8mL：0.112g；10mL：0.14g。滴眼，1 日 3~4 次，1 次 1~2 滴。

【用药注意】①为避免本品污染，不要将滴头接触眼睑表面。②溶液发生变色或浑浊，不要使用。

【药物评价】①本品为无防腐剂人工泪液，能持久滋润眼表，适合长期应用。②本品的 pH、渗透压都与人体生理泪液相近，温和自然，没有任何刺激感，可以像眼泪一样滋润眼睛和缓解眼疲劳。

【商品信息】目前国内主要生产企业有湖北远大天天明制药。进口产品主要是台湾信东科技的聚乙烯醇滴眼液及诺华制药的诺沛凝胶（人工泪液）等。

硝酸毛果芸香碱滴眼液
Pilocarpine Nitrate Eye Drops

【商品名】真瑞。

【性状】无色澄明液体。

【作用】本品通过直接刺激位于瞳孔括约肌、睫状体及分泌腺上的毒蕈碱受体而起作用。毛果芸香碱通过收缩瞳孔括约肌，使周边虹膜离开房角前壁，开放房角，增加房水排出。本品还通过收缩睫状肌的纵行纤维，增加巩膜突的张力，使小梁网间隙开放，房水引流阻力减小，增加房水排出，降低眼压。

【适应证】用于急性闭角型青光眼、慢性闭角型青光眼、开角型青光眼、继发性青光眼等。本品可与其他缩瞳剂、β 受体阻滞剂、碳酸酐酶抑制剂、拟交感神经药物或高渗脱水剂联合用于治疗青光眼。

【制剂及用法】硝酸毛果芸香碱滴眼液：每 5mL：25mg；5mL：50mg；5mL：0.1g；8mL：80mg；10mL：100mL；100mL：50mg。用于慢性青光眼，0.5%~2% 溶液 1 次 1 滴，1 日 1~4 次。用于急性闭角型青光眼急性发作期，1%~2% 溶液 1 次 1 滴，每 5~10 分钟滴眼 1 次，3~6 次后每 1~3 小时滴眼 1 次，直至眼压下降。

【用药注意】①瞳孔缩小常引起暗适应困难，应告知需在夜间开车或从事照明不好的危险职业的患者特别小心。②如出现视力改变，需查视力、视野、眼压描记及房角等，根据病情变化改变用药及治疗方案。③本品眼局部滴用过量时，可用温水将其从眼部冲洗掉。

【药物评价】毛果芸香碱是一种具有直接作用的拟胆碱药物，为治疗青光眼的主要药物。

【商品信息】目前国内生产企业有山东正大福瑞达制药、永光制药、沈阳市兴齐制药等。

【贮藏】遮光，密闭，在凉暗处保存。

> **知识拓展**
>
> **正确使用滴眼液的操作要点**
>
> ①滴眼液为无菌制剂，使用滴眼液之前，一定要洗手；打开瓶盖后，注意不要直接接触瓶口；第一滴药液应挤掉，不能使用。
>
> ②选择适当的体位（如坐位、头后仰）。
>
> ③用手轻轻拉开下眼睑，眼睛往上看。如图20-1所示。
>
> ④将药液滴入下眼睑的沟槽内（结膜囊内），轻闭眼睛数秒钟（注意用药时不要使瓶口接触眼睑及睫毛；避免直接滴入瞳孔）。如图20-1所示。
>
> ⑤闭眼的同时轻压眼内角（防止药液经鼻泪管流入咽喉，进入胃肠道）。如图 20-1 所示。
>
>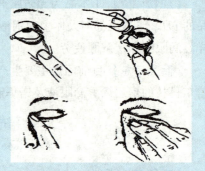
>
> 图20-1 滴眼液的操作步骤

第三节 耳鼻喉及口腔科用药

耳、鼻、喉、口腔等器官位于人体头面部，直接与外界相通，易受环境、物理、化学、生物因素的不良刺激而出现结构与功能障碍，其中以各种炎症病变居多，如外耳道炎、化脓性中耳炎、鼻窦炎、咽炎、口腔溃疡、牙龈肿痛等，常采用局部给药。局部给药可以直达患处，局部血药浓度高，不仅用药方便，效果好，而且还可以避免全身用药导致的不良反应。因此局部用药成为耳鼻喉科及口腔科治疗的主要手段。

一、鼻部常用药物

鼻部药物常用滴鼻液、鼻用喷雾剂等。常用药物可分为以下几类：①鼻部血管收缩药。如盐酸麻黄碱、盐酸羟甲唑啉等，缓解鼻黏膜充血症状。②鼻用抗过敏药。例如抗组胺药，氮䓬斯汀、左卡巴斯汀等；过敏介质阻释剂，色甘酸钠、酮替芬等；糖皮质激素类，丙酸倍氯米松、糠酸莫米松、布地奈德、丙酸氟替卡松等。主要用于过敏性鼻炎。③鼻腔用润滑剂。如复方薄荷脑滴鼻液等，主要用于治疗干燥性鼻炎。

盐酸羟甲唑啉
Oxymetazoline Hydrochloride

【商品名】风朗，丹中，达芬霖。

【性状】白色或类白色结晶性粉末。在水和乙醇中溶解，在氯仿和乙醚中几乎不溶。

【作用】本品为咪唑啉类衍生物，具有直接激动血管 α_1 受体而引起血管收缩的作用，从而减轻炎症所致的充血和水肿。

【适应证】 用于急慢性鼻炎、鼻窦炎、过敏性鼻炎、肥厚性鼻炎。

【制剂及用法】 盐酸羟甲唑啉滴鼻液：无色的澄明液体。每瓶3mL：1.5mg；5mL：2.5mg；10mL：5mg。滴鼻，成人和6岁以上儿童，1次1侧1~3滴，早晚各1次。塑料瓶包装，有效期24个月。

盐酸羟甲唑啉喷雾剂：无色澄明液体。每瓶10mL：5mg；每瓶80喷；每喷主药含量为50μg。成人和6岁以上儿童，每次1侧喷1~3次，早晨和睡前各1次。高密度聚乙烯瓶包装，有效期24个月。

盐酸羟甲唑啉滴眼液：无色的澄明液体。每瓶5mL：1.25mg；10mL：2.5mg。滴眼，1日4~6次，1次1~2滴。用于缓解过敏性结膜炎、非感染性结膜炎的眼部症状以及解除过敏、干眼、游泳、烟雾、配戴接触镜、眼疲劳等因素引起的眼部充血。塑料瓶包装，有效期24个月。

【用药注意】 ①少数人有轻微烧灼感、针刺感、鼻黏膜干燥以及头痛、头晕、心率加快等反应；用药过频易致反跳性鼻充血，久用可致药物性鼻炎。②萎缩性鼻炎及鼻腔干燥者禁用。③严格按推荐用量使用，连续使用不宜超过7天。

【药物评价】 ①本品为α肾上腺素受体激动药，具有迅速收缩鼻血管的作用，从而改善鼻塞症状。②本品作用迅速，可维持数小时。

【商品信息】 本品主要制剂有滴鼻液、鼻用喷雾剂、滴眼液，目前国内生产企业有成都恒瑞制药丹东药业集团、杭州民生药业、南京天朗制药、深圳大佛药业、黑龙江天龙药业等。

【贮藏】 遮光、密封，在阴凉处保存。

> **知识拓展**
>
> **滴鼻液的操作要点**
>
> 1. 滴药时鼻部低于口和咽部的位置：患者仰卧于床上，头向后伸或肩上垫一个软枕，也可将头悬垂于床缘外或座位外，头尽量后仰，使鼻孔垂直朝上。
>
> 2. 滴药时可将药液顺着鼻孔一侧慢慢流下，让鼻腔侧壁起缓冲作用，以免药液直接流入咽部而味苦难忍。
>
> 3. 滴药后轻按两侧鼻翼两三下，使药液布满鼻腔，一般滴鼻液每侧鼻孔滴2~3滴，30秒后头向左或右各偏30秒，然后头恢复原位维持30秒。
>
> 4. 最后坐起，将头前低，这样可使滴入的药液充分分布于整个鼻腔。

二、耳部常用药物

用于软化耳垢（耵聍）、清洗耳道的药物有碳酸氢钠滴耳液、过氧化氢滴耳液等；用于消炎杀菌及止痛的药物有氯霉素滴耳液、氧氟沙星滴耳液、盐酸洛美沙星滴耳液、氢化可的松新霉素滴耳液等。

氧氟沙星滴耳液
Ofloxacin Ear Drops

【商品名】泰利必妥，安利。

【作用】对革兰阳性、阴性菌均有强大的抗菌作用；对沙眼衣原体、支原体、厌氧菌有良好的作用。

【适应证】用于治疗敏感菌引起的中耳炎、外耳道炎、鼓膜炎。

【制剂及用法】氧氟沙星滴耳液：淡黄色或淡黄绿色的澄明液体。每支 5mL：15mg。滴耳，成人 1 次 6~10 滴，1 日 2~3 次。滴耳后进行约 10 分钟耳浴。根据症状适当增减滴耳次数，对小儿滴数酌减。药用塑料滴眼瓶包装，有效期 24 个月。

【用药注意】①偶有中耳痛及瘙痒感。②使用温度应接近体温。若药温过低，可能会引起眩晕。

【药物评价】①本品为杀菌剂，通过作用于细菌 DNA 螺旋酶，抑制 DNA 的合成和复制而导致细菌死亡。②左氧氟沙星是氧氟沙星的左旋体，其抗菌活性约为氧氟沙星的两倍。

【商品信息】①目前国内生产企业有湖北潜江制药、上海信谊金朱药业、山东博士伦福瑞达制药、西安力邦制药、辰欣药业等。进口产品主要是日本领先制药（Daiichi Sankyo）的氧氟沙星滴耳液（泰利必妥，Tarivid）。②同类药品有左氧氟沙星滴耳液，主要生产企业是深圳万和制药。

【贮藏】遮光，密封保存。

> **知识拓展**
>
> **滴耳液的操作要点**
>
> 1. 患者侧卧，患耳向上，先用棉签擦净耳内分泌物，以利于药液接触并渗透进组织发挥作用。
>
> 2. 一手轻轻向后上方牵拉耳郭，儿童须向下方牵拉，就能将耳道拉直；另一手持药瓶向耳内滴药，一般每次 2~3 滴，药液应沿外耳道后壁滴入，使其慢慢流入外耳道底部，以减少刺激。
>
> 3. 软化耵聍时，患者取侧卧位，患耳向上，滴药后让药液浸泡耵聍 5~10 分钟再起身。连续 3 天，即可冲洗去除耵聍。

三、咽喉及口腔常用药物

咽喉及口腔疾病多见于急慢性咽喉炎及龋病、牙龈病、牙髓病、牙周病、口腔黏膜病等，用于咽喉部及口腔疾病药物可分为以下几类：①消毒防腐药，多为含漱剂。如碘甘油、复方硼砂溶液、呋喃西林溶液、复方氯己定含漱液等，起局部消炎、杀菌作用。

由于本类药物局部用药毒性强、刺激性较大，需要在医生的指导下用药。②抗感染药，多为片剂、胶囊及含片等。如氟康唑、盐酸多西环素、阿昔洛韦、甲硝唑、替硝唑及西地碘含片等。③中成药含片。如西瓜霜润喉片、金嗓子喉片，可清音利咽、消肿止痛。用于防治咽喉肿痛、声音嘶哑、急慢性咽喉炎、急性扁桃体炎、口腔溃疡、口腔炎等。

西地碘含片
Cydiodine Buccal Tablets

【商品名】华素片。

【作用】本品活性成分为分子碘，在唾液作用下迅速释放，直接卤化菌体蛋白质，杀灭各种微生物。

【适应证】用于慢性咽喉炎、口腔黏膜溃疡、慢性牙龈炎、牙周炎。

【制剂及用法】西地碘含片：浅棕黄色片，每片1.5mg。口含，1次1片，1日3~5次。双铝复合膜包装，有效期24个月。

【用药注意】①本品为口腔科、耳鼻咽喉科用药类非处方药。②对本品过敏者或对其他碘制剂过敏者禁用。③孕妇及哺乳期妇女禁用。④偶见皮疹、皮肤瘙痒等过敏反应。长期含服可导致舌苔染色，停药后可消退。

【药物评价】本品的杀菌抗感染作用可靠，并具有收敛、消除黏膜水肿和口腔臭味，止痛作用快，促进口腔溃疡黏膜愈合等功能。

【商品信息】国内主要生产企业有北京华素制药、浙江众益药业、石药集团欧意药业、江西药都仁和制药、国药集团容生制药等。

【贮藏】遮光，密封，在凉处保存。

第四节　妇科用药

据世界卫生组织的统计，妇女中各种妇科疾病发病率在65%以上。女性一生中几乎100%患过不同程度的阴道炎，其中有5%以上因病情严重影响了正常的工作和生活。在我国约有70%的育龄妇女患过不同程度的妇科疾病。近年来，由于环境污染、竞争压力、工作节奏加快、生活方式改变等诸多因素，导致我国女性卵巢癌、子宫内膜异位、慢性盆腔炎、卵巢早衰等妇科疾病发病率明显上升，并呈年轻化趋势。临床常用的妇科药物主要有硝酸咪康唑、克霉唑、氯己定、米可定、甲硝唑、洁尔阴泡腾片、复方莪术油等，以栓剂、溶液剂、泡腾片为主。

硝酸咪康唑栓
Miconazole Nitrate Suppositories

【商品名】达克宁栓。

【作用】本品具有较强的抗真菌活性，对常见的皮肤真菌及某些革兰阳性杆菌和球菌有效。

【适应证】本品用于念珠菌性外阴阴道炎和革兰阳性细菌引起的重复感染。

【制剂及用法】 硝酸咪康唑栓：本品为类白色或淡黄色圆锥形栓剂。每枚0.1g；0.2g。阴道给药，洗净后将栓剂置于阴道深处。每晚1次，1次1枚，连续7天为1个疗程。

【用药注意】 ①偶见局部刺激、瘙痒或烧灼感；盆腔痉挛、荨麻疹、皮肤丘疹也有发生。出现局部敏感和过敏，应停药。②使用华法林的患者同时使用本品可能会引起出血。

【药物评价】 本品抑制真菌麦角甾醇的生物合成，并改变细胞膜中其他脂质的合成，导致真菌死亡。外用对人体的副作用很小。

【商品信息】 目前国内生产企业有西安杨森制药、上海现代制药、国药控股星鲨制药（厦门）、南京臣功制药等。

【贮藏】 密闭，阴凉处保存。

复方醋酸氯己定栓
Compound Chlorhexidine Acetate Suppositories

【性状】 棕黄色栓。

【作用】 本品所含醋酸氯己定为广谱杀菌剂；甲硝唑为抗厌氧菌药；冰片具有清凉、减轻不适与疼痛的作用。

【适应证】 用于厌氧菌性、滴虫性阴道炎或混合感染。

【制剂及用法】 复方醋酸氯己定栓：每粒含醋酸氯己定20mg、甲硝唑120mg、冰片8mg。临睡前，洗净外阴后，用手指将药栓放入阴道深部，每晚1次，1次1粒。塑料片包装，有效期24个月。

【用药注意】 ①本品为妇科用药类非处方药，偶见局部刺激、瘙痒或烧灼感。②本品仅供阴道给药，切忌口服。③本品与肥皂、碱、高锰酸钾及碘制剂不应同用。④用药期间应避免房事或使用避孕套。

【商品信息】 目前国内生产企业有哈尔滨欧替药业、江苏远恒药业、锦州本天药业等。

【贮藏】 遮光，密闭保存。

洁尔阴泡腾片

【主要成分】 蛇床子、苦参、黄柏、金银花等。

【作用】 本品对金黄色葡萄球菌、大肠杆菌、绿脓杆菌、白色念珠菌有一定的抑制作用，其抗滴虫作用与洁尔阴洗液相当，此外尚有一定的抗炎作用。

【适应证】 用于妇女湿热带下，症见阴部瘙痒红肿，带下量多、色黄或如豆渣状，口苦口干，尿黄便结；也可用于霉菌性、滴虫性及非特异性阴道炎。

【制剂及用法】 洁尔阴泡腾片：黄棕色的片；气香。每片0.3g。先冲洗患部后，洗净手及外阴部，取平卧位或适当体位，带上消毒指套用手或送药器将药片送至阴道深部后穹隆处。每晚1片，严重者可早、晚各放1片，或遵医嘱。7日为1个疗程。药用塑料复合膜装，有效期24个月。

【用药注意】①本品为外用药,禁止内服。忌食辛辣、生冷、油腻食物。②个别患者皮损处出现皮肤潮红加重、刺痛等。外阴白色病变、糖尿病所致的瘙痒不宜使用。

【药物评价】本品主要功效为清热燥湿,杀虫止痒。作用较广,仅有个别患者局部有轻微的刺激反应,但可耐受,不需处理,不影响继续治疗。

【商品信息】本品主要制剂有洁尔阴洗液、泡腾片、软膏等,目前国内主要生产企业为成都恩威制药。

【贮藏】密封,防潮。

目标检测

一、选择题

1. 皮肤科药物的主要剂型有（　　）
   A. 软膏剂　　　　　　B. 乳膏剂　　　　　　C. 外用溶液剂
   D. 搽剂　　　　　　　E. 洗剂
2. 商品名"孚琪"的药物指的是（　　）
   A. 盐酸达克罗宁软膏　　B. 联苯苄唑乳膏　　　C. 环吡酮胺软膏
   D. 阿昔洛韦软膏　　　　E. 苯佐卡因软膏
3. 华素片指的是下列哪个药物（　　）
   A. 西地碘片　　　　　　B. 醋酸氯己定片　　　C. 洁尔阴泡腾片
   D. 甲硝唑口颊片　　　　E. 地喹氯铵含片
4. 商品名为"润舒"的药物指的是（　　）
   A. 氧氟沙星滴眼液　　　B. 氯霉素滴眼液　　　C. 左氧氟沙星滴眼液
   D. 地塞米松滴眼剂　　　E. 红霉素眼膏

二、思考题

1. 试述临床眼科用药的主要药物及应用特点。
2. 常用妇科药物有哪些?

第二十单元　抗肿瘤药

学习目标

知识目标：掌握抗肿瘤常用药物的名称、性状、常用制剂及用法、用药注意；熟悉常见抗肿瘤药品的特点；了解常见抗肿瘤药品的商品信息。

重点掌握品种：紫杉醇；盐酸吉西他滨、卡培他滨、阿糖胞苷；曲妥珠单抗、甲磺酸伊马替尼、索拉非尼；奥沙利铂；放线菌素D、盐酸多柔比星；环磷酰胺等。

技能目标：能按用途、剂型及分类管理要求陈列药品并对其进行正常养护；对本类药品进行全面评价，能了解药品如何合理使用；能介绍新上市品种的特点，进行同类药品的比较。

肿瘤（tumor）是机体在各种致癌因素作用下，组织细胞在基因水平上失去对生长的正常调控，导致其异常增生而形成的肿块。一般将肿瘤分为良性和恶性两大类。恶性肿瘤，又叫癌症，可以破坏组织、器官的结构和功能，引起坏死出血合并感染，患者最终可能由于器官功能衰竭而死亡。恶性肿瘤已成为日益威胁人类生命和生活质量的主要疾病之一。

由于生活环境和生活方式的变化，以及人口的老龄化、生存压力的增大等客观因素的影响，导致我国恶性肿瘤的发病率不断上升。在我国，常见肿瘤主要是胃癌、肝癌、肺癌、食管癌、乳腺癌、结肠直肠癌、卵巢癌、前列腺癌等。目前，在大、中城市里，肺癌、乳腺癌发病率最高；在农村地区仍然是胃癌、食管癌的发病率最高。

抗肿瘤药主要指直接杀灭肿瘤细胞而起作用的药物。抗肿瘤药可分为细胞毒类药物及新型的分子靶向药物。细胞毒类药物的作用机制主要是阻止脱氧核酸（DNA）、核糖核酸（RNA）或蛋白质的合成，或直接对这些大分子发生作用，从而抑制肿瘤细胞的分裂增殖，使之死亡；激素药物通过改变体内激素平衡而抑制肿瘤生长；小分子靶向药物通过抑制蛋白酪氨酸激酶，单抗药物通过对肿瘤表面相关抗原或特定受体特异性识别，抑制肿瘤生长。如图20-1所示。

几十年来，化疗一直是肿瘤治疗的主要方式之一。传统化疗药（细胞毒素类抗肿瘤药）主要是干扰RNA或DNA合成及细胞的有丝分裂等，主要针对生长快速的肿瘤细胞，而人体内的血液细胞、毛囊细胞、黏膜细胞、肝脏细胞、生殖细胞等正常细胞生长

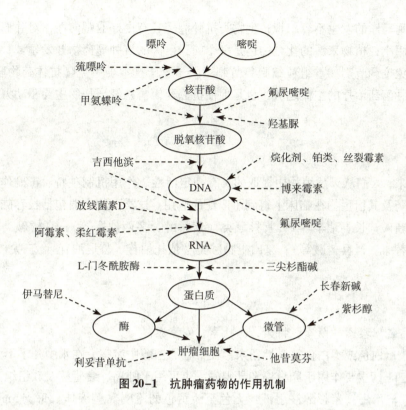

图 20-1　抗肿瘤药物的作用机制

繁殖也较快。因此，传统的化疗药物在针对体内肿瘤细胞的同时，不可避免对体内生长旺盛的正常细胞造成不同程度的损害。骨髓抑制、恶心呕吐等严重不良反应，使患者无法耐受；伴随着机体免疫力降低，盲目性的化疗也不利于肿瘤的长期治疗。而 2000 年后开发的单抗类（如利妥昔单抗）及替尼类（如伊马替尼）等分子靶向药物主要针对可能导致细胞癌变的环节，如细胞信号传导通路异常、过度表达某些受体蛋白、抗肿瘤血管形成等，从分子水平来逆转癌变，从而抑制肿瘤细胞生长。分子靶向药物通过特异性结合、选择性杀伤靶细胞、体内靶向性分布，而具有更好的疗效。

目前常用抗肿瘤药物可分为以几类：①烷化剂类。如环磷酰胺、噻替派、卡莫司汀等。②抗生素类。如多柔比星（阿霉素）、丝裂霉素、博来霉素。③植物类。如长春新碱、羟基喜树碱、紫杉醇等。④抗代谢类药。如吉西他滨、卡培他滨、甲氨蝶呤、氟尿嘧啶、阿糖胞苷等。⑤金属铂类。如顺铂、卡铂、奥沙利铂等。⑥激素类。如戈舍瑞林、他莫昔芬、阿那曲唑、来曲唑等。⑦生物靶向药。如单克隆抗体药物、小分子激酶抑制剂、抗肿瘤血管生成药及干扰素等。

据 IMS Health 统计，2013 年全球肿瘤药物市场规模达到 910 亿美元。世界抗肿瘤药物市场正在急速增长，短短 5 年内全球抗肿瘤药物市场销售额已翻了一番，大大超过了其他药物的增长。国内抗肿瘤药物市场，植物药所占份额最大，其次为抗代谢类抗肿瘤药；单克隆抗体等靶向抗肿瘤药物，由于价格昂贵，大部分未进入医保，但随着本类药物的国产化速度加快及价格的走低，其市场将迅速增加；抗生素类及烷化剂类抗肿瘤药使用在减少。传统抗肿瘤化学药物虽然能在一定程度上控制肿瘤发展，但其明显的毒副作用以及耐药性的发生不容忽视；生物类抗肿瘤药具有更好的靶向性，对肿瘤杀伤作用大，副作用小；植物来源的化合物也是一个前景巨大的抗肿瘤药物开发领域；口服的肿瘤药物和免疫调节剂如重组粒细胞集落刺激因子、干扰素、单克隆抗体药物联合使用，是目前抗肿瘤治疗的主流趋势，也是促使抗癌药销售稳健增长的主要驱动力。

第一节　植物类抗肿瘤药

近年来，人们从天然植物中提取的具有一定活性、作用机制独特、毒副作用低的抗肿瘤植物药及其衍生物在临床上得到了广泛的应用。这类药物主要包括长春碱类（长春碱、长春新碱、长春地辛等）；紫杉醇类（紫杉醇、多西他赛等）；喜树碱类（拓扑替康、伊立替康、羟喜树碱等）；鬼臼生物碱类（依托泊苷、替尼泊苷）、三尖杉酯碱等。

紫杉醇
Paclitaxel

【商品名】泰素，紫素，特素，力扑素，安素泰。

【性状】白色或类白色结晶性粉末。在甲醇、乙醇中溶解，在水中几乎不溶。

【适应证】主要作用于卵巢癌和乳腺癌，也可用于肺癌、食管癌及软组织肉瘤等。

【制剂与用法】紫杉醇注射液：无色至淡黄色的澄明黏稠液体。每支 5mL：30mg；10mL：60mg；16.7mL：100mg；25mL：150mg。单药静脉注射，按体表面积每次用药剂量为 135~175mg/m^2。将紫杉醇用生理盐水、5%葡萄糖或5%葡萄糖生理盐水稀释成 0.3~1.2mg/mL 溶液，静滴 3 小时。也可 1 周给药 1 次，1 次 50mg/m^2，连用 2~3 周，每 3~4 周重复 1 次。在给药前注意给予合适的预处理。低硼硅玻璃管制注射剂瓶包装，有效期 24 个月。

【用药注意】①为预防有可能发生的过敏反应，紫杉醇治疗前应用地塞米松、苯海拉明与 H$_2$ 受体拮抗剂进行预处理。②配制紫杉醇时必须加以注意，宜戴手套操作。倘若皮肤接触本品，立即用肥皂彻底清洗皮肤，一旦接触黏膜应用水彻底清洗。③静脉注射时一旦药液漏至血管外应立即停止注入，局部冷敷和以 1% 普鲁卡因局封等相应措施。④滴注紫杉醇时应采用非聚氯乙烯材料的输液瓶和输液器，并通过所连接的过滤器，过滤器的微孔膜应小于 0.22μm。

【药物评价】本品为新型的抗微管药物，能促进微管蛋白组合成微小管，并使微小管抑制解聚，干扰有丝分裂而使肿瘤细胞死亡。它对正常细胞基本无影响，对大多数实体瘤有强力抑制作用，尤其对晚期卵巢癌、乳腺癌、非小细胞肺癌和卡波济肉瘤的疗效确切、副作用较小。

【商品信息】①本品为美国施贵宝公司于 1992 年开发上市的一种天然抗癌药物，国内上市的商品名为泰素（Taxol）。紫杉醇来自太平洋短叶紫杉属植物及中国的红豆杉树皮，是一种天然产品，通过半合成制得。②本品主要制剂有注射液及注射用紫杉醇脂质体。国内已有数家企业具有一定的生产规模，目前国内生产企业有北京协和药厂、南京绿叶思科药业、北京四环制药、海口制药、四川太极制药、辰欣药业等。南京绿叶思科药业开发的注射用紫杉醇脂质体（力拓素），具有肿瘤的靶向性，降低了心脏、肾脏的毒副作用等，迅速成为国内市场的重要品种。③进口产品有百时美施贵宝（Bristol-Myers Squibb）、澳大利亚科鼎（Hospira）制药、台湾永信药品工业的紫杉醇注射液。

【贮藏】遮光，密闭，在25℃以下保存。

知识拓展

表20-1 其他主要抗肿瘤植物药

药物	主要制剂	商品信息
长春新碱	粉针	浙江海正药业、辅仁药业、杭州赛诺菲安万特民生制药等
长春地辛	粉针	丽珠集团（艾得新）、扬子江药业、山东鲁抗辰欣药业等
多西他赛	注射液	江苏恒瑞医药（艾素）、齐鲁制药（多帕菲）、浙江万马药业等
羟基喜树碱	粉针、注射液	深圳万乐（拓僖）药业、四川科伦药业（博坤力）、黄石李时珍药业等
拓扑替康	胶囊、粉针	江苏恒瑞医药（艾妥）、贵州汉方制药（金喜素）、南京瑞年百思特等
伊立替康	注射液、粉针	江苏恒瑞医药、齐鲁制药等
依托泊苷	注射液	江苏恒瑞医药、山东鲁抗辰欣药业、昆明制药集团等
替尼泊苷	注射液	施贵宝（卫萌）等
三尖杉酯碱	注射液、粉针	山东鲁抗辰欣药业、西安迪赛生物药业等

第二节 抗代谢类抗肿瘤药

抗代谢药物通过干扰DNA合成中所需物质（嘧啶、嘌呤、叶酸等）的代谢途径，从而抑制肿瘤细胞的生长。抗代谢药物与人体正常代谢物结构相似，当其渗入到生物大分子中，形成无功能的伪生物大分子，使肿瘤细胞的功能丧失，从而抑制肿瘤细胞的增殖。由于这种作用的选择性差，对增殖较快的骨髓、淋巴、毛发及消化道有明显的毒性损害。

抗代谢药物按其拮抗代谢物的不同可分为抗叶酸、抗嘧啶和抗嘌呤类抗代谢药物。抗代谢抗肿瘤药临床使用的主要品种是吉西他滨、卡培他滨、地西他滨、甲氨蝶呤、阿糖胞苷、氟尿嘧啶、羟基脲等。

盐酸吉西他滨
Gemcitabine Hydrochloride

【商品名】健择，泽菲。

【性状】白色至类白色结晶性粉末。易溶于甲醇，溶于乙醇，略溶于水。

【作用】吉西他滨为嘧啶类抗代谢物，在细胞内经核苷激酶的作用被代谢为具有活性的二磷酸及三磷酸核苷，抑制DNA合成，产生细胞毒素作用，引起细胞凋亡。

【适应证】本品可用于局部晚期或已转移的非小细胞肺癌；局部晚期或已转移的胰腺癌；与紫杉醇联合，适用于治疗经化疗后复发，不能切除的、局部复发或转移性乳腺癌。

【制剂及用法】注射用盐酸吉西他滨：白色疏松块状物。每瓶 0.2g；1.0g。成人推荐吉西他滨剂量为 $1g/m^2$，静脉滴注 30 分钟，每周 1 次，连续 3 周，随后休息 1 周，每 4 周重复 1 次。依据患者的毒性反应相应减少剂量。玻璃管制注射剂瓶装，有效期 36 个月。

【用药注意】①用药期间应严格检查血象。②肝、肾功能不全患者慎用；孕妇及哺乳期妇女避免使用。③本品可引起轻度困倦，患者在用药期间应禁止驾驶和操纵机器。

【药物评价】①本品为脱氧胞苷的类似物，是一个新型的抗肿瘤药物。与阿糖胞苷相比，吉西他滨在细胞内的浓度更高，浓度维持时间更长。②吉西他滨具有广谱的抗肿瘤活性，在对非小细胞肺癌和胰腺癌的治疗中取得了巨大的成功，特别是对胰腺癌的治疗。

【商品信息】①本品由美国礼来（Lilly）制药公司开发，商品名为健择，1995 年上市。②目前国内生产企业有江苏豪森药业、浙江海正药业、山东罗欣药业、哈药集团、江苏正大天晴药业等，以粉针剂为主。进口产品主要是美国礼来（Lilly）制药的注射用盐酸吉西他滨。

【贮藏】密闭，在干燥处保存。

卡培他滨
Capecitabine

【商品名】希罗达。

【性状】白色至类白色结晶性粉末。易溶于甲醇，溶于乙醇，略溶于水。

【作用】卡培他滨是一种对肿瘤细胞有选择性活性的口服细胞毒性制剂。卡培他滨本身无细胞毒性，但可转化为具有细胞毒性的 5-氟尿嘧啶，其结构通过肿瘤相关性血管因子胸苷磷酸化酶在肿瘤所在部位转化而成，从而最大限度地降低了 5-氟尿嘧啶对正常人体细胞的损害。

【适应证】联合多西紫杉醇治疗包括蒽环类抗生素化疗失败的转移性乳腺癌；单药一线治疗转移性直肠癌。

【制剂及用法】卡培他滨片：薄膜衣片，除去包衣后显白色。每片 0.15g；0.5g。推荐剂量为每日 $2.5g/m^2$，连用 2 周，休息 1 周。每日总剂量分早晚 2 次于饭后半小时用水吞服。铝塑包装，有效期 24 个月。

【用药注意】①吉西他滨可能引起骨髓功能抑制，应用后可出现白细胞减少、血小板减少和贫血。用药期间应严格检查血象。②肝、肾功能不全患者及孕妇禁用。

【药物评价】①卡培他滨是已上市的第一个口服氟代嘧啶氨基甲酸类抗肿瘤药，是一种新型的靶向药物。②卡培他滨作为前体药物，口服在肠道吸收后，在体内水解为活性代谢物 5-氟尿嘧啶，是治疗乳腺癌的重要药物。

【商品信息】①本品由瑞士罗氏公司开发,商品名为希罗达(Xeloda),1998年4月在美国上市。②目前国内生产企业有上海罗氏制药、江苏恒瑞制药、齐鲁制药、正大天晴药业集团等,以片剂为主。进口产品主要是瑞士罗氏制药(Roche)的卡培他滨片。

【贮藏】密闭保存。

阿糖胞苷
Cytarabine

【商品名】赛德萨,赛德威。

【性状】白色或类白色结晶性粉末。易溶于水,溶于冰醋酸,极微溶于乙醇和二氯甲烷,几乎不溶于乙醚。

【作用】本品为抗嘧啶类抗代谢药物,主要通过与三磷酸脱氧胞苷竞争,而抑制DNA多聚酶,但对RNA和蛋白质的合成无显著作用。

【适应证】主要适用于成人和儿童急性非淋巴细胞性白血病的诱导缓解和维持治疗;急性淋巴细胞性白血病、慢性髓细胞性白血病(急变期)的治疗;本品单独或与其他药物联合(甲氨蝶呤、氢化可的松琥珀酸钠)鞘内应用可预防或治疗脑膜白血病。

【制剂及用法】注射用盐酸阿糖胞苷:白色至类白色冻干块状物。每支0.1g;0.5g。静脉注射,每次每千克体重1~2mg,10~14日为1个疗程。玻璃小瓶(含药粉末)及安瓿瓶(含抑菌剂的注射用水)包装,有效期60个月。

【用药注意】①阿糖胞苷是一种骨髓抑制剂,应用后会出现贫血、白细胞减少、血小板减少等,用药期间应严格检查血象。②本品可供静脉滴注、注射、皮下注射或鞘内注射,给予快速静脉注射时患者能耐受更高的剂量。

【药物评价】①本品为抗嘧啶药物,在细胞内先经脱氧胞苷酶催化磷酸化,转变为有活性的阿糖胞苷酸,再转变为二磷酸及三磷酸阿糖胞苷而起作用。②本品可单独或与其他抗肿瘤药联合应用;联合用药疗效更好。

【商品信息】①目前国内生产企业有海正辉瑞制药、哈尔滨莱博通药业、国药一心制药、辅仁药业集团等;进口产品主要有辉瑞(Pfizer)生产的注射用阿糖胞苷(赛德萨)、澳大利亚Hospira的阿糖胞苷注射液(赛德威)。②同类药品有注射用地西他滨,主要用于骨髓增生异常综合征、急性髓性白血病、慢性粒细胞白血病等多种恶性血液病的治疗,抗白血病效果强于阿糖胞苷。主要生产企业有比利时Janssen-Cilag(达珂,Dacogen)、江苏豪森药业、正大天晴药业等。

【贮藏】密封保存。

第三节 分子靶向抗肿瘤药

随着分子生物学技术的应用和从细胞受体与增殖调控的分子水平对肿瘤发病机制的认识,分子靶向治疗药物凭其特异性、针对性和有效性较强,患者耐受性较好,而毒副反应相对于细胞毒药物较低等特点,提高患者的生存质量,现已成为临床用药的未来趋势和倍受瞩目的品种。分子靶向药物的应用有可能使恶性肿瘤转化为一种类似于高血压、糖尿病的慢性病。

以细胞受体、关键基因和调控分子为靶点研制出的抗肿瘤药物被称为分子靶向抗肿瘤药。根据药物分子的大小及作用机制的不同，可将分子靶向抗肿瘤药物分为大分子单克隆抗体类、小分子激酶类抑制剂等。单抗靶向抗肿瘤药（简称为单抗），如利妥昔单抗、曲妥珠单抗、贝伐单抗等；小分子激酶类抑制剂（替尼类），如伊马替尼、吉非替尼、索拉非尼、舒尼替尼、拉帕替尼等。

一、单抗抗肿瘤药

单抗药物是利用单抗对肿瘤表面相关抗原或特定受体特异性识别，从而把药物直接导向肿瘤细胞，提高药物的疗效，降低药物对循环系统及其他部位的毒性。

常用抗肿瘤单克隆抗体药物可分为以下几类：①作用于细胞膜分化相关抗原的抗肿瘤单克隆抗体，例如利妥昔单抗（Rituximab）、西妥昔单抗（Cetuximab）、阿来珠单抗等。②作用于表皮生长因子受体的抗肿瘤单克隆抗体，例如曲妥珠单抗（Trastuzumab）、帕尼单抗等。③作用于血管内皮细胞生长因子的抗肿瘤单克隆抗体，例如贝伐单抗（Bevacizumab）等。

> **知识拓展**
>
> **单克隆抗体的识别**
>
> 早期的单克隆抗体大多由鼠源性蛋白组成，对人有潜在的高度抗原性，有过敏反应的风险；也可形成抗鼠蛋白抗体，抵消单克隆抗体的治疗作用。近年来开发的单克隆抗体已含有更高比例的人组分蛋白，嵌合型抗体含65%人蛋白，人源化抗体含95%人蛋白，人型抗体含100%人蛋白。
>
> 单克隆抗体的分属类型从其药名的后缀上加以识别。即~莫单抗（-momab）为鼠源性，~昔单抗（-ximab）为嵌合型，~珠单抗（-zumab）为人源化，~目（莫）单抗（-mumab）为人型单克隆抗体。

曲妥珠单抗
Trastuzumab

【商品名】赫赛汀。

【性状】白色至淡黄色冻干粉剂，溶于水。

【作用】曲妥珠单抗是一种重组DNA衍生的人源化单克隆抗体，特异性地作用于人表皮生长因子受体-2（HER-2）的细胞外部位，抑制HER-2过度表达的肿瘤细胞的增殖，产生抗肿瘤作用。

【适应证】本品适用于HER-2过度表达的转移性乳腺癌，作为单一药物治疗已接受过1个或多个化疗方案的转移性乳腺癌，与紫杉醇或者多西他赛联合，用于未接受化疗的转移性乳腺癌患者。也用于乳腺癌辅助治疗。

【制剂及用法】注射用曲妥珠单抗：白色至淡黄色冻干粉剂。每瓶440mg，稀释液为含1.1%苯甲醇的20mL灭菌注射用水。用于转移性乳腺癌，初次负荷量为4mg/kg，静脉输注90分钟以上。应观察患者是否出现发热、寒战或其他输注相关症状（停止输注可控制这些症状，待症状消失后可继续输注）。维持剂量为每周2mg/kg。如初次负荷量可耐受，则此剂量可静脉输注30分钟；维持治疗直至疾病进展。玻璃瓶包装，有效期36个月。

【用药注意】①对本品过敏者禁用。②常见的不良反应是发热、恶心、呕吐、输注反应、腹泻、感染、咳嗽加重、头痛、乏力、呼吸困难、皮疹、中性粒细胞减少症、贫血和肌痛等。③本品用灭菌注射用水配制成溶液后为无色或淡黄色澄清或微乳光色溶液，供静脉输注用。不能使用5%的葡萄糖溶液，因其可使蛋白聚集。④每瓶注射用曲妥珠单抗应由同时配送的稀释液稀释，配好的溶液可多次使用，曲妥珠单抗的浓度为21mg/mL，pH值约6.0。溶液注射前应目测有无颗粒产生和变色点。配制好的溶液超过28天应丢弃。⑤本品不可与其他药混合或稀释。

【药物评价】①曲妥珠单抗是一种重组DNA衍生的人源化单克隆抗体。②本品可单独或与其他抗肿瘤药联合应用；联合用药疗效更好。在国外已逐渐成为一线抗肿瘤药物。

【商品信息】①曲妥珠单抗由基因泰克公司开发，1998年获得FDA的上市批准，在美国由基因泰克负责推广而其全球的销售权则归罗氏公司所有。②目前主要进口产品为瑞士罗氏（Roche）的注射用曲妥珠单抗（赫赛汀，Herceptin）。③同类药品有利妥昔单抗注射液（MabThera，美罗华），主要用于非霍奇金淋巴瘤，由瑞士罗氏（Roche）制药生产。

【贮藏】密封，2℃~8℃避光保存。

二、小分子激酶类抑制剂

小分子激酶类抑制剂又称为替尼类药物，主要通过调节蛋白激酶来抑制肿瘤生长。

蛋白激酶是一类具有酪氨酸激酶活性的蛋白质，主要存在于细胞膜上；蛋白酪氨酸激酶能够催化ATP上的磷酸基，使其转移到许多重要的蛋白质的酪氨酸残基，将残基磷酸化，从而激活各种底物酶，再通过一系列反应影响细胞的生长、增殖和分化。酪氨酸激酶（tyrosine kinase，TK）是信号转导的关键酶，与肿瘤的发生、发展关系密切。蛋白激酶由于突变或重排，可引起信号转导过程障碍或出现异常，导致细胞生长、分化、代谢和生物学行为异常，引发肿瘤。

现代研究表明，大部分的致癌基因及癌基因产物都具有酪氨酸激酶活性。酪氨酸激酶受体（tyrosine kinase receptor，TKR）是原癌基因（c-ras）表达的产物，可分为表皮生长因子受体（EGFR）、血管内皮细胞生长因子受体（VEGFR）、血小板衍生生长因子受体（PDGFR）等。目前基于多靶点的酪氨酸激酶抑制剂已成为研究重点。

目前上市的抗肿瘤小分子靶向药物可分为以下两类：①单一靶点小分子靶向制剂。如伊马替尼、吉非替尼、厄洛替尼等。②多靶点小分子靶向制剂。如索拉非尼、舒尼替尼、拉帕替尼等。

甲磺酸伊马替尼
Imatinib Mesylate

【商品名】格列卫。

【性状】淡黄色或类白色结晶性粉末。

【作用】本品是一种酪氨酸激酶抑制剂，能抑制慢性粒细胞白血病患者因费城染色体异常而产生的 BCR-ABL 酪氨酸激酶，阻断 BCR-ABL 阳性细胞株和费城染色体阳性的慢性粒细胞白血病患者的新生白血病细胞的增殖，并诱导其凋亡。

【适应证】用于治疗慢性粒细胞白血病（CML）急变期、加速期或 α-干扰素治疗失败后的慢性期患者；用于治疗不能切除和/或发生转移的恶性胃肠道间质肿瘤的成人患者。

【制剂及用法】甲磺酸伊马替尼片：薄膜衣片，除去包衣显白色或类白色。每片 0.1g；0.4g。口服，成人 1 日 1 次，每次 400mg 或 600mg 及日服用量 800mg（在早上及晚上）；儿童和青少年每日 1 次或分 2 次服用（早晨和晚上）。铝塑包装，有效期 36 个月。

甲磺酸伊马替尼胶囊：内容物为白色至类白色粉末。每粒 50mg；0.1g。用于治疗慢性粒细胞白血病，口服，1 日 1 次，宜在进餐时服药，并饮一大杯水。对急变期和加速期患者，本品的推荐剂量为 600mg，对慢性期患者为 400mg。铝塑包装，有效期 24 个月。

【用药注意】①常见不良反应有水潴留、周围浮肿、中性粒细胞减少、血小板减少、贫血及恶心、呕吐、食欲不振等；偶可出现感染。②肝功能不全的患者慎用，用药期间宜检查肝功能。

【药物评价】①甲磺酸伊马替尼作为第一个分子靶向治疗药物，逐渐成为用于治疗慢性髓系白血病（CML）和胃肠道间质瘤（GIST）的一线药物。②本品血浆蛋白结合率高，半衰期长，可 1 日给药 1 次。

【商品信息】①甲磺酸伊马替尼（格列卫）于 2001 年 5 月在美国上市，主要用于治疗慢性骨髓性白血病。②本品以口服为主，主要制剂有片、胶囊，目前国内主要生产企业有江苏豪森药业、正大天晴药业集团、石药集团等。③同类药品有吉非替尼片（易瑞沙），适用于治疗既往接受过化学治疗的局部晚期或转移性非小细胞肺癌，由阿斯利康制药（Astra Zeneca）进口；盐酸厄洛替尼片（特罗凯），用于既往接受过至少一个化疗方案失败后的局部晚期或转移的非小细胞肺癌，由罗氏（Roche）制药进口。

【贮藏】密封保存。

索拉非尼
Sorafenib

【商品名】多吉美。

【性状】白色或类白色结晶性粉末。易溶于水，溶于冰醋酸，极微溶于乙醇和二氯甲烷，几乎不溶于乙醚。

【作用】本品为蛋白激酶抑制剂。干扰丝氨酸/苏氨酸蛋白激酶的信号转导，影响肿瘤细胞信号系统，抑制肿瘤增殖；靶向抑制血管内皮生长因子受体（VEGFR）和血小板源性的生长因子受体（PDGFR）的酪氨酸激酶，发挥抗肿瘤血管生成效应。

【适应证】用于治疗不能手术的晚期肾细胞癌；治疗无法手术或远处转移的原发肝细胞癌。

【制剂及用法】甲苯磺酸索拉非尼片：红色圆形片，每片0.2g。口服，每次0.4g，1日2次，空腹或伴低脂、中脂饮食服用，以一杯温开水吞服。铝塑包装，有效期30个月。

【用药注意】①常见的不良反应有腹泻、皮疹、脱发和手足皮肤反应等；可能增加出血；高血压患者慎用。②本品可致胎儿畸形，育龄妇女在治疗期间应注意避孕。

【药物评价】①甲苯磺酸索拉非尼是第一个被批准应用于临床的多靶点、小分子口服激酶抑制剂，影响肿瘤细胞信号系统和肿瘤血管系统，具有双重作用，在针对晚期癌症方面有较好的疗效及安全性。②2013年11月，美国FDA又批准索拉非尼用于治疗晚期（转移性）分化型甲状腺癌。

【商品信息】①主要产品为拜耳医药保健（Bayer Health Care）的甲苯磺酸索拉非尼片。②同类药品有苹果酸舒尼替尼胶囊（Sutent，索坦），用于胃肠间质瘤及不能手术的晚期肾细胞癌，由辉瑞制药进口；甲苯磺酸拉帕替尼片（Tykerb，泰立沙），用于晚期或转移性乳腺癌患者的治疗，由葛兰素制药进口。

【贮藏】密封保存。

第四节 铂类抗肿瘤药

本类药物是一类金属铂络合物。能与肿瘤细胞DNA结合，干扰DNA的复制，从而抑制肿瘤细胞的分裂。主要药物有第1代（顺铂）、第2代（卡铂）、第3代（奥沙利铂、洛铂）等。目前顺铂与卡铂已在世界范围内被广泛接受，但毒副作用明显。随着以二氨基环己烷为载铂配体的铂配合物研究，不仅改善了顺铂及卡铂的毒副作用，而且扩大了它们的活性谱，对许多耐顺铂或卡铂的细胞株或瘤株具有活性，其代表药物有洛铂、奥沙利铂等。

奥沙利铂
Oxaliplatin

【商品名】乐沙定，艾恒，艾克博康，佳乐同泰，奥正南。

【性状】白色或类白色结晶性粉末，无臭。微溶于水，在甲醇中极微溶解，在三氯甲烷中几乎不溶，略溶于二甲基甲酰胺。

【作用】本品能与DNA结合形成交叉键，从而破坏DNA的功能，使其不能再复制；高浓度时也抑制RNA及蛋白质的合成。为细胞周期非特异性药物。

【适应证】用于经氟尿嘧啶治疗失败后的结直肠癌转移的患者，可单独或联合氟尿嘧啶使用。辅助治疗原发肿瘤完全切除后的Ⅲ期结肠癌。

【制剂及用法】注射用奥沙利铂：白色或类白色冻干疏松块状物或粉末。每支50mg；100mg。成人，治疗转移性结直肠癌，奥沙利铂的推荐剂量为85mg/m^2，静脉滴注每2周重复1次；辅助治疗时，奥沙利铂的推荐剂量为85mg/m^2，静脉滴注每2周重复1次，共12个周期（6个月）。

【用药注意】①因与氯化钠和碱性溶液特别是5-氟尿嘧啶之间存在配伍禁忌，本品不要与上述制剂混合或通过同一条静脉同时给药。②孕妇及哺乳期妇女禁用。

【药物评价】①本品为铂化合物，作用机制类似烷化剂。②本品抗瘤谱广，疗效确切，是目前被公认的治疗睾丸癌和卵巢癌的一线药物。③本品水溶液不稳定，供药用者是含有甘露醇和氯化钠的冷冻干燥粉。

【商品信息】①本品为目前常用的金属铂类络合物，为当前联合化疗中最常用的药物之一。②目前国内生产企业有江苏恒瑞医药、深圳海王药业、四川美大康佳乐药业、江苏奥赛康药业、齐鲁制药、扬子江药业等，以粉针、注射液及甘露醇注射液为主。③进口产品主要是法国赛诺菲安万特（Sanofi-Aventis）的注射用奥沙利铂（乐沙定）。

【贮藏】遮光，密闭保存。

第五节 抗肿瘤抗生素

抗肿瘤抗生素多直接作用于DNA或嵌入DNA干扰模板的功能。作用于细胞周期的不同时期，毒性较大。常用的抗肿瘤抗生素有：①多肽类抗肿瘤抗生素。如放线菌素D、博来霉素等。②蒽醌类抗肿瘤抗生素。如阿霉素类（多柔比星、吡柔比星、表柔比星）、米托蒽醌等。

放线菌素D
Dactinomycin

【性状】鲜红色结晶或深红色结晶，或橙红色结晶性粉末；无臭，有引湿性，遇光及热不稳定。微溶于水，在10℃水中溶解。

【作用】本品抑制RNA的合成，作用于mRNA，干扰细胞的转录过程，为细胞周期非特异性药物。

【适应证】对肾母细胞瘤、神经母细胞瘤及霍奇金病有效，对绒毛膜上皮癌及睾丸肿瘤也有一定疗效。

【制剂及用法】注射用放线菌素D：淡橙红色结晶性粉末；遇光不稳定。每瓶0.2mg。静注，一般成人每日300~400μg（6~8μg/kg），溶于0.9%氯化钠注射液20~40mL中，1日1次，10日为1个疗程，间歇期2周，1个疗程总量4~6mg。本品也可作腔内注射。抗生素玻璃瓶包装，有效期24个月。

【用药注意】①肝、肾功能不全，严重感染及孕妇、哺乳期妇女慎用。②用药期间应严格检查血象。③注射时防止药液漏出血管外。

【药物评价】①本品是较早用于临床的抗肿瘤抗生素，为细胞周期非特异性药物。②本品抗瘤谱广，疗效肯定，与氟尿嘧啶合用，治疗绒癌疗效显著。

【商品信息】①本品是由我国桂林的土壤中分离出的放线菌的发酵液中得到的抗生素，与国外的放线菌素D结构相同。②目前国内生产企业有上海新亚药业、海正辉瑞制药等。

【贮藏】遮光，密闭，在阴凉处保存。

盐酸多柔比星
Doxorubicin Hydrochloride

【商品名】楷莱。

【性状】橙红色结晶性粉末，有引湿性。在水中溶解，在甲醇中微溶。

【适应证】本品能诱导多种恶性肿瘤的缓解，包括急性白血病、淋巴瘤、软组织和骨肉瘤、儿童恶性肿瘤及成人实体瘤，尤其用于乳腺癌和肺癌。

【制剂与用法】注射用盐酸多柔比星：橙红色疏松块状物或粉末。每支10mg；50mg。临用前用氯化钠注射液溶解，浓度为2mg/mL，缓慢静脉或动脉注射。成人常用量，1次5~60mg，每3~4周1次，或每周20~30mg，连用3周，停用2~3周，重复用。

【用药注意】①多柔比星最主要的两种不良反应是骨髓抑制和心脏毒性。②本品使用后可出现红色尿，一般在2日后消失。③用药期间应检查心脏功能及周围血象。应严防本品漏出血管外。一旦发生，应尽量抽出局部渗药，局部注射氢化可的松，或碳酸氢钠及冷敷。④严重器质性心脏病和心功能异常，及对本品及蒽环类过敏者禁用。⑤孕妇及哺乳期妇女禁用本品。

【药物评价】多柔比星是抗有丝分裂的细胞毒性药物，自20世纪70年代进入临床试验以来，因具有抗瘤谱广、临床疗效高的显著特点，已成为蒽环类抗肿瘤药物的代表，临床上主要用于乳腺癌、恶性淋巴瘤、胃癌等实体瘤的治疗。

【商品信息】①目前国内生产企业主要有辉瑞制药、山西普德药业、汕头经济特区明治医药、浙江海正药业、上海复旦张江生物医药、深圳万乐药业等，以粉针、注射液、脂质体注射液为主。②同类药品有注射用盐酸吡柔比星，目前国内主要生产企业有浙江海正药业、深圳万乐药业等；盐酸表柔比星注射液、粉针，目前国内主要生产企业有辉瑞制药（商品名为法玛新）、浙江海正药业、北京协和药厂等。

【贮藏】遮光，密闭，在阴凉处保存。

第六节　烷化剂

烷化剂具有活泼的烷化基团，其活性基团以共价键与DNA相连，或与DNA双螺旋链交联后干扰DNA的复制或转录，从而抑制迅速增殖的肿瘤细胞的生长。烷化剂属细胞毒类药品，能与多种细胞成分起作用，可杀伤各类细胞，尤其是增殖较快的细胞。现有烷化剂的共同缺点是选择性差，对骨髓造血组织、消化道上皮和生殖细胞有较大的毒性。其包括氮芥类、亚硝基脲类、乙烯亚胺类、甲基磺酸酯类等。

环磷酰胺
Cyclophosphamide

【性状】白色结晶或结晶性粉末；失去结晶水即液化。可溶于水，易溶于乙醇。

【作用】本品为氮芥类衍生物，在人体内经肝脏活化后，进入肿瘤细胞分解生成丙烯醛和磷酰胺氮芥等而起烷基化作用。本品抗瘤谱广，对多种类型肿瘤均有效，尤其对恶性淋巴瘤疗效显著。

【适应证】适用于淋巴瘤、白血病、多发性骨髓瘤，对乳腺癌、卵巢癌、肺癌、胃癌、鼻咽癌等也有一定疗效。本品的免疫抑制作用常用于肉芽肿、红斑狼疮等病的治疗。

【制剂及用法】环磷酰胺片：糖衣片，除去糖衣后显白色。每片50mg。口服，1次50~100mg，1日2~3次，每疗程总量10~15g。塑料瓶包装，有效期24个月。

注射用环磷酰胺：白色结晶或结晶性粉末。每支100mg；200mg。静脉注射，每日或隔日1次，1次200mg；每周1次，1次600~800mg。每疗程总量8~10g。抗生素玻瓶装，有效期24个月。

【用药注意】①肝肾功能异常时毒性加强，药酶诱导剂对本品的代谢、活性和毒性均有影响，合用时应注意。②代谢物对尿路有刺激，应用时应鼓励患者多饮茶水。③用药期间应严格检查血象，肝、肾功能不全者及孕妇慎用。

【药物评价】①本品为前体药物，在肿瘤细胞内转化为活性形式发挥抗肿瘤作用。②毒性相对较少，主要不良反应为骨髓抑制。

【商品信息】①本品抗瘤谱广，是第一个药效"潜伏化"的广谱抗肿瘤药，疗效确切，毒性低，价格适中，目前应用广泛。②目前国内生产企业有海正辉瑞制药、山西普德药业、通化茂祥制药等。③同类药品有注射用异环磷酰胺，国内主要生产企业有江苏恒瑞制药、海正辉瑞制药、山西普德药业、齐鲁制药等。

【贮藏】遮光，密封保存。

健康生活提示

饮食上少吃油和脂肪、糖和盐，多吃新鲜蔬菜、水果和带麸的米面（粗粮）。

保持乐观愉快的生活态度。心情的不愉快，会影响身体的各种功能，尤其是免疫功能。

目标检测

一、选择题

1. 下列药物中，哪些是植物类抗肿瘤药物（　　）
   A. 紫杉醇注射液
   B. 伊立替康注射液
   C. 注射用盐酸多柔比星
   D. 环磷酰胺片
2. 紫杉醇的主要剂型为（　　）
   A. 片剂
   B. 胶囊
   C. 栓剂
   D. 注射液
   E. 软膏
3. 下列属于阿霉素类抗肿瘤药的是（　　）
   A. 紫杉醇
   B. 伊立替康
   C. 盐酸多柔比星
   D. 环磷酰胺
   E. 顺铂
4. 下列属于抗生素类抗肿瘤药的是（　　）
   A. 紫杉醇
   B. 博来霉素
   C. 盐酸多柔比星
   D. 环磷酰胺
   E. 顺铂

二、思考题

1. 试述常用分子靶向抗肿瘤药。
2. 试述细胞毒素类抗肿瘤药与分子靶向抗肿瘤药的优缺点。

第二十一单元　生物制品

学习目标

知识目标：掌握常用生物制品的名称、性状、常用制剂及用法、用药注意；熟悉常见生物制品的特点；了解常见生物制品的商品信息。

重点掌握品种：冻干乙型脑炎灭活疫苗、重组乙型肝炎疫苗（酿酒酵母）、脊髓灰质炎减毒活疫苗、卡介苗；抗蛇毒血清、抗狂犬血清、人免疫球蛋白、人血白蛋白、人凝血因子Ⅷ等。

技能目标：能按用途、剂型及分类管理要求陈列药品并对其进行正常养护。

第一节　生物制品概述

传染病曾对人类健康和安全构成威胁，如历史上举世震惊的鼠疫、霍乱、流感大流行。预防接种是预防和消灭传染病最经济、最有效的手段。人类运用生物学的方法与疾病斗争的历史源远流长，早在10世纪，中国就有种人痘的记载。1796年，英国医生爱德华·琴纳成功研制出牛痘苗，用于预防天花，至今已有200多年的历史。20世纪70年代末，人类靠接种牛痘疫苗消灭了天花病，无疑是人类与传染病进行斗争的伟大胜利。但20世纪80年代以来，艾滋病HIV病毒、禽流感H1N1病毒及SARS冠状病毒等新的传染病原不断出现，使防治工作面临严峻形势，生物制品的研制任重道远。

生物制品是以微生物、细胞、动物或人源组织和体液等为原料，应用传统技术或现代生物技术制成，用于人类疾病预防、治疗和诊断的药品。目前，生物工程技术（基因工程、细胞工程、蛋白质工程、发酵工程等）已成为研究开发新生物制品的主要手段。

生物制品是未来生物产业发展的重要方向，也是世界各国重点发展的领域之一。2013年全球生物制品的销售额已超过1400亿美元，生物制品的世界市场维持了快速发展，在整个药品市场中的份额迅速提高，竞争也日趋激烈。

20世纪80年代起，我国生物制品行业进入快速发展期，一直保持着较快的发展势头，年均增长率保持在25%以上。我国生物制品行业的发展起点相对较高，经过30多年的积累和发展，已初具产业规模，生物制品的种类、剂型快速增加，并由预防用制品为主,逐步发展至诊断和治疗用制品。截至 2010 年底,我国疫苗年生产量超过 10 亿个剂量单位,其中用于预防乙肝、脊髓灰质炎、麻疹、白喉、百日咳、破伤风等儿科常见病的疫苗达到 5 亿人份,我国已成为世界上最大的疫苗生产国,同时我国还向世界卫生组织提供疫苗。

生物制品不同于一般医用药品,主要通过刺激机体免疫系统,产生免疫物质(如抗体)才发挥其功效。生物制品类药物不仅要进行理化检验,更需要生物活性检验,其质量控制要求高。为了加强生物制品的质量管理,保证生物制品安全、有效,我国对生物制品实行批签发制度。国家对疫苗类制品、血液制品、用于血源筛查的体外生物诊断试剂以及国家食品药品监督管理局规定的其他生物制品,每批制品出厂上市或者进口时进行强制性检验、审核的制度,并发放生物制品批签发合格证。检验不合格或者审核不被批准者,不得上市或者进口。

一、生物制品的分类

根据生物制品的用途可分为预防用生物制品、治疗用生物制品和诊断用生物制品三大类。常用的生物制品主要包括细菌类疫苗(含类毒素)、病毒类疫苗、抗毒素及抗血清、血液制品、免疫调节剂、微生态制剂、体内及体外诊断制剂等(图 21-1)。

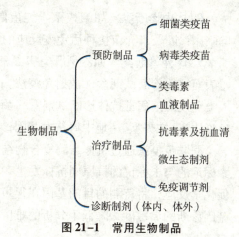

图 21-1 常用生物制品

(一)疫苗

1. 细菌类疫苗及类毒素

(1) 细菌类疫苗 系由细菌制得,是用经物理、化学或生物学方法处理后,其毒力减弱或无毒的病原菌制成。如卡介苗等。

(2) 类毒素 由有关细菌产生的外毒素经脱毒制成。保留其免疫活性。如吸附霍乱类毒素、全菌体疫苗。

2. 病毒类疫苗 病毒类疫苗系采用病毒制备的生物制品。可分为减毒病毒活疫苗和灭活病毒类疫苗。

(1) 减毒病毒活疫苗 病毒经物理、化学或生物学方法处理后,成为失去致病性而保留免疫原性的弱毒株后再用来制备的疫苗。如麻疹减毒活疫苗、脊髓灰质炎减毒活疫苗等。

(2) 灭活病毒类疫苗(死疫苗) 选用免疫原性强的病原体,经人工培养后,用理化方法杀死或灭活后制成。如伤寒疫苗、吸附白喉疫苗。

(二)抗毒素及抗血清

1. 抗毒素 将类毒素多次免疫动物(常用马)后,采取动物的免疫血清,经浓缩纯化后制得。主要用于治疗细菌外毒素所致疾病。常用的有白喉抗毒素、破伤风抗毒素。

2. 抗血清 用病毒免疫动物，取其血清精制而成。如用抗狂犬病毒血清与抗狂犬疫苗同时对被狂犬咬伤者进行注射，可防止狂犬病的发生。

（三）血液制品

血液制品系利用健康人血液为原料用适宜方法提取制成的生物制品，大多数具有免疫增强的作用，如乙型肝炎人免疫球蛋白、破伤风免疫球蛋白；有些具有特殊的治疗作用，如冻干人免疫球蛋白（pH4）、冻干人纤维蛋白原、人凝血因子Ⅷ等；有些为血容量扩张剂营养剂，如人血白蛋白、冻干健康人血浆、人胎盘血白蛋白等。

（四）诊断类生物制品

1. 体内诊断类 如结核菌素纯蛋白衍生物、卡介菌纯蛋白衍生物等，用于结核病的临床诊断及卡介苗接种后免疫反应的监测。

2. 体外诊断类 如乙型肝炎病毒表面抗原诊断试剂盒（酶联免疫法）、乙型肝炎病毒表面抗体诊断试剂盒（放射免疫法）；丙型肝炎病毒抗体诊断试剂盒（酶联免疫法）、人类免疫缺陷病毒抗体诊断试剂盒（酶联免疫法）、梅毒螺旋体抗体诊断试剂盒（酶联免疫法）、缺失型α-地中海贫血基因诊断试剂盒（PCR法）等。

酶联免疫法通过抗体与酶复合物结合，然后通过显色来检测；放射免疫法利用同位素标记的与未标记的抗原同抗体发生竞争性抑制反应的方法来进行检测；PCR法通过酶促化学反应，将待测的目的基因在很短的时间内扩增十万倍乃至上百万倍，大大提高了基因诊断的灵敏度，降低了分析的难度，是目前基因诊断中使用最多的方法。

（五）其他生物活性制剂

其他生物活性制剂包括免疫调节剂、微生态制剂、单克隆抗体、毒素、抗原、变态反应原、抗原抗体复合物等，大部分在相关单元介绍。

二、生物制品的命名

生物制品的基本名称一般可由三部分组成：
（制法、用法或群、型别）＋（病名、微生物名、组分、人名或材料）＋（品种名）

1. 第一部分列出制法、用法或群及型别（如重组、A群、b型）等冠语。制法一般不标明，但一种制品存在多种制造方法者需标明；冻干制剂，应加"冻干"二字；特定途径使用者必须标明，如皮上划痕用、注射用等；预防人、畜共患疾病的同名同型制品应标明人用，以与兽用制品相区别。

2. 第二部分列出制品所针对的疾病（如麻疹、伤寒等）或微生物名（如沙门菌等），或组成成分（如Vi多糖）或人名（如卡介、锡克等）或材料（如人血等）。

3. 第三部分列出制品种类（如疫苗、抗毒素等）或括号内标注来源、性质（如CHO细胞、酿酒酵母、pH4等）；微生态活菌制品、免疫调节剂等可在基本名称后加剂型。

例如伤寒 Vi 多糖疫苗、重组乙型肝炎疫苗（CHO 细胞）、皮上划痕人用鼠疫活菌苗、注射用 A 型肉毒毒素、冻干人凝血因子Ⅷ、冻干人血白蛋白、皮内注射用卡介苗、静注人免疫球蛋白（pH4）、双歧杆菌活菌胶囊、重组干扰素 α2b 注射液等。

三、生物制品的保管

生物制品是一种特殊的生物药品，多具有蛋白的特性，有的本身就是活的微生物。因此，生物制品一般都怕热、怕光、怕冻，除另有规定外，多适宜在 2℃～8℃ 干燥暗处储存。同时，除冻干品外，其他制品除另有规定，均不能在 0℃ 以下保存，因冻结会造成蛋白变性或溶化后大量溶菌而出现絮状沉淀，影响免疫效果，甚至会加重接种后的反应，不可再供药用。

四、生物制品的使用注意

生物制品接种后，少数人可出现局部或全身反应。局部反应一般在接种 24 小时出现，一般为注射部位红肿疼痛，严重时附近淋巴结肿大并有压痛。全身反应主要表现为发热、头痛、恶心、呕吐等，一般 1～2 天即消失。

使用抗毒血清等血液制品前必须先做皮肤试验，阳性反应者必须脱敏后再使用，如出现过敏性休克应立即使患者平卧，保持安静，并给予肾上腺素，然后再对症治疗。

患有以下疾病时不宜接种：发热及急性传染病、心血管系统疾病、肝肾疾病、活动性肺结核、糖尿病等；妊娠 3 个月内或 6 个月以上的孕妇、经期妇女不宜接种；有湿症、化脓性皮肤病者禁种牛痘。

第二节　常用生物制品

一、疫苗类

疫苗作为一种经济、有效、安全和方便的疾病预防方式，被认为是 20 世纪公共卫生领域最伟大的成就之一。疫苗是预防和控制传染病的有效手段，国家对大部分疫苗采用免费受种，国内使用的疫苗主要分为以下两类：

1. 国家免疫计划规定免费受种的疫苗　2008 年国家将卡介苗、口服脊髓灰质炎减毒疫苗、百白破三联疫苗、麻疹疫苗、重组乙肝疫苗、甲肝疫苗、流脑疫苗、乙脑疫苗、麻疹腮腺炎风疹联合疫苗、无细胞百白破疫苗纳入国家免疫规划，对适龄儿童实行预防接种；并根据传染病流行趋势，在流行地区对重点人群进行流行性出血热疫苗、炭疽疫苗和钩端螺旋体疫苗接种。

2. 一般由公民自费并且自愿受种疫苗　如狂犬疫苗、流感疫苗、肺炎球菌疫苗等。

一般来说，预防用生物制品的市场需求比较稳定；只有当某种传染病突然流行的时候，针对这种传染病的预防制品的市场需求才会猛增，如流行性感冒疫苗、霍乱菌苗等。进入新世纪以来,随着 SARS、H5N1、H1N1 等病毒轮番肆虐,各类疫情在全球呈蔓延趋势,使得疫苗市场需求大幅增加,据 Evaluate Pharma 预测,全球疫苗市场销售额将以 18% 的速度递增;到 2016 年,全球疫苗市场销售额将超过 300 亿美元。

冻干乙型脑炎灭活疫苗(Vero 细胞)
Japanese Encephalitis Vaccine(Vero Cell),Inactivated,Freeze-dried

【组成和性状】本品系流行性乙型脑炎病毒减毒株接种于鼠肾细胞,经培育后收获病毒液、灭活病毒,加入稳定剂冻干制成。为白色疏松体,复溶后为澄明液体。

【适应证】接种本疫苗后,可刺激机体产生抗乙型脑炎病毒的免疫力。用于预防流行性乙型脑炎。

【接种对象】主要为 6 个月~10 周岁儿童和由非疫区进入疫区的儿童和成人。

【制剂及规格】冻干乙型脑炎灭活疫苗(Vero 细胞):每支 0.5mL。

【免疫程序和剂量】①按标示量加入所附灭菌注射用水,待疫苗复溶并摇匀后使用。②于上臂外侧三角肌下缘附着处皮下注射。③免疫程序如下:初免后第 7 天注射第 2 针,基础免疫后 1 个月至 1 年内加强免疫 1 次。复溶后每瓶为 0.5mL,每人次注射剂量为 0.5mL。

【用药注意】①疫苗浑浊、变色、曾经结冻、有异物、疫苗瓶有裂纹者均不可使用。②应备有肾上腺素,以备偶有发生过敏反应时急救用。接受注射者在注射后应在现场休息片刻。③个别出现头晕和一过性发热反应,一般不超过 2 天,可自行缓解。偶有散在皮疹出现,一般不需特殊处理,必要时可多休息、多喝水、注意保暖等。④发热、患急性疾病、严重慢性疾病或体质衰弱者、对药物或食物有过敏史、有惊厥史者禁用。

【药物评价】①流行性乙型脑炎经蚊传播,多见于夏秋季,临床上急起发病,有高热、意识障碍、惊厥、强直性痉挛和脑膜刺激征等,重型患者病后往往留有后遗症。进行预防接种是保护易感人群的重要措施,经流行季节试验,保护率可达 60%~90%。疫苗的免疫力一般在第 2 次注射后 2~3 周开始,维持 4~6 个月,因此,疫苗接种须在流行前 1 个月完成。②我国生产的乙型脑炎灭活疫苗各项安全指标已达世界领先水平。

【商品信息】目前国内生产企业有北京天坛生物制品、辽宁成大生物等。

【保存、运输及有效期】2℃~8℃避光保存和运输。疫苗自效力检定合格之日起有效期为 24 个月。在盒签或瓶签标明的有效期内使用。

重组乙型肝炎疫苗(酿酒酵母)
Recombinant Hepatitis B Vaccine(Saccharomyces Cerevisiae)

【商品名】安在时。

【组成和性状】本品系由重组酿酒酵母表达的乙型肝炎病毒表面抗原(HBsAg)经纯化,加入铝佐剂制成。为乳白色混悬液体,可因沉淀而分层,易摇散,不含任何防腐剂。

【适应证】接种本疫苗后,可刺激机体产生抗乙型肝炎病毒的免疫力。用于预防乙型肝炎。

【接种对象】适用于乙型肝炎易感者。尤其是新生儿,特别是母亲为 HBsAg、HBeAg 阳性者;从事医疗工作的医护人员及接触血液的实验人员。

【制剂及规格】重组乙型肝炎疫苗(酿酒酵母):每支 1.0mL,每 1 次人用剂量 1.0mL,含 HBsAg 20μg;0.5mL,每 1 次人用剂量 0.5mL,含 HBsAg 10μg。

【免疫程序和剂量】①于上臂三角肌肌内注射。②免疫程序如下:基础免疫为 3 针,分别在 0、1、6 月接种。新生儿第 1 针在出生后 24 小时内注射。16 岁以下人群每 1 次剂量为 5μg,16 岁或以上人群每 1 次剂量为 10μg。

【用药注意】①使用时应充分摇匀,如疫苗瓶有裂纹、标签不清或失效者、瓶内有异物者均不得使用。疫苗开启后立即使用。严禁冻结。②应备有肾上腺素,以备偶有发生过敏反应时急救用。接受注射者在注射后应在现场观察至少 30 分钟。③注射第 1 针后出现高热、惊厥等异常情况者,一般不再注射第 2 针。对于母婴阻断的婴儿,如注射第 2 针、第 3 针应遵照医嘱。④家族和个人有惊厥史者、患慢性疾病及有癫痫史者、过敏史者慎用。

【药物评价】①本品不良反应小,极个别人有低中度发热,或注射局部微痛,24 小时内即自行消失。②我国生产的重组乙型肝炎疫苗(酿酒酵母)具有安全、高效的特点。

【商品信息】全球大约有 2 亿多乙型肝炎患者,我国又是高发地区,疫苗需求量较大。目前国内生产企业有北京天坛生物制品、深圳康泰生物制品等。进口产品为比利时葛兰素史克公司的重组乙型肝炎疫苗(酿酒酵母),商品名为安在时(Engerix B)。

【保存、运输及有效期】2℃~8℃避光保存和运输。有效期为 36 个月。

脊髓灰质炎减毒活疫苗
Poliomyelitis Vaccine, Live

【成分和性状】本品系用脊髓灰质炎病毒Ⅰ、Ⅱ、Ⅲ型减毒株分别接种于原代猴肾细胞或人二倍体细胞,经培养、收获病毒液制成。有效成分为脊髓灰质炎病毒Ⅰ、Ⅱ、Ⅲ减毒活病毒。

【作用与用途】本疫苗服用后,可刺激机体产生抗脊髓灰质炎病毒的免疫力,用于预防脊髓灰质炎。

【接种对象】主要为 2 个月龄以上的儿童。

【制剂及用法】口服脊髓灰质炎减毒活疫苗(猴肾细胞):橘红色澄明液体,每瓶 1.0mL。每 1 次人用剂量为 2 滴(相当于 0.1mL),口服。免疫程序如下:首次免疫从 2 月龄开始,连续口服 3 次,每次间隔 4~6 周,4 岁再加强免疫 1 次,每 1 次人用剂量为 2 滴(相当于 0.1mL)。

口服脊髓灰质炎减毒活疫苗糖丸(人二倍体细胞):白色固体糖丸,每丸 1g。每 1 次人用剂量为 1 粒。首次免疫从 2 月龄开始,连续口服 3 次,每次间隔 4~6 周,4 岁再加强免疫 1 次。

口服脊髓灰质炎减毒活疫苗糖丸(猴肾细胞):白色固体糖丸,每丸 1g。使用方法同口服脊髓灰质炎减毒活疫苗糖丸（人二倍体细胞）。

【用药注意】 ①本疫苗只能口服给药，不可注射。②本品为活疫苗，应使用37℃以下的温水送服，切勿用热水送服，也不可于进食热食时服用。③若有发热、体质异常虚弱、严重佝偻病、活动性结核、严重腹泻或其他严重疾病者，均应停止服用。

【药物评价】 本疫苗使用方便，95%以上的接种者产生长期免疫，并可在肠道内产生特异性抗体 sIgA，使接触者亦可获得免疫效果；但由于是活病毒，故如用于免疫功能缺陷者或免疫抑制剂治疗者可引起瘫痪。

【商品信息】 目前国内生产企业有北京天坛生物制品、中国医学科学院医学生物学研究所。

【贮藏】 于-20℃以下或2℃~8℃避光保存。

【有效期】 -20℃以下有效期为24个月；2℃~8℃有效期为12个月。

卡介苗
Bacillus Calmette-Guérin

【成分和性状】 本品系用卡介菌经培养后收集菌体，加入稳定剂冻干制成。为白色疏松体或粉末，复溶后为均匀悬液。有效成分为卡介菌活菌体；疫苗稀释剂为灭菌注射用水。

【作用与用途】 接种本疫苗后，可使机体产生细胞免疫应答。用于结核病的预防。

【接种对象】 出生3个月以内的婴儿或用5 IU PPD 试验后48~72小时局部硬结在5mm以下的试验阴性儿童。

【制剂及规格】 皮内注射用卡介苗：为乳白色疏松固体或粉末，复溶后为均匀悬液。按标示量复溶后每瓶1.0mL（10人次人用剂量），含卡介菌0.5mg；按标示量复溶后每瓶0.5mL（5人次人用剂量），含卡介菌0.25mg。每1mg卡介菌含活菌数应不低于1.0×10^6 CFU。

【免疫程序和剂量】 10人次人用剂加入1mL所附稀释剂，5人次人用剂加入0.5mL所附稀释剂，放置1分钟，摇动并使之溶解并混匀，取0.1mL于上臂三角肌中部略下处皮内注射。

【用药注意】 ①本菌苗严禁皮下和肌内注射。②与其他疫苗同时使用时应不在同侧注射。③接种2周左右出现局部红肿、浸润、化脓，并形成小溃疡，严重者宜采取适当治疗处理。④疫苗溶解后必须在半小时内用完。

【药物评价】 卡介苗接种被称为宝宝"出生第一针"，接种后可使儿童产生对结核病的特殊抵抗力。可预防儿童发生结核病，特别是能防止那些严重类型的结核病，如结核性脑膜炎。疫苗接种后4~8周才产生免疫力，免疫可维持3~4年。

【商品信息】 本品主要制剂有皮内注射用卡介苗、治疗用卡介苗等，目前国内生产企业有上海生物制品研究所、成都生物制品研究所、陕西医药控股集团生物制品等。

【保存、运输及有效期】 2℃~8℃暗处保存和运输。有效期24个月。

二、免疫血清

目前国内上市的免疫血清主要分为两类：①抗蛇毒血清。如抗蝮蛇毒血清、抗五步蛇毒血清、抗银环蛇毒血清和抗眼镜蛇毒血清。②抗狂犬病血清。

抗蝮蛇毒血清
Snake Antivenins

【成分和性状】用蝮蛇毒或脱毒蝮蛇毒免疫马所得的血浆，经胃酶消化后纯化制成的液体抗蝮蛇毒球蛋白制剂。为含适量防腐剂。

【作用】抗蛇毒血清中含有高价抗蛇毒抗体，与蛇毒进入体内后形成的抗原结合成特异性的复合物，合毒素失去活性，并由机体相应的吞噬细胞处理，使毒素失去了对人的作用。

【适应证】用于蝮蛇咬伤者的治疗。

【制剂及用法】抗蝮蛇毒血清：无色或黄色的澄明液体，久置后可析出少量能摇散的沉淀。每瓶10mL，含抗蝮蛇毒血清6000U。通常采用静脉注射，也可作肌内或皮下注射，1次完成。1次咬伤注射抗蝮蛇毒血清6000U。以上剂量约可中和一条相应蛇的排毒量，视病情可酌情增减。注射前必须做过敏试验，阴性者才可全量注射。

【用药注意】①制品混浊、有摇不散的沉淀或异物、安瓿有裂纹、标签不清者均不能使用。安瓿打开后应1次用完。②每次注射须保存详细记录。同时注射类毒素时，注射器须分开。③使用抗血清须特别注意防止过敏反应。④对蛇伤者，应同时注射破伤风抗毒素。门诊患者注射抗血清后，需观察至少30分钟方可离开。⑤被毒蛇咬伤后初步处理伤口在越短的时间里注射抗蛇毒血清对机体越有益。

【药物评价】①抗蛇毒血清是用蛇毒少量多次注射动物后，动物产生的抗体经提纯而成，内含高价抗蛇毒抗体。当被蛇咬后，蛇毒进入机体，对人而言，就是抗原。注射的抗毒血清中含有相应的抗体，它能中和相应的蛇毒，特异性结合形成复合物，使毒素失去活性，并由机体相应的吞噬细胞处理，从而使毒素失去了对人的作用。②抗蛇毒血清为专供治疗毒蛇咬伤的特异性药物，在现有的蛇伤药物中还没有一种药物的疗效超过它，其他药物只能作为辅助药。

【商品信息】作为我国唯一抗蛇毒血清生产企业的上海赛伦生物技术有限公司，已上市抗蝮蛇毒血清、抗五步蛇毒血清、抗银环蛇毒血清和抗眼镜蛇毒血清，年产量超过20万支。

【贮藏、有效期】2℃~8℃避光保存和运输。有效期为36个月。

抗狂犬病血清
Rabies Antiserum

【成分和性状】本品是经胃酶消化后的马狂犬病毒免疫蛋白。为无色或黄色的澄明液体，久置后可析出少量能摇散的沉淀。

【作用】具有特异性中和狂犬病毒的作用，可用于狂犬病的预防。

【适应证】用于配合狂犬病疫苗对被疯动物严重咬伤如头、脸、颈部或多部位咬伤者进行预防注射。注射愈早愈好，咬后48小时内注射本品，可减少发病率。对已有狂犬病症状的患者，注射本品无效。

【制剂及用法】抗狂犬病血清：无色或淡黄色的澄明液体，久置后可析出少量能摇散的沉淀。每瓶（支）含狂犬病抗体应不低于400IU；每瓶（支）含狂犬病抗体应不低于700IU。受伤部位应先进行处理，若伤口曾用其他化学药品处理过时，应冲洗干净。先在受伤部位进行浸润注射，余下的血清进行肌内注射；头部咬伤可注射于颈背部肌肉。注射量均按体重计算，每千克体重注射40IU（特别严重可酌情增至80~100IU），在1~2日内分次注射，注射完毕后开始注射狂犬病疫苗。亦可同时注射狂犬病疫苗。

【用药注意】①制品混浊、有摇不散的沉淀或异物、安瓿有裂纹、标签不清者均不能使用。安瓿打开后应1次用完。②每次注射须保存详细记录。③使用抗血清须特别注意防止过敏反应。④门诊患者注射抗血清后，需观察至少30分钟方可离开。

【药物评价】抗血清是狂犬病疫苗免疫马后获得的血清抗体，是异种血清，必须先做皮试。与抗狂犬病免疫球蛋白联合用于防治狂犬病。

【商品信息】目前国内生产企业有上海赛伦生物技术、长春生物制品研究所、武汉生物制品研究所等。

【贮藏、有效期】于2℃~8℃避光保存和运输。有效期为36个月。

三、血液制品

血液制品是指各种人血浆蛋白制品，包括人血白蛋白、人免疫球蛋白、组织胺人免疫球蛋白、乙型肝炎免疫球蛋白、狂犬患者免疫球蛋白、破伤风免疫球蛋白、人凝血因子Ⅷ、人凝血酶原复合物、人纤维蛋白原、抗人淋巴细胞免疫球蛋白等。

人免疫球蛋白
Human Immunoglobulin

【商品名】蓉生静丙，博欣，伽玛莱士。

【成分】本品系用健康人血浆，用低温乙醇蛋白分离法或经批准的其他分离纯化，并经病毒去除和灭活处理制成，不含防腐剂和抗生素。

【性状】本品为无色或淡黄色澄清液体，可带乳光，不应有异物、浑浊或摇不散的沉淀。

【适应证】主要用于预防麻疹或减轻症状。可用于传染性肝炎、麻疹、水痘、腮腺炎、带状疱疹等病毒性感染的防治。也可用于哮喘、过敏性鼻炎、湿疹等内源性过敏性疾病。若与抗生素合并使用，可提高对某些严重细菌和病毒感染的疗效。

【制剂及用法】人免疫球蛋白注射液：每瓶1.5mL：150mg；3mL：150mg；3mL：300mg；5mL：500mg。预防麻疹：为预防发病或减轻症状，可在与麻疹患者接触7日内按每千克体重注射0.05~0.15mL，5岁以下儿童注射1.5~3.0mL，6岁以上儿童最大注射量不超过6mL。1次注射预防效果通常为2~4周。肌内注射。玻瓶包装，有效期

36个月。

静注人免疫球蛋白：无色或淡黄色的澄清液体，可带轻微乳光。20mL：1.0g；25mL：1.25g；50mL：2.5g；100mL：5g；200mL：10g。静脉滴注或以5%葡萄糖溶液稀释1~2倍静脉滴注，开始滴注速度为每分钟1.0mL（约20滴/分），持续15分钟后若无不良反应，可逐渐加快速度，最快滴注速度每分钟不得超过3.0mL（约60滴/分）。玻瓶包装，有效期36个月。

【用药注意】①本药肌内注射制剂不得用于静脉输注，静脉注射液只能用作静脉滴注。②静脉注射液不得与其他药物混合输注。③冻干制剂加入灭菌用水溶解后，应为无色或淡黄色澄清液体，如有异物、浑浊、絮状物或沉淀不得使用。

【药物评价】注射免疫球蛋白是一种被动免疫疗法。它是把免疫球蛋白内含有的大量抗体输给受者，使之从低或无免疫状态很快达到暂时免疫保护状态。由于抗体与抗原相互作用起到直接中和毒素与杀死细菌和病毒作用。因此免疫球蛋白制品对预防细菌、病毒性感染有一定的作用。但在人体内仅能存在3~4周。

【商品信息】目前国内生产企业有华兰生物工程、四川远大蜀阳药业、北京天坛生物制品、江西博雅生物制药、上海莱士血制品等。

【贮藏】2℃~8℃避光保存，运输及贮存过程中严禁冻结。

人血白蛋白

Human Albumin

【商品名】奥克特珐玛，贝林，拜斯明。

【成分】本品系用健康人血浆，用低温乙醇蛋白分离法或经批准的其他分离纯化，并经60℃10小时加温灭活病毒后制成，含适宜的稳定剂，不含防腐剂和抗生素。

【性状】本品为冻干制剂，为白色或灰白色的疏松体，液体制剂及冻干制剂溶解后为黄色或绿色至棕色略黏稠的澄明液体。

【适应证】本品为血容量扩充剂，具有增加循环血容量和维持血浆渗透压的作用。主要用于治疗因失血、创伤及烧伤等引起的休克、脑水肿及损伤引起的颅压升高、肝硬化及肾病引起的水肿或腹水、低蛋白血症的防治等；也可用于新生儿高胆红素血症、心肺分流术、烧伤的辅助治疗、血液透析的辅助治疗和成人呼吸窘迫综合征。

【制剂及用法】人血白蛋白注射液：黄色或绿色至棕色略黏稠的澄明液体；不应有异物、浑浊或沉淀。按蛋白质总量计，每支2g；5g；10g；12.5g。含量5%；10%；20%；25%。一般因严重烧伤或失血等所致休克，可直接注射本品5~10g，隔4~6小时重复注射1次。在治疗肾病及肝硬化等慢性白蛋白缺乏症时，可每日注射本品5~10g，直至水肿消失、血清白蛋白含量恢复正常为止。一般采用静脉滴注或静脉推注。为防止大量注射时机体组织脱水，可采用5%葡萄糖注射液或氯化钠注射液适当稀释作静脉滴注（宜用备有滤网装置的输血器）。滴注速度应以每分钟不超过2mL为宜，但在开始15分钟内，应特别注意速度缓慢，逐渐加速至上述速度。玻瓶包装，有效期60个月。

冻干人血白蛋白：白色或灰白色疏松体，无融化迹象。重溶后为略黏稠，黄色或绿色至棕色澄明液体。每支5g；10g。用5%葡萄糖注射液或灭菌注射用水溶解，加液量可按临床需要酌定。一般根据瓶签所载蛋白质量加入适当溶解液使成10%（g/mL）白蛋白溶液。滴注速度应以每分钟不超过2mL为宜，但在开始15分钟内，应特别注意速度缓慢，逐渐加速至上述速度。用量：使用剂量由医师酌情考虑，一般因严重烧伤或失血等所致休克，可直接注射本品5~10g，隔4~6小时重复注射1次。玻瓶包装，有效期60个月。

【用药注意】①药液呈现混浊、沉淀、异物或瓶子有裂纹、瓶盖松动、过期失效等情况不可使用。②本品开启后，应一次输注完毕，不得分次或给第二人输用。③有明显脱水者应同时补液。④使用本药时，须仔细观察病情，防止患者的中心静脉压升高。尤其要注意有心功能不全或其他心脏疾病的患者，因为过快的增加血容量会导致急性循环负荷增加或导致肺水肿。

【药物评价】本品可增加血容量和维持血浆胶体渗透压，白蛋白占血浆胶体渗透压的80%，主要调节组织与血管之间水分的动态平衡。1g白蛋白可保留18mL水，每5g白蛋白保留循环内水分的能力约相当于100mL血浆或200mL全血的功能，从而起到增加循环血容量和维持血浆胶体渗透压的作用。其次白蛋白能结合阴离子也能结合阳离子，可以输送不同的物质，也可以将有毒物质输送到解毒器官。此外白蛋白还能供给营养，在氮代谢障碍时，白蛋白可作为氮源为组织提供营养。

【商品信息】目前国内生产企业有奥地利奥克特珐玛制药、西安瑞克生物制品、华兰生物工程、北京天坛生物制品、四川远大蜀阳药业等。目前我国医药市场上人血白蛋白供应持续紧张。

【贮藏】2℃~8℃避光保存，运输及贮存过程中严禁冻结。

人凝血因子Ⅷ
Human Coagulation Factor Ⅷ

【商品名】康斯平。

【成分】本品系用健康人血浆，经分离、提取、灭活病毒、冻干制成。含适宜的稳定剂，不含防腐剂和抗生素。

【性状】乳白色疏松体。溶解后溶液应澄清或带轻微乳光，允许有微量细小蛋白颗粒。

【适应证】本品对缺乏人凝血因子Ⅷ所致的凝血机能障碍具有纠正作用，主要用于防治甲型血友病和获得性凝血因子Ⅷ缺乏而致的出血症状及这类患者的手术出血治疗。

【制剂及用法】冻干人凝血因子Ⅷ：乳白色疏松体。溶解后溶液应澄清或带轻微乳光，允许有微量细小蛋白颗粒。每支50IU；100IU；200IU；300IU；500IU；1000IU。用法：将过滤针头装在注射器上，通过过滤针将人凝血因子Ⅷ溶液吸入注射器。偶尔溶液中会有微量细小蛋白颗粒，可被滤去而不影响制剂的效价。拔去过滤针，代之以输注装置。配制好的制剂需立即输用，并在1小时内用完。给药速度宜慢，不要超过10mL/min。所需因子Ⅷ单位（IU）/次=0.5×患者体重（kg）×需提升的因子Ⅷ活性水平

(正常的%）。

【用药注意】①大量反复输入本品时，应注意出现过敏反应、溶血反应及肺水肿的可能性，对有心脏病的患者尤应注意。②本品溶解后，一般为澄清略带乳光的溶液，允许微量细小蛋白颗粒存在。但如发现有大块不溶物时，则不可使用。③本品对于因缺乏因子Ⅸ所致的乙型血友病，或因缺乏因子Ⅺ所致的丙型血友病均无疗效，故在用前应确诊患者系属因子Ⅷ缺乏，方可使用本品。④本品不得用于静脉以外的注射途径。⑤本品被溶解后应立即使用，并在1小时内用完，未用完部分必须弃去；如在配制时发现制剂瓶已失去真空度，不得使用。⑥不良反应包括寒颤、恶心、头晕或头痛，这些症状通常是暂时的。

【药物评价】在内源性血凝过程中，凝血因子Ⅷ作为一种辅助因子，在Ca^{2+}和磷脂存在下，与活化的凝血因子Ⅸ激活凝血因子Ⅹ，形成凝血酶原酶，从而激活凝血酶原，形成凝血酶，使凝血过程正常进行。输用每千克体重1IU的人凝血因子Ⅷ，可使循环血液中的因子Ⅷ水平增加2%～2.5%。本品生物半衰期为8～12小时。

【商品信息】目前国内生产企业有上海莱士血液制品、绿十字生物制品、华兰生物工程、成都蓉生药业等。

【贮藏】2℃～8℃，暗处保存。

目标检测

一、选择题

1. 观察药品外观的颜色可鉴别药品的真假，下列哪种说法是错误的（　　）
   A. 乙型脑炎减毒活疫苗为橘红色
   B. 口服脊髓灰质炎减毒活疫苗为橘红色
   C. 皮内注射用卡介苗为乳白色
   D. 人血白蛋白注射液为白色
2. 下列属于治疗用生物制品的是（　　）
   A. 冻干乙型脑炎灭活疫苗　　　　B. 脊髓灰质炎减毒活疫苗
   C. 人血白蛋白注射液　　　　　　D. 人免疫球蛋白注射液
3. 常用其口服制剂的生物制品是（　　）
   A. 乙型脑炎灭活疫苗　　　　　　B. 脊髓灰质炎减毒活疫苗
   C. 人血白蛋白　　　　　　　　　D. 人免疫球蛋白

二、思考题

1. 什么是生物制品？按性质和用途可分成哪几类？在保管中需注意什么？
2. 免疫血清制品预防接种前为何要做皮试？

第二十二单元　影响机体免疫功能的药物

 学习目标

　　知识目标：掌握影响机体免疫功能常用药物的名称、性状、常用制剂及用法、用药注意；熟悉常用影响机体免疫功能药物的特点；了解常见药物的商品信息。

　　重点掌握品种：免疫抑制剂（环孢素）、免疫调节剂（重组人干扰素α-1b、重组人干扰素α-2b、胸腺肽、重组人白细胞介素-2、重组人粒细胞巨噬细胞集落刺激因子、重组改构人肿瘤坏死因子）。

　　技能目标：能按用途、剂型及分类管理要求陈列药品并对其进行正常养护；对本类药品进行全面评价；能介绍新上市品种的特点，进行同类药品的比较。

　　免疫系统包括参与免疫反应的各种细胞、组织和器官，如胸腺、淋巴结、脾、扁桃体以及分布在全身体液和组织中的淋巴细胞和浆细胞。这些组分及其正常功能是机体免疫功能的基本保证，任何一方面的缺陷都将导致免疫功能障碍，丧失抗感染能力或形成免疫性疾病。

　　在调节免疫和炎症方面，淋巴因子或单核因子等细胞调节蛋白起到了重要的作用。它们可以由淋巴细胞、单核细胞及巨噬细胞产生，如干扰素、白细胞介素、肿瘤坏死因子、克隆刺激因子、巨噬细胞激活和抑制因子等，其中已有多种作为免疫调节剂应用。

　　影响免疫功能的药物可通过影响机体免疫应答反应和免疫病理反应而增强或抑制机体的免疫功能，临床上多用于防治免疫功能异常所致的疾病。临床常用的影响机体免疫功能药物可分为以下两类：①免疫抑制剂，如环孢素及糖皮质激素等。②免疫调节剂，如干扰素、白细胞介素等。

第一节　免疫抑制剂

　　免疫抑制剂广泛用于防止器官移植的排异反应，疗效确切；对类风湿性关节炎、全身性红斑狼疮、肾病综合征等自体免疫性疾病可暂时缓解症状，延缓病变的进展，但不能根治。

使用本类药物须注意：①长期应用，易诱发严重感染。②宜采用多种药物小剂量合用，以增强疗效，减低毒性。③治疗自体免疫性疾病时，宜首先选用皮质激素，如果疗效不好或不能耐受时，再考虑合用或改用其他免疫抑制剂。

常用的免疫抑制剂主要有以下几类：①细胞因子合成抑制剂。如环孢素、他克莫司、西罗莫司、来氟米特等。②糖皮质激素。如氢化可的松、泼尼松等。③DNA合成抑制剂。如吗替麦考酚酯、硫唑嘌呤、咪唑立宾等。④烷化剂。如环磷酰胺等。

环孢素
Ciclosporin

【商品名】新山地明，田可，新赛斯平，因普兰他。

【性状】白色或类白色粉末，无臭。在乙醇中极易溶解，在水中几乎不溶。

【作用】本品可抑制免疫功能。其机制可能在于选择性地及可逆性地改变淋巴细胞功能，抑制细胞介导的排斥反应，包括异体移植物免疫、迟发型皮肤超敏反应等；抑制淋巴因子，包括白细胞介素-2的产生和释放，阻断细胞生长周期。

【适应证】预防和治疗同种异体器官移植或骨髓移植的排斥反应或移植物抗宿主反应。经其他免疫抑制剂治疗无效的狼疮肾炎、难治性肾病综合征等自身免疫性疾病。

【制剂及用法】环孢素口服溶液：淡黄色或黄色的澄清油状液体。每瓶50mL:5g。口服，器官移植采用三联免疫抑制方案时，起始剂量为每天6~11mg/kg，并根据血药浓度调整剂量，每2周减量0.5~1mg/（kg·d），维持剂量2~6mg/（kg·d），分2次口服。在整个治疗过程，必须在有免疫抑制治疗经验医生的指导下进行。玻璃瓶包装，有效期24个月。

环孢素软胶囊：内容物为淡黄色或黄色的油状液体。每粒10mg；25mg；50mg。器官移植采用三联免疫抑制方案时，起始剂量为每天6~11mg/kg，并根据血药浓度调整剂量，每2周减量0.5~1mg/（kg·d），维持剂量2~6mg/（kg·d），分2次口服。在整个治疗过程，必须在有免疫抑制治疗经验医生的指导下进行。铝箔包装，有效期24个月。

环孢素注射液：淡黄色至棕黄色的澄明油状液体。每瓶5mL:250mg。浓缩液应用生理盐水或5%葡萄糖按1:20或1:100比例稀释，然后缓慢静脉输入，时间应为2~6小时。一经稀释，溶液必须于24小时内使用或遗弃。器官移植，当环孢素与其他免疫抑制剂（如皮质类固醇，或作为3~4种药物治疗方案中的一种药物）联合应用时，应给予较小剂量（如静脉输注每天1~2mg/kg，然后口服每天3~6mg/kg）。患者应尽早进行口服环孢素的治疗。玻璃瓶包装，有效期48个月。

【用药注意】①用药期间宜监测血象、肝功能、肾功能。②1岁以下婴儿及过敏者禁用，孕妇及授乳妇女慎用。③用环孢素治疗的患者应避免高血钾饮食、含钾药物或保钾利尿药，因为本药偶可引起高钾血症。

【药物评价】①环孢素系含11个氨基酸的环状多肽，是一种作用很强的免疫抑制剂；环孢素并不抑制造血干细胞，亦不影响巨噬细胞的功能，与其他细胞抑制药比较，应用环孢素的患者,其感染发生率较低。②环孢素的发现是现代器官移植史上的一个里程碑,临床器官移植由此而获得了突破性的进展,是目前器官移植后治疗和预防抗体排斥反应的首选药。

【商品信息】①环孢素(山地明,Sandimmun)由瑞士诺华(Novartis)公司研制,1983年在瑞士上市。②本品主要制剂有环孢素胶囊、软胶囊、口服溶液、注射液、滴眼液,目前国内生产企业有华北制药集团、杭州中美华东制药、丽珠集团丽珠制药厂、北京双鹭药业、国药集团川抗制药等。进口产品主要是诺华制药(Novartis)的环孢素软胶囊(新山地明)及韩国韩美制药(Hanmi)的环孢素软胶囊(因普兰他)。

【贮藏】遮光,密封,在阴凉处保存。

知识拓展

进入21世纪,器官移植作为外科领域的发展重点在我国得到了迅速的发展,新的免疫抑制剂的应用大大促进了器官移植手术的成功率。由于免疫抑制剂毒性大,不良反应多而严重,临床一般采用联合用药。目前常采用的三联免疫抑制方案主要有:①环孢素+吗替麦考酚酯+泼尼松;②他克莫司+吗替麦考酚酯+泼尼松。西罗莫司是目前世界上最新的强效免疫抑制剂,与环孢素和他克莫司相比,也是肾毒性最低的免疫抑制剂。

由于器官移植后绝大多数的患者需终身服用免疫抑制剂进行抗排斥反应,每年都有新移植患者加入进来,免疫抑制剂市场有加速上升的趋势。由于本类药物价格相对较贵,准入门槛高,安斯泰来、罗氏、诺华等外资企业主导市场,国内企业华北制药、浙江海正药业、丽珠集团丽珠制药等也相继推出了自己的产品,随着产品的国产化及新型免疫抑制剂的开发,本类药品将呈现快速发展的态势,也将为器官移植患者提供更好的用药选择方案。

表22-1 其他常用免疫抑制剂

药品名称	主要制剂	商品信息
来氟米特	片剂、胶囊	苏州长征-欣凯制药、大连美罗大药厂等
他克莫司	软膏剂、注射液、胶囊	安斯泰来制药(中国)(普乐可复、普特彼)、杭州中美华东制药、浙江海正药业等
西罗莫司	片剂、胶囊、口服溶液	惠氏(Wyeth)制药(雷帕鸣)、华北制药等
咪唑立宾	片剂	旭化成工业株式会社(布累迪宁)、南京海辰药业等
吗替麦考酚酯	片剂、胶囊	上海罗氏制药(骁悉)等

第二节 免疫调节剂

免疫调节剂又称为生物反应调节剂,可使过高的或过低的免疫功能调节到正常水平。

临床主要用其免疫增强作用,治疗免疫缺陷疾病、慢性感染和作为肿瘤的辅助治疗。

人的机体主要由一系列淋巴因子的生物功能完成免疫功能的动态平衡与协调。人体内免疫活性细胞、纤维母细胞等多种细胞均能分泌一些小分子肽类活性物质,如干扰素(interferon, IFN)、白细胞介素(interleukins, IL)、集落刺激因子(colony stimulating factors, CSF)、肿瘤坏死因子(tumor necrosis factor, TNF)及胸腺素(thymosin)等。这些物质具有高效调节其他细胞的功能。

临床应用的免疫调节剂包括:①干扰素;②胸腺激素、胸腺因子;③白细胞介素;④细胞刺激因子;⑤肿瘤坏死因子;⑥单克隆抗体;⑦天然药物成分灵芝多糖、香菇多糖、猪苓多糖等。其中以干扰素类药物应用较广。

一、干扰素

1. 干扰素的定义 干扰素(interferon,简称IFN)是由细胞基因控制,在特定诱导剂的作用下产生的一类高活性、多功能的细胞因子,具有广谱抗病毒、免疫调节等多种生物活性。干扰素本身是一类人体内天然存在的糖蛋白,在病毒感染或存在其他生物诱因时,由真核细胞产生。也就是干扰素具有以下特点:①干扰素是一类分泌性糖蛋白。②干扰素本身并不直接杀灭病毒,而是通过诱生其主蛋白来发挥活性。③干扰素的活性具有广谱特征。

2. 干扰素的分类 根据来源的不同,干扰素可分 α、β、γ 三种类型。

(1) **干扰素 α** 人白细胞产生的干扰素为干扰素 α(IFNα),又称人白细胞干扰素。由于其蛋白分子变异和肽类氨基酸序列的不同,又可分为 α-2a、α-2b、α-2c 三种。

(2) **干扰素 β** 人纤维母细胞产生者为干扰素 β(IFNβ),又称为人纤维母细胞干扰素。

(3) **干扰素 γ** 由特异性抗原刺激T淋巴细胞产生干扰素 γ(IFNγ)。

干扰素也可通过大肠杆菌、酵母菌基因工程重组(recombinant)而得,这些干扰素常冠以"r",如rIFNα-2b。由于基因重组干扰素纯度高,已成为干扰素的主要品种。由于制备大量干扰素有一定的困难,价格也较贵,故也可应用干扰素诱导剂诱生干扰素。

中国拥有全球数量最多的乙肝和丙肝患者,导致国内外干扰素产品结构差异较大。国内基本以IFN-α为主;全球干扰素市场中以复发型多发性硬化症为主要适应证的IFN-β的市场占比逐年提高,而作为抗肝炎病毒的IFN-α的市场份额却在逐年萎缩。我国已上市的干扰素产品分为两大类:①短效干扰素,包括 rhIFN-α(1b, 2a, 2b)、rhIFN-β(1a, 1b)、rhIFN-γ。②长效干扰素,包括 PEGIFN-α2a、PEGIFN-α2b 等。

重组人干扰素 α-1b
Recombinant Human Interferon α-1b

【商品名】甘乐能,赛若金,运德素,滴宁,长生扶明。

【性状】本品为白色薄壳状疏松体，加入1mL蒸馏水后溶解为澄明液体，无肉眼可见的不溶物。

【作用】本品具有广谱的抗病毒、抗肿瘤及免疫调节功能。干扰素与细胞表面受体结合，诱导细胞产生多种抗病毒蛋白，从而抑制病毒在细胞内的复制；可通过调节免疫功能增强巨噬细胞、淋巴细胞对靶细胞的特异细胞毒作用，有效地遏制病毒侵袭和感染的发生；增强自然杀伤细胞活性，抑制肿瘤细胞生长，清除早期恶变细胞等。

【适应证】本品适用于治疗病毒性疾病和某些恶性肿瘤；已可用于治疗慢性乙型肝炎、丙型肝炎和毛细胞白血病。

【制剂及用法】注射用重组人干扰素α-1b：白色薄壳状疏松体，加入1mL蒸馏水后溶解为澄明液体，无肉眼可见的不溶物。每支10μg；20μg；30μg；40μg；50μg；60μg。每支用灭菌注射用水1mL溶解，肌内或皮下注射。慢性乙型肝炎：本品1次30~60μg，隔日1次，皮下或肌内注射，疗程4~6个月，可根据病情延长疗程至1年。可进行诱导治疗，即在治疗开始时，每天用药1次，0.5~1个月后改为隔日1次，到疗程结束。肿瘤：本品1次30~60μg，每日1次或隔日1次，连续用药6个月以上。抗生素瓶包装，有效期30个月。

重组人干扰素α-1b滴眼液：微黄色液体。每瓶2mL：20万IU。旋下瓶盖，于结膜囊内滴本药1滴，滴后闭眼1~2分钟。急性炎症期，每日滴用4~6次，随病情好转逐渐减为每日2~3次，基本痊愈后改为每日1次，继续用药1周后停药。有多次复发史的单疱性角膜炎患者，每遇感冒、发烧或其他诱因，如疲劳、生活不规律可滴用本品，1日2次，连续3日，以预防复发。低密度聚乙烯药用滴眼剂瓶包装，有效期12个月。

【用药注意】①过敏体质，特别是对多种抗生素有过敏者，本品应慎用。②有心绞痛、心肌梗死病史以及其他严重心血管病史者禁用。③最常见的是发热、疲劳等反应，常在用药初期出现。偶见头痛、肌痛、关节痛、食欲不振、恶心等。少数患者可能出现白细胞减少、血小板减少等血象异常，停药后可恢复。

【药物评价】重组人干扰素α-1b是一种采用健康人白细胞来源的干扰素基因克隆和表达的基因工程干扰素，由于其疗效显著、副作用低、不易产生中和抗体等优点，近年来已逐渐在临床上得到了应用。

【商品信息】①本品主要制剂有重组人干扰素α-1b粉针、注射液、滴眼液等，目前国内主要生产企业有深圳科兴生物工程、上海生物制品研究所、北京三元基因工程、长春长生基因药业、长春生物制品研究所等。②同类药品有注射用重组人干扰素α-2a粉针、注射液、栓、凝胶等，目前国内生产企业有沈阳三生制药（因特芬）、长春生物制品研究所、长春长生基因药业等，进口产品有罗氏制药（Roche）的重组人干扰素α-2a注射液（罗荛愫，Roferon-A）及长效干扰素聚乙二醇干扰素α-2a注射液（派罗欣，Pegasys）等。

【贮藏】2℃~8℃遮光保存。

重组人干扰素 α-2b
Recombinant Human Interferon α-2b

【商品名】利分能，安福隆，隆化诺，安达芬，长生扶康，尤靖安。

【作用】具有广谱抗病毒、抑制细胞增殖以及提高免疫功能等作用。提高免疫功能包括增强巨噬细胞的吞噬功能，增强淋巴细胞对靶细胞的细胞毒性和天然杀伤性细胞的功能。

【适应证】本品可治疗多种病毒性疾病，包括慢性乙型肝炎、丙型肝炎、丁型肝炎、带状疱疹、口唇疱疹、尖锐湿疣、慢性宫颈炎、流感等；对多种恶性肿瘤有良好疗效，如毛细胞白血病、慢性粒细胞白血病多发性骨髓瘤等。

【制剂及用法】注射用重组人干扰素 α-2b：白色薄壳状疏松体，加入标示量注射用水后应迅速复溶为澄明液体。每支 500 万 IU，用注射用水或生理盐水溶解后，皮下或肌内注射，也可以局部病变部位给药。用于慢性乙型肝炎，皮下或肌内注射，1 日 3×10^6~6×10^6IU，连用 4 周后改为每周 3 次，连用 16 周以上。硼硅玻璃管制注射剂瓶包装，有效期 30 个月。

重组人干扰素 α-2b 注射液：无色透明液体，无肉眼可见的不溶物。每支 100 万 IU；300 万 IU。慢性乙型肝炎，皮下或肌内注射，1 日 300 万~600 万 IU，连用 4 周后改为每周 3 次，连用 16 周以上。安瓿瓶包装，有效期 24 个月。

聚乙二醇干扰素 α-2b 注射剂：白色、药片状，呈一整块，或多个碎片状，或粉末状。每瓶必须用 0.7mL 的无菌溶剂溶解，抽取 0.5mL 用于注射。每支 50μg；80μg；100μg。用于慢性丙型肝炎，皮下注射，每周 1 次。体重 65kg 以下者，每次 40μg；体重 65kg 以上者，每次 50μg。同时口服利巴韦林。硼硅玻璃管制注射剂瓶包装，有效期 36 个月。

【用药注意】①干扰素可能会改变某些酶的活性，尤其可减低细胞色素酶 P_{450} 的活性，因此西咪替丁、华法林、茶碱、安定、心得安等药物代谢受到影响。②在与具有中枢作用的药物合并使用时，会产生相互作用。③一旦发生过敏反应，应立即停止用药。④冻干制剂为白色疏松体，溶解后为无色透明液体，如遇浑浊、沉淀等异常现象，则不得使用。

【药物评价】普通的干扰素在体内半衰期较短，为了保证能维持一定的治疗浓度，一般每周需注射 3 次。PEG 长效干扰素避免了普通干扰素用药后的答复浓度波动，从而使治疗的效果也得到大幅提高。而且由于用药间期可以从每周 3 次延长到每周 1 次，患者的用药依从性也可以得到明显改善。由于有了聚乙二醇的保护作用，减少了干扰素与免疫细胞的直接接触，其免疫原性也得到了降低，副作用因此也就更少。

【商品信息】①本品活性成分为重组人干扰素 α-2b，由携带有人白细胞干扰素 α-2b 基因质粒的重组假单孢菌、酵母菌，经发酵、分离和高度纯化制成。②本品主要制剂有重组人干扰素 α-2b 粉针、注射液、滴眼液、栓、阴道泡腾片、阴道泡腾胶囊、软膏、喷雾剂、凝胶等，目前国内生产企业有哈药集团生物工程、天津华立达生物工程、苏州新宝制药、安徽安科生物工程、长春生物制品研究所、兆科药业（合肥）等。③

进口产品主要有默克（Merck）公司的重组人干扰素α-2b注射液（甘乐能，INTRONA）及长效干扰素聚乙二醇干扰素α-2b注射剂（佩乐能，Peg-Intron）等。

【贮藏】2℃~8℃遮光保存。

二、胸腺肽

胸腺肽（thymosin），又名胸腺素，是胸腺组织分泌的具有生理活性的一组多肽。临床上常用的胸腺肽是从小牛胸腺发现并提纯的有非特异性免疫效应的小分子多肽；胸腺五肽制剂如胸腺法新（Thymalfasin，胸腺肽α_1）是以氨基酸为原料，通过人工合成的化合物，结构明确，纯度高，具有较高的免疫增强活性。

胸腺肽
Thymopeptides

【商品名】新状泰，康司艾。

【成分】本品主要成分为胸腺肽，系自健康小牛胸腺中提取的具有生物活性的多肽。

【作用】本品为免疫调节药。具有调节和增强人体细胞免疫功能的作用，能促使T淋巴细胞成熟。

【适应证】用于治疗各种原发性或继发性T细胞缺陷病、某些自身免疫性疾病、各种细胞免疫功能低下的疾病及肿瘤的辅助治疗。包括各型重症肝炎、慢性活动性肝炎、慢性迁延性肝炎及肝硬化等；带状疱疹、生殖器疱疹、尖锐湿疣等；各种恶性肿瘤前期及化疗、放疗合用并用；红斑狼疮、风湿性及类风湿性疾病等；再生障碍性贫血、白血病、血小板减少症等；支气管炎、支气管哮喘、肺结核、预防上呼吸道感染；病毒性角膜炎、病毒性结膜炎、过敏性鼻炎等。

【制剂及用法】注射用胸腺肽：类白色或微黄色冻干品。每瓶5mg；10mg；20mg；40mg；50mg；60mg；80mg。皮下或肌内注射，溶于2mL灭菌注射用水或0.9%氯化钠注射液，1次10~20mg，1日1次。静脉滴注，溶于500mL 0.9%氯化钠注射液或5%葡萄糖注射液，1次20~80mg，1日1次。管制玻璃瓶包装，有效期36个月。

胸腺肽肠溶片：除去包衣后显类白色或淡黄色至黄褐色。每片5mg；15mg。口服，每次5~30mg，1日1~3次。铝塑包装，有效期36个月。

【用药注意】①个别患者可见恶心、发热、头晕、胸闷、无力等不良反应，少数患者偶有嗜睡感。②对于过敏体质者，注射前或治疗终止后再用药时，需做皮内敏感试验（配成25μg/mL的溶液，皮内注射0.1mL），阳性反应者禁用。③本品溶解后，如出现浑浊或絮状沉淀物等异常变化，禁止使用。

【药物评价】注射用胸腺肽系由健康新生小牛胸腺组织提取，含有生物活性的小分子多肽，经冻干制成的一种生物制剂。本品能促进淋巴细胞成熟，调节和增强人体免疫功能，是一种优良的免疫调节剂，有显著的抗衰老能力，有一定的抗病毒、抗肿瘤作用，对多种病毒性疾病及恶性肿瘤的辅助性治疗有很好的效果。

【商品信息】①本品主要制剂有胸腺肽肠溶片、肠溶胶囊、注射液、氯化钠注射液及注射用胸腺肽等，目前国内生产企业有长春天诚药业、上海宝龙药业、西安迪赛生物药业、长春海悦药业等。②同类药品有注射用胸腺法新，皮下注射用于慢性乙肝治疗。目前生产企业有哈药集团生物工程、成都圣诺生物制药、海南双成药业等，进口产品主要是意大利 Sci Clone Pharmaceuticals 的注射用胸腺法新（日达仙）。

【贮藏】密闭，遮光，在凉暗处保存。

三、白细胞介素

白细胞介素（interleukin, IL）是由淋巴细胞、单核细胞或其他非单个细胞产生的细胞因子，在细胞间相互作用、免疫调节、造血以及炎症过程中起重要作用，到目前为止命名的 IL 共有 18 种，已在临床应用的有白细胞介素-2（IL-2）。

重组人白细胞介素-2
Recombinant Human Interleukin-2

【商品名】英特康欣，欣吉尔。

【作用】本品是一种淋巴因子，可使细胞毒性 T 细胞、自然杀伤细胞和淋巴因子活化的杀伤细胞增殖，并使其杀伤活性增强，还可以促进淋巴细胞分泌抗体和干扰素，具有抗病毒、抗肿瘤和增强机体免疫功能等作用。

【适应证】用于肾细胞癌、黑色素瘤、乳腺癌、膀胱癌、肝癌、直肠癌、淋巴癌、肺癌等恶性肿瘤的治疗。用于手术、放疗及化疗后的肿瘤患者的治疗，可增强机体免疫功能。用于各种自身免疫病的治疗，如类风湿性关节炎、系统性红斑狼疮、干燥综合征等。对某些病毒性、杆菌性疾病或胞内寄生菌感染性疾病，如乙型肝炎、麻风病、肺结核、白色念珠菌感染等具有一定的治疗作用。

【制剂及用法】注射用重组人白细胞介素-2：白色粉末状，易溶于水，溶解后呈透明液体，无肉眼可见不溶物。每瓶 20 万 IU；50 万 IU；100 万 IU；200 万 IU。皮下注射，1 次 60 万～150 万 IU/m^2，用 2mL 溶解液溶解，每日 1 次，每周 5 次，4 周为 1 个疗程。静脉注射，1 次 40 万～80 万 IU/m^2，溶于 500mL 生理盐水，滴注 2～4 小时，每日 1 次，每周 5 次，4 周为 1 个疗程。玻瓶包装，有效期 24 个月。

【用药注意】①对本品有过敏史的患者禁用。②高热、严重心脏病、低血压者及严重心肾功能不全者、肺功能异常或进行过器官移植者禁用。③本品加生理盐水溶解后为透明液体，如遇浑浊、沉淀等现象，不宜使用。④使用本品从小剂量开始，逐渐增大剂量。应严格掌握安全剂量。

【药物评价】使用本品低剂量、长疗程可降低毒性，并且可维持抗肿瘤活性。

【商品信息】①目前国内生产企业有深圳市海王英特龙生物技术、北京双鹭药业、长春生物制品研究所等。②同类产品有注射用重组人白细胞介素-11，目前生产企业有杭州九源基因工程（吉巨芬）、上海中信国健药业等。

【贮藏】2℃～8℃遮光保存。

四、细胞刺激因子

细胞刺激因子是指能够刺激多能造血干细胞和不同发育分化阶段的造血干细胞进行增殖分化，并在半固体培养基中形成相应细胞集落的细胞因子。目前发现的细胞刺激因子有粒细胞巨噬细胞刺激因子（GM-CSF）、单核巨噬细胞刺激因子（M-CSF）、粒细胞刺激因子（G-CSF）等。本类药物已在第十四单元第四节升白细胞药中介绍。

五、肿瘤坏死因子

肿瘤坏死因子（tumor necrosis factor）是 1975 年 Carswell 等发现的一种能直接杀伤肿瘤细胞的糖蛋白，主要由活化的单核-巨噬细胞和 T 淋巴细胞产生。由前者产生的为肿瘤坏死因子 α，后者产生的为肿瘤坏死因子 β，二者的作用和结构相似。由于它能杀死恶性肿瘤细胞，人们对其产生和生物学作用进行了大量的研究。现已能用基因工程方法进行大量生产，并发现其除能杀伤瘤细胞外，还有多种生物学作用。例如：①能抑制病毒繁殖，杀伤受病毒感染的宿主细胞，发挥抗感染作用。②能刺激单核-巨噬细胞产生另一种细胞因子——白细胞介素 1（IL-1）。③促进 T 淋巴细胞产生干扰素、IL-6 等，增强机体抗病能力。④能与 IL-1、IL-2、干扰素等协同增强免疫力。肿瘤坏死因子对人体也有许多有害作用，如引起发热、刺激肝细胞合成急性期反应蛋白；肿瘤坏死因子产生过多时，可引起休克及肺、心脏和肾上腺损害。

注射用重组改构人肿瘤坏死因子
Recombinant Human Tumor Necrosis Factor

【商品名】天恩福，益赛普。

【作用】本品为注射用重组改构人肿瘤坏死因子，是天然肿瘤坏死因子 TNFα 经结构改造后得到的一种衍生物。天然 TNFα 是单核-巨噬细胞分泌的细胞因子，可以引起部分肿瘤血管出血性坏死，直接引起细胞死亡，调节免疫功能，诱导恶病质等。

【适应证】可试用于经其他方法治疗无效或复发的晚期非小细胞肺癌患者。可试用于经化疗或其他方法治疗无效的晚期非霍奇金淋巴瘤患者。

【制剂及用法】注射用重组改构人肿瘤坏死因子：白色或微黄色疏松体。每瓶50万IU。每周的第 3~7 天用药，剂量为 60 万~90 万 U/m^2，用生理盐水稀释至 20mL，5~8 分钟内恒速静脉推注。

【用药注意】①鉴于天然 TNF 对不同肿瘤细胞的作用不同（对于部分肿瘤细胞具有促进生长的作用），而本品与天然 TNF 具有结构和生物学功能的相似性，所以为保证本品治疗效果及避免不良后果（加速肿瘤进展），必须在上述适应证范围内谨慎应用本品，不得随意扩大适应证。②过敏体质，特别是对肽类药品或生物制品有过敏史者慎用。③静脉给药时及给药后 2 小时内，医护人员应严密观察患者，如出现不良反应，可给予对症处理。

【商品信息】本品主要制剂有注射用重组改构人肿瘤坏死因子及注射用重组人Ⅱ型

肿瘤坏死因子受体-抗体融合蛋白，目前国内生产企业有上海唯科生物制药、上海中信国健药业、上海赛金生物医药等。

【贮藏】2℃~8℃避光保存。

健康生活提示

保持合理的饮食结构和健康的生活方式（戒烟忌酒）。
保持良好的心态都可维护免疫细胞的活性。
加强体育锻炼，增强身体素质，提高抵御病症的抗病能力。
选择能提高免疫力的食品。

目标检测

一、选择题

1. 环孢素的主要剂型有（　　）
   A. 口服溶液　　　　B. 胶囊　　　　C. 注射液
   D. 粉针剂　　　　　E. 滴眼液
2. 环孢素的常见商品名称有（　　）
   A. 田可　　　　　　B. 新山地明　　C. 赛诺金
   D. 安达芬　　　　　E. 甘乐能
3. 应用最广的免疫调节药是（　　）
   A. 干扰素　　　　　B. 环孢素　　　C. 白细胞介素
   D. 细胞集落刺激因子　E. 肿瘤坏死因子

二、思考题

1. 试述干扰素类免疫调节剂的主要药物及应用特点。
2. 为什么常用的干扰素是重组干扰素？

第二十三单元　糖类、盐类及酸碱平衡药

 学习目标

知识目标：掌握糖类、盐类及酸碱平衡常用药物的名称、性状、常用制剂及用法、用药注意；熟悉常见糖类、盐类及酸碱平衡药品的特点；了解常见糖类、盐类及酸碱平衡药品的商品信息。

重点掌握品种：氯化钠、葡萄糖、氨基葡萄糖、果糖二磷酸钠、氯化钾、口服补液盐等。

技能目标：能按用途、剂型及分类管理要求陈列药品并对其进行正常养护；对本类药品进行全面评价，能根据顾客需求推荐药品，指导糖类、盐类及酸碱平衡药品的合理使用；能介绍新上市品种的特点，进行同类药品的比较。

人体通过神经、内分泌等调节作用，维持体液容量、渗透压、各种电解质浓度及酸碱度处于正常范围。糖、水、电解质和酸碱平衡是人体细胞进行正常代谢所必需的条件，也是维持人体生命和各脏器生理功能所必要的条件。

因疾病、创伤、感染、物理化学因素及不恰当的治疗而使平衡失调时，如果机体缺乏能力进行调节或超过了机体的代偿能力，将会出现糖、水、电解质和酸碱平衡紊乱。而糖、水、电解质和酸碱平衡紊乱一旦发生，必须及时调整失衡。有时，水、电解质和酸碱平衡紊乱会成为威胁生命的主要因素，必须及早发现和纠正以挽救患者的生命。

常用的糖、水、电解质和酸碱平衡药主要有葡萄糖、氯化钠、氯化钾及钙、镁、磷等矿物质盐类。它们在体内参与多种代谢过程及生理活动，并可提供能量，对维持体液容量、渗透压、各种电解质浓度及酸碱度平衡有重要作用。本类药品大多属于输液剂。临床各科室几乎都可以使用，在医院用药中占了较大比例，是医药商业中不可忽视的重要商品类别之一。

临床常用的糖类、盐类及酸碱平衡药可分为以下几类：①糖类药物。如葡萄糖。②水、电解质平衡药。例如氯化钠、氯化钾、葡萄糖氯化钠注射液、口服补液盐等。③酸碱平衡药。例如乳酸钠、碳酸氢钠等。

一、糖类药物

糖是机体的组成成分之一。如葡萄糖存在于一切组织中；糖原在肝及肌肉中含量最多；核糖及脱氧核糖是核酸及核蛋白不可缺少的组成成分；细胞间质及结缔组织中含有大量的黏多糖。

糖类药物中最常用的是葡萄糖。葡萄糖可提供热能、补充体液；与胰岛素合用，可治疗高钾血症；高渗葡萄糖注射液有组织脱水作用，可用作脱水药。另外，葡萄糖可作为维持和调节腹膜透析液渗透浓度的主要物质。近年来研究发现，多糖（polysaccharide）在抗肿瘤、抗炎、抗病毒、降血糖、抗衰老、抗凝血、免疫促进等方面发挥着生物活性作用，多糖类药物的研究逐渐成为市场研究的热点。但多糖类药物在提取、纯化、质量控制及工业化生产等方面存在诸多难点，缺乏安全有效的突破品种，多糖类药物的广泛应用还需要临床及市场的认可。

临床常用的糖类药物可分为以下几类：①单糖类。如葡萄糖、果糖、氨基葡萄糖等。②低聚糖类。如乳糖、乳果糖等。③多糖类。如来源于微生物的多糖（香菇多糖、猪苓多糖等）；来源于植物的多糖（黄芪多糖、人参多糖等）；来源于动物的多糖（肝素、硫酸软骨素等）。④糖衍生物。如果糖二磷酸钠、6-磷酸葡萄糖、磷酸肌醇等。

葡萄糖
Glucose

【性状】无色结晶或白色结晶性粉末或颗粒性粉末；无臭，味甜。在水中易溶，在乙醇中微溶。

【作用】葡萄糖是人体主要的热量来源之一，每克葡萄糖可产生 16.7kJ 热能，故被用来补充热量，治疗低糖血症。当葡萄糖和胰岛素一起静脉滴注，糖原的合成需钾离子参与，从而钾离子进入细胞内，血钾浓度下降，故被用来治疗高钾血症。高渗葡萄糖注射液快速静脉推注有组织脱水作用，可用作组织脱水剂。另外，葡萄糖是维持和调节腹膜透析液渗透压的主要物质。

【适应证】补充能量和体液；各种原因引起的进食不足或大量体液丢失（如呕吐、腹泻等）；全静脉内营养；饥饿性酮症；低糖血症；高钾血症；高渗溶液用作组织脱水剂；配制腹膜透析液；药物稀释剂；静脉法葡萄糖耐量试验；供配制 GIK（极化液）用。

【制剂及用法】葡萄糖注射液：无色或几乎无色的澄明液体。每瓶（支）10mL：2g；20mL：5g；20mL：10g；100mL：5g；100mL：10g；250mL：12.5g；250mL：25g；250mL：50g；250mL：100g；500mL：25g；500mL：50g；1000mL：50g；1000mL：100g。静脉注射或滴注，每次 5~50g，每日 10~100g。补充热能，患者因某些原因进食减少或不能进食时，一般可予 25% 葡萄糖注射液静脉注射，并同时补充体液。低糖血症，重者可先予 50% 葡萄糖注射液 20~40mL 静脉推注。饥饿性酮症，严重者应用

5%~25%葡萄糖注射液静脉滴注,每日100g葡萄糖可基本控制病情。玻璃瓶、塑料袋、安瓿包装,有效期24个月。

【用药注意】 ①主要不良反应有静脉炎,外渗可致局部肿痛,补液过快、过多,可致心悸、心律失常。②糖尿病、重度心力衰竭并发水肿时禁用。

【药物评价】 本品由淀粉加硫酸分解制成,供注射用的葡萄糖纯度应在99%以上,临床应用甚广,价格低廉,销售量很大。

【商品信息】 目前国内生产企业有四川科伦药业、中国大冢制药、四川美大康佳乐药业、北京双鹤药业、杭州民生药业、华北制药集团等上百家。主要制剂有葡萄糖注射液、口服葡萄糖等。

【贮藏】 密闭保存。

氨基葡萄糖
Glucosamine

【商品名】 维固力,奥泰灵,普力得,伊索佳,留普安,端正。

【性状】 常用盐酸盐及硫酸盐。无色结晶或白色结晶性粉末;无臭,味微甜。在水中易溶,在乙醇中极微溶解。

【作用】 氨基葡萄糖是一种天然的氨基多糖,可以刺激软骨细胞产生有正常多聚体结构的蛋白多糖,抑制损伤软骨的酶如胶原酶和磷脂酶A_2,并可防止损伤细胞的超氧化自由基的产生,从而可延缓骨性关节炎的病理过程和疾病的进展,改善关节活动,缓解疼痛。

【适应证】 全身所有部位骨关节炎的治疗和预防,包括膝关节、髋关节、脊柱、肩、手和手腕、踝关节等。

【制剂及用法】 盐酸氨基葡萄糖片:白色或类白色片。每片0.24g。口服,1次0.24~0.48g,1日3次。根据患者病情,连续服用4~12周,如有必要在医生指导下可延长服药时间,每年重复治疗2~3次。塑料瓶包装,有效期24个月。

硫酸氨基葡萄糖胶囊:内容物为白色至类白色粉末。每粒0.25g。1次1~2粒,1日3次(早晨及进餐时),连续用药6周,必要时可6周以上,间隔2个月可重复使用。铝塑包装,有效期24个月。

【用药注意】 ①有轻度的胃肠道不适,如恶心、便秘、腹胀和腹泻。有些患者可能出现过敏反应,包括皮疹、瘙痒和皮肤红斑。②本品宜在饭时或饭后服用,可减少胃肠道不适,特别是有胃溃疡的患者。

【药物评价】 ①氨基葡萄糖为人体自行合成的一种糖类物质,它主要存在于骨膜、软骨和关节滑液等处,并起到润滑关节、防止关节炎症等重要作用。②患者对本品的耐受性良好。

【商品信息】 ①本品主要制剂有盐酸氨基葡萄糖片、胶囊、颗粒及硫酸氨基葡萄糖片、胶囊、泡腾片、颗粒等,复方制剂有硫酸氨基葡萄糖氯化钾胶囊等。目前国内生产企业有北京康必得药业、浙江海正药业、山西康宝生物制品、浙江诚意药业、天津市中央药业、四川绿叶宝光药业、成都地奥制药等。②进口产品主要是澳美药厂的盐酸氨基葡萄糖胶囊（奥泰灵）、爱尔兰Rottapharm的硫酸氨基葡萄糖胶囊（维固力，Viartril-S）、台湾永信药品工业及信东生技的硫酸氨基葡萄糖胶囊。

【贮藏】遮光，密闭保存。

果糖二磷酸钠
Fructose Sodium Diphosphate

【商品名】洛普欣，佛迪，瑞安吉，博维赫。

【性状】白色或类白色冻干粉末；微有特臭、味微咸。在水中易溶，在乙醚、乙醇或丙酮中几乎不溶。

【作用】本品为葡萄糖代谢过程中的中间产物，外源性的二磷酸果糖可作用于细胞膜，通过激活细胞膜上的磷酸果糖激酶，增加细胞内高能磷酸键和三磷腺苷的浓度，从而促进钾离子内流，恢复细胞静息状态，增加红细胞内二磷酸甘油酸的含量，抑制氧自由基和组织胺释放，有益于休克、缺血、缺氧、组织损伤、体外循环、输血等状态下的细胞能量代谢和对葡萄糖的利用，促进修复、改善细胞功能作用。

【适应证】本品适用于低磷酸血症。低磷酸血症可在急性情况，如输血、在体外循环下进行手术、胃肠外营养时出现，也与一些慢性疾病，如慢性酒精中毒、长期营养不良、慢性呼吸道衰竭中碳酸的耗竭有关。本品也用于心肌缺血、心绞痛、脑梗死的辅助治疗。

【制剂及用法】注射用果糖二磷酸钠：白色或类白色结晶性粉末。每瓶2.5g；5g；7.5g；10g。1日5~10g，治疗低磷酸血症的剂量，应根据磷酸缺乏的程度，以免磷酸超负荷。较大剂量建议每天分2次给药。每克粉末用灭菌注射用水10mL溶解，将混匀后的溶液静脉输注（大约10mL/min），混匀后的溶液必须单次给药。管制玻璃瓶包装，有效期24个月。

果糖二磷酸钠注射液：无色至微黄色的澄明液体。每瓶50mL：5g；100mL：10g。1日5~10g，静脉输注速度大约为10mL/min（1g/min）。玻瓶包装，有效期24个月。

果糖二磷酸钠片：薄膜衣片，除去薄膜衣后显白色或类白色。每片0.25g。口服，1次1g（4片），1日3次。适用于心肌缺血疾病的辅助治疗。

【用药注意】①静脉输入速度超过10mL/min时，患者可出现脸红、心悸、手足蚁感。②遗传性果糖不耐症患者、对本品过敏者、高磷酸血症及肾衰患者、对果糖过敏者禁用。③注射过程中药液外渗到皮下时会造成疼痛和局部刺激。④本品不能与pH值在3.5~5.8之间不溶解的药物共用，也不能与高钙盐碱性溶液共用。

【药物评价】①果糖二磷酸钠，别名1,6二磷酸果糖，是存在于人体内的细胞代谢物，能调节葡萄糖代谢中多种酶系的活性，改善细胞缺氧、缺血的状态，有利于受损肝细胞的恢复。②果糖二磷酸钠临床应用广泛，目前主要被用于治疗冠心病、心肌病、充血性心力衰竭等常见心血管疾病，以及急性成人呼吸窘迫综合征、周围血管病变、危重病例、麻醉意外、胃肠外营养疗法、心脏外科体外循环的辅助治疗等。③果糖二磷酸钠的片剂、胶囊剂、口服溶液，因使用方便、易于储存，正逐渐受到市场青睐。

【商品信息】 本品主要制剂有粉针、注射液、片、口服溶液、胶囊等，目前国内生产企业有上海信谊天平药业、张家港市华天药业、海口奇力制药、华北制药集团、国药集团国瑞药业、山东新华制药、上海新亚药业、海南长安国际制药、北京华靳制药、湖北科伦药业等。

【贮藏】 密封，在阴凉处保存。

二、盐类药物

盐类药物又称为水、电解质平衡药。水、电解质平衡失调，可致脱水、水肿及钠、钾、钙、镁等电解质紊乱，严重可致休克、脑水肿等严重疾病。临床常用盐类药物主要有氯化钠、氯化钾、氯化钙、葡萄糖酸钙、硫酸镁、甘油磷酸钠及口服补液盐等。

氯化钠
Sodium Chloride

【性状】 无色、透明的立方形结晶或白色结晶性粉末；无臭，味咸。易溶于水，几乎不溶于乙醇。在甘油、水溶液中呈中性；0.9%水溶液为等渗溶液。

【作用】 钠离子和氯离子都是体液的主要成分，其中钠离子是维持细胞外液渗透压和容量的主要成分。此外，钠离子对调节体液的酸碱平衡具有重要作用，体内钠大量丢失时可引起低钠综合征。

【适应证】 各种原因所致的失水，包括低渗性、等渗性和高渗性失水；高渗性非酮症糖尿病昏迷，应用等渗或低渗氯化钠可纠正失水和高渗状态；低氯性代谢性碱中毒；外用生理盐水冲洗眼部、洗涤伤口等；还用于产科的水囊引产。

【制剂及用法】 生理氯化钠溶液：无色澄明液体；味微咸。含氯化钠应为0.9%。每瓶1000mL∶9g；2000mL∶18g；3000mL∶27g。用于洗涤黏膜与伤口等。输液用聚氯乙烯软袋包装，有效期24个月。

氯化钠注射液：无色的澄明液体，味微咸。每支（瓶）2mL∶18mg；5mL∶45mg；10mL∶90mg；20mL∶180mg；50mL∶0.45g；100mL∶0.9g；200mL∶1.8g；250mL∶2.25g；300mL∶2.7g；500mL∶4.5g；1100mL∶9g。静脉滴注，剂量根据病情而定，一般每次500~1000mL。共挤输液用袋包装，有效期24个月。

浓氯化钠注射液：无色的澄明液体，味咸。每支10mL∶1g；100mL∶10g。静脉滴注，临用前稀释，用量及浓度视病情需要而定。玻璃安瓿包装，有效期36个月。

葡萄糖氯化钠注射液：无色的澄明液体。本品为复方制剂，内含5%葡萄糖与0.9%氯化钠。每瓶100mL∶葡萄糖5g与氯化钠0.9g；100mL∶葡萄糖10g与氯化钠0.9g；250mL∶葡萄糖12.5g与氯化钠2.25g；250mL∶葡萄糖25g与氯化钠2.25g；500mL∶葡萄糖25g与氯化钠4.5g；500mL∶葡萄糖50g与氯化钠4.5g；1000mL∶葡萄糖50g与氯化钠9g。用于补充热能和体液。用于各种原因引起的进食不足或大量体液丢失。静脉滴注，剂量根据病情而定，一般每次500~1000mL。共挤输液用袋包装，有效期24个月。

【用药注意】①输液过多、过快，可致水钠潴留，引起水肿、血压升高、心率加快、胸闷、呼吸困难，甚至急性左心衰竭。心、肾功能不全者慎用。②本品输入过量可引起组织水肿；可致高钠血症和低钾血症，并能引起碳酸氢盐丢失。口服可致胃肠道不良反应包括恶心、刺激感。

【药物评价】本品由普通食盐精制而成，是临床最常用的输液药品之一，价格便宜，销售量大。市售商品有清凉盐片，溶于适量冷开水中可供高温作业人员饮用。

【商品信息】目前国内生产企业有四川科伦药业、中国大冢制药、四川美大康佳乐药业、华润双鹤药业、杭州民生药业集团、华北制药集团、西南药业等上百家。主要制剂有生理氯化钠溶液、氯化钠注射液、口服氯化钠及葡萄糖氯化钠注射液等。

【贮藏】密闭保存。

氯化钾
Potassium Chloride

【性状】无色长棱形、立方结晶或白色结晶粉末；无臭，味咸涩。易溶于水，不溶于乙醇。

【适应证】用于低钾血症（进食不足、呕吐、严重腹泻、长期应用排钾利尿剂或肾上腺皮质激素等所引起）的防治，亦可用于强心苷类中毒。

【制剂及用法】氯化钾片：白色片、糖衣片或薄膜衣片，除去包衣后显白色。每片0.25g；0.5g。成人每次0.5~1g，1日2~4次，饭后服用，并按病情调整剂量。一般成人每日最大剂量为6g。塑料瓶包装，有效期36个月。

氯化钾缓释片：糖衣片或薄膜衣片，除去包衣后显白色。每片0.5g。成人每次0.5~1g，1日2~4次，饭后服用。1日最大剂量为6g。铝塑包装，有效期36个月。

氯化钾注射液：无色澄明液体。每支10mL∶1g；10mL∶1.5g。静脉滴注，临用前用5%葡萄糖注射液稀释至0.3%以下。1次1~1.5g，1日用量视病情需要而定，滴注速度宜慢。低硼硅安瓿装，有效期36个月。

【用药注意】①肾功能严重减退者、尿少者慎用。②静脉滴注，应稀释后方可使用，浓度不超过0.3%，切忌静脉直接推注，稀释后静滴速度不应太快，1日总量的滴入时间不应少于6~8小时。③吞服片剂能造成对胃肠的刺激，形成溃疡或坏死等，宜制成溶液并稀释后饭后服用。④其注射液的pH值为5.0~7.0。

【药物评价】本品片剂、注射液均为临床最常用药品，价格便宜，销售量大。

【商品信息】目前国内生产企业有上海信谊药厂、天津力生制药、北京双鹤药业、中国大冢制药、四川科伦药业、西南药业等数十家企业。常用制剂有片剂、缓释片、注射液、颗粒等。

【贮藏】原料药、注射液密闭保存；片剂、缓释片，密封，在干燥处保存。

口服补液盐
Oral Rehydration Salt

【商品名】延力。

【适应证】本品可补充液体,调节水、电解质和酸碱平衡。用于各种原因如腹泻引起的轻度或中度脱水,对小儿患者尤为适宜。

【制剂及用法】口服补液盐散（Ⅰ）：白色结晶性粉末。每包重 14.75g（大袋葡萄糖 11g、氯化钠 1.75g，小袋氯化钾 0.75g、碳酸氢钠 1.25g）。口服，临用前将大、小包药品同溶于 500mL 凉开水中。小儿每千克体重 50~100mL，成人总量不得超过 3000mL，分次于 4~6 小时内服完。复合袋包装,有效期 18 个月。

口服补液盐散（Ⅱ）：白色结晶性粉末。每包 5.58g（氯化钠 0.7g、枸橼酸钠 0.58g、氯化钾 0.3g、无水葡萄糖 4g）；13.95g（氯化钠 1.75g、枸橼酸钠 1.45g、氯化钾 0.75g、无水葡萄糖 10g）；27.9g（氯化钠 3.5g、枸橼酸钠 2.9g、氯化钾 1.5g、无水葡萄糖 20g）。口服，临用时，将本品 1 包（13.95g）溶于 500mL 温水中。成人：①治疗轻中度失水：轻度失水，开始时 50mL/kg，4~6 小时内饮完，以后酌情调整剂量；中度失水，开始时 50mL/kg，6 小时内饮完，其余应予静脉补液。②治疗急性腹泻：轻度腹泻，每日 50mL/kg；严重腹泻，应以静脉滴注为主，直至腹泻停止。小儿：治疗轻度失水，开始时 50mL/kg，4 小时内服用，直至腹泻停止；中度脱水应以静脉补液为主。铝塑复膜包装,有效期 36 个月。

【用药注意】①本品为调节水、电解质平衡用药类非处方药。②当脱水得到纠正，腹泻停止时，应立即停用。心功能不全、高血钾症、急性与慢性肾功能衰竭、少尿患者禁用。③本品易吸潮结块、变色、轻微吸湿而未变色者，不可服用。

【药物评价】①除补充水、钠和钾外，尚对急性腹泻有治疗作用。本品含有葡萄糖，肠黏膜吸收葡萄糖的同时可吸收一定量的钠离子，从而使肠黏膜对肠液的吸收增加。②本品是世界卫生组织推荐的治疗急性腹泻脱水有优异疗效的药物，处方组成合理，价廉易得，方便高效，其纠正脱水的速度优于静脉滴注。此疗法不仅适用于医疗条件较好的城市，更适宜于边远地区。

【商品信息】本品主要制剂有口服补液盐散（Ⅰ）、口服补液盐散（Ⅱ）及口服补液盐溶液等。目前国内生产企业有上海强生制药、西安安健药业、河南省安阳市第一制药厂、北京曙光药业、北京北卫药业、北京三九药业等。

【贮藏】密封，干燥处保存。

三、酸碱平衡药

正常人的体液 pH 只能在一个很小的范围内发生变化。人体能通过体液的缓冲系统，以及肺的呼吸和肾的调节作用，使血液内 H^+ 浓度仅在小范围内变动，保持血液的 pH 值在 7.35~7.45 之间。各种原因引起的呼吸和代谢障碍，均可使上述平衡遭到破坏。此时除了解病因外，尚需及时根据失衡情况应用药物纠正。临床常用酸碱平衡药主要有碳酸氢钠、乳酸钠及常用的（糖）电解质注射液（表 23-1）等。

表 23-1 常用的（糖）电解质溶液

名称	用途	电解质浓度（mmol/L）							糖分含量 (g/L)	渗透浓度 (mOsm/L)
		Na^+	K^+	Ca^{2+}	Mg^{2+}	Cl^-	HCO_3^-	乳酸盐		
葡萄糖氯化钠注射液		154				154			50	
复方氯化钠（林格）注射液	主要用于细胞外液缺乏时的电解质及水分补充；含糖液体也补充部分热量	146	4	2.5		155				307.5
乳酸钠林格注射液		130	4	1.5		109		28		272.5
醋酸钠林格注射液		140	5		3	98	27	23		294
复方乳酸钠葡萄糖注射液		130	4	1.5		109		28	50	551
复方乳酸钠山梨醇注射液		130	4	1.5		109		28	50	551
复方电解质葡萄糖注射液 M3A	用于口服摄取不足时的热量、水分和电解质补充	60	10			50		20	27	
复方电解质葡萄糖注射液 M3B		50	20			50		20	27	
复方电解质葡萄糖注射液 MG3		50	20			50		20	100	
葡萄糖氯化钠钾		30	20			50			80	
复方电解质葡萄糖注射液 R2A	用于脱水	60	25			49		25	23.5	297
复方电解质葡萄糖注射液 R4A	用于术后早期及婴幼儿水分、电解质补充	30				20		10	40	282

处方分析

疾病诊断：急性化脓性扁桃体炎。

处　　方：5%葡萄糖注射液　　500mL
　　　　　　青霉素　　　　　　800万U　　iv.gtt.　q.d

处方分析：选用溶媒不恰当。青霉素及部分β-内酰胺类抗生素的水溶液在pH值6~7时最稳定，酸性或碱性水溶液均可加速其水解，葡萄糖注射液为pH值3.2~6.5，偏酸性。且葡萄糖是一种具有还原性的糖，选用葡萄糖做溶媒将促进β-内酰胺类抗生素的水解，故不宜选用。

药师建议：应选用0.9%氯化钠注射液或复方氯化钠注射液，尽量在短时间（50~60分钟）内注射完。如果口服药物可以代替注射类药物，应尽量用口服青霉素药物。

目标检测

一、选择题

1. 生理氯化钠溶液含氯化钠的浓度应为（　　）
   A. 5%　　　　　　　　B. 1%　　　　　　　　C. 0.9%
   D. 10%　　　　　　　 E. 0.5%
2. 小儿腹泻等引起的轻度脱水宜选用（　　）
   A. 口服补液盐散　　　　B. 生理氯化钠溶液
   C. 氯化钠注射液　　　　D. 葡萄糖氯化钠注射液
3. 下列哪个药物主要用于骨关节炎的治疗和预防（　　）
   A. 葡萄糖注射液　　　　B. 盐酸氨基葡萄糖片
   C. 口服补液盐散　　　　D. 氯化钾片

二、思考题

1. 常用的糖类药物有哪些？
2. 常用水、电解质平衡药有哪些？

第二十四单元 调节生活质量药品

 学习目标

　　知识目标：掌握调节生活质量药品的名称、性能、用法及注意；熟悉常见医药商品的特点；了解常见医药商品的商品信息。

　　重点掌握品种：减肥药（奥利司他、盐酸氯卡色林）、抗骨质疏松药（阿仑膦酸钠、鲑降钙素）、阿尔兹海默病用药（盐酸多奈哌齐、吡拉西坦）；调节性功能药（枸橼酸西地那非）。

　　技能目标：能按用途、剂型及分类管理要求陈列医药商品，并对其进行正常养护；对本类医药商品进行全面评价，能根据顾客需求推荐医药商品，指导其他医药商品的合理使用；能介绍新上市品种的特点，进行同类商品的比较。

　　随着生活水平的提高和经济的持续发展，人们的健康意识得到了提高，调节生活质量的药品应用日益增多。本单元主要介绍减肥药、延缓衰老药、某些老年病药和性功能障碍药。

第一节 减肥药

　　进入 21 世纪，随着生活水平的提高，饮食结构不合理及环境等原因引发的肥胖病在全球迅速蔓延，世界各国的超重和肥胖患病率急速上升，在欧美部分发达国家，肥胖患病率在 30% 左右。肥胖易引发高血脂、高血糖、高血压、脂肪肝等各种慢性代谢疾病，肥胖是 II 型糖尿病、冠心病、高血压等许多严重疾病的主要危险因素，WHO 已认定肥胖是全球成年人最大的慢性疾病。肥胖在全球的迅速流行引起了人们的关注，减肥可以降低患病的潜在风险，提高健康水平；通过减肥治疗，改善甚至逆转这些疾病的进程，从而改善健康状况，提高生活质量。

　　目前治疗肥胖症的药物主要有食欲抑制药、增加能量消耗的药物、抑制肠道消化吸收的药物、植物减肥药及其他一些正在研究中的药物如肥胖基因产物等。市场销售的减肥药主要以胰脂肪酶抑制剂和作用于中枢神经系统的食欲抑制剂为主。根据作用机制的不同可分为以下几类：①抑制肠道消化吸收的药物，如脂肪酶抑制剂如奥利司他。②食欲抑制剂，如 5-羟色胺受体激动剂盐酸氯卡色林（lorcaserin）。③其他的减肥药，如胰岛素增敏剂罗格列酮。

减肥药物一直受到安全问题的困扰。减肥药物的优点是减肥快速，无须节食，服用方便，但必须长期服用才能产生瘦身效果。长期食用减肥药，可能会使人体的肠胃功能紊乱，轻者出现消化不良，重者可能会引发一系列的胃肠疾病；长期服用含利尿成分的减肥药，会导致肾脏功能退化，从而引发各种疾病；女性服用减肥药可能会导致不孕或致胎儿畸形等。例如疗效确切的中枢神经系统食欲抑制剂相继出现安全问题，芬氟拉明可能导致心脏瓣膜和肺高压的不良反应，2009 年被国家食品药品监督管理局停止生产销售；2010 年，西布曲明因可能引起血压升高、心率加快、厌食、失眠、肝功能异常等危害严重的副作用而退出市场。因此安全性已成为减肥药物研发中最大的挑战，也是必须要攻克的难关。

根据 Global Data 发布的统计数据，2012 年全球减肥药市场规模为 15.6 亿美元，较 2011 年增长 11.4%。奥利司他及其 OTC 制剂在国际市场上总销售额合计在 12.5 亿美元左右，占减肥药市场总量的 80%。在过去几年里，奥利司他已完全取代西布曲明的地位，成为国际减肥药市场上的垄断产品。我国减肥产品包括减肥药物和减肥保健品，2012 年我国减肥药零售市场规模 30.5 亿元。

知识拓展

肥胖的判断标准

目前国际上普遍采用"体质指数（BMI）"作为判断肥胖的标准。根据世界卫生组织的规定：体质指数＝体重（千克）÷身高（米）的平方，BMI≥25 为超重，BMI≥30 为肥胖。

2010 年，卫生部发布了中国人的胖瘦评判标准。成年人一般用体质指数（BMI）作为判断标准，BMI≥24kg/m^2 为超重；BMI≥28kg/m^2 为肥胖。同时指出，超重和肥胖都是不健康的表现。

2010 年全国疾病监测地区慢性病及危险因素监测得到的数据中，中国成年人超重和肥胖人口总共占到 40%，其中 18~59 岁劳动力人口超重率 30.3%，肥胖率 11.8%；60 岁及以上老年人超重率 32.3%，肥胖率 12.5%。城市中年女性的肥胖率最高，为 17.8%。肥胖越来越是一个大问题，2010 年我国卫生部已经将控制肥胖列入到了官方的规划之中；到 2015 年，中国成年人的肥胖率将会努力控制在 12% 以内，而儿童青少年的肥胖率努力控制到不超过 8%。

一、脂肪酶抑制剂

胰脂肪酶是脂肪水解过程中的关键酶，抑制胰脂肪酶的活性可有效抑制脂肪的水解和吸收。脂肪酶抑制剂通过抑制肠道分泌的脂肪酶的活性，阻碍油脂类物质在肠道中的分解，进而使食物中的油脂类物质不被人体吸收，直接排出体外，降低人体脂肪类物质的摄入量，起到减肥的作用，达到控制和治疗肥胖的目的。

临床常用脂肪酶抑制剂主要有以下两类：①脂肪酶抑制剂如奥利司他。②葡萄糖苷酶抑制剂阿卡波糖。

奥利司他
Orlistat

【商品名】赛尼可。

【性状】白色或类白色粉末。不溶于水，溶于三氯甲烷，易溶于乙醇。

【作用】本品为长效和强效的特异性胃肠道脂肪酶抑制剂，可减少食物脂肪的吸收，而使体重减轻。

【适应证】结合低热能饮食适用于肥胖和体重超重者，包括那些已经出现与肥胖相关的危险因素的患者的长期治疗。

【制剂及用法】奥利司他胶囊：内容物为白色至类白色微丸。每粒60mg；120mg。成人，餐时或餐后1小时口服0.12g。如果有一餐未进或食物中不含脂肪，则可省略1次服药。长期服用奥利司他胶囊的治疗效果（包括控制体重和改善危险因素）可以持续。铝塑包装，有效期36个月。

【用药注意】①多见胃肠道反应，如大便次数增多、软便、稀便、脂肪便、腹痛、恶心、呕吐及油性呃逆等；偶有瘙痒、皮疹、荨麻疹、血管神经性水肿和过敏反应。②患慢性吸收不良综合征或胆汁郁积症及对奥利司他或药物制剂中任何一种其他成分过敏的患者禁用。

【药物评价】①本品的作用机制是通过在消化道与胃及胰的脂肪酶的丝氨酸残基结合，使脂肪酶失活，而不将食物中的脂肪分解为游离脂肪酸，所以脂肪不能被吸收和利用，这样可以从脂肪的源头控制其在人体内的聚积。②脂肪酶抑制剂作为一种作用于肠道内的减肥药，无须通过全身吸收发挥药效，不会产生中枢神经性副作用。③如果过多地将脂肪排出了体外，会影响脂溶性维生素的吸收。④本品是目前世界较为流行的减肥药，占据世界减肥药市场的主要份额。

【商品信息】①奥利司他由瑞士的Roche公司开发，1998年8月在新西兰首次上市，同年11月在英国和法国也成功上市，商品名Xenical®，1999年在美国上市，2000年在国内上市。②目前国内生产企业有上海罗氏制药、杭州中美华东制药、浙江海正药业、山东新时代药业、重庆植恩药业、珠海联邦制药，以胶囊剂、片剂为主。

【贮藏】遮光，密闭保存。

二、食欲抑制剂

食欲抑制剂大多通过儿茶酚胺和5-羟色胺中枢递质来调节食物摄取与饱食中枢的作用，促进代谢和增加产热，增加肌肉、脂肪等组织对葡萄糖的摄取与利用，使体重下降。本类药物以控制中枢神经系统、抑制食欲为主，具有较好的减肥作用。但本类药物副作用也很突出，刺激中枢神经系统，引起交感神经兴奋，如剂量过大的话还会出现幻觉、妄想等酷似精神分裂症的症状。

氯氟拉明、西布曲明等食欲抑制剂，曾经是市场销售的主要减肥药，皆因严重的不良反应相继退市。2012年，美国FDA新批准了5-羟色胺受体激动剂氯卡色林（Lorcaserin）和复方减肥药Qsymia含有苯丁胺和托吡酯的缓释剂上市。

盐酸氯卡色林
Lorcaserin Hydrochloride

【商品名】必维克（Belviq）。

【性状】白色或类白色粉末。不溶于水，溶于三氯甲烷，易溶于乙醇。

【作用】选择性激活脑部5-羟色胺2C受体，使患者在进食较少的情况下就产生吃饱的感觉，从而起到减肥作用。

【适应证】用于成人体质指数（BMI）≥27的肥胖或超重者，并且患者至少有一项与体重相关的疾病（如高血压、2型糖尿病或高脂血症），在低热量饮食和运动基础上的辅助治疗。

【制剂及用法】盐酸氯卡色林片：薄膜衣片，每片10mg。1次30mg，餐前20分钟或午餐前20分钟服用，1日2次。

【用药注意】①应用12周后仍不能减重5%的患者应停止该药的治疗。②充血性心力衰竭患者的5-羟色胺2B受体可能会增加，应慎用。③妊娠期禁用。④在非糖尿病患者中最常见的不良反应有头痛、头晕、疲劳、恶心、口干、便秘等；在糖尿病患者中最常见不良反应为低血糖、头痛、背痛、咳嗽和疲劳。

【药物评价】尽管该药的心脏风险仍引人担忧，但FDA认为该药在长期应用于超重和肥胖人群时利大于弊，批准该药上市。

【商品信息】美国食品和药物管理局（FDA）2012年6月27日批准盐酸氯卡色林商品名为Belviq（必维克）的减肥药上市，这是FDA 1999年以来首次批准新减肥药上市，由瑞士阿雷纳（Arena）制药公司生产。

其他食欲抑制剂

复方减肥药Qsymia（Phentermine/Topiramater，芬特明/托吡酯）结合了两种FDA批准的药物：苯丁胺（芬特明）和托吡酯（妥泰）。苯丁胺可通过中枢神经系统的兴奋作用，抑制食欲，减少食物摄入，适用于肥胖或超重成人并配合锻炼和低热量饮食的短期减肥，是锻炼和减少饮食热量的超重或肥胖成人的快速减肥药；托吡酯则是治疗特定类型癫痫发作患者及预防偏头痛的药物，患者服用后会产生很强的饱腹感。适用于成人体重指数（BMI）值大于30（肥胖）或BMI指数大于27（超重）且至少患有一个与超重相关的疾病，如高血压、Ⅱ型糖尿病、高胆固醇（高血脂）等的人群。本品可产生手和脚刺痛感（感觉异常）、头晕、味觉改变、失眠、便秘、口干等不良反应，对胎儿有毒性作用，所以不能在怀孕期间使用。禁用于青光眼或甲亢患者。本品由Vivus公司开发。

> **健康生活提示**
>
> 科学的减肥方法以物理减肥和减少饮食为主。
> 饮食正常,膳食均衡,更重要的还是要运动。

第二节 延缓衰老药和老年病药

随着人口老龄化进程的日趋加速,关注老年人健康,提高人类生活质量,已经成为当今医药工作者面临的一大课题。骨质疏松症、良性前列腺增生、男子性功能障碍、阿尔茨海默病等影响老年人生活和健康的老年疾病,逐渐受到人们的重视。

延缓衰老药指以提高机体生命效率为目的的一类药物,从整体多系统、多层次和多阶段来发挥其调整功能。由于目前对衰老机制的认识还不很清楚,因此真正被人们公认的具有延缓衰老作用的药物不多。老年病药主要是指用于阿尔兹海默病(AD)、骨质疏松、良性前列腺增生症等的用药。

一、抗骨质疏松药

骨质疏松是以低骨量及骨组织微结构退变为特征的一种全身性骨骼疾病,伴有骨脆性增加,易发生骨折,女性多于男性,常见于绝经后妇女和老年人。随着我国老年人口的增加,骨质疏松症发病率处于上升趋势,在中国乃至全球都是一个值得关注的健康问题。

骨质疏松已成为困扰老年人群的主要疾病,如造成腰酸背痛、变矮和驼背等,其最大的危害还是容易发生骨折;与骨质疏松相关的骨折在老年人中发病率高达30%,许多患者致残,使生活质量大大降低,给家庭和社会带来沉重的负担。

老年人性激素分泌减少是导致骨质疏松的重要原因之一;随着年龄的增长,钙调节激素及甲状旁腺素的分泌失调致使骨代谢紊乱,如降钙素分泌减少,甲状旁腺素增多,引起骨形成减少,骨吸收增加;维生素D、钙、磷及蛋白质的摄入不足使钙、磷比例失调,使骨的形成减少。近年来,城市女性中患骨质疏松的人越来越多,主要原因是减肥、日晒减少、运动减少等。老年人骨质疏松的根本原因是新骨生成的作用明显减弱,即破骨细胞的能力明显强于成骨细胞,因此抑制骨吸收作用对老年人防治骨质疏松是非常重要的。

抗骨质疏松药物主要抑制骨吸收和促进骨形成,可分为以下几类:①双膦酸盐类药物,如阿仑膦酸钠、帕米膦酸二钠等。②降钙素类,如鲑降钙素、依降钙素等。③选择性雌激素受体调节剂,如雷洛昔芬等。④维生素D。⑤雌激素。

阿仑膦酸钠
Alendronate Sodium

【商品名】福善美,固邦,天可。

【性状】 白色结晶性粉末，无臭，无味。在水中略溶，在热水中溶解，微溶于乙醇，几乎不溶于三氯甲烷，在氢氧化钠试液中易溶。

【作用】 本品为氨基二膦酸盐类骨吸收抑制剂，与骨内羟基磷灰石有强亲和力，通过抑制破骨细胞的活性而抑制骨的吸收作用。

【适应证】 适用于治疗绝经后妇女的骨质疏松症，以预防髋部和脊柱骨折（椎骨压缩性骨折）；也适用于治疗男性骨质疏松症，以预防骨折；可用于治疗糖皮质激素诱导的骨质疏松症。

【制剂及用法】 阿仑膦酸钠片：白色或类白色片。每片10mg；70mg。本品必须在每天第1次进食、喝饮料或应用其他药物治疗之前的至少半小时，用白水送服。绝经后妇女骨质疏松症的治疗，推荐剂量为每周1次，1次70mg；或1天1次，1次10mg。铝塑包装，有效期36个月。

【用药注意】 ①本品宜于每日首次进食或应用其他药物前至少半小时，用温开水200mL送服，矿泉水等其他饮料、食物和某些药物可能降低本品吸收。不得咀嚼或吮吸，服药后至少30分钟内及当日进食前，避免躺卧，以免引起食管炎、食管溃疡和食管糜烂，罕见伴有食管狭窄等食管不良反应。②开始应用本品前，须先纠正低钙血症；服药期间需补充钙剂，应用糖皮质激素者更需摄入足量的钙和维生素D。③导泻剂和抗酸药因常含钙或其他金属离子如镁、铁等会影响本药吸收。

【药物评价】 ①本品为第一个被FDA批准用于预防骨质疏松症的非激素类药物。②双膦酸盐类药物在减少骨量丢失、降低骨折率方面，疗效确切，短期用药，长期显效。③本品不仅能抑制骨吸收，还能增加骨量，使丧失的骨组织恢复。

【商品信息】 ①目前国内生产企业有扬子江药业、石家庄制药集团欧意药业、海南曼克星制药、北京万生药业、杭州澳医保灵药业等，以片剂、肠溶片为主；进口产品阿仑膦酸钠（福善美）分装企业为杭州默沙东制药。②本品复方制剂有阿仑膦酸钠维D_3片。③同类药物有羟乙膦酸钠片、帕米膦酸二钠粉针剂及注射液、伊班膦酸钠注射液等。

【贮藏】 密闭保存。

鲑降钙素
Salcatonin

【商品名】 密盖息，盖瑞宁，邦瑞得，达芬盖。

【性状】 白色或类白色粉末。易溶于水及碱性溶液，不溶于丙酮、乙醇、三氯甲烷和乙醚。

【作用】 降钙素为参与钙及骨质代谢的一种多肽类激素。对破骨细胞有抑制作用，能减少体内钙由骨向血中的流动量。在儿童生长期、妇女妊娠期、哺乳期等起到促进骨骼发育和保护骨骼的作用。另外，对许多骨代谢疾病引起的骨痛症状也有很好的疗效。

【适应证】 用于早期和晚期绝经后骨质疏松症以及老年性骨质疏松症；用于乳癌、肺或肾癌、骨髓瘤和其他恶性肿瘤骨转移所致的高钙血症；用于甲状旁腺机能亢进、缺乏活动或维生素 D 中毒（包括急性或慢性中毒）导致的骨炎。

【制剂及用法】鲑降钙素注射液：无色澄明液体。每支 1mL：8.3μg（50IU）；1mL：16.7μg（100IU）。治疗骨质疏松症，每日 50IU 或隔日 100IU 皮下或肌内注射。安瓿装，有效期 36 个月。

鲑降钙素喷鼻剂：2mL：0.25mg，相当于 1000IU（20 喷，每喷 0.1mL 含鲑降钙素 12.5μg。相当于 50IU）。成人，骨质疏松症，每日 20μg 或每日或隔日 40μg，1 次或分次给药。模制玻璃瓶装，有效期 24 个月。

【用药注意】①导泻剂和抗酸药因常含钙或其他金属离子如镁、铁而影响本药吸收。②与氨基糖苷类合用会诱发低钙血症。③为防止骨质进行性丢失，应根据个体需要，适量摄入钙和维生素 D。④可出现恶心、呕吐、腹泻、食欲不振、胃灼热、头痛、眩晕、步态不稳、低钠血症、局部疼痛、血清氨基转移酶升高等；偶见腹痛、口渴、手足抽搐、耳鸣、哮喘发作、发汗、指端麻木、多尿及寒战等。

【药物评价】①降钙素除与除钙素受体结合外，也能抑制枸橼酸和乳酸溶酶体酶等疼痛因子的释放。②鲑钙素价格较为昂贵，在国内推广有一定难度。

【商品信息】①目前国内生产企业有上海第一生化药业、河北联合制药、北京双鹭药业、银谷制药、青岛国大生物制药、深圳大佛药业等，以注射液、粉针和喷鼻剂为主；进口产品为诺华制药鲑鱼降钙素鼻喷剂（密钙息）。②同类药品有依降钙素注射液（益盖宁）。

【贮藏】遮光，在 2℃~8℃保存。

> **知识拓展**
>
> **选择性雌激素受体调节剂**
>
> 选择性雌激素受体调节剂是近年来研究治疗骨质疏松症的一种新方法。选择性雌激素受体调节剂作用于人体内的雌激素受体，发挥类似雌激素样作用，从而提高骨密度，降低骨质疏松症引起骨折的发生率。优点是不增加乳腺癌的发生率。
>
> 选择性雌激素受体调节剂是人工合成的一类结构类似雌激素的化合物，主要有雷昔洛芬及其一系列的衍生物。盐酸雷昔洛芬片：白色椭圆形薄膜衣片，除去包衣后显淡黄色。每片 60mg，1 日 1 片。可以在一天中的任何时候服用且不受进餐的限制，老年人无须调整剂量。可增加静脉血栓栓塞的危险性。国内上市产品为盐酸雷昔洛芬片，生产企业有江苏恒瑞医药（贝邦）、礼来苏州制药（易维特）等。

二、治疗阿尔兹海默病药

阿尔兹海默病（Alzheimer's disease，AD）是以记忆力下降、认知功能障碍、意识障碍、生活自理能力及社会活动能力下降甚至丧失为特征的神经退行性疾病，或称为脑退化症，老人失智症，俗称为老年性痴呆。老年人发病率较高，并随年龄的增长而增加，是患者在意识清醒的状态下出现的持久的全面的智能减退，表现为记忆力、计算力、判断力、注意力、抽象思维能力、语言功能减退，情感和行为障碍，独立生活和工作能力丧失。

阿尔兹海默病是无法治愈的退化性疾病，患者终需依赖其他人协助及照顾，主要的照护者通常是病患的伴侣或是亲近的家属。照护阿尔兹海默病病患会对照护者产生非常大的负担，包括其社交、精神、体能和经济都会受到影响。在发达国家中，阿尔兹海默病是社会中花费最高的疾病之一。

阿尔兹海默病是一组病因未明的原发性退行性脑变性疾病。多起病于老年期，潜隐起病，病程缓慢且不可逆，临床上以智能损害为主。病理改变主要为皮质弥漫性萎缩、沟回增宽、脑室扩大、神经元大量减少，并可见老年斑（SP）、神经原纤维结（NFT）等病变，胆碱乙酰化酶及乙酰胆碱含量显著减少。

目前临床治疗阿尔兹海默病的药物，根据作用机理的不同分为以下几类：①胆碱酯酶抑制剂，如盐酸多奈哌齐、重酒石酸卡巴拉汀（艾斯能）、氢溴酸加兰他敏（利忆灵）、石杉碱甲等。主要通过抑制中枢系统胆碱酯酶来提高患者体内乙酰胆碱含量，改善临床症状。②谷氨酸受体拮抗剂，如美金刚（易倍申）。通过阻止过量的神经递质——谷氨酸的传递造成的兴奋毒性，起到保护神经元的作用。③改善脑血液循环和脑细胞代谢的药物，如吡拉西坦（脑复康）、甲氯芬酯（遗尿丁）、银杏叶的提取物、维生素 E 等。④激素类药物，如使用雌激素治疗老年痴呆症可以缓解女性患者的症状，并可以延缓或防止患者病情发展。⑤钙通道的阻滞剂，如尼莫地平、氟桂利嗪等。因其具有很高的亲脂性，易透过血脑屏障，选择性地作用于脑血管平滑肌，扩张脑血管，增加脑血流量，显著减少因血管痉挛引起的缺血性脑损伤，具有保护和促进记忆、促进智力恢复的作用。

盐酸多奈哌齐
Donepezil Hydrochloride

【商品名】安理申，阿瑞斯。

【性状】白色或类白色粉末。在水中或氯仿中易溶，在乙醇中微溶。

【作用】盐酸多奈哌齐是第二代胆碱酯酶（ChE）抑制剂，其治疗作用是可逆性地抑制乙酰胆碱酯酶（AchE）引起的乙酰胆酰水解而增加受体部位的乙酰胆碱含量。

【适应证】主要用于轻度或中度阿尔茨海默病症状的治疗。

【制剂及用法】盐酸多奈哌齐片：薄膜衣片，除去薄膜衣后显白色。每片 5mg；10mg。晚上睡前口服，成年人初始治疗用量 1 日 1 次，1 次 5mg，1 日 5mg 的剂量应至少维持 1 个月。根据治疗效果，可以将剂量增加到 1 日 1 次，1 次 10mg。铝塑包装，有效期 36 个月。

【用药注意】①最常见的不良反应有腹泻、肌肉痉挛、乏力、恶心、呕吐和失眠。过量使用胆碱酯酶抑制剂会引起胆碱能危象，表现为严重的恶心、呕吐、流涎、出汗、心动过缓、低血压、呼吸抑制、虚脱和惊厥。②出现幻觉、易激怒和攻击行为的精神紊乱，应减量或停药。

【药物评价】①本品为可逆性乙酰胆碱酯酶抑制剂，对乙酰胆碱酯酶的抑制作用具有很强的选择性。②本品对脑内乙酰胆碱酯酶的抑制作用强。口服1~3小时后达到最大血药浓度，约95%与人血浆蛋白结合，食物及服药时间不影响药物吸收。

【商品信息】①目前国内生产企业有卫材（中国）药业、天津力生制药、陕西方舟制药等，以片剂、胶囊为主。②同类药品有氢溴酸加兰他敏片、分散片、缓释片、口服崩解片、胶囊、注射液，重酒石酸卡巴拉汀（艾斯能），石杉碱甲片、胶囊、粉针等。

【贮藏】遮光，密封，在干燥处保存。

吡拉西坦
Piracetam

【异名】脑复康。

【性状】白色或类白色的结晶性粉末；无臭，味苦。本品在水中易溶，在乙醇中略溶，在乙醚中几乎不溶。

【作用】本品为脑代谢改善药，属于γ-氨基丁酸的环形衍生物。有抗物理因素、化学因素所致的脑功能损伤的作用。能促进脑内ATP，可促进乙酰胆碱合成并能增强神经兴奋的传导，具有促进脑内代谢作用。可以对抗由物理因素、化学因素所致的脑功能损伤，对缺氧所致的逆行性健忘有改进作用。可以增强记忆，提高学习能力。

【适应证】适用于急、慢性脑血管病，脑外伤，各种中毒性脑病等多种原因所致的记忆减退及轻、中度脑功能障碍。也可用于儿童智能发育迟缓。

【制剂及用法】吡拉西坦片：白色或类白色片，每片0.4g。每次0.8~1.6g（2~4片），每日3次，4~8周为1个疗程。高密度聚乙烯瓶装，有效期24个月。

吡拉西坦注射液：无色澄明液体。每支5mL∶1g；20mL∶4g。肌内注射，每次1g，1日2~3次；静脉滴注，每次4~8g，1日1次，用5%或10%葡萄糖注射液或氯化钠注射液稀释至250mL后使用。

【用药注意】①常见有恶心、腹部不适、腹胀、腹痛等消化道反应；可见兴奋、易激动、头晕、头痛和失眠等中枢神经系统反应等；偶见轻度肝功能损害，表现为轻度转氨酶升高。②在接受抗凝治疗的患者中，同时应用本品时应特别注意凝血时间，防止出血危险。③肝肾功能障碍者慎用并应适当减少剂量，锥体外系疾病禁用本品。

【药物评价】吡拉西坦进入体内后，半衰期为5~6小时，血浆蛋白结合率为30%，分布于机体的大部分组织和器官，并可透过血脑屏障到达脑组织和脑脊液中，大脑皮层和嗅球的浓度较脑干中浓度更高，易通过胎盘屏障。吡拉西坦在体内基本不发生降解或生物转化，主要以原形药物从尿中排出。

【商品信息】①目前国内生产企业有赛诺菲（杭州）制药、北京紫竹药业、上海信谊药厂、石药集团、江苏亚邦生缘药业等，以片剂、胶囊、注射液、口服液为主。②本品复方制剂复方吡拉西坦胶囊（每粒含吡拉西坦0.114g、重酒石酸胆碱0.286g），用于改善中老年单纯性记忆减退。

【贮藏】遮光，密封保存。

第三节 性功能障碍改善药

性功能障碍是性行为和性感觉的障碍，常表现为性心理和生理反应的异常或者缺失，是多种不同症状的总称。正常性功能的维持依赖人体多系统的协作，涉及神经系统、心血管系统、内分泌系统和生殖系统的协调一致，还须具有良好的精神状态和健康的心理。当上述系统或精神心理方面发生异常变化时，将会影响正常性生活的进行，影响性生活的质量，表现出性功能障碍。

性功能障碍可分为功能性性功能障碍和器质性性功能障碍两大类。男性性功能障碍包括性欲障碍、阴茎勃起障碍（ED）、性交障碍和射精障碍。女性性功能障碍包括性欲障碍、性唤起障碍、性高潮障碍、性交疼痛等。

随着人们生活水平的提高，使得性功能障碍患者对疾病有了新的认识。勃起功能障碍（ED）是男性性功能障碍的常见症状，在西地那非上市前缺乏有效的药物治疗手段。西地那非使患者和医生认识到 ED 疾患对他们的生活及家庭来说是一个不容忽视的医学现象，但这种疾病是可以诊断和治疗的。

勃起功能障碍改善药，根据作用机制不同可分为以下几类：①磷酸二酯酶-5 抑制剂，如枸橼酸西地那非、盐酸伐地那非、他达拉非等。②α 受体拮抗剂，如甲磺酸酚妥拉明等。

枸橼酸西地那非
Sildenafil Citrate

【商品名】万艾可，金戈。

【俗名】伟哥。

【性状】白色或类白色结晶性粉末，无嗅、味涩苦。微溶于水和乙醇。

【作用】一氧化氮（NO）是引起海绵体平滑肌松弛和勃起的主要介质。本品为磷酸二酯酶-5（PDE-5）选择性抑制剂，增强在性刺激下 NO 的释放，引起阴茎勃起反应。

【适应证】用于治疗阴茎勃起功能障碍（ED）。

【制剂及用法】枸橼酸西地那非片：蓝色菱形薄膜衣片，除去薄膜衣后为白色粉剂。每片 25mg；50mg；100mg。一般剂量为 50mg，在性活动前约 1 小时服用。基于药效和耐受性，剂量可增至 100mg（最大）或降至 25mg。每日最多服用 1 次。铝塑包装，有效期 36 个月。

【不良反应】可出现头痛、潮红、消化不良、鼻塞及视觉异常等。视觉异常为轻度和一过性的，主要表现为视物色淡、光感增强或视物模糊。

【用药注意】①对本品过敏者禁用。②服用任何剂型硝酸酯类药物的患者，无论是规律或间断服用，均为禁忌证。③有少量勃起时间延长和异常勃起的现象。

【药物评价】①第一个能有效改善男性勃起功能的突破性口服治疗药物，起效迅速、疗效持久、伴侣双方都满意。②本品为磷酸二酯酶-5抑制剂。口服吸收迅速，绝对生物利用度约40%。空腹状态下口服30~120分钟后达到血浆峰浓度，服药后30分钟内生效，约2小时最强，药效可持续4小时。③万艾可已在全球超过123个国家和地区上市，是全球处方量最多的药物之一。

【商品信息】1998年4月美国首先上市，2000年在我国上市，由辉瑞制药有限公司开发生产。目前国内生产企业有辉瑞制药、广州白云山制药总厂等，以片剂为主。

【贮藏】密封，阴凉干燥处保存。

目标检测

一、选择题

1. 下列哪些药品是抗骨质疏松的药品（   ）
   A. 赛尼可胶囊　　　　　　B. 密钙息喷剂
   C. 福善美片　　　　　　　D. 枸橼酸西地那非片
2. 商品名为"万艾可"的药品属于以下哪一类（   ）
   A. 减肥药　　　　　　　　B. 性功能障碍改善药
   C. 延缓衰老药　　　　　　D. 老年病药
3. 临床上男性性功能障碍治疗药物主要是（   ）
   A. 纳洛酮　　　　　　　　B. 非那雄胺
   C. 磷酸二酯酶-5抑制剂　　D. α受体拮抗剂

二、思考题

1. 常见的减肥药有哪些？哪些是不宜擅自添加和使用的？
2. 常用治疗阿尔兹海默病的药物有哪些？

第三部分 其他医药商品

第二十五单元 医疗器械

> **学习目标**
>
> 知识目标：掌握医疗器械定义；熟悉医疗器械的分类与管理；掌握医疗器械的注册标准编号及产品注册（备案）号的常识；掌握常用家庭医疗器械的产品结构与功能、使用方法、注意事项、产品质量及商品信息等商品学知识。
>
> 重点掌握品种：家用检测器械（电子体温计、电子血压、电子血糖仪）；创口贴；避孕套等。
>
> 技能目标：对家用医疗器械进行全面评价，能根据顾客需求推荐产品，指导医疗器械的合理使用；能介绍新上市医疗器械的特点，进行同类产品的比较；能按分类管理要求陈列家庭常用医疗器械并对其进行正常养护。

第一节 医疗器械的分类与管理

为了加强对医疗器械的监督管理，保证医疗器械的安全、有效，保障人体健康和生命安全，国务院于2014年颁布了修订后的《医疗器械监督管理条例》，自2014年6月1日起施行。国家食品药品监督管理部门先后颁布了《医疗器械标准管理办法》《医疗器械召回管理办法（试行）》《医疗器械注册管理办法》《体外诊断试剂注册管理办法》《医疗器械生产监督管理办法》《医疗器械经营监督管理办法》《医疗器械说明书、标签管理规定》等一系列法规，以规范医疗器械的生产、经营、使用与管理。

一、医疗器械定义

医疗器械，是指直接或者间接用于人体的仪器、设备、器具、体外诊断试剂及校准物、材料以及其他类似或者相关的物品，包括所需要的计算机软件。其效用主要通过物理等方式获得，不是通过药理学、免疫学或者代谢的方式获得，或者虽然有这些方式参与但是只起辅助作用。其目的是：①疾病的诊断、预防、监护、治疗或者缓解；②损伤的诊断、监护、治疗、缓解或者功能补偿；③生理结构或者生理过程的检验、替代、调节或者支持；④生命的支持或者维持；⑤妊娠控制；⑥通过对来自人体的样本进行检查，为医疗或者诊断目的提供信息。

二、医疗器械的分类与管理

（一）医疗器械的分类

医疗器械按照风险程度实行分类管理，共分为三类：

第一类是风险程度低，实行常规管理可以保证其安全、有效的医疗器械，如纱布、绷带、医用橡皮膏、创口贴、基础外科手术器械等。

第二类是具有中度风险，需要严格控制管理以保证其安全、有效的医疗器械，如医用脱脂纱布、医用脱脂棉等。

第三类是具有较高风险，需要采取特别措施严格控制管理以保证其安全、有效的医疗器械，如可吸收性止血纱布（如明胶海绵）、一次性使用无菌注射器等。

（二）医疗器械的生产管理

第一类医疗器械实行产品备案管理，第二类、第三类医疗器械实行产品注册管理。生产医疗器械，应当符合医疗器械国家标准；没有国家标准的，应当符合医疗器械行业标准；医疗器械的使用说明书、标签、包装应当符合国家有关标准或者规定。

1. 第一类医疗器械实行产品备案管理。国产第一类医疗器械产品备案，由备案人向所在地设区的市级人民政府食品药品监督管理部门提交备案资料。

2. 第二类、第三类医疗器械实行产品注册管理。国产第二类医疗器械产品注册，注册申请人应当向所在地省、自治区、直辖市人民政府食品药品监督管理部门提交注册申请资料。国产第三类医疗器械产品注册，注册申请人应当向国务院食品药品监督管理部门提交注册申请资料。

3. 向我国境内出口第一类医疗器械的境外生产企业或向我国境内出口第二类、第三类医疗器械的境外生产企业，由其在我国境内设立的代表机构或者指定我国境内的企业法人作为代理人，向国务院食品药品监督管理部门提交备案资料和备案人或注册申请资料和注册申请人所在国（地区）主管部门准许该医疗器械上市销售的证明文件。

4. 医疗器械注册证有效期5年，一类医疗器械不设期限。

5. 医疗器械生产许可：第一类医疗器械设区市级食品药品监管局备案，不设期限；第二、三类医疗器械省级食品药品监管局许可，有效期5年，期满可依法延续。

医疗器械生产可先有注册证，再办生产许可；没有生产许可也可进行医疗器械产品注册。变更的好处在于，在申请产品注册证时，无须前期投入资金搞生产厂地，节省资金。国家食品药品监督管理局2014年制定了《创新医疗器械特别审批程序（试行）》，鼓励企业创新。

（三）医疗器械的经营管理

在经营方面，放开了第一类医疗器械的经营，既不用获得许可，也不实施备案。从事第二类医疗器械经营，应当向所在地设区的市级食品药品监管部门备案；从事第三类医疗器械经营的，经营企业应当向所在地设区的市级人民政府食品药品监督管理部门申请经营许可，经所在地设区的市级人民政府食品药品监督管理部门审查批准，并发给医疗器械经营许可证。

从事医疗器械经营活动，应当有与经营规模和经营范围相适应的经营场所和贮存条件，以及与经营的医疗器械相适应的质量管理制度和质量管理机构或者人员。从事第三类医疗器械经营的企业还应当具有符合医疗器械经营质量管理要求的计算机信息管理系统，保证经营的产品可追溯。

三、医疗器械标准

1. 我国的医疗器械标准 医疗器械标准分为国家标准、行业标准和注册产品标准（备案的产品技术要求）。强制性标准是必须执行；推荐性是参考执行。

（1）强制性国家标准（代号为"GB"，例如GB18671-2009一次性使用静脉输液针）；推荐性国家标准（代号为"GB/T"，例如GB/T 27949-2011医疗器械消毒剂卫生要求）。

（2）医疗器械强制性行业标准（代号为"YY"，例如YY0881-2013《一次性使用植入式给药装置专用针》）和医疗器械推荐性行业标准（代号为"YY/T"，例如YY/T 1245-2014《自动血型分析仪》）。

（3）注册产品标准是指由制造商制定，应能保证产品安全有效，并在产品申请注册时，经设区的市级以上药品监督管理部门依据国家标准和行业标准相关要求复核的产品标准。制造商应对注册产品标准所规定的内容负责。医疗器械注册产品标准由各级食品药品监督管理部门负责管理。没有国家标准和行业标准的注册产品标准，可视为"保障人体健康的行业标准"。

2. 注册产品标准编号 注册产品标准编号由注册产品标准代号、标准复核机构所在地简称（国别）、注册产品标准顺序号和年代号组成。其中标准复核机构所在地简称对应境内生产的医疗器械，为一位或两位汉字，是指国家、省、自治区、直辖市简称，或省、自治区+设区市简称。国别简称表示为三位英文字母，对应进口的医疗器械。

示例：

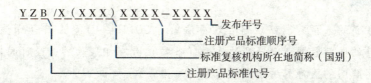

例如，YZB/浙 2760-2011《电子血压计》，宁波迪爱尔电子有限公司申请注册的电子血压产品标准。YZB 指医疗器械注册产品标准，浙指浙江食品药品监督管理局批准的二类医疗器械，2760 为注册产品标准的流水号，2011 指批准的年号。

四、产品注册（备案）号

1. 医疗器械注册（备案） 医疗器械注册（备案）是指依照法定程序，对拟上市销售、使用的医疗器械的安全性、有效性进行系统评价，以决定是否同意其销售、使用的过程。

国家对医疗器械实行分类注册（备案）管理，分为境内医疗器械注册和境外医疗器械注册。进口的医疗器械不管是一类、二类、三类，都要到国家食品药品监督管理总局办理；境内的一、二类医疗器械在当地的省或市食品药品监督管理局办理，三类医疗器械到国家食品药品监督管理总局办理。

医疗器械注册证书由国家食品药品监督管理总局统一印制，相应内容由审批注册的（食品）药品监督管理部门填写。

2. 产品注册（备案）号 按照 2014 年 10 月 1 日起实施的《医疗器械注册管理办法》，医疗器械产品注册（备案）号的格式为：

(1) **产品注册号的编排方式** ×1 械注（×2）字××××3 第×4××5××××6 号。

其中，×1 为注册审批部门所在地的简称：境内第三类医疗器械、进口第二类及第三类医疗器械为"国"字；境内第二类医疗器械为注册审批部门所在的省、自治区、直辖市简称。×2 为注册形式："准"字适用于境内医疗器械；"进"字适用于进口医疗器械；"许"字适用于台湾、香港、澳门地区的医疗器械。××××3 为批准注册年份。×4 为产品管理类别。××5 为产品品种编码。××××6 为注册流水号。

例如川械注（准）字 2014 第 2××××××号。

(2) **产品备案号的编排方式** ×1 械备××××2××××3 号。

其中，×1 为备案部门所在地的简称：进口第一类医疗器械为"国"字；境内第一类医疗器械为备案部门所在的省、自治区、直辖市简称加所在社区的市级行政区域的简称（无相应设区的市级行政区域时，仅为省、自治区、直辖市的简称）。××××2 为备案年份。××××3 为备案流水号。

例如，国械备 20140010 包埋机 Embedding Center，阿莫氏科学企业有限公司（AMOS SCIENTIFIC PTY. LTD）生产。

> **知识拓展**
>
> 由于新的《医疗器械注册管理办法》于2014年10月1日开始施行，市场上销售的医疗器械新旧产品的注册（备案）号在相当长的一段时间内共存，有必要了解旧的医疗器械产品注册号的编排方式。
>
> 注册号的编排方式为：
>
> ×（×）1（食）药监械（×2）字××××3 第×4××5××××6 号。
>
> ×1为注册审批部门所在地的简称：境内第三类医疗器械、境外医疗器械以及台湾、香港、澳门地区的医疗器械为"国"字；境内第二类医疗器械为注册审批部门所在的省、自治区、直辖市简称；境内第一类医疗器械为注册审批部门所在的省、自治区、直辖市简称加所在设区的市级行政区域的简称，为××1（无相应设区的市级行政区域时，仅为省、自治区、直辖市的简称）。
>
> ×2为注册形式（准、进、许）："准"字适用于境内医疗器械；"进"字适用于境外医疗器械；"许"字适用于台湾、香港、澳门地区的医疗器械。
>
> ××××3为批准注册年份。
>
> ×4为产品管理类别。
>
> ××5为产品品种编码。
>
> ××××6为注册流水号。
>
> 例如，浙食药监械（准）字2011第2200368号，宁波迪爱尔电子有限公司生产电子血压计；国食药监械（进）字2010第2203438号，日本欧姆龙健康医疗事业株式会社（Omron Healthcare Co.，Ltd）生产电子血压计。

五、医疗器械的说明书与标签管理规定

凡在中华人民共和国境内销售、使用的医疗器械，应当按照要求附有说明书和标签。医疗器械说明书和标签的内容应当科学、真实、完整、准确，并与产品特性相一致；医疗器械说明书和标签的内容应当与经注册或者备案的相关内容一致；医疗器械标签的内容应当与说明书有关内容相符合；医疗器械最小销售单元应当附有说明书。

医疗器械的产品名称应当使用通用名称，通用名称应当符合国家食品药品监督管理总局制定的医疗器械命名规则；第二类、第三类医疗器械的产品名称应当与医疗器械注册证中的产品名称一致。医疗器械说明书和标签文字内容应当使用中文，中文的使用应当符合国家通用的语言文字规范。医疗器械说明书和标签可以附加其他文种，但应当以中文表述为准。

1. 医疗器械说明书 医疗器械说明书是指由医疗器械注册人或者备案人制作，随产品提供给用户，涵盖该产品安全有效的基本信息，用以指导正确安装、调试、操作、使用、维护、保养的技术文件。

医疗器械说明书应当符合国家标准或者行业标准有关要求，一般应当包括以下内容：①产品名称、型号、规格；②注册人或者备案人的名称、住所、联系方式及售后服务单位，进口医疗器械还应当载明代理人的名称、住所及联系方式；③生产企业的名称、住所、生产地址、联系方式及生产许可证编号或者生产备案凭证编号，委托生产的还应当标注受托企业的名称、住所、生产地址、生产许可证编号或者生产备案凭证编号；④医疗器械注册证编号或者备案凭证编号；⑤产品技术要求的编号；⑥产品性能、主要结构组成或者成分、适用范围；⑦禁忌证、注意事项、警示以及提示的内容；⑧安装和使用说明或者图示，由消费者个人自行使用的医疗器械还应当具有安全使用的特别说明；⑨产品维护和保养方法，特殊储存、运输条件、方法；⑩生产日期、使用期限或者失效日期；⑪配件清单，包括配件、附属品、损耗品更换周期以及更换方法的说明等；⑫医疗器械标签所用的图形、符号、缩写等内容的解释；⑬说明书的编制或者修订日期；⑭其他应当标注的内容。

医疗器械说明书中有关注意事项、警示以及提示性内容主要包括：①产品使用的对象；②潜在的安全危害及使用限制；③产品在正确使用过程中出现意外时，对操作者、使用者的保护措施以及应当采取的应急和纠正措施；④必要的监测、评估、控制手段；⑤一次性使用产品应当注明"一次性使用"字样或者符号，已灭菌产品应当注明灭菌方式以及灭菌包装损坏后的处理方法，使用前需要消毒或者灭菌的应当说明消毒或者灭菌的方法；⑥产品需要同其他医疗器械一起安装或者联合使用时，应当注明联合使用器械的要求、使用方法、注意事项；⑦在使用过程中，与其他产品可能产生的相互干扰及其可能出现的危害；⑧产品使用中可能带来的不良事件或者产品成分中含有的可能引起副作用的成分或者辅料；⑨医疗器械废弃处理时应当注意的事项，产品使用后需要处理的，应当注明相应的处理方法；⑩根据产品特性，应当提示操作者、使用者注意的其他事项。

2. 医疗器械标签 医疗器械标签是指在医疗器械或者其包装上附有的用于识别产品特征和标明安全警示等信息的文字说明及图形、符号。

医疗器械标签一般应当包括以下内容：①产品名称、型号、规格；②注册人或者备案人的名称、住所、联系方式，进口医疗器械还应当载明代理人的名称、住所及联系方式；③医疗器械注册证编号或者备案凭证编号；④生产企业的名称、住所、生产地址、联系方式及生产许可证编号或者生产备案凭证编号，委托生产的还应当标注受托企业的名称、住所、生产地址、生产许可证编号或者生产备案凭证编号；⑤生产日期、使用期限或者失效日期；⑥电源连接条件、输入功率；⑦根据产品特性应当标注的图形、符号以及其他相关内容；⑧必要的警示、注意事项；⑨特殊储存、操作条件或者说明；⑩使用中对环境有破坏或者负面影响的医疗器械，其标签应当包含警示标志或者中文警示说明；⑪带放射或者辐射的医疗器械，其标签应当包含警示标志或者中文警示说明。

医疗器械标签因位置或者大小受限而无法全部标明上述内容的，至少应当标注产品名称、型号、规格、生产日期和使用期限或者失效日期，并在标签中明确"其他内容详见说明书"。

第二节 医疗器械的分类目录

一、器械类

1. 手术器械 主要有医用缝合针（不带线）及外科用刀、剪、钳、镊、夹、针、钩及其他器械等。大部分手术器械为Ⅰ类医疗器械，医用缝合针（不带线）、一次性使用脐带剪等为Ⅱ类医疗器械，玻璃体切割器、心脏工作站电刺激器等为Ⅲ类医疗器械。

2. 注射穿刺器械 有一次性使用无菌注射器及其胶塞、一次性使用无菌注射针、一次性静脉输液针、静脉采血针等Ⅲ类医疗器械；笔式注射器（不带药筒和注射针头）、玻璃注射器、穿刺细胞吸取器、可重复使用活检针、缝线穿引针等Ⅱ类医疗器械。

3. 普通诊察器械 有体温计、血压计、肺量计等Ⅱ类医疗器械；听诊器（无电能）、视力诊察器具等Ⅰ类医疗器械。

二、材料类

1. 医用卫生材料及敷料 有明胶海绵、胶原海绵等可吸收止血、防粘连材料及手术用防粘连冲洗液（Ⅲ类医疗器械）；止血海绵、医用脱脂棉、医用脱脂纱布、脱脂纱布块等敷料、护创材料，手术衣、手术帽等手术用品，防护服、防护口罩、手术口罩、隔离衣、防护帽及防护鞋套、医用口罩等防护产品（Ⅱ类医疗器械）；医用棉球、棉签、纱布绷带、弹力绷带、石膏绷带、创口贴、乙醇棉片、碘酒棉棒等敷料、护创材料（Ⅰ类医疗器械）。

2. 医用缝合材料及黏合剂 医用可吸收缝合线及骨水泥等凝固黏合材料、黏合带、生物胶、医用几丁糖、卡波姆凝胶等医用黏合剂（Ⅲ类医疗器械）；不可吸收缝合线及皮肤缝合钉、医用拉链（Ⅱ类医疗器械）。

3. 医用高分子材料及制品 一次性使用输液器、输血器、静脉输液（血）针、血袋、采血器等输液、输血器具及管路和麻醉包、麻醉导管等麻醉器具（Ⅲ类医疗器械）；避孕套、避孕帽等避孕器械及无菌医用手套（Ⅱ类医疗器械）；医用输液监控器、肛门袋、集尿袋、引流袋（Ⅰ类医疗器械）。

4. 口腔科材料 高分子义齿材料及齿科金属及合金植入材料、齿科陶瓷类植入材料、齿科高分子植入材料等齿科植入材料（Ⅲ类医疗器械）；齿科铸造合金、齿科锻造合金、烤瓷合金、焊接合金、烤瓷粉、金属—烤瓷、瓷牙等金属、陶瓷类义齿材料（Ⅱ类医疗器械）；硅酸乙酯结合剂包埋材料、磷酸盐结合剂包埋材料、石膏类模型材料等（Ⅰ类医疗器械）。

5. 植入材料和人工器官 骨板、骨钉、节育环等植入器材；人工食道、人工血管、人工关节、人工心脏、人工耳蜗等植入性人工器官；血管支架、前列腺支架等支架；植入式助听器等器官辅助装置；血管内导管、导丝和管鞘、栓塞器材等。均为Ⅲ类医疗器械。

三、仪器设备类

1. 医用电子仪器设备 植入式心脏起搏器、体外心脏起搏器、心脏除颤器等；体外震波碎石机；各种植入体内的医用传感器等为Ⅲ类医疗器械。心电图机、脑电图机；患者监护仪、麻醉气体监护仪、呼吸功能监护仪、睡眠评价系统、分娩监护仪等；肺功能测定仪、呼吸功能测试仪、氧浓度测定等呼吸功能及气体分析测定装置等为Ⅱ类医疗器械。

2. 医用光学器具、仪器及内窥镜设备 眼人工晶体、角膜接触镜及护理用液等；内窥镜（腹腔、关节、心、血管、脑、肾）等为Ⅲ类医疗器械。裂隙灯显微镜、视野机、同视机、夜间视觉检查仪等眼科光学设备；诊断用纤维内窥镜（上消化道镜、结肠镜、大肠镜、支气管镜）、观察用硬管内窥镜（喉镜、鼻镜、膀胱镜、子宫镜、直肠镜、羊水镜）等；各类手术显微镜（眼科、显微外科、儿鼻喉科等）、阴道显微镜等，为Ⅱ类医疗器械。各种手术放大镜、医用放大镜、接触眼底镜等为Ⅰ类医疗器械。

3. 医用超声仪器及有关设备 超声三维（立体）诊断仪、全数字化彩超仪、超声彩色多普勒、血管内超声波诊断仪等；超声肿瘤聚焦刀、超声高强度聚焦肿瘤治疗系统、超声脂肪乳化仪等为Ⅲ类医疗器械。多功能超声监护仪、超声母亲/胎儿综合监护仪、超声产科监护仪、超声换能器、便携式超声诊断设备等为Ⅱ类医疗器械。

4. 医用激光仪器设备 激光手术和治疗设备；激光眼科诊断仪、眼科激光扫描仪；介入式激光诊治仪器；激光显微手术器等；光学分子影像手术导航系统等，为Ⅲ类医疗器械。激光肿瘤光谱诊断装置、激光荧光肿瘤诊断仪等；氦氖激光治疗机、氦镉激光治疗机、激光脱毛机等，为Ⅱ类医疗器械。

5. 医用高频仪器设备 频电刀、高频扁桃体手术器、内窥镜高频手术器、高频眼科电凝器等高频手术和电凝设备；微波手术刀、微波肿瘤热疗仪、微波前列腺治疗仪等微波治疗设备；射频前列腺治疗仪、射频消融心脏治疗仪等射频治疗设备为Ⅲ类医疗器械。高频腋臭治疗仪、高频痔疮治疗仪等；高频妇科电熨器、高频五官科电熨器等为Ⅱ类医疗器械。

6. 物理治疗设备 空气加压氧舱、氧气加压氧舱；体内低频脉冲治疗仪、电化学癌症治疗机；高压电位治疗仪、射频前列腺治疗仪、射频消融心脏治疗仪等，为Ⅲ类医疗器械。音频电疗机、差频电疗机、高压低频脉冲治疗机等；光量子血液治疗机（紫外线照射）、紫外线治疗机、红外线治疗机等；电动牵引装置、防打鼾器（正压呼吸治疗机）；磁疗机、磁感应电疗机等；视力训练仪、弱视治疗仪等为Ⅱ类医疗器械。颈椎固定带、疗疝绷带；中低频理疗用电极等为Ⅰ类医疗器械。

7. 医用磁共振设备、医用X射线设备、医用X射线附属设备及部件 X射线治疗设备；X射线头部CT机、全身CT机等X射线计算机断层摄影设备；医用磁共振成像设备（MRI）；200mA以上X射线诊断设备；介入治疗X射线机等，为Ⅲ类医疗器械。200mA以下（含200mA）X射线诊断设备；医用X射线管、管组件或源组件；医用X线影像系统及成像器件；X射线透视、摄影附加装置，为Ⅱ类医疗器械。X射线胶片自动冲洗机、胶片影像处理系统及医用 X 线机配套用非电动床、椅等用具等为 I 类医疗器械。

8. 医用高能射线设备、医用核素设备及医用射线防护用品、装置 X 射线立体定向放射外科治疗系统、放射治疗模拟机等；钴 60 治疗机、放射性核素扫描仪等，为Ⅲ类医疗器械。骨密度仪、伽玛照相机、肾功能仪、甲状腺功能测定；放射免疫测定仪等，为Ⅱ类医疗器械。防护服、防护裙、防护手套等医用射线防护用品为 I 类医疗器械。

9. 临床检验分析仪器及医用化验和基础设备器具 血型分析仪、血液恒温照射箱；免疫分析仪、结核杆菌分析仪、药敏分析仪、抗生素药敏纸片；医用 PCR 分析系统、囊胚培养液、胚胎冷冻液、精子处理洗涤液等；免疫血液检测中性试剂卡 CD_4 检测试剂盒（免疫组化）、血小板功能检测试剂盒、酶免分析加样系统等，为Ⅲ类医疗器械。全自动涂片机、血细胞分析仪、血栓分析仪、血凝分析仪等血液分析仪器；溶血剂、体外凝血诊断试剂、脂类检测试剂盒、无机离子类检测试剂盒、糖类检测试剂盒等；酶免仪、半自动酶标仪、血气分析仪、核酸提纯分析仪、超净恒温培养箱；真空采血管、采血针（手指用）；粪便分析工作站等，为Ⅱ类医疗器械。冷冻超速离心机、血型专用离心机等；切片机、组织脱水机等；电泳仪、毛细管电泳仪等，为 I 类医疗器械。

10. 体外循环及血液处理设备 人工心肺机、血泵、贮血滤血器、微栓过滤器、滤血器、滤水器（超滤）等人工心肺设备及辅助装置；液透析装置、血液透析滤过装置、血液滤过装置、血液净化管路、滚柱式离心式输血泵、微量灌注泵等血液透析设备及辅助装置；单采血浆机、人体血液处理机等体液处理设备，均为Ⅲ类医疗器械。血液透析用制水设备；腹膜透析机、腹膜透析管；热交换器、水箱等，为Ⅱ类医疗器械。

11. 手术室、急救室、诊疗室设备及器具 手术机器人、手术导航系统等手术及急救装置；各种电动、气动呼吸机、同步呼吸机、高频喷射呼吸机等呼吸设备；各种立式麻醉机、综合麻醉机、小儿麻醉机等呼吸麻醉设备；各种早产儿培养箱、辐射式新生儿抢救台、新生儿培养箱等婴儿保育设备；胰岛素泵、一次性输液镇痛泵、化疗泵等输液辅助装置，均为Ⅲ类医疗器械。普通输液泵、注射泵等输液辅助装置；流产吸引器、负压吸引器等负压吸引装置；简易呼吸器；医用制氧机、手提式氧气发生器等医用制气设备，为Ⅱ类医疗器械。气压止血带；浮标式、墙式、手提式氧气吸入器；麻醉剂助推器（不含针头）、麻醉口罩、麻醉开口器等呼吸麻醉设备及附件，为 I 类医疗器械。

12. 口腔科设备及器具 综合治疗台（机）、电脑口吃矫正器、强力吸引器、三用喷枪、吸唾器等口腔综合治疗设备及配件；电动牙钻机、涡轮牙钻机等牙钻机及配件；医用洁牙机、牙髓活力测试仪等洁牙、补牙设备；液压牙科椅、电动牙科椅等，均为Ⅱ类医疗器械。机械牙科椅、医师椅、电动抽吸系统、医用空压机等为 I 类医疗器械。

13. 病房护理设备及器具 医院集中供氧系统、婴儿吸氧罩等供氧系统；电动多功能病床、电动防褥疮床垫、多体位治疗床等病床；氧气袋、输氧面罩、鼻氧管等医用供气、输气装置；电动轮椅车、手动轮椅车、医用空气净化系统、臭氧消毒护理器、医用护理垫等，均为Ⅱ类医疗器械。手摇式病床、普通病床、充气防褥疮床垫、推床、倾斜床等病床为Ⅰ类医疗器械。

14. 消毒和灭菌设备及器具　医用伽马射线灭菌器等辐射灭菌设备，压力蒸汽灭菌设备，环氧乙烷灭菌等气体灭菌设备，干热灭菌器，微波灭菌柜，超声消毒设备、口腔科消毒设备等专用消毒设备，手术室用高压电离灭菌设备等（Ⅱ类医疗器械）。超声清洗器及紫外线灭菌灯、臭氧消毒机等消毒灭菌设备（Ⅰ类医疗器械）。

四、医疗器械软件

X射线影像、医用磁共振成像系统等诊断图像处理软件等Ⅲ类医疗器械；脑电（肌电）诊断分析系统、睡眠监护系统等诊断数据处理软件等Ⅱ类医疗器械。

五、中医器械

1. 中医专家系统、脉象仪、舌相仪、痛阈测量仪、经络分析仪等诊断仪器（Ⅱ类医疗器械）。

2. 电子穴位测定治疗仪、综合电针仪、电麻仪、定量针麻仪、探穴针麻机穴位测试仪、耳穴探测治疗机、气血循环机等治疗仪器（Ⅱ类医疗器械）

3. 针灸针、小针刀、三棱针、梅花针、电动拔罐器、中医汗出检测仪等中医器具（Ⅱ类医疗器械）；负压罐、刮痧板等中医器具（Ⅰ类医疗器械）。

第三节　家用医疗器械

近年来，随着人民生活水平的提高，人们越来越关注自己和亲人的健康状况，健康意识越来越强；而随着城市人口的增长和生活节奏的加快，处于亚健康状态的人群在不断增加。按摩椅、按摩器、按摩床、按摩脚盆等，因对缓解疲劳、消除亚健康效果显著，备受处于亚健康状态人群的欢迎。人口老龄化进程加快，老年人常见病、慢性病的日常护理和治疗以社区和家庭为主；我国的医疗模式正朝着以综合医院和专科医院为主流，社区医院为分支，家庭医疗、康复、预防为补充的方向快速发展，越来越多的患者群体需要在出院后使用各种家用医疗用品进行持续性治疗；中国传统医学理论越来越受重视，针灸、按摩、拔火罐、刮痧等理疗方法对于慢性病、疑难病的治疗作用，千百年来深入人心，有着深入而广泛的积淀。

这一切都给家用医疗器械领域带来了巨大的商机，各种简单实用、功能齐全的新型家庭用医疗器械也应运而生，走入家庭，成为人们生活中必不可少的用品，以保健、调理为主要功能的家用医疗器械和以辅助治疗慢性病痛为主要功能的家庭医疗用品市场发展前景广阔。随着电子技术的发展，电子血压计、血糖测试仪、电子体温计也相继问世。

一、家用医疗器械经营特点

家用医疗器械主要适用于家庭使用，它区别于医院使用的医疗器械，操作简单、体积小巧、携带方便是其主要特性，如体温计、血压计等，特别对一些慢性患者更为实用，随时体察患者情况，及时就医。

二、药店经营的主要医疗器械

医疗器械在多元化理念的引导下逐渐进入药店，目前已成为药品零售连锁企业重点关注的增量品类之一。随着今年一系列医疗器械的相关政策出台，药店对医疗器械的关注度进一步提升。

2005年以来，国家食品药品监督管理局相继公布了不需申请《医疗器械经营企业许可证》的第二类医疗器械产品名录，共计19个品种，主要包括体温计、血压计、磁疗器具、医用脱脂棉、医用脱脂纱布、医用卫生口罩、家用血糖仪、血糖试纸条、妊娠诊断试纸（早孕检测试纸）、避孕套、避孕帽、轮椅、医用无菌纱布、电子血压脉搏仪、梅花针、三棱针、针灸针、排卵检测试纸、手提式氧气发生器等。市民可以在药店购买上述产品，医疗器械经营企业要按《医疗器械经营企业许可证》列明的经营范围开展经营活动。

药店经营的家用医疗器械主要分为以下几类：①家用检测器械。如体温计、血压计、血糖仪、脂肪测量仪、电子计步器、体重计、妊娠诊断试纸（早孕检测试纸）等。②家用卫生材料及敷料。如医用脱脂棉、医用脱脂纱布、医用卫生口罩、医用绷带、医用橡皮膏等。③家庭康复辅助器具类医疗器械。家庭保健按摩产品，如按摩功能椅（床）、足浴盆、足底按摩器；家用康复保健器械，如家用颈椎腰治疗仪、医用充气气垫、制氧机、助听器。④家用护理急救器械，如氧气袋、家用药箱、家庭急救药箱等。⑤家用美容保健器械，如减肥腰带、丰胸器、美容按摩器、口腔卫生健康用品等。⑥中医医疗器械，如拔火罐、煎药器等。⑦避孕医疗器械（医用高分子材料及制品），如避孕套、避孕帽。⑧物理治疗设备，如磁疗器具。

创口贴（输液贴）
Adhesive Bandage

【商品名】邦迪，耐适康，海氏海诺，恒建，邦牌。

【结构组成】创口贴（输液贴）产品通常由基底材料、胶黏剂层、吸水层、隔离纸或膜、染料（基底材料）组成。目前生产企业通常选用已成型的医用胶带作为原材料，基底材料一般有无纺布、纸基、PE薄膜、PVC薄膜、PU薄膜、EVA泡棉、海绵、PET薄膜等；吸水层材质有无纺布、棉垫、PE垫层等；胶黏剂应为医用胶黏剂，如丙烯酸酯共聚物、氰基丙烯酸酯、有机硅共聚物、聚乙烯基醚、聚异丁烯、聚氨酯等。

【标准】创口贴分为普通型、透气型、阻水型、弹性型及其组合等形式。创口贴应切边整齐，表面清洁，无污渍、破损。创口贴的胶带应涂胶均匀，无脱胶、漏胶、背面渗胶现象。创口贴的吸水层应位于胶带中间，无明显歪斜、错位。创口贴的隔离层应交叉完全覆盖创口贴的粘贴面，无胶带、吸水层外露现象。

【形式】一般分规则形（长方形、圆形、椭圆形等）及不规则形（如根据使用部位,为方便使用设计的异形产品)。

【用途】创口贴主要应用于割伤、碰伤、擦伤等创面的止血和保护创面用,不能用于手术创口。输液贴主要应用于输液穿刺部位的保护和输液过程输液导管、针柄的固定。

【规格及用法】70(72)mm×18mm;70(72)mm×19mm;70(72)mm×35mm;90mm×20mm;90mm×25mm;90mm×60mm;40mm×10mm;55mm×16mm 等。

①使用本品前,应清理伤口。②根据伤口大小选用适合的弹性创可贴。③沿箭头方向,剥开包装纸,将吸收垫对准伤口部位,分先后左右把两面覆盖除去,并用胶带固定位置。④为保持伤口卫生,每天宜更换一次。

【注意事项】①本品为灭菌产品,若发现包装纸破损或打开,请勿使用。②本品为一次性使用产品。③拆封后忌用手接触中间复合层。④本品为低过敏性产品,一般无过敏反应。

【评价】①20世纪初,美国强生公司发明了这一外科轻微创伤快速止血产品——邦迪,由于其简便有效,迅速风靡全球。②本品为现代生活中常用的外科产品。

【商品信息】创口贴(输液贴)的生产企业众多,目前国内生产企业有上海强生、云南白药集团、青岛海诺生物工程、广东恒建制药、浙江汇康医药用品、江门市康达医疗器械、义乌市邦美医药用品、杭州达维先医药科技、上海神天药业、浙江仁康医药用品、稳健实业(深圳)、江西科伦医疗器械制造等。进口产品主要有美国3M医疗产品事业部的耐适康、德国保赫曼股份公司(Paul Hartmann)的德护贴、美国TZ Medical的海王星创口贴等。

【贮藏】遮光,密封,于常温干燥处保存。

避孕套
Condom

【商品名】杜蕾斯,杰士邦,高邦,倍力乐,男子汉,美好时代,多乐士,冈本。

【别名】阴茎套、安全套。

【性能结构及组成】由天然橡胶胶乳制造。

【适用范围】用于男性或女性避孕和预防性病传播。

【规格】按形式和直径分有圆柱形特小号、小号、中号、大号和超薄型小号、中号、大号,共7种规格,各号直径分别为29mm、31mm、33mm、35mm,全长不小于160mm。

【注意事项】①过期的避孕套已经变质,容易破裂,不宜使用。②本品为一次性使用产品。③避孕套有不同的规格,应根据阴茎勃起时的大小选择适当型号。④本品为低过敏性产品,一般无过敏反应。

【评价】①本品不会产生类似其他避孕方式的生理副作用,给女性更安全的保护。②本品是最有效防止性病、艾滋病、滴虫等的相互传染的避孕方式。

【商品信息】目前国内生产企业有青岛双蝶集团、武汉杰士邦卫生用品、天津中生乳胶、桂林乳胶厂、桂林恒保健康用品、桂林玖玖加药业等。

【贮藏】在阴凉、干燥和不接触酸、碱、油的环境中保存，尤其要避免受到暴晒。

电子体温计
Electric Thermometer

电子体温计由温度传感器、液晶显示器、纽扣电池、专用集成电路及其他电子元器件组成。能快速准确地测量人体体温，与传统的水银玻璃体温计相比，具有读数方便、测量时间短、测量精度高、能记忆并有蜂鸣提示的优点，尤其是电子体温计不含水银，对人体及周围环境无害，特别适合于家庭、医院等场合使用。

1. 基本结构及组成 电子体温计由感温探头、量温棒、显示屏、按键、电源开关及电池盖组成。

2. 测温原理 电子体温计是利用温度传感器输出电信号，直接输出数字信号或者再将电流信号（模拟信号）转换成能够被内部集成的电路识别的数字信号，然后通过显示器（如液晶）显示以数字温度，能记录、读取被测温度的最高值。

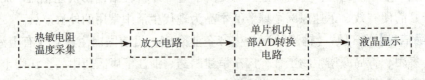

电子体温计最核心的元件是感知温度的 NTC 温度传感器。NTC（negative temperature coefficient，负温度系数）热敏电阻是一种典型具有温度敏感性的半导体电阻，它的电阻值随着温度的升高呈阶跃性的减小。是以锰、钴、镍和铜等金属氧化物为主要材料，采用陶瓷工艺制造而成的。

根据温度范围和精度选择 NTC 热敏电阻，确定其型号，根据电阻特性设计采集放大电路，利用运算放大器将温度信号转换为电压信号。因为单片机采集电压在 0～2.5V，所以输入的测量范围为 35℃～42℃，对应输出 0～2.5V。

采集完成以后输入单片机 ATmega16 的 A/D 口，对模拟量进行采样，转化为数字信号，单片机对采集的信号进行处理，根据采集的信号与温度的数学关系，将电信号转化为温度值，用液晶屏显示出温度值。所需的电源功率足够小，能够利用开关电源供电。电子体温计系统大多主要使用 3V 直流电源。

3. 电子体温计类型

（1）**硬质棒式** 家庭普遍适用，采用腋窝测量和口腔测量方式的一种温度计。

（2）**软质棒式** 软头电子体温计前端可任意弯曲，多方位，无死角，适合各部位的测量，一般可采用口腔、腋下、肛门三种量法。

（3）**奶嘴式** 婴儿奶嘴式电子体温计是针对婴幼儿的生理特点而精心设计制造的。部件设计全部采用圆滑弧线，曲率依据宝宝口型，硅胶奶嘴内含温度传感器。

4. 使用方法

（1）体温计使用前，应先用乙醇对体温计头部进行消毒。

（2）按压开关，蜂鸣器马上发出蜂鸣音，时间约 2 秒钟。

（3）然后显示器显示上次测量的温度（例如上次测量为36.5℃）或室温，并持续2秒钟左右。然后显示器出现"℃"符号闪烁，表示体温计已处于待测状态。

（4）将体温计用来量体温。量体温时显示出的温度值逐渐上升，同时"℃"符号不断闪烁。

（5）当体温上升速度在一定时间内小于0.1℃时，"℃"符号停止闪烁，同时体温计发出约5秒钟的蜂鸣提示声，这时体温计测量完毕，可以读取显示出的体温值。

（6）体温计具有自动关机功能，将在测量结束后10分钟内自动关机。但为延长电池寿命，建议使用者在测量结束后，按压电源键关闭电源。

（7）测量体温时会因为受到测温时间、外界空气及不同身体部位的影响，而使温度有所偏差。为了得到准确的测温数据，请始终保持一定的测温部位。腋下时，电子体温计应紧贴感温部位；舌下时，电子体温计应紧贴于舌根部位。

5. 注意事项

（1）当电子体温计后方位置显示"□"时表示需要更换电池，电池常采用扣式电池或银氧化电池。

（2）电子体温计可用湿布擦拭来清洁，如是防水型的可直接放到水里清洗。不可置于高压气体，高温环境中，不可与腐蚀物品接触。对此造成的损坏不负质量担保责任。

（3）工作温度：10°C～40°C；工作湿度：30%～80%RH。

（4）保存温度：-1°C～60°C；保存湿度：10%～80%RH。

（5）使用寿命：AG3或SR41扣式电池约为200小时。

（6）显示精度：±0.1℃（32℃到43°C时）或±0.2°F。

6. 产品检查

（1）外观检查：电子体温计一般做得小巧美观，表面光洁，无疵点。

（2）通电检查：将开关钮置于通位，查看显示标记是否和使用说明书上的一致，断开电源再接，观察是否同样显示正确标记，如果经多次电源通断试验，正确标记显示均相同，并且显示的腋下温度都基本一致，说明该电子体温计的重复性是好的。如果显示异常（温差过大），则说明电子体温表的电池电量耗尽，或某处接触不良。

（3）准确度检查：按下开关按钮，液晶显示器上出现"188.8"等数字标记。将体温表放于舌下1分钟，当"℃"标记停止闪烁并有蜂鸣提示音时，显示的读数即为体温，这是口腔体温。反复多测几次，口腔体温应当相同，如果不相同，则该表重复性不好，不能选用，也不需要做准确度检查，如果口腔体温完全相同，则可以进行腋下测温，当"℃"标记停止闪烁并有蜂鸣提示音时，显示的读数即为腋下体温。同样，多测几次，腋下体温数值相同。一般口腔温度比腋下温度高1℃左右，如果测试的口腔温度比腋下温度高得太多或太少，则可认为该电子体温计准确度不令人满意。

（4）如果电子体温计放于舌下1分钟后，取出"℃"标记仍在继续闪烁，则需断掉电子体温计的电源5分钟后再接通电源，重新进行测量。一般情况下，从口中取出体温计后，显示不会再闪烁。如果仍断续闪烁，该表定有问题，不能选用。

7. 商品信息 目前国内涌现出了大小80多家电子体温计品牌,既有"欧姆龙""婴之侣""捷威"等行业领头的外资品牌,也有"海尔""倍尔康""裕康""华辰""世佳""华安""康复""康庄"等迅速发展壮大的国内品牌。

小 常 识

人体温度似身体健康状态的晴雨表,正常的体温一般在36℃~37.3℃(以口腔温度为准),37.4℃~38℃为低度发烧,38.1℃~39℃为中度发烧,39.1℃~41℃为高度发烧,大于41℃为超高度发烧;人的通常口探温度为36.8℃,腋窝探比口腔探低0.3℃~0.5℃,肛门探比口腔探高0.3℃~0.6℃。

电子血压计
Blood Pressure Monitor

电子血压计是利用现代电子技术与血压间接测量原理进行血压测量的医疗设备。电子血压计有臂式、腕式之分;其技术经历了最原始的第1代、第2代(臂式使用)、第3代(腕式使用)的发展。电子血压计已经成为家庭自测血压的主要工具,电子血压计也越来越多地被用于医院及家庭等。对于家用电子血压计,患者可在家里随时监测血压的变化,如发现血压异常便可及时去医院治疗,起到了预防脑出血、心功能衰竭等疾病猝发的作用。

1. 工作原理 目前绝大多数血压监护仪和自动电子血压计采用了示波法间接测量血压。示波法是通过测量血液流动时对血管壁产生的振动,在袖带放气过程中,只要袖带内压强与血管压强相同,则振动最强。

示波法测血压通过建立收缩压、舒张压、平均压与袖套压力震荡波的关系来判别血压。示波法测血压时袖套内无拾音器件,操作简单,抗外界噪声干扰能力强,还可同时测得平均压

2. 电子血压计适用人群 对老年人来说,推荐使用上臂式全自动血压计,不推荐使用半自动血压计和手腕式血压计。对中青年人来说可以使用腕式电子血压计。电子血压计的测量结果,仅供医生诊断时参考,必须通过医生采用听诊法测量进一步确认被测者的血压。

腕式电子血压计,不适用于患有血液循环障碍的患者,如糖尿病、高血脂、高血压等,会加速动脉硬化,从而引起末梢循环障碍。这些患者的手腕同上臂的血压测量值相差很大,建议这些患者及老年人选择臂式电子血压计来测量。

3. 注意事项

(1)在测量前应身体放松,情绪稳定。人体的血压会因各种原因产生波动,在吸烟、运动、沐浴、饮酒、紧张等情况下血压都会变化,为了真实地反映人体的正常血压,必须使身体保持放松,情绪稳定。例如,有的人在家测量,情绪稳定、环境适宜,一般会比在医院测得的值低26~39kPa(20~30mmHg)。

(2）使血压计的臂带中心处与心脏保持在同一水平位置。若不在同一水平位置，会使测量值与真实的血压值产生偏差，偏差就是臂带中心处与心脏的高度差带来的压力差值。测量时臂带位置高于心脏水平高度，测出的血压值偏低；臂带位置低于心脏水平高度，测出的血压值偏高。

（3）为了了解自己的血压变化趋势，应在每天的固定时间且身体和心情处于稳态时测量。严格来说，人体的血压在每一天的不同时刻是不一样的，为了得到人体血压的长时间变化趋势，使得到的测量结果具有可比性，我们尽量选取在每一天的固定时间、身体放松、情绪稳定的情况下进行测量。医生建议，最佳的测量血压时间应该是清晨起床后，这时人处于一种静息状态，比较能真实地反映血压水平。

（4）掌握正确的测量血压的姿势：肘部放在桌面或平台上，手心向上，身体挺直、放松。

（5）由于血压是时刻变化的，因此只测量一次很难测得正确的血压，应测量2~3次。第1次由于紧张或测量血压的准备工作等原因，一般都偏高，接着进行第2次测量时，紧张的情绪有所缓和，一般的人会比前一次低0.7~1.3kPa（5~10mmHg），而且血压越高的人这种变化越明显。

（6）反复测量时，应注意疏通瘀血。在测量时，身体受臂带的压迫，尤其是在反复测量时会使得手臂受压迫程度加大，以至于手指尖部血液流通不畅而引起瘀血的情况，再次测量时影响测量结果。应当在下次测量前松开臂带，把手举过头顶，反复进行几次左右手掌的握紧和伸展运动，就能疏通瘀血，以便下次测量得到正确的测量值。

（7）加压过程中，应避免压力过大。在加压过程中，我们应根据自身的实际情况来加压，所加压力值大于自身平时收缩压（或称高压）的20%~30%，加压、减压过程应平稳。尤其是水银血压计，由于加压过大会使汞液溢出，污染环境，对人身体有害；加压过大、过急还会出现断柱现象（液柱中间有气泡），如不注意会影响测量结果，使得测量结果偏大。

（8）血压计应定期进行检定、校准。尤其是电子血压计，测量压强是通过压敏器件实现的，这类器件本身难以保证长期稳定性。血压计在使用中如发现异常应及时送到计量检定、校准机构进行检定、校准，以保证测量数据的准确性。

（9）袖带（臂式）底部应在手臂肘窝上方1~2cm处，袖带戴不对使得测量结果次次不同。把袖带戴得过高或者过低，血流经过这些地方时压力已经发生了改变，测量的结果当然不准确。

4. 产品评价 电子血压计可准确测量血压，减少由于人为操作方法而造成的血压误差；有利于高血压患者家庭使用，操作简便；自动测出收缩压、舒张压、心跳次数，可储存上百个记忆；避免水银柱血压计充放气速度等因素影响；避免医生听力、视力误差及测量习惯的影响；无汞源污染，更有利于环保。

随着医学科学和电子技术的发展，高血压电子病历管理凸显优势。高血压患者用电子血压计自测血压，可直接连接电脑，通过互联网传递，医生可获得相关医疗信息，及时指导患者的治疗。

5. 商品信息　目前国产电子血压计的生产厂家有江苏鱼跃医疗设备的鱼跃电子血压计、天津九安医疗电子的九安电子血压计、欧姆龙（大连）的欧姆龙电子血压计、华略电子（深圳）及鸿邦电子（深圳）的迈克大夫电子血压计、优盛医疗电子（上海）的脉博士电子血压计、爱安德电子（深圳）的爱安德电子血压计、松下的电气机器（北京）的松下电子血压计、西铁城精电科技（江门）的西铁城电子血压计、合泰医疗电子（苏州）的瑞康电子血压计、深圳金亿帝科技的金亿帝电子血压计、深圳家康科技的家康电子血压计、深圳市攀高电子的攀高电子血压计等。

进口电子血压计的生产厂家有欧姆龙健康医疗事业株式会社（Omron）、日本爱鹿克株式会社（Elk）、日本精密测器株式会社等。

电子血糖仪
Blood Glucose Test Meter

电子血糖仪又叫电子血糖计，是一种方便的测试自身血糖指数的智能电子医疗仪器，一般适用于血糖较高的人群。主要包括血糖仪、试纸和针头，针头用于刺破无名指采血，试纸用于吸入样血，接入到血糖仪中，血糖仪通过测试试纸得出血糖指数。

1. 使用方法

（1）**基本操作步骤**　插入试片→自动开机→自动吸血→自动检测→自动退片→自动关机。

（2）**采血准备**

①首先清洁双手，用干净毛巾或纸巾擦干，并把电池装在机器上，注意正负电极。

②来回搓动双手，使双手血液循环畅通。

③选定采血手指，建议选择无名指，因为相较食指或中指，无名指疼痛感较小。

④用75%的乙醇消毒左手无名指指腹，待乙醇干了再采血。

⑤准备采血。

（3）**采血测试**

①将试纸由试片桶中取出，迅速把试片带电极的这端插入血糖仪的插槽。

②拿起已装好针的采血笔，把采血笔调到适合的深度，对准已消毒的部位按下采血键，针头会在0.5秒内扎针完毕，有微弱疼痛感。

③用纸巾拭掉第一滴血，因为第一滴血含组织液较多，会影响测量值。

④轻揉针孔周围皮肤，使血液流出较快；将已接上仪器的试片另一端的侧面贴近出血位置，反应槽对准血滴（反应槽就是红点旁边那条白色的槽线）。

⑤把采血针装进采血笔内，调整好深度，点大代表针尖扎入较深，点小代表针尖扎入较浅。

⑥试片自动吸血，此时仪器开始10秒倒计时"10、9、8、7……"仪器10秒倒计时完毕，屏幕上会显示出测量值。

⑦确认读数后，把手指擦干净止血。对准垃圾桶，按下仪器退片键，试片自动掉进

垃圾桶。把采血笔盖除去,对准垃圾桶向前推动弹推控制杆,采血针会直接弹出掉入垃圾桶。再把弹推控制杆推回中间位置,把笔盖装回。

⑧测量完毕,整理桌面,把仪器、采血笔、试片放回收纳包,以便下次使用。

2. 注意事项

(1) 血糖仪必须配合使用同一品牌的试纸,不能混用。有的血糖试纸每批次有区别,换用前需要把新试纸的条形码数字输入仪器,否则会影响测试结果。

(2) 检测前用乙醇消毒,待乙醇干透以后再取血,以免乙醇混入血液。不能用碘酒消毒,因为碘会与试纸上的测试剂产生化学反应,影响测试准确性。

(3) 单次取血或间隔时间较长测定血糖取血部位宜选择左手无名指指尖两侧指甲角皮肤薄处。因为该指不易感染,最接近实验室血糖,且相对固定在一个手指指端采血,可便于对比及做出准确判断。若经常测试血糖,应轮换选择 10 个手指指尖皮肤。避免取血部位太靠近指甲,因为这可能增加感染的危险性。

(4) 采血量必须足以完全覆盖试纸测试区。取血时发现血液量少不能挤手指,否则会混入组织液,干扰血糖浓度。为保证采血量足够,之前手可以在温水中泡一下,再下垂 30 秒。另外,扎的时候把针按一下再弹出,以免扎得太浅。

(5) 注意滴血位置,用吸血的血糖仪,就将血吸到试纸专用区域后等待结果。用滴血的血糖仪,就将一滴饱满的血滴或抹到试纸测试区域后将试纸插入机内等待结果。不要追加滴血,否则会导致测试结果不准确。

(6) 试纸注意保存,放在干燥、避光的地方,需在试条保存温度限制范围内保存。使用时不要触摸试纸条的测试区和滴血区。避免将仪器置于电磁场(如移动电话、微波炉等)附近。

(7) 采血针一定一次性使用。

3. 血糖检测 人体的血糖一天 24 小时是不停变化的,会受自身激素水平的变化、情绪、饮食、运动等因素的影响。所以,不同时间检测的结果可比性低。

虽说掌握了正确的测量方法就能准确自测血糖,然而并不是所有时段都适合血糖的监测,要想了解血糖全貌,还需记住 5 个监测时段:

(1) 测空腹血糖,可以看出头天晚上所用药物对整个夜间乃至清晨血糖的控制情况。

(2) 测餐前血糖,可以及时发现低血糖,指导患者调整将要吃入的食物总量和餐前药物的用量。

(3) 测餐后两小时(从吃第一口饭开始算起)血糖,许多早期糖尿病患者空腹血糖并不高,但其胰岛素分泌功能已受损,受高糖刺激后反应较差,餐后血糖会明显升高。

(4) 测睡前血糖,可以指导夜间用药或注射胰岛素剂量。睡前血糖要小于 6mmol/L,夜间低血糖发生率大于 50%。

(5) 测凌晨 3 时血糖,可以鉴别空腹高血糖的原因,因为夜间胰岛素缺乏和胰岛素用量过大都可以引起空腹高血糖。

4. 血糖指标

（1）血糖正常范围

①空腹正常值：3.9~6.1 mmol/L；空腹指12小时没有进食，至少8~10小时。

②餐后两小时：3.9~7.8 mmol/L。

（2）糖尿病的诊断标准

①糖尿病症状+任意时间血浆葡萄糖水平 >11.1mmol/L。

②空腹血浆葡萄糖水平 >7.0mmol/L。

③糖耐量试验中，2小时血浆葡萄糖水平 >11.1mmol/L。

5. 商品信息　家用血糖仪主要的进口品牌有欧姆龙214、欧姆龙215；雅培安妥型、雅培利舒坦；强生稳步型、强生稳豪型、强生稳豪倍易型、强生稳豪倍优型；罗氏活力型、罗氏优越型、罗氏卓越型、罗氏整合型等。国产品牌有三诺 SXT-1 型、三诺安稳型；怡成 JPS 系列五型、六型、七型；怡成 5D 系列等。

现在市面上血糖监测仪种类比较多，其功能、特点各有不同之处，消费者在购置前加以咨询，购买一个售后服务好、适合自己的血糖仪。消费者必须掌握正确的操作方法，准确监测自己的血糖水平，并学会记录、分析所测定的血糖结果，配合医护人员，取得满意的治疗效果。

目标检测

一、选择题

1. 有中度风险，需要严格控制管理以保证其安全、有效的医疗器械，如电子血压计按《医疗器械管理条例》要求属于（　　）

　　A. 第一类　　　　　　　　　　B. 第二类

　　C. 第三类　　　　　　　　　　D. 第四类

2. YZB/浙 2760-2011 代表（　　）

　　A. 药品质量标准　　　　　　　B. 医疗器械注册产品

　　C. 保健食品标准　　　　　　　D. 生物制品标准

二、思考题

1. 电子体温计的使用注意事项。
2. 电子血压计的使用注意事项。
3. 电子血糖仪的使用注意事项。

第二十六单元 保健食品

学习目标

知识目标：掌握保健食品定义；熟悉保健食品的分类与管理；掌握保健食品标志及保健食品批准文号常识；掌握常用保健食品的产品功能、使用方法、注意事项、产品质量及商品信息等商品学知识。

重点掌握品种：功能性营养补充剂（多种维生素、葡萄糖酸锌、胶原蛋白粉等）；免疫调节剂（核酸等）；改善睡眠（褪黑素等）；改善胃肠功能（益生菌等）；中医药特色的保健食品（太太口服液、鹿龟酒等）。

技能目标：对常用保健食品进行全面评价，能根据顾客需求推荐产品，指导保健食品的合理使用；能介绍新上市保健食品的特点，进行同类产品的比较；能按分类管理要求陈列常用保健食品并对其进行正常养护。

第一节 保健食品的定义、功能与分类

联合国工业规划署指出："21世纪两大朝阳产业分别是以生命科学为基础的健康产业和以电子科技发展为基础的信息产业"，保健和医药正是生命科学发展中最具潜力的产业。医改、医保、招标、国家基本医药目录的推行，使药品越来越成为"政策密集型"市场。在积极适应国家政策变化的同时，越来越多的制药企业开始谋求在保健食品、"药妆品"的新突破，而药品、保健食品、化妆品的市场交叉，是全球性的趋势。近年来世界各国保健食品发展的增长速度都很快，保健（功能）食品在欧美各国被称为"健康食品"，在日本被称为"功能食品"。随着人们生活水平和家庭收入的提高，国民对保健食品的需求会越来越大。

一、保健食品定义

保健食品是指声称具有特定保健功能或者以补充维生素、矿物质为目的的食品，即适宜于特定人群食用，具有调节机体功能，不以治疗疾病为目的，并且对人体不产生任何急性、亚急性或者慢性危害的食品。

1. 保健食品是食品的一个特殊种类，界于其他食品和药品之间。

（1）保健食品强调具有特定保健功能，而其他食品强调提供营养成分。

（2）保健食品具有规定的食用量，而其他食品一般没有服用量的要求。

（3）保健食品根据其保健功能的不同，具有特定适宜人群和不适宜人群，而其他食品一般不进行区分。

2. 保健食品与药品的主要区别

（1）使用目的不同。保健食品用于调节机体机能，提高人体抵御疾病的能力，改善亚健康状态，降低疾病发生的风险，不以预防、治疗疾病为目的。而药品是指用于预防、治疗、诊断人的疾病，有目地调节人的生理机能并规定有适应证或者功能主治、用法和用量的物质。

（2）适用人群不同。保健食品适用范围广，药品只适用于患者。

（3）保健食品按照规定的食用量食用，不能给人体带来任何急性、亚急性和慢性危害。药品可以有毒副作用。

（4）使用方法不同。保健食品仅口服使用，药品可以注射、涂抹等方法。

（5）可以使用的原料种类不同。保健食品原料一般为天然植物，有毒有害物质不得作为保健食品原料。

二、保健食品的功能与分类

1. 保健食品按照食用目的可分为以下2类：

（1）**以调节人体机能为目的的功能类食品** 目前国家食品药品监督管理局（SFDA）公布的保健食品的功能有27项。主要包括：①增强生理功能（10项）：增强免疫力、辅助改善记忆、改善睡眠、缓解视疲劳、缓解体力疲劳、抗氧化、提高缺氧耐受力、改善生长发育、促进泌乳、清咽。②预防慢性疾病（5项）：辅助降血脂、辅助降血糖、辅助降血压、增加骨密度、改善营养性贫血。③增加机体对有害因素的抵抗力（3项）：促进排铅、对辐射危害有辅助保护功能、对化学性肝损伤的辅助保护作用。④减肥美容（5项）：减肥、祛痤疮、祛黄褐斑、改善皮肤水分、改善皮肤油分。⑤改善胃肠功能（4项）：调节肠道菌群、促进消化、通便、对胃黏膜损伤有辅助保护功能。

（2）**以补充维生素、矿物质为目的的保健食品** 主要包括补充钙、镁、碘、铁、锌、硒等矿物质及微量元素；V_A、V_C、V_D、V_E、B族元素及多种维生素等；β-胡萝卜素、氨基酸、蛋白质、膳食纤维等营养物质的保健食品，又称功能性营养补充剂。

2. 保健食品按功效成分的不同可分以下9类：

（1）多糖类。如膳食纤维、香菇多糖、灵芝多糖等。

（2）功能性甜味剂。如氨基葡萄糖、大豆低聚糖等。

（3）功能性油脂（不饱和脂肪酸）类。例如深海鱼油；大豆磷脂（如卵磷脂、脑磷脂）等。

（4）维生素类。如维生素A、维生素C、维生素E等。

（5）矿物质及微量元素。如钙、铁、锌、硒等。

（6）氨基酸、肽及蛋白质。如牛磺酸、谷胱甘肽、免疫球蛋白等。
（7）自由基清除剂。如超氧化物歧化酶（SOD）、茶多酚等。
（8）活性菌类。如双歧杆菌、乳酸菌等。
（9）其他类。如大豆异黄酮、皂苷等。

第二节　保健食品的发展状况

一、保健食品的发展状况

（一）我国保健食品行业发展概况

截至2013年，卫生部和国家食品药品监督管理局共注册保健食品9900个。其中，卫生部注册5076个，食品药品监督局注册4824个。已批准的功能类产品，主要集中在增强免疫力、缓解体力疲劳、辅助降血脂、抗氧化等功能方面，这四类产品约占已批准产品的60%。已经通过GMP认证的保健食品生产企业约1600家，年产值1000多亿。产生了无锡健特药业、同仁堂健康药业、合生元（广州）健康制品、上海交大昂立、汤臣倍健、健康元药业集团等一批专注保健食品的生产与开发的生产企业。

近年来，以生物工程学为理论基础，通过原料转化生产的生物工程技术产品，逐渐成为市场的主流品种。减肥、美容产品和消化道健康产品占据购买保健食品的主要位置，主要品牌有碧生源、力保健、完美等，女性和老年人成为保健食品市场的主要消费群体。

（二）保健食品快速发展的原因

1. 肥胖成为全球流行病之一，人口老龄化使慢性疾病成为预防医学的首要目标，大健康的理念，倡导把国民健康的重点放在病前控制。保健食品在预防一些慢性病、养生保健方面具有自身独特的优势，人们通过健康的生活方式，借助膳食营养等手段，预防糖尿病、高血压、脑卒中等慢性疾病。

2. 近年来受到SARS、禽流感等传染病暴发的影响，人们为了抵御免疫力的下降开始加大了保健品的使用。同时，随着观念的变化，人们对生命健康、养生保健方面的需求不断加大，这些都促进我国保健品产业的快速发展。

3. 国外注重养生保健，特别对一些绿色植物提取、制造的保健品青睐有加，拉动我国保健品出口的增长。

随着消费者认知水平的提高、国外保健食品企业的影响，保健食品将走向科技含量高、制作工艺规范、产品种类丰富的道路。

二、保健品的行业监管

1. 相关法律法规。《食品卫生法》（1995年）、《食品安全法》（2009年）及《食品安全法实施条例》（2009）。新修订的《食品安全法》将于2015年10月1日起施行。

国家正在制订《保健食品监督管理条例》。

2. 部门规章。《保健食品管理办法》（卫生部，1996年）、《保健食品注册管理办法》（食药监局，2005年）。

3. 规范性文件。近年来，食品药品监督管理局相继发布了《食药两用的物品名单》《可用于保健食品的物品名单》《保健食品禁用物品名单》《保健食品命名规定》《保健食品命名指南》等一系列规范性文件。

我国保健食品一直存在多头监管，法律法规也极不完善，新的《保健食品监督管理条例》出台后，保健食品的监督管理由国家食品药品监督管理局负责，卫生部负责标准的制定。

知识链接

1. 可用于保健食品的物品名单

人参、人参叶、人参果、三七、土茯苓、大蓟、女贞子、山茱萸、川牛膝、川贝母、川芎、马鹿胎、马鹿茸、马鹿骨、丹参、五加皮、五味子、升麻、天门冬、天麻、太子参、巴戟天、木香、木贼、牛蒡子、牛蒡根、车前子、车前草、北沙参、平贝母、玄参、生地黄、生何首乌、白及、白术、白芍、白豆蔻、石决明、石斛（需提供可使用证明）、地骨皮、当归、竹茹、红花、红景天、西洋参、吴茱萸、怀牛膝、杜仲、杜仲叶、沙苑子、牡丹皮、芦荟、苍术、补骨脂、诃子、赤芍、远志、麦门冬、龟甲、佩兰、侧柏叶、制大黄、制何首乌、刺五加、刺玫果、泽兰、泽泻、玫瑰花、玫瑰茄、知母、罗布麻、苦丁茶、金荞麦、金樱子、青皮、厚朴、厚朴花、姜黄、枳壳、枳实、柏子仁、珍珠、绞股蓝、胡芦巴、茜草、荜茇、韭菜子、首乌藤、香附、骨碎补、党参、桑白皮、桑枝、浙贝母、益母草、积雪草、淫羊藿、菟丝子、野菊花、银杏叶、黄芪、湖北贝母、番泻叶、蛤蚧、越橘、槐实、蒲黄、蒺藜、蜂胶、酸角、墨旱莲、熟大黄、熟地黄、鳖甲。

2. 药食两用的物品名单

丁香、八角茴香、刀豆、小茴香、小蓟、山药、山楂、马齿苋、乌梢蛇、乌梅、木瓜、火麻仁、代代花、玉竹、甘草、白芷、白果、白扁豆、白扁豆花、龙眼肉（桂圆）、决明子、百合、肉豆蔻、肉桂、余甘子、佛手、杏仁（甜、苦）、沙棘、牡蛎、芡实、花椒、赤小豆、阿胶、鸡内金、麦芽、昆布、枣（大枣、酸枣、黑枣）、罗汉果、郁李仁、金银花、青果、鱼腥草、姜（生姜、干姜）、枳椇子、枸杞子、栀子、砂仁、胖大海、茯苓、香橼、香薷、桃仁、桑叶、桑椹、桔红、桔梗、益智仁、荷叶、莱菔子、莲子、高良姜、淡竹叶、淡豆豉、菊花、菊苣、黄芥子、黄精、紫苏、紫苏籽、葛根、黑芝麻、黑胡椒、槐米、槐花、蒲公英、蜂蜜、榧子、酸枣仁、鲜白茅根、鲜芦根、蝮蛇、橘皮、薄荷、薏苡仁、薤白、覆盆子、藿香。

3. 保健食品禁用物品名单

八角莲、八里麻、千金子、土青木香、山莨菪、川乌、广防己、马桑叶、马钱子、六角莲、天仙子、巴豆、水银、长春花、甘遂、生天南星、生半夏、生白附子、生狼毒、白降丹、石蒜、关木通、农吉痢、夹竹桃、朱砂、米壳（罂粟壳）、红升丹、红豆杉、红茴香、红粉、羊角拗、羊踯躅、丽江山慈菇、京大戟、昆明山海棠、河豚、闹羊花、青娘虫、鱼藤、洋地黄、洋金花、牵牛子、砒石（白砒、红砒、砒霜）、草乌、香加皮（杠柳皮）、骆驼蓬、鬼臼、莽草、铁棒槌、铃兰、雪上一枝蒿、黄花夹竹桃、斑蝥、硫黄、雄黄、雷公藤、颠茄、藜芦、蟾酥。

4. 保健食品中可能非法添加的物质名单（表 26-1）

表 26-1　保健食品中可能非法添加的物质名单

保健功能	可能非法添加物质名称
减肥	西布曲明、麻黄碱、芬氟拉明
辅助降血糖	甲苯磺丁脲、格列苯脲、格列齐特、格列吡嗪、格列喹酮、格列美脲、马来酸罗格列酮、瑞格列奈、盐酸吡格列酮、盐酸二甲双胍、盐酸苯乙双胍
缓解体力疲劳	那红地那非、红地那非、伐地那非、羟基豪莫西地那非、西地那非、他达拉非、豪莫西地那非、氨基他打拉非、硫代艾地那非、伪伐地那非和那莫西地那非
增强免疫力	氨基他达拉非、他达拉非、硫代艾地那非、伪伐地那非和那莫西地那非
改善睡眠	地西泮、硝西泮、氯硝西泮、氯氮䓬、奥沙西泮、马来酸咪哒唑仑、劳拉西泮、艾司唑仑、阿普唑仑、三唑仑、巴比妥、苯巴比妥、异戊巴比妥、司可巴比妥、氯美扎酮
辅助降血压	阿替洛尔、盐酸可乐定、氢氯噻嗪、卡托普利、哌唑嗪、利血平、硝苯地平

三、保健食品技术规范

保健食品产品技术要求主要有以下项目：配方、生产工艺、感官要求、鉴别、理化指标、微生物指标、功效或标志性成分含量测定、保健功能、适宜人群、不适宜人群、食用量及食用方法、规格、贮藏、保质期等。

第三节　保健食品的标签、说明书及标志

一、保健食品的标签、说明书

保健食品标签、说明书的内容应当包括产品名称、主要原（辅）料、功效成分/标志性成分及含量、保健功能、适宜人群、不适宜人群、食用量与食用方法、规格、保质期、贮藏方法和注意事项等。

二、保健食品的名称

按照《保健食品命名规定》和《保健食品命名指南》的要求，保健食品的名称必须符合国家有关法律、法规、规章、标准、规范的规定；反映产品的真实属性，简明、易懂，符合中文语言习惯；通用名不得使用已经批准注册的药品名称。保健食品的通用名称应当客观、准确、科学、规范，字数应当合理，并符合下列要求。

1. 食品的名称应当由品牌名、通用名、属性名三部分组成。一个产品只能有一个名称，一般由品牌名、通用名、属性名组成，也可直接使用通用名和属性名命名。品牌名一般使用文字型商标。品牌名使用注册商标的，在品牌名后加"牌"或在品牌名后右上角加"®"；使用非注册商标的，在品牌名后加"牌"。一个产品只能有一个品牌名。

2. 不得使用已经批准注册的药品名称，配方为单一原料并以原料名称命名的除外。不得使用与已经批准注册的药品名称音、形相似的名称。

3. 不得使用特定人群名称。

4. 声称具有特定保健功能的保健食品，其通用名中含有表述产品功能相关文字的，应严格按照规范的功能名称进行描述。声称两个及以上功能的产品，不得使用功能名称作为通用名。

5. 以产品所用原料命名的，应使用规范的原料名称，但不得以配方中的部分原料命名或擅自简写命名。

6. 营养素补充剂类产品一般应以维生素或矿物质命名。配方由三种以上维生素或三种以上矿物质组成的产品方可以"多种维生素"或"多种矿物质"命名，不得以部分维生素或矿物质命名。

7. 保健食品的属性名应当表明产品的类别或形态。以食品类别表述属性名的，按照食品属性命名；以形态表述属性名的，按照"片""胶囊""口服液"等命名。

三、保健食品标志与批准文号

1. 保健食品标志 保健食品标志，为天蓝色图案，下有保健食品字样，俗称"蓝帽子"，如图 26-1 所示。国家工商局和卫生部在日前发出的通知中规定，在影视、报刊、印刷品、店堂、户外广告等可视广告中，保健食品标志所占面积不得小于全部广告面积的 1/36。其中报刊、印刷品广告中的保健食品标志，直径不得小于 1cm。

图 26-1　保健食品标志

2. 保健食品的批准文号 保健食品在 2003 年 7 月前由国家卫生部或各省、自治区、直辖市审批，核发批准文号，批准文号格式为"（省份）卫食健字［年份］4 位数字"，进口保健食品的批准文号格式是"卫进食健字××号"。如 2001 年国家卫生部批准的某保健食品的批准文号为"卫食健字［2001］第 0276 号"。

2003 年 7 月以后由国家食品药品监督管理局审批，核发批准文号，批准文号格式为"国食健字G年份+4位数字",进口保健食品的批准文号格式是"国食健字Jxx"。如2004年国家食品药品监督管理局批准的某保健食品的批准文号为"国食健字G20041124号";国食健字J20100021。

"国食健"批准文号可以到国家食品药品监督管理局网站查询确认,"卫食健字"批准文号可以到卫生部网站查询确认。例如,黄金搭档牌多种维生素咀嚼片(儿童及青少年型)批准文号为卫食健字(2001)第0271号;黄金搭档牌多种维生素咀嚼片(儿童及青少年型)(甜橙味)批准文号为国食健字G20080629。

四、如何正确选择和食用保健食品

1. 检查保健食品包装上是否有保健食品标志及保健食品批准文号。
2. 检查保健食品包装上是否注明生产企业名称及其生产许可证号,生产许可证号可到企业所在地省级主管部门网站查询确认其合法性。
3. 食用保健食品要依据其功能有针对性地选择,切忌盲目使用。
4. 保健食品不能代替药品,不能将保健食品作为灵丹妙药。
5. 食用保健食品应按标签说明书的要求食用。
6. 保健食品不含全面的营养素,不能代替其他食品,要坚持正常饮食。
7. 不能食用超过所标示有效期和变质的保健食品。

第四节 药店经营的主要保健食品

一、功能性营养补充剂

功能性营养补充剂是以营养学理论为基础,以各类营养物质为资源的营养补充剂。主要品种包括钙、锌及多种维生素、蛋白粉(胶原蛋白)、人参等营养补充剂。

多种维生素

【商品名】黄金搭档,金维他,同仁堂,联合邦利,健姿。

【功效成分及含量】黄金搭档牌多种维生素咀嚼片(儿童及青少年型):每片含维生素A 200μg、维生素B_1 0.5mg、维生素B_2 0.5mg、维生素B_6 0.5mg、维生素C 25mg、维生素D 2.5μg、叶酸50μg、钙200mg、铁4mg、锌5mg、硒10μg。

【主要原料】视黄醇醋酸酯、盐酸硫胺素、核黄素、盐酸吡哆醇、L-抗坏血酸、胆钙化醇、叶酸、碳酸钙、乙二酸四乙酸铁钠、乳酸锌、亚硒酸钠、柠檬酸、蔗糖、甘露醇、淀粉、硬脂酸镁、微晶纤维素、包衣剂。

【保健功能】补充维生素A、维生素B_1、维生素B_2、维生素B_6、维生素C、维生素D、叶酸及钙、铁、锌、硒。

【适宜人群】需要补充多种维生素及钙、铁、锌、硒的儿童及青少年。

【不适宜人群】3岁以下儿童。

【食用方法及食用量】每日 2 次, 每次 1 片, 或每日 1 次, 每次 2 片, 早晚餐后食用。

【注意事项】①本品不能代替药物; ②不宜超过推荐量或与同类营养素补充剂同时食用。

【产品规格】每片 1000mg; 800mg。

【保质期】24 个月。

【贮藏方法】置阴凉干燥处。

【产品评价】本品是以多种维生素及矿物质为主要原料制成的保健食品, 经功能试验证明, 具有补充维生素 A、维生素 B_1、维生素 B_2、维生素 B_6、维生素 C、维生素 D、叶酸及钙、铁、锌、硒的保健功能。

【商品信息】①本品主要剂型有普通片、咀嚼片、含片、泡腾片、软胶囊等。②有甜橙味、草莓味、水蜜桃味、巧克力味等多种口味产品。③适合的人群分为成人型、儿童及青少年型、女士型、中老年型等。④本品主要生产企业有无锡健特药业(上海黄金搭档生物科技)、杭州赛诺菲民生健康药业、汤臣倍健、同仁堂健康药业、广州联存医药科技等。

葡萄糖酸锌

【商品名】三精, 好伙伴, 同仁堂, 修正。

【功效成分及含量】葡萄糖酸锌口服液: 每支含锌 2.32 mg; 3.2mg。

【主要原料】葡萄糖酸锌、蔗糖、葡萄糖、柠檬酸、山梨酸、甜橙香精(乙醇、水、甜橙油、柠檬油、红桔油)、纯化水。

【保健功能】补充锌。

【适宜人群】4 岁以上人群、成人、孕妇、乳母等需要补锌者。

【不适宜人群】1 岁以下婴儿、孕早期妇女。

【食用方法及食用量】4~10 岁以上少年儿童、11~17 岁的女性、成人、孕妇: 每日 2 次, 每次 1 支; 11~17 岁的男性、乳母: 每日 3 次, 每次 1 支; 口服。

【注意事项】①本品不能代替药物; ②不宜超过推荐量或与同类营养素补充剂同时食用。

【产品规格】每片 1000mg; 800mg。

【保质期】24 个月。

【贮藏方法】密封, 置阴凉干燥处。

【产品评价】本品是一种营养补充剂, 具有保健补锌的功用。本品为弱酸弱碱盐, 口服后和胃酸结合, 产生氧化锌, 有一定的副作用; 且因含锌量较高, 能拮抗钙铁等营养素的吸收。

【商品信息】①本品主要剂型有口服液、咀嚼片、泡腾片、软胶囊等。②有橙味、草莓味、水蜜桃味、荔枝味等多种口味产品。③适合的人群分为成人型、儿童型、孕妇乳母型、老年型等。④本品主要生产企业有哈药集团三精制药、四川好医生药业、江西同仁堂医药生物技术等。

胶原蛋白粉

【商品名】养生堂，时间晶体，安美来，海王。

【功效成分及含量】胶原蛋白粉：每100g含蛋白质82.0g、羟脯氨酸7.5g。

【主要原料】胶原蛋白、果糖、针叶樱桃果粉、山药粉、D-甘露糖醇、柠檬酸、红酒粉、樱桃香精。

【保健功能】改善皮肤水分。

【适宜人群】皮肤干燥者。

【不适宜人群】儿童、孕妇、乳母。

【产品规格】每片800mg。

【食用方法及食用量】每日1次，每次1瓶，打开瓶盖，加入适量水充分搅拌后直接食用。

【注意事项】①本品不能代替药物；②本品添加营养素，不宜超过推荐量或与同类营养素补充剂同时食用。

【保质期】24个月。

【贮藏方法】粉剂密封，置阴凉干燥处；片剂密封，置常温干燥处。

【产品评价】胶原蛋白粉为小分子量胶原蛋白，由天然材料提取，同其他胶原蛋白相比，消化吸收快，不含脂肪成分。胶原蛋白粉不仅具有很好的保湿功效，还易于皮肤吸收，且热稳定性高。如今，定量摄取胶原蛋白粉，已成为健康生活中不可或缺的一部分。

【商品信息】①本品主要剂型有片剂、粉剂等。②本品主要生产企业有海南养生堂药业、杭州养生堂保健品、湖南泰尔制药、北京时间生物科技、杭州海王生物工程等。

二、免疫调节

核酸

【商品名】珍奥，中西新生力，安泰，莱福赛茵。

【功效成分及含量】核酸（DNA+RNA）≥200毫克/粒、偏硅酸钠（补充钠元素）等多种微量元素。

【主要原料】核酸、花粉、维生素C。

【保健功能】改善记忆、延缓衰老；免疫调节、对化学性肝损伤有辅助保护作用。

【产品规格】每粒280mg；300mg。

【食用方法和食用量】每日3次，每次2~4粒，儿童减半，饭后食用，食用后应多饮水，以利吸收。

【适宜人群】体弱多病、体乏无力、抵抗力低下者。

【不适宜人群】痛风患者、血尿酸高者、肾功能异常者。

【注意事项】①本品不能代替药物。②不适宜人群为痛风患者、血尿酸高者、肾功能不全者。③花粉过敏者慎用。

【保质期】18个月。

【贮藏】置于阴凉干燥处。

【评价】①正常人群并不缺乏核酸，但膳食结构不科学、日常饮食不规律且肠胃消化吸收功能及肝脏合成代谢功能虚弱的亚健康人群，以及人体在快速成长阶段及肝损伤、术后、感染、烧伤等状况下，核酸类物质可作为条件型必需营养素。②核酸类保健食品虽有保健作用，但一定要注意适宜人群。

【商品信息】①国内生产的核酸类保健食品主要有胶囊、口服液、片剂。②国内生产企业有上海中西药业、大连珍奥生物工程、北京莱福赛茵科技等。

三、改善睡眠

褪黑素

【商品名】脑白金，同仁堂，联合邦利，汤臣倍健。

【主要原料】褪黑素（melatonin）；低聚糖、山楂、茯苓等。

【功效成分及含量】褪黑素、维生素 B_6、大豆色拉油、蜂蜡、粉末磷脂、明胶、甘油、焦糖色素、二氧化钛、尼泊金乙酯、水。

【保健功能】改善睡眠、润肠通便。

【适宜人群】中老年人，睡眠状况不佳者。

【不适宜人群】青少年、孕妇及哺乳期妇女、自身免疫性疾病患者及抑郁型精神病患者。

【产品规格】每粒450mg。

【食用方法及食用量】每日1次，每次1粒。

【注意事项】①本品不能代替药物；②本品添加了营养素，与同类营养素同时食用不宜超过推荐量；③从事驾驶、机械作业或危险操作者，不要在操作前或操作中食用；④自身免疫症（类风湿等）及甲亢患者慎用本品，不能代替药物。

【保质期】24个月。

【贮藏方法】密封阴凉干燥处。

【产品评价】褪黑素是人脑部深处像松果般大小的"松果体"分泌的一种胺类激素，又称为"松果体素"，一种内源性自由基清除剂。褪黑素的基本功能就是参与抗氧化系统，防止细胞产生氧化损伤。

【商品信息】①本品主要剂型有片剂、胶囊、口服液等。②适合的人群分为中老年型等。③目前国内生产企业有无锡健特药业（上海黄金搭档生物科技）、杭州海王生物工程、汤臣倍健、同仁堂健康药业、广州联存医药科技等。进口产品有美国希夫保健品公司的希夫牌褪黑素维 B_6 片、美国法默维特公司的天维美牌褪黑素片等。

四、改善胃肠功能

本类保健食品主要有益生菌、大豆低聚糖、低聚木糖、低聚果糖、膳食纤维、消食片、芦荟胶囊等,可调节肠道菌群、促进消化、通便、对胃黏膜损伤有辅助保护、改善胃肠功能。

益生菌

【商品名】合生元益生菌,时间晶体益生菌,完美牌益生菌,雅芳益美高牌益生菌,总统牌益生菌,昂立1号益生菌等。

【功效成分及含量】合生元益生菌胶囊:每100g含嗜酸乳杆菌 $1.0×10^{12}$ CFU、双歧杆菌 $8.4×10^{11}$ CFU。

【主要原料】嗜酸乳杆菌、两歧双歧杆菌、长双歧杆菌、低聚果糖、维生素C、硬脂酸镁、淀粉。

【保健功能】增强免疫力、通便。

【适宜人群】免疫力低下者、便秘者。

【不适宜人群】婴幼儿。

【产品规格】每粒0.5g。

【食用方法及食用量】口服,一日1次,每次1粒。

【注意事项】①本品不能代替药物;②避免和抗生素药物合用;③用温水或牛奶冲服,不能使用开水。

【保质期】18个月。

【贮藏方法】密封,置阴凉干燥处。

【产品评价】①益生菌可产生有机酸,降低肠道的pH,抑制腐败菌(大肠杆菌、梭状芽孢杆菌)生长,调整肠道菌群。②益生菌可促进机体的营养吸收。③激活免疫系统,促进吞噬细胞的活性,增强免疫力。

【商品信息】①本品主要剂型有粉、胶囊、片、颗粒等。②适合的人群分为中老年型等。③本品主要生产企业有合生元(广州)健康产品、北京时间生物科技、雅芳(中国)、北京同仁堂健康药业、上海交大昂立等。

五、中医药特色保健食品

中国中医药食疗养生文化,对我国的影响十分深远,受此熏陶,人们养成了先入为主的购买习惯,以中医理论为基础,以中药为原料的产品,包括药酒、中药成分营养补充剂和草本提取物等市场蓬勃发展,主要包括药酒、中药成分、减肥茶、美容产品、人参、银杏提取物等,如鹿龟酒、劲酒、太太美容口服液、东阿阿胶等。

太太美容口服液

【功效成分及含量】制首乌、当归、熟地黄、白芍、桃仁、郁金、红花、川芎、蜂蜜。

【主要原料】制首乌、当归、熟地黄、白芍、桃仁、郁金、红花、川芎、蜂蜜、水。

【保健功能】具有美容功能,可以祛黄褐斑,改善皮肤水分。

【产品规格】每支10mL。

【食用方法和食用量】早晚各1次，1次10mL，口服，严重者酌情增加服用量。

【适宜人群】18岁以上成年女性。

【注意事项】①本品不能代替药物。②经血过多女性，经期慎服；孕妇忌服。③服用期，少用浓茶。④服用期，少用减肥或泻药。

【保质期】36个月。

【贮藏】密封置干燥处保存。

【评价】①本品出自经典名方桃红四物汤。内调外养，由内而外，调出肌肤健康美。②太太美容口服液要达到以内养外、美容祛斑的效果则最好连续服用3个月左右，长期服用可能对身体的自我调节产生依赖，需要注意。

【商品信息】目前国内生产企业为健康元药业集团。

鹿龟酒

【商品名】椰岛牌鹿龟酒、万基牌鹿龟酒、海角牌鹿龟酒。

【功效成分及含量】万基牌鹿龟酒：每100mL中含总皂苷15mg、粗多糖200mg、黄精、党参、枸杞、制首乌、熟地、当归、鹿茸、龟板胶、米酒、白砂糖。

【主要原料】黄精、党参、枸杞、制首乌、熟地、当归、鹿茸、龟板胶、米酒、白砂糖。

【保健功能】免疫调节。

【产品规格】每瓶500mL。

【性状】透明装液体；气香，味微甘。

【食用方法和食用量】每日食用30~50mL。

【适宜人群】免疫力低下者。

【不适宜人群】少年儿童、妊娠期妇女及各种不适应酒精疾患者和酒精过敏者。

【注意事项】①本品不能代替药物。②孕妇忌用；忌食生冷、油腻食物。③外感风寒、风热，实热内盛者不宜服用。④本品宜饭前服用或进食同时服。

【保质期】36个月。

【贮藏】密闭，置阴凉处。

【评价】①人参、黄芪、海马、鹿茸大补元气，提高机体免疫力；对体乏疲倦，工作疲劳者，能迅速恢复体力，提高记忆力，增强智力。当归、熟地、丹皮等具有补血活血作用，促进红细胞生长，改善造血功能，借助酒的作用，促进血液循环，使手脚温暖，脸色红润，黄斑消退。鹿茸、巴戟、杜仲壮腰补肾，龟板养阴补肾，海蛇、木瓜、牛膝等舒筋活络，温肾阳、补肾阴，在酒力的推动下，走四肢、壮筋骨。对腰酸腿痛、风湿痹痛、夜尿频多、健忘失眠有明显效果。②鹿龟酒采用生物提取方法和古老的药酒浸泡方法结合，充分提取药物的有效成分，去除杂异味，保证了产品质量，使口感更好，酒味纯绵，药味浓香。

【商品信息】目前国内生产企业为海南椰岛（集团）、深圳万基药业、海南海角二仙酒业等。

目标检测

一、选择题

1. 保健食品是指声称具有（　　）或者以补充维生素、矿物质为目的的食品，即适宜于（　　），具有（　　），不以（　　）为目的，并且对人体不产生（　　）的食品。
   A. 特定人群食用　　　　B. 特定保健功能　　　　C. 治疗疾病
   D. 调节机体功能　　　　E. 任何急性、亚急性或者慢性危害

2. 保健食品的经营管理工作，目前由哪个部门负责（　　）
   A. 卫生局　　　　　　　　B. 工商局
   C. 食品药品监督管理局　　D. 质监局

3. 保健食品标签、说明书内容应当包括以下内容：产品名称、主要原料、功效成分/标志性成分及含量、（　　）、适宜人群、不适宜人群、食用量与食用方法、规格、保质期、贮藏方法和注意事项等。
   A. 主治　　　B. 功能主治　　　C. 保健功能　　　D. 功能

4. 保健食品内外包装上必须标有（　　）标志及"保健食品"字样。
   A. "红帽子"　　B. "黄帽子"　　C. "蓝帽子"　　D. "黑帽子"

5. 下列哪项不包含在保健食品功能范围中（　　）
   A. 增高　　　B. 减肥　　　C. 增强免疫力　　　D. 抗氧化

6. 声称具有减肥功能产品不能添加（　　）
   A. 西布曲明　　B. 麻黄碱　　C. 芬氟拉明　　D. 巴豆

二、思考题

1. 保健食品与药品有哪些区别？
2. 根据你所学到的知识，谈谈从哪几方面识别真假保健食品？

第二十七单元　化妆品

学习目标

知识目标：掌握化妆品的定义及功能范围；熟悉化妆品的分类；了解化妆品的发展状况；掌握药店销售化妆品的主要产品及其特点；熟悉化妆品技术规范；掌握化妆品的名称、技术标准编号、批准文号的标识要求。

技能目标：对药店销售的化妆品进行全面评价，能根据顾客需求推荐产品，指导化妆品的合理使用；能介绍新上市化妆品的特点，进行同类产品的比较；能按分类管理要求陈列常用化妆品并对其进行正常养护。

第一节　化妆品定义、功能范围及分类

一、化妆品定义

化妆（cosmetic）一词最早来源于古希腊，含义是"化妆师的技巧"或"装饰的技巧"，也就是指把人体的自身优点多加发扬，而把缺陷加以掩饰和弥补。随着社会的进步和发展，化妆品日益成为人们日常生活中不可缺少的消费品。

关于化妆品的定义，世界各国（地区）的法规规定略有不同。在我国，《化妆品卫生监督条例》规定，化妆品是指以涂擦、喷洒或者其他类似的方法，散布于人体表面任何部位（皮肤、毛发、指甲、口唇等），以达到清洁、消除不良气味、护肤、美容和修饰目的的日用化学工业产品。

根据 2007 年 8 月 27 日国家质检总局公布的《化妆品标识管理规定》，化妆品是指以涂抹、喷洒或者其他类似方法，施于人体（皮肤、毛发、指甲、口唇齿等），以达到清洁、保养、美化、修饰和改变外观，或者修正人体气味，保持良好状态为目的的产品。

二、化妆品的使用

1. 产品的使用方法　应是涂擦、喷洒或者其他类似的方法，如揉、抹、敷等，而以口服、注射等方式达到美容目的的产品不属化妆品范畴。

2. 产品施于人体的部位 应是人体表面任何部位，如皮肤、毛发、指甲、口唇等，而牙齿、口腔黏膜等不在此范畴。目前，我国法规定义的化妆品不包括牙膏和其他与口腔黏膜接触的产品。

3. 产品的功能和使用目的 应是以清洁、消除不良气味、护肤、美容和修饰为目的，不具有预防和治疗疾病的功能，这也是化妆品与药品的本质区别。

三、化妆品功能

《化妆品卫生监督条例》将化妆品功能界定为"达到清洁、消除不良气味、护肤、美容和修饰目的"。具体如下：

1. 清洁作用 对皮肤、毛发、指甲、口唇等部位的污垢、彩妆进行清洁，如洁面霜、沐浴液、洗发香波、睫毛膏、卸妆液等。

2. 消除不良气味 通过抑汗或掩盖方法，达到减轻和消除体臭的作用，如抑汗剂、祛臭剂等。

3. 护肤、护发作用 保护皮肤，使皮肤滋润、光滑和富有弹性，以抵御寒风、烈日和紫外线等的损害，达到保持皮肤水分、延缓皮肤衰老的目的；保护毛发，使毛发柔顺，达到防止毛发枯断的目的。如润肤霜、防晒霜、润发油、护发素等。

4. 美容和修饰作用 对皮肤、毛发、指甲、口唇等进行美化和修饰，达到美化容颜、赋予人体香气的目的，如香粉、胭脂、唇膏、发胶、染发剂、烫发剂和香水等。

四、化妆品分类

（一）按用途进行分类

1. 特殊用途的化妆品是指育发、染发、烫发、脱毛、美乳、健美、除臭、祛斑、防晒的化妆品。

（1）**育发化妆品** 是指有助于毛发生长、减少脱发和断发的化妆品。

（2）**染发化妆品** 是指具有改变头发颜色作用的化妆品。

（3）**烫发化妆品** 是指具有改变头发弯曲度，并维持相对稳定的化妆品。

（4）**脱毛化妆品** 是指具有减少、消除体毛作用的化妆品。

（5）**美乳化妆品** 是指有助于乳房健美的化妆品。

（6）**健美化妆品** 是指有助于使体形健美的化妆品。

（7）**除臭化妆品** 是指有助于消除腋臭的化妆品。

（8）**祛斑化妆品** 是指用于减轻皮肤表皮色素沉着的化妆品。

（9）**防晒化妆品** 是指具有吸收紫外线作用、减轻因日晒引起皮肤损伤功能的化妆品。

2. 非特殊用途化妆品在 2007 年之前称为普通化妆品。

（二）按剂型分类

1. 液体 洗面乳、浴液、洗发液、化妆水、香水、原液等。

2. 乳液 蜜类、奶类。

3. 膏霜类 润面霜、粉底霜、洗发膏。

4. 粉类 香粉、爽身粉、散粉。

5. 块状 粉饼、化妆盒、口红、发蜡。

(三) 按年龄和性别分类

1. 婴儿用化妆品 婴儿皮肤娇嫩，抵抗力弱。配制时应选用低刺激性原料，香精也要选择低刺激的优制品。

2. 少年用化妆品 少年皮肤处于发育期，皮肤状态不稳定，且极易长粉刺。可选用调整皮脂分泌作用的原料，配制弱油性化妆品。

3. 男用化妆品 男性多属于脂性皮肤，应选用适于脂性皮肤的原料。剃须膏、须后液是男人专用化妆品。

4. 孕妇化妆品 女性在孕期内，因雌激素和黄体素分泌增加，肌肤自我保护与修复的能量不足以应付日益增加的促黑素，进而引起黑色素增多，导致皮肤色素加深，此时的肌肤最惧怕紫外线及辐射，它们会迅速击垮肌肤的防御能力，令肌肤能量骤降，孕斑随时在脸部安家；同时，衰减的肌肤能量也无法对抗由此产生的肌肤储水能力及细胞新陈代谢能力下降的威胁，进而导致缺水、干燥、出油、粉刺、痘痘、敏感甚至炎症等一系列肌肤问题。因此要格外注意孕期内的皮肤护理。

第二节 化妆品发展状况

一、化妆品发展过程

"爱美之心人皆有之"，人类对美化自身的化妆品，自古以来就有不断的追求。化妆品的发展历史，大约可分为下列4个阶段：

第1代是使用天然的动植物油脂对皮肤作单纯的物理防护，即直接使用动植物或矿物来源的不经过化学处理的各类油脂。最早的芳香物有樟脑、麝香、檀香、薰衣草和丁香油等。

第2代是以油和水乳化技术为基础的化妆品。

第3代是添加各类动植物萃取精华的化妆品。诸如从皂角、果酸、木瓜等天然植物或者从动物皮肉和内脏中提取的深海鱼蛋白（ainera）和激素类（hormones）等精华素加入到化妆品中。

第4代是仿生化妆品，即采用生物技术制造与人体自身结构相仿并具有高亲和力的生物精华物质并复配到化妆品中，以补充、修复和调整细胞因子来达到抗衰老、修复受损皮肤等功效，这类化妆品代表了21世纪化妆品的发展方向。这些化妆品以生物工程制剂如神经酰胺（ceramide）和基因工程制剂如脱氧核糖核酸（DNA）和表皮生长因子（EGF）的参与为代表。以致使丰胸、瘦身、肌肤某种程度上恢复青春成为可能。

纳米技术在化妆品科学研究中的应用始于20世纪90年代，随着技术的不断改进，摸索出许多方法来提高和增加化妆品活性添加物的功效，保持其稳定和鲜活，并使其顺利渗透到皮肤内层，滋养深层细胞，从而事半功倍地发挥护肤、疗肤功效。

二、化妆品行业管理

1. 主要有《化妆品卫生监督条例实施细则》（1991年）、《进出口化妆品检验检疫监督管理办法》（2011年）、《化妆品标识管理规定》（2007年）、《化妆品广告管理办法》（1993年）。

2. 国家食品药品监督管理部门制订发布的文件主要有《化妆品卫生规范》（2007年版）（卫监督发，2007）及国家食品药品监督管理局颁发的规范性文件《关于印发化妆品行政许可申报受理规定的通知》（2009）、《关于印发化妆品命名规定和命名指南的通知》（2010）、《关于印发化妆品行政许可检验管理办法的通知》（2010）、《关于印发化妆品生产经营日常监督现场检查工作指南的通知》（2010）、《关于印发化妆品技术审评要点和化妆品技术审评指南的通知》（2010）、《关于印发国际化妆品原料标准中文名称和目录的通知》（2010）、《关于印发国产非特殊用途化妆品备案管理办法的通知》（2011）、《关于印发化妆品新原料申报与审评指南的通知》（2011）等。

3. 技术标准可分为通用基础标准、卫生标准、方法标准、产品标准和原料标准几大类。例如：

(1) 通用基础标准 如《消费品使用说明 化妆品通用标签》（GB 5296.3-2008）、《化妆品分类》（GB/T 18670-2002）、《限制商品过度包装要求 食品和化妆品》（GB 23350-2009）、《化妆品检验规则》（QB/T 1684-2005）、《化妆品产品包装外观要求》（QB/T 1685-2006）等。

(2) 卫生标准 如《化妆品卫生标准》（GB 7916-1987）、《化妆品安全性评价程序和方法》（GB 7919-1987）、《化妆品皮肤病诊断标准及处理原则》等系列标准。

三、药店销售的化妆品特点

从市场竞争角度来分析，药店经营从单一药品经营向多元化复合经营是一种发展趋势。深圳海王星辰早在8年前就开始了药店的多元化经营，率先在药店中销售化妆品及沐浴、洗头、洗面等洗涤用品。

1. 目前药店里销售的都是从卫生部获得准字号生产的化妆品。这些化妆品以中高档为主，而且是知名厂家的产品。区别于普通化妆品的特点，比如只能到药店才能买到像欧莱雅旗下的薇姿和康美欣、理肤泉等。

2. 根据国家有关政策的规定，只有那些具有国家医药准字号的产品，或者是那些已经获得国家卫妆字号的产品才可以进入药店来经营。如"可采"中草药面贴膜、眼贴膜一开始在药店销售，取得了很好的市场效应。

3. 许多具有美白、祛痘、祛斑等特殊功效的化妆品都希望按药品的模式来销售，因为药店能给消费者安全感、专业感。药妆品在用途上属于功能性化妆品类，具有明确的功效作用,比如美白、祛斑、祛痘、抗老化、改善皮肤等。这些产品大多以药品的标准严格研发与生产,背后有专业的医药研究实验室,而非简单的化妆品研究实验室,致力于解决问题肌肤,但又具有极高的安全性,把对肌肤造成的副作用或者伤害降到最低。

4. 如果药店有销售非药品的专柜,那么可以在经营许可范围内销售非药品。但目前在中国并没有"药妆"这一概念,要么是药品,要么是化妆品,两者是不能混合的,否则会对消费者造成误导。

第三节 化妆品主要技术规范

一、化妆品技术规范

化妆品技术规范应当包括产品名称、配方成分、生产工艺、感官指标、卫生化学指标、微生物指标、检验方法、使用说明、贮存条件、保质期等。

1. 产品名称:包括中文名称和汉语拼音名。产品名称应当准确、清晰,能表明产品的真实属性,符合《化妆品命名规定》。

2. 配方成分:应包括生产该产品所使用的全部原料。所有原料应按含量递减顺序排列,并注明其使用目的。化妆品使用的原料应符合《化妆品卫生规范》的相关要求。

配方成分中所用原料的中文名称应使用《国际化妆品原料标准中文名称目录》中的标准中文名称。原料无国际化妆品原料名称(INCI 名称)或未列入《国际化妆品原料标准中文名称目录》的,应使用《中国药典》中的名称或化学名称或植物拉丁学名。

3. 生产工艺:应用文字简要描述完整的生产工艺。

4. 感官指标:分别对产品内容物应有的颜色、性状、气味等感官指标依次进行描述,并用分号分开。

5. 卫生化学指标。

6. 微生物指标:感官指标、卫生化学指标、微生物指标等相关内容应阐述根据《化妆品行政许可检验管理办法》等有关要求确定的检测项目、指标。如果用表提供信息有利于检测项目的理解,则宜使用列表。

7. 检验方法:应将卫生化学指标、微生物指标的检验方法依次列出。

8. 使用方法:应阐述化妆品的使用方法及其注意事项。

9. 贮存条件:应根据产品包装及产品自身稳定性等特点阐述产品贮存条件,如温度、避光保存等。

10. 保质期:应根据相关实验结果确定产品保质期,保质期的格式应标注为生产日期和保质期或生产批号和限用日期。

二、化妆品名称

为了规范化妆品命名工作,保护消费者合法权益,国家食品药品监督管理局印发了

《化妆品命名规定》和《化妆品命名指南》。命名规定明确了化妆品命名的原则、禁用内容等，与规定配套印发的命名指南列举了化妆品命名时的禁用语和可宣称用语。

（一）化妆品命名的原则

1. 化妆品名称一般应当由商标名、通用名、属性名组成。
2. 名称顺序一般为商标名、通用名、属性名。简明、易懂，符合中文语言习惯，不得误导、欺骗消费者。
3. 商标名、通用名、属性名相同时，其他需要标注的内容可在属性名后加以注明，包括颜色或色号、防晒指数、气味及适用发质、肤质或特定人群等内容。
4. 化妆品的通用名应当准确、客观，可以是表明产品主要原料或描述产品用途、使用部位等的文字。表示防晒指数、色号、系列号的，或注册商标以及必须使用外文字母、符号表示的除外。

（二）化妆品禁用语

化妆品命名禁止使用下列内容：已经批准的药品名；医疗术语；明示或暗示医疗作用和效果的词语如抗菌、抑菌、减肥；医学名人的姓名，如李时珍、华佗、张仲景等。

（三）化妆品名称可宣称用语

凡用语符合化妆品定义的，可在化妆品名称中使用。在化妆品名称中推荐使用的可宣称用语包括：

1. 非特殊用途化妆品：
（1）发用化妆品名称中可使用祛屑、柔软等词语。
（2）护肤化妆品名称中可使用清爽、控油、滋润、保湿、舒缓、抗皱、白皙、紧致、晒后修复等词语。
（3）彩妆化妆品名称中可使用美化、遮瑕、修饰、美唇、润唇、护唇、睫毛纤密、卷翘等词语。
（4）指（趾）甲化妆品名称中可使用保护、美化、持久等词语。
（5）芳香化妆品名称中可使用香体、怡神等词语。
2. 特殊用途化妆品名称可使用与其含义、用途、特征等相符的词语。

如健美类化妆品名称中可使用健美、塑身等词语；祛斑类化妆品名称中可使用祛斑、淡斑等词语。

三、化妆品产品技术标准编号

化妆品产品技术要求编号：
1. 国产特殊用途化妆品按照 HZ+GT+年份+0000 编制。
2. 进口特殊用途化妆品按照 HZ+JT+年份+0000 编制。
3. 进口非特殊用途化妆品按照 HZ+JF+年份+0000 编制。

说明："HZ"表示"化妆品"；"GT"表示"国产特殊用途"，"JT"表示"进口特殊用途"，"JF"表示"进口非特殊用途"；"年份+0000"为化妆品批准文号（或备案号）的年份和顺序号。

四、批准文号

国家对化妆品的管理规范中，对用于育发、染发、烫发、脱毛、美乳、健美、除臭、祛斑、防晒的化妆品统称为特殊用途化妆品；而生产特殊用途的化妆品，必须经过国务院卫生行政部门或食品药品监督管理部门的批准，取得批准文号后方可生产，如可采面贴膜的批准文号为国妆特字 G20110428。

第四节 药店主要经营的化妆品

目前药店销售的化妆品，大部分属于特殊用途的化妆品，须取得批准文号，主要针对问题性皮肤有一定修复护理作用，但不是药品。许多具有美白、祛斑、防晒等特殊功效的化妆品按药品的模式来销售，许多外资品牌如薇姿、雅漾、理肤泉等在药店设立专柜销售，如薇姿防晒霜、护手霜、润白精华乳、润白保湿露、保湿面膜、调护爽肤水、润白洁面乳等；国产品牌如四川可采实业的"可采"中草药面贴膜、眼贴膜一开始在药店销售，取得了很好的市场效应。因为药店能给消费者安全感、专业感，但也可能误导消费者。药店销售化妆品有诸多限制，有些地方规定医保定点药店不得销售化妆品，且受传统习惯的影响较大。

本节以防晒霜为例介绍化妆品的商品常识。

一、紫外线常识

根据波长的不同，紫外线分成 3 种。长波 UVA、中波长 UVB 以及短波 UVC，其中 UVA 到达地表约占 95%、UVB 占 5%~2%、UVC 则几乎为 0。

1. UVA 可再细分为 UVA-2 与 UVA-1 两个部分。其中 UVA-1 穿透最强可达真皮层，使皮肤晒黑、老化松弛、皱纹、失去弹性、黑色素沉淀，对皮肤的伤害性最大，夏季 UVA-1 最强。UVA-2 会引起皮肤晒伤、变红发痛、日光性角化症（老人斑）、失去透明感。

2. UVB 则使皮肤角质增厚、暗沉、变红、发痛、变得较干等，虽然 UVB 能量比 UVA 来的强但容易防护。

二、防晒霜的两个指标

1. 紫外线防护指数 SPF 紫外线防护指数 SPF 是指在涂抹防晒产品后，在人工或天然光源照射下，皮肤产生发红现象所需时间，与补擦防晒品时所需时间的比值，就是所谓的防晒系数。SPF 是防晒指数（sun protection factor）的英文缩写，是防晒护肤产品对紫外线防护能力的大小。SPF 指数越高，对皮肤给予的保护能力就越大。

SPF 仅针对 UV-B 的晒伤防护数值作为标示，并不代表防护紫外线的其他成分。SPF 数值意味着对 UVB 的防护时间更长，但是并不代表对 UVA 有同样的作用。

一般来说 SPF15 能阻隔 93.3% 的 UVB 紫外线，而 SPF30 大概能阻隔 96.6% 的 UVB 紫外线；SPF 值 15 与 30 之间相差一倍，而阻隔紫外线的能力却只相差 3.3%，所以并非是 SPF30 的防晒效果是 SPF15 的 2 倍。

另外，PA 代表防晒产品对 UVA 的防护效果，这是一种日本防晒指数测量标准。测试标准为 2~4 小时阳光照射后，皮肤持久性黑色素沉淀（PPD）的稳定指数。PA 保护程度为 PA+，PA++，PA+++。"+"字越多，防止 UVA 的效果就越好，有效防护时间也就越长。

2. 抗水性能 防晒剂的抗水性能越来越受到重视。因为汗水、海水、游泳池水等都是我们要面临的问题，对于室外运动、旅游爱好者来讲，防晒剂的抗水性能非常重要。

三、防晒霜的主要作用

防晒霜的作用原理是将皮肤与紫外线隔离开来。阳光是造成肌肤老化与形成皮肤表面斑点的主要因素，做好防晒，有效预防黑色素的产生，晒不黑、晒不伤，才能时刻保持青春润泽。

四、防晒霜的主要成分

1. 无机防晒成分主要是氧化锌（zinc oxide）和二氧化钛（titanium dioxide），它们可以反射和散射紫外线辐射。

2. 有机防晒成分通常是 OMC（octyl methoxycinnamate）、羟苯甲酮（oxybenzone），它们可以吸收紫外线辐射，把辐射能量转化成热能。

五、防晒霜的选择

1. 建议在购买防晒霜前做一次准确的皮肤测试。油性肌肤应选择渗透力较强的水性防晒用品；干性肌肤应选择霜状的防晒用品；中性皮肤一般无严格规定，乳液状的防晒霜则适合各种皮肤使用。

2. 计算一下 SPF 值。一般说来，SPF 指数越高，所给予的保护越大。一般环境下，普通肤色的人以 SPF 值在 8~12 为宜；皮肤白皙者建议选用 SPF30 的防晒霜，因为肤色白本身抵抗黑色素能力就低；容易产生晒伤晒斑、对光过敏的人，SPF 值选择在 12~20 间为宜。

3. 了解不同防晒霜的适用人群。不同的防晒产品有不同的适用对象，最好的办法是在购买之前，先在自己的手腕内侧试用一下。如果出现皮肤红、肿、痛、痒现象，则说明自己对这种产品有过敏反应，最好放弃该品牌的防晒霜，可以试用比此防晒指数低一个倍数的产品。

4. 冬天可以选择比较低系数的防晒品。

5. 防晒品的价格差很多其实在于它附属的功效，比如部分高价的使用感更舒服或者更清爽或者更温和，但在防晒黑、防晒伤方面其实大部分产品都能达到要求。

目标检测

一、选择题

1. 化妆品是指以（　　）、喷洒或者其他类似的方法，散布于人体表面任何部位（皮肤、毛发、指甲、口唇等），以达到清洁、消除不良气味、护肤、美容和修饰目的的日用化学工业产品。
   A. 涂擦　　　　　B. 注射　　　　　C. 口服　　　　　D. 舌下含服
2. 下列关于化妆品命名叙述正确的是（　　）
   A. 使用虚假、夸大和绝对化词语　　　　B. 使用医学名人的姓名
   C. 简明、易懂，符合中文语言习惯　　　D. 使用暗示医疗作用和效果的词语
3. 以下国产特殊用途化妆品的批准文号正确的是（　　）
   A. 卫妆特进字（××××）第××××号　　B. 国妆特进字J××××××××
   C. 国妆备进字J××××××××　　　　　　D. 国妆特字G××××××××
4. 下列不属于化妆品的作用的是（　　）
   A. 清洁作用　　　B. 消除不良气味　　C. 美容和修饰作用　　D. 预防皮肤疾病
5. 化妆品的使用部位不包括（　　）
   A. 皮肤　　　　　B. 毛发　　　　　C. 牙齿　　　　　D. 口唇
6. 下列哪些词语是发用化妆品中可以宣称的词语（　　）
   A. 止脱　　　　　B. 祛屑　　　　　C. 抑菌　　　　　D. 抗敏
7. 下列关于SPF值和PA值的叙述错误的是（　　）
   A. SPF值是防晒化妆品保护皮肤避免发生日晒红斑的一种性能指标，PA是防晒化妆品防护皮肤产生黑化的指标，主要用于防止皮肤晒黑
   B. SPF值越小防止皮肤晒伤的作用力越强
   C. 防晒化妆品PA值"++"的防晒黑能力比PA值"+"的强
   D. 出门前半小时左右涂抹防晒霜，防晒效果会比较好
8. 下列哪种生理活性不是胶原蛋白具有的（　　）
   A. 保湿性　　　　B. 亲和性　　　　C. 去色斑作用　　　D. 促进血液循环

二、思考题

1. 化妆品标签上必须标注哪些内容？
2. 化妆品命名时有哪些禁用语？
3. 紫外线吸收剂的主要作用？常用紫外线吸收剂有哪些？

第四部分 实 训

医药商品学实训是根据医药商品学的特点,训练学生在医药商品经营中的基本技能,尤以非处方(OTC)药品为主,使学生掌握专业所需要的职业技能,培养应用型的医药职业技能人才。通过实训,使学生能够准确向顾客介绍药品;对常见疾病能够指导用药,具备用药咨询的能力;学会用感观来识别药品的真伪;学会辨认处方、分析处方,掌握调配处方的基本技能;对药品能够进行正确的保管养护。

实训部分主要分为医药商品的基本技能和用药咨询两个模块。具体内容包括医药商品分类与使用、医药商品的陈列、处方的审查和调配、常用药品外观鉴别、常用医药商品的保管养护、抗感染药的用药咨询、非处方药的用药咨询、抗感冒药的用药咨询、抗消化性溃疡药的用药咨询、抗高血压药的用药咨询、维生素及矿物质药的用药咨询、皮肤科用药咨询等实训项目。

模块一 医药商品的基本技能

实训一 医药商品的分类

一、实训任务

1. 能准确说出药品的常用剂型、商品名称、类别、作用特点等。
2. 能按照药品分类的要求进行分类。
3. 能正确识别药品包装标志,准确说出药品的标签、批准文号、生产批号、有效期、条形码、OTC标志等常用包装标识的含义。
4. 能正确区分药品、保健食品、医疗器械等。

二、实训指导

1. 药品的分类、用途、特点、价格、产地等相关知识,同类药品的特点,适用人群等。
2. 药品分类:①处方药与非处方药。②按药品作用分类。③按内服外用分类。④

以剂型为主的分类。⑤按普通药品和特殊药品管理的分类。

3. 药品包装标识。

4. 药品、保健食品、医疗器械等医药商品的区别。

三、实训准备

1. 各种剂型的常用药品

（1）*片剂* ①素片：如复方阿司匹林片、盐酸溴己新片、复方氢氧化铝片等。②糖衣片：如多酶片、枸橼酸喷托维林片等。③肠溶片：如红霉素肠溶片、阿司匹林肠溶片等。④多层片：如维仙 U 片。

（2）*胶囊* ①硬胶囊：诺氟沙星胶囊、西咪替丁胶囊等。②软胶囊：维生素 E 软胶囊等。

（3）*注射剂* ①水针剂：盐酸肾上腺素注射液、维生素 C 注射液等。②油针剂：维生素 K_1 注射液。③粉针剂：注射用青霉素 G。

（4）*颗粒剂* 如枸橼酸铋钾颗粒、青霉素 V 钾颗粒。

（5）*液体制剂* ①溶液剂：如葡萄糖酸钙口服溶液。②糖浆：如硫酸亚铁糖浆。③酊剂：如碘酊、橙皮酊等。④合剂：如胃蛋白酶合剂。⑤滴眼剂：如氯霉素滴眼液。⑥滴鼻剂：如盐酸麻黄碱滴鼻液。

（6）*半固体制剂* ①软膏剂：醋酸氟轻松软膏、复方地塞米松软膏等。②栓剂：如小儿退热栓、消炎痛栓、痔疮栓。

（7）*膜剂* 如硝酸甘油膜、壬苯醇醚膜。

（8）*气雾剂* 如硫酸沙丁胺醇气雾剂、云南白药气雾剂。

（9）*缓释制剂* 如布洛芬缓释胶囊。

2. 特殊管理药品

（1）*麻醉品* 如盐酸哌替啶注射液、盐酸美沙酮片。

（2）*精神药品* 如地西泮片、复方磷酸可待因溶液。

（3）*医疗用毒性药品* 如硫酸阿托品、川乌等。

3. *保健食品* 如乳酸钙口服液、脑白金等。

4. *医疗器械* 如创口贴、避孕套、医用脱脂棉等。

5. *其他* 各种医药商品的包装盒、标签、说明书等。

四、实训操作

1. 通过实物介绍药品的常用剂型、商品名称、类别、作用特点等。

2. 将上述医药商品按药品与非药品分类，药品按照处方药和非处方药分类，按相应的剂型分类，按药品作用分类。

3. 从上述药品区分出麻醉药品、精神药品和医疗用毒性药品。

4. 仔细观察药品，准确说出药品的标签、批准文号、生产批号、有效期、条形码、OTC 标志等常用包装标识的含义。

五、实训考核

1. 医药商品的分类，主要考查学生根据医药商品学的特点和要求，进行准确的分类，主要目的是便于药品分类陈列。
2. 教师在评定成绩时，应从学生实际操作的准确性、速度等方面综合评定。

六、讨论

按药品剂型分类和按药品作用分类各有何优点？

实训二　医药商品的陈列

一、实训任务

1. 能够按照医药商品分类陈列的要求和方法，分类陈列常见的医药商品。
2. 正确设置商品分类标牌、商品提示性标识和其他提示性标识。

二、实训指导

1. 药品分类管理和 GSP 关于医药商品分区的要求。
2. 医药商品分类陈列的基本原则和方法。
3. 商品分类标牌、证照、商品提示性标识和其他提示性标识的知识。

三、实训准备

1. 柜台、货架、标志牌、证照等。
2. 不同包装、用途和剂型的医药商品若干。

四、实训操作

1. 按药品陈列保管的要求，清洁实训场地、货台、货架等。
2. 根据提供的医药商品的品种、规格、数量等将实训场地分区。
（1）将实训场地分为药品区与非药品区。
（2）药品区分为处方药品区和非处方药品区：①选择确定不同的柜台（货架）作为处方药柜台（货架）和非处方药柜台（货架），并做好标记。②在处方药柜台中设置外用药、内服药柜台（货架）等。③将处方药品和内服药品按固体制剂和液体制剂分开陈列，并按临床用途和剂型特点分类陈列。④非处方药也应设置外用药和内服药品柜台（货架）；再分设固体制剂和液体制剂柜台（货架）后，按临床用途和剂型特点分类陈列。⑤设置拆零药品专柜。⑥确定特殊管理药品专柜。⑦设置中药饮片、性保健品、避孕药专柜等。
3. 设置商品分类标牌、证照、商品提示性标识和其他提示性标识。
4. 应根据医药商品包装的形状、颜色和大小等，调整商品的陈列布局，做到整齐美观，便于识别。

五、实训考核

1. 医药商品的陈列，主要考查学生根据医药商品学的特点和要求，分类陈列医药商品，主要目的是便于识别。

2. 教师在评定成绩时，应从学生陈列的准确性、速度、整齐美观、便于识别等方面综合判定。

六、讨论

医药商品陈列与超市商品陈列的异同？

实训三 处方审查与调配

一、实训任务

1. 掌握对处方的前记、正文和医师签名，以及处方的格式、书写等处方规范性的审查。
2. 掌握对药物剂量、用药禁忌、药物配伍等处方适宜性的审查。
3. 正确理解处方的内容，并根据处方的内容，完成对处方的调配工作。
4. 掌握取药和拆零药品包装的正确方法。

二、实训准备

1. 医院各科门诊处方 20 张。
2. 药品：枸橼酸喷托维林片一瓶，规格 25mg×100；
   盐酸溴己新片一瓶，规格 8mg×100；
   注射用青霉素钠一盒，规格 80 万 IU。
3. 用具：角匙、25cm×25cm 包装纸（或小药袋）。

三、实训操作

1. 处方审查 审查提供的 20 张处方，按处方审查统计表（见附表）的要求进行统计。分析不合格处方的原因，并提出处理的方案。

(1) 规范性审查

①审查处方前记内容：医院名称、门诊号、处方编号、科别及患者姓名、性别、年龄及日期等是否完整，有无涂改变更等。

②审查处方正文：审查药品名称、剂型、规格、数量、剂量单位及用法等内容是否齐全，书写是否规范，是否有误或有涂改。

③审查处方医师签名，审核、调配、核对、发药的药学专业人员签名等。

(2) 适宜性审查

①剂量的审查：审查时应根据药物本身的性质、剂型、配伍以及患者的年龄、体质、病情来全面衡量。

②配伍禁忌：包括理化性和药理性配伍禁忌。
③用药禁忌：包括妊娠期和哺乳期用药禁忌，以及病症与用药禁忌等。

2. 处方调配 根据下面的处方内容，采用规范的取药方法和包装方法进行调剂，并在包装上注明用法和用量。取药时，操作人员应先做好个人卫生和环境卫生。药片为内服制剂，切忌用手接触，应使用专用的角匙撮取。

3. 拆零药品包装

（1）分别将枸橼酸喷托维林片 6 片、盐酸溴己新片 12 片和注射用青霉素钠 4 支装入预先准备好的药品袋中。

（2）单次剂量包装：根据处方要求准备 6 张 25cm×25cm 的包装纸，在每一张放入枸橼酸喷托维林片 1 片、盐酸溴己新片 2 片，采用四角包的方式包好。注射用青霉素钠另行包装，注明用法和用量。

（3）角包的叠包法：

①准备：将一张 25cm×25cm 的包装纸呈对角线平放在操作台上，朝向操作者的纸角称为里角，将称好的药品放置在中心处。

②叠漏斗形兜：左手拇指、食指捏里角，在对角线的 1/3 处向前折叠，右手食指、中指压折叠的里边线。然后，右手在右侧按于里边线 1/3 处，同时其余四指将右角折起与里角相叠在一起，里角边线与右角折叠的边线重合。左手拇指与食指捏住两角边缘，把重叠的尖端朝下，此时呈漏斗状包形。

③折叠兜盖：腾出的右手拇指和小指在里侧，其他三指在外侧，将兜托起，左手拇指配合右手拇指按压里角与右角重叠的边，使之呈水平状，然后，左手折叠左角，右手用同样的方法向左折叠外角，使其折叠边线与左角重合，伸出包外的余角用双手拇指与食指配合掖进掖口处。四个面均呈三角形、四个角棱角分明。

四、实训考核

教师评定成绩，应根据学生审查处方及调配处方的准确性、速度、操作的规范性、拆零药品包装的外观和牢固性等方面综合判定。

附表：

处方审查统计表

类别	处方审查	数量
不合格处方	前记内容不完整	
	正文内容不齐全、书写不规范	
	剂量过大或过小	
	出现了配伍禁忌或违反了用药禁忌	
	其他不符合规定	
合格处方		
不合格处方的处理方案：		

五、讨论

在处方审查中如何审查出不合理用药？

实训四　常用药品外观鉴别

一、实训任务

1. 检查药品包装的材质、颜色、包装上文字与图案、包装标识等，准确判定药品真假。

2. 检查药品标签与说明书内容，判定其是否符合要求。

3. 观察药品的外观性状，通过看、尝、溶、嗅、烧等简易方法鉴别药品真伪。

二、实训指导

1. 药品、假药、劣药定义及判定知识。

正品包装盒印刷精美，文字清晰，文字、字母及生产批号的数字大小一致，间距均匀并按规定注明生产厂家、批准文号等包装标识。假劣药品一般印刷粗糙，文字、字母大小不一，生产批号数字大小不一，间距不均匀，或无生产厂家、无批准文号等。

2. 通过眼睛、鼻子、耳朵、手等感觉器官来检定药品质量的知识。用眼睛观察药品的外观质量，有无变形、开裂、脱皮、污痕、霉点、熔化、溶解、变色、结块、挥发、沉淀等异状，如维生素C片为白色或略带黄色片，当颜色变成深黄色则已变质，不可供药用。用鼻子嗅闻药品有无变味或串味情况。对易碎药品进行震动、摇晃后，用耳朵听其包装内有无碎片撞击声。用手指或手掌弹、拍、触、摸药品，感觉其干软、黏结、滑腻的程度等。药品都有特定的口味，如氯霉素片等味极苦。

3. 片剂、胶囊、注射剂、滴眼剂、软膏剂、颗粒剂、糖浆剂、气雾剂等常用制剂质量检查方法与判断标准。

三、实训准备

1. 准备阿莫西林胶囊、维生素C片、盐酸小檗碱片、复方黄连素片、氯霉素片、氯霉素滴眼液、多潘立酮片、硝酸咪康唑软膏等药品。

2. 每个品种要求两个以上厂家。

3. 准备所列品种已变质的药品或假冒伪劣药品。

四、实训操作

1. 药品内、外包装检查。观察药品包装的材质、颜色、包装上文字与图案等，检查包装标识等是否符合要求。

2. 检查药品标签与说明书，检查药品标签所示药品的品名、规格、生产厂家、批准文号、生产批号、主要成分、装量、适应证、用法、用量、禁忌证、有效期、贮藏等是否符合规定。

3. 从列举的药品中找出变质失效的药品。
4. 通过看、尝、溶、嗅、烧等简易方法，判定药品的真伪。

五、实训考核

教师在评定成绩时，应从学生实际操作的准确性、外观鉴别的熟练性以及速度等方面综合评定。

六、讨论

如何用感观来识别药品的真伪？

实训五　常用医药商品的保管养护

一、实训任务

1. 能按照药品的性质分库、分区堆垛药品，并按色标管理。
2. 掌握药品仓库温湿度控制方法。

二、实训指导

1. 药品仓库温湿度要求。冷库温度为2℃~10℃；阴凉库温度不高于20℃；常温库温度为0℃~30℃。各库相对湿度保持在35%~75%之间。
2. 药品堆垛与色标管理按GSP管理要求储存药品。
3. 注射剂、片剂、胶囊剂、水溶液剂、软膏剂、栓剂等常用制剂的保管方法。
4. 温湿度测定仪的读取方法。
5. 温湿度的调控方法。

三、实训准备

1. 准备复方阿司匹林片、维生素C片、复方氢氧化铝片、氯霉素片、盐酸小檗碱片、红霉素肠溶片、薄荷喉片、注射用青霉素钠、注射用头孢噻肟钠、盐酸肾上腺素注射液、葡萄糖氯化钠注射液、阿莫西林胶囊、布洛芬缓释胶囊、维生素AD滴剂、维生素E胶丸、精制破伤风类毒素、丽珠肠乐、氯霉素滴眼液、甲硝唑栓、阿司匹林栓、环吡酮胺乳膏、氢化可的松乳膏、琥乙红霉素颗粒、板蓝根颗粒、沙丁胺醇气雾剂等药物以及创口贴、医用纱布、避孕套等。
2. 温湿度测定仪。
3. 电冰箱、除湿机及空调机等。

四、实训操作

1. 根据以上所列医药商品贮藏保管要求，对提供的药品仓库进行分区。

2. 调节各库区温湿度，达到规定要求。
3. 将所列医药商品分区堆垛储存。

五、实训考核

教师在评定成绩时，应从学生实际操作的准确性、选择方法的有效性以及速度等方面综合评定。

六、讨论

1. 分析影响药品质量的主要因素有哪些？采用哪些预防措施可以避免药品在贮藏中变质？
2. 常用的调控仓库温湿度的措施有哪些？

模块二　用药咨询

实训六　抗感染药的用药咨询

一、实训任务

1. 要求实训人员能通过对患者症状的询问，准确地判断出疾病。
2. 根据患者的病情和特征，有针对性地推荐相应的药品。
3. 提醒患者的用药注意。

二、实训指导

1. 工作步骤

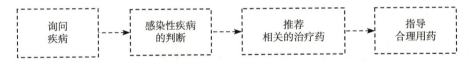

2. 疾病特征　感冒和流感都是急性的上呼吸道感染，支气管炎是由病毒、细菌及物理、化学等刺激因素引起的支气管黏膜和周围组织的炎症性病变。普通感冒和流感都可以继发细菌感染，引起细菌性支气管炎等。

（1）普通感冒多为病毒引起，以鼻咽部卡他症状为主要表现。

起病较急，初期有咽干、咽痒或烧灼感，以后可有喷嚏、鼻塞、流清水样鼻涕，2～3天后变稠。可伴咽痛，也可出现流泪、味觉迟钝、呼吸不畅、声嘶、少量咳嗽等。一般无发热及全身症状，或仅有低热、不适、轻度畏寒和头痛。如无并发症，一般经5～7天痊愈。

（2）流行性感冒为病毒引起，以全身症状为主要表现。

流感常起病急，全身症状如发热，体温可达39℃～40℃，头痛、乏力、全身酸痛，而呼吸道症状如喷嚏、鼻塞、流清水样鼻涕相对较轻。

（3）支气管炎和肺炎大多继发于上呼吸道感染之后，或突然出现干咳，以后咳嗽有黄或白痰，可伴有气促、发热，症状持续时间较长，可达7～10天，医生可能在患者肺部听到干啰音或湿啰音。

三、实训准备

1. 由柜台和货架构成的模拟药店。
2. 抗感染药十余种。
3. 两人一组，抽签决定分别模拟营业员和患者。

四、实训操作

【疾病问询】

患者（#）主诉：这几天咳嗽。该用什么药？

营业员（＊）问询：当患者来到柜台前时，首先应该查询患者本人的年龄、性别，然后进一步询问。

＊出现这些症状有多长时间了？

#一个星期左右。

＊除咳嗽，是否喷嚏、鼻塞、流清水样鼻涕？

#刚开始有这种症状。

＊测过体温没有？

#测过，体温稍高。

＊咳嗽是干咳还是有痰？是否喉痒？

#有黄痰，喉痒。

＊服用过哪些药物？有效果没有？

#用过两天感冒清。

＊去医院做过什么检查？

#没有。

＊好的，我先给您推荐一些药品，但是应用5～7天后若不能减轻或缓解症状，请您最好到医院检查。

【疾病评估】 根据患者主诉和营业员询问，可判断急性支气管炎。

【药品推荐】 推荐常用单方及复方抗感染药。

【用药注意】

1. 配伍时注意合理用药。
2. 患者应严格按疗程用药。
3. 咳嗽、痰严重时，请咨询医师。

五、实训考核

教师在成绩评定时，应根据营业员问病的态度是否和蔼亲切，语言通俗；询问有无目的、层次、重点；是否诊断正确，选药合理；注意事项是否交代清楚明了等方面综合评定。

六、讨论

常用抗感染药品使用中的注意事项？

实训七　非处方药的用药咨询

一、实训任务

1. 掌握向患者问病的基本程序、问病的内容和技术。
2. 掌握向患者推荐非处方药品的基本原则，并能指导患者正确合理的用药。

二、实训指导

1. 工作步骤：

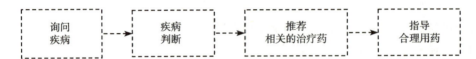

2. 感冒、腹泻等常见病的初步诊断知识，以及指导临床用药的基本知识。
3. 目前用于各种常见病防治的非处方药品种的特点和价位。

三、实训准备

1. 用柜台、货架数个设计一个小规模模拟药店，并根据咨询内容准备相关非处方药品数种。
2. 实训同学每两人一组，分别模拟患者和营业员。由模拟患者的同学提前准备症状的描述。

四、实训操作

（一）问病

1. 营业员询问患者的基本程序　患者主诉→提示可能的疾病→进一步询问病史或适当结合其他诊法，通过分析辨清疾病的原因、性质和程度。

2. 营业员询问患者的内容

（1）问病症　患者感受最明显最严重的症状及发病时间、部位、性质、持续时间、伴随症状。

(2) 问病前　过去的健康状况，继往史，过敏史，用药情况，以及病前的生活情况。

(3) 问病后　饮食、睡眠、体重、体力、大小便及精神状态有无改变等。

(4) 其他情况　职业及工作条件、饮食规律、烟酒嗜好与摄入量，女性患者的月经情况、是否处于妊娠期。

(二) 向患者推荐药品

1. 对症选药　在对患者的疾病做出了准确的判断后，向患者推荐对症的药品。注意不同品牌、不同剂型特点的比较。

2. 配伍用药　为患者推荐药品时还应向其做合理的药物配伍，如钙片应联合使用维生素 D 等。

3. 交代注意事项　包括用药时间、每日次数和疗程、用药注意事项及可能出现的不良反应等。

(三) 用药咨询示例

【患者主诉】腹痛、腹泻，大便不爽，次数增多。

【病情分析】根据患者主诉，初步判断有可能为下列疾病：急性肠胃炎；细菌性痢疾；胆囊炎、胆结石；肠炎；肠道寄生虫。

进一步询问：

营业员：请问什么时候开始发病？每天大便多少次？什么形状的大便？有无异味？腹痛部位、程度如何？

患者：昨天下午开始发病，每天 3~5 次的稀便，无异味，下腹部隐痛或间断性疼痛，有轻微腹胀、下坠感。

营业员：是否发热？有无上腹部不适、恶心呕吐？

患者：无明显发热，无恶心呕吐。

营业员：发病前的饮食情况怎样？生活有无异常？

患者：前几日饮食较为油腻。并且好像有点着凉。

营业员：以前有过类似的腹痛、腹泻情况吗？

患者：近一年来常有类似问题。

营业员观察患者面色不华、精神不振、懒言少语。

综合考察，该患者的症状符合慢性肠炎的典型症状。

【用药方案】

1. 消炎止痛：细菌感染，除选用有效抗生素外，可选用复方黄连素片、元胡止痛片等。

2. 止泻剂可选用蒙脱石、次碳酸铋等。

3. 也可选用口服双歧杆菌活菌制剂等调节菌群平衡的微生态药物。

五、实训考核

教师在成绩评定时,应根据营业员问病的态度是否和蔼亲切,语言通俗;询问有无目的、层次、重点;是否诊断正确,选药合理;注意事项是否交代清楚明了等方面综合评定。

六、讨论

非处方药的合理用药?

实训八 抗感冒药的用药咨询

一、实训任务

1. 要求实训人员能通过对患者症状的询问,准确地判断出患者是普通感冒或是流行性感冒。
2. 实训人员应对目前常用的抗感冒药品种的特点有全面了解。
3. 根据患者的病情和特征,有针对性地推荐相应的药品。

二、实训指导

1. 工作步骤

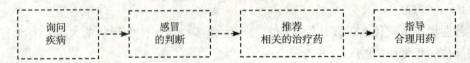

2. 疾病特征

(1) 普通感冒 普通感冒是一种常见病,是由于多种病毒引起的上呼吸道感染。当过度疲劳、受惊、淋雨、受寒时,感冒病毒可迅速繁殖,释放毒素,引发鼻、咽、喉部发生炎症。此时咽部细菌失去抵抗力,口腔中一般不危害人体的细胞会乘势繁殖,引起细菌继发感染。一般不发热,个别有 37.2℃~37.3℃ 低烧,全身症状有懒倦、肌肉酸痛、头痛、头晕,有腹胀、腹痛、腹泻者,鼻腔部症状为流涕、鼻塞、喷嚏、咽干、咽痛、轻咳、有痰或无痰。典型症状可持续 3 天左右。

(2) 流行性感冒 流行性感冒是由流感病毒引起的一种极易传染的呼吸道疾病。引起流行性感冒的病毒分甲、乙、丙三型,并有多种亚型,它是通过吸入空气中含病毒的小水滴,或通过接触流感患者污染的物品而受到传染。起病急骤,畏寒,高热(38℃~39℃),咽痛,全身酸痛,乏力,鼻塞,打喷嚏,头痛。

三、实训准备

1. 由柜台和货架构成的模拟药店。

2. 抗感冒药（OTC）数十种。
3. 实训人员两人一组，抽签决定分别模拟营业员和患者。

四、实训操作

（一）普通感冒的用药咨询

【疾病问询】

患者（#）主诉：近日因工作繁忙，过度疲劳，昨又淋雨，出现头痛，咽干，周身酸痛，请问是感冒吗？吃什么药？

营业员（*）问询：当患者来到柜台前时，首先应该查询患者本人的年龄、性别，然后进一步询问。

*您发烧吗？（普通感冒一般不发烧，个别有37.2℃~37.3℃微热）

#不发烧。

*有哪些具体症状？（如全身酸痛、咽痛、流涕、鼻塞、打喷嚏，以便对症推荐药品）

#有头痛、身体懒倦、鼻塞、流涕、打喷嚏。

*患者有无眼睛红、痒，鼻痒，突发性打喷嚏等情形？（患者只有这些症状而无其他感冒症状的话，则可能为过敏性鼻炎而非感冒）

#没有这些情况。

*患者有无其他疾病如糖尿病、青光眼、心脏病、高血压、甲状腺疾病等？（因为有些抗感冒药对这些患者需谨慎应用）

*症状持续多久了？（一般感冒持续3~7天即可痊愈，若超过7天仍未缓解反而加重，则可能有并发症产生，应建议患者就医）

【疾病评估】可判定为普通感冒。

【药品介绍】

1. 单方解热镇痛药 主要介绍阿司匹林、对乙酰氨基酚、布洛芬、萘普生、贝诺酯等。

2. 复方抗感冒药 主要介绍复方氨酚烷胺胶囊、复方盐酸伪麻黄碱缓释胶囊、复方氨酚葡锌片、美息伪麻片等。

【药品推荐】

1. 感冒初起，鼻塞，咽干，流涕，喷嚏等（临床称为卡他症状）可选用复方伪麻黄碱缓释胶囊（新康泰克）。

2. 畏寒，发烧，头痛初起，伴有全身肌肉关节痛，可选用阿司匹林、对乙酰氨基酚、布洛芬、芬必得、萘普生、贝诺酯、牛磺酸等，复方制剂如复方对乙酰氨基酚片，处方药散利痛片等。

3. 感冒症状较重，发热、头痛、流涕、打喷嚏、鼻塞、咽痛、咳嗽、咯痰等，可选用含有伪麻黄碱的马来酸氯苯那敏、二氧丙嗪、人工牛黄、右美沙芬等复方抗感冒药。

【用药注意】

1. 服用抗感冒药时，要注意只用一种，不应重复用药，否则可对肝、肾功能造成损坏。

2. 应用含有伪麻黄碱的药品抗感冒时，老年人，有心脏病、高血压、甲亢、青光眼、前列腺肥大等患者谨慎使用。

3. 凡驾驶机、车、船人员或其他机械操作者，工作时间内禁用含有马来酸氯苯那敏、盐酸苯海拉明的抗感冒药，前列腺肥大患者也要谨慎使用。

4. 服用抗感冒药时，禁止饮酒。孕妇、哺乳期妇女慎用抗感冒药。服用本类药物，疗程为3~7天，症状不缓解，建议患者去医院就医。

（二）流行性感冒的用药咨询

【疾病问询】

患者（#）主诉：3天以来发烧、全身酸软无力、头痛、恶心，有时发冷，拟购买一种退烧药。

营业员（＊）问询：患者来到柜台前主诉后，应先询问患者本人的年龄、性别和体重。然后进一步询问。

＊您是突然发烧的吗？体温多少？（流行性感冒起病急骤、高烧可达39℃）

#超过了38℃。

＊您全身肌肉、关节酸痛吗？（流行性感冒发烧时伴头痛、全身酸痛）

#是的。

＊您有鼻塞、流涕、喷嚏等症状吗？（这些症状比全身酸痛症状出现较晚）

#有。

＊您发热较高，今天是第几天了？（流行性感冒一般发热持续3~5日）

＊您周围的同事或家人有发烧吗？（流行性感冒很易传染别人）

#有。

【疾病评估】 判定为流行感冒。

【药品推荐】

1. 对于流行性感冒患者，可重点选用含有金刚烷胺、人工牛黄、板蓝根浸膏、葡萄糖酸锌的复方制剂抗感冒药。

2. 患者如咽痛、咳黄痰，为预防细菌合并感染，可建议患者应用一些处方药抗菌药，如抗生素类的阿莫西林、罗红霉素等；喹诺酮类的诺氟沙星、氧氟沙星；磺胺类的复方新诺明等。

【用药注意】

1. 建议患者详细阅读药品说明书，因为说明书是指导患者安全用药的重要依据。

2. 如患者持续高烧不退、咳嗽、有脓黄痰、咽痛、胸痛，应去医院就医。

3. 患有心脏病、高血压、慢性肺部疾病、甲状腺疾病、糖尿病患者，以及老人、小儿、孕妇，要特别注意细菌继发感染，尤其是肺炎的发生。上述人群患流行性感冒，应建议去医院及时就医为好。

五、实训考核

教师在成绩评定时，应根据营业员问病的态度是否和蔼亲切，语言通俗；询问有无目的、层次、重点；是否诊断正确，选药合理；注意事项是否交代清楚明了等方面综合评定。

六、讨论

1. 普通感冒与流行性感冒在症状上有哪些主要区别？
2. 能不能同时使用几种感冒药？为什么？
3. 安麻苯美片（白加黑片）的白片和黑片在处方成分上有何区别？特点是什么？

实训九　抗消化性溃疡药的用药咨询

一、实训任务

1. 要求实训人员能通过对患者症状的询问，准确地判断出患者是慢性胃炎还是消化性溃疡（胃溃疡及十二指肠溃疡）。
2. 实训人员应对目前常用的抗消化性溃疡药的品种和特点有全面了解。
3. 根据患者的病情和特征，有针对性地推荐相应的药品。

二、实训指导

1. 工作步骤

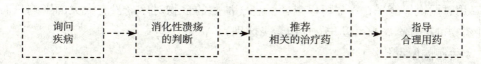

2. 疾病特征　胃及十二指肠溃疡经常发生于 40～50 岁之间，男性比女性常见。胃、十二指肠溃疡的症状：

临床特点为慢性过程、周期性发作、节律性疼痛。

（1）腹部疼痛不适，表现为胀痛、烧灼样痛或饥饿样不适感。胃溃疡多在进食后半小时至两小时出现，即所谓餐后痛，表现为进食→疼痛→缓解的规律，如溃疡位置接近幽门，疼痛节律可与十二指肠溃疡相同。十二指肠溃疡的疼痛为右上腹痛，多在进食后 3～4 小时出现，进食后可减轻，又称空腹痛，疼痛也常在半夜出现，称夜间痛，故有疼痛→进食→缓解的规律。

（2）反酸、烧心也是上消化道溃疡的常见症状。患者如伴恶心、呕吐，提示溃疡高度活动，如呕吐物为隔夜食物，表明有幽门梗阻。

（3）本病患者还可有失眠、多汗、消瘦和贫血等症状。

三、实训准备

1. 由柜台和货架构成的模拟药店。
2. 抗消化性溃疡药（OTC）数十种。
3. 实训人员两人一组，抽签决定分别模拟营业员和患者。

四、实训操作

【疾病问询】

患者（#）主诉：近期以来上腹疼痛、嗳气、烧心，该用什么药？

营业员（*）问询：当患者来到柜台前时，首先应该查询患者本人的年龄、性别，然后进一步询问。

*出现这些症状有多长时间了？

#几个星期了。

*胃痛是时好时坏？还是经常如此？

#时好时坏。

*胃痛何时发生？饭后或饭前？夜间您痛醒过吗？

#多在饭后1个小时左右。夜里无明显疼痛感。

*油腻的食物对疼痛有影响吗？

#没有太大的影响。

*饮酒吗？吸烟吗？

#有。

*经常服用过哪些药物？有什么影响？

#用过两次胃舒平，疼痛可以减轻一些（油腻的食物对疼痛没有太大的影响；而且碱性药物可缓解疼痛，可以与慢性胆囊炎区别）。

*去医院做过什么检查？

#没有。

*好的，我先给您推荐一些药品，但是应用5~7天后若不能减轻或缓解疼痛，请您最好到医院检查。

【疾病评估】根据患者主诉和营业员询问，可判断为胃及十二指肠溃疡。

【药品推荐】

1. 单方抗消化性溃疡药 ①胃酸中和药：复方氢氧化铝片、凝胶剂；铝碳酸镁片等。②H_2受体阻断剂：西咪替丁片；雷尼替丁片、胶囊；法莫替丁片、胶囊等。③胃黏膜保护药：枸橼酸铋钾片、胶囊、颗粒剂；硫糖铝片、混悬剂等。④质子泵抑制剂：奥美拉唑胶囊。⑤M受体阻断剂：颠茄酊等。

2. 复方抗消化性溃疡药 复方氢氧化铝片、维仙U片、复方铝酸铋片等。

【用药注意】

1. 配伍时注意胃黏膜保护药不宜与抗酸药同服。

2. 为增强疗效和防止复发，建议联合使用抗幽门螺杆菌药——甲硝唑或阿莫西林。
3. 患者应严格按疗程用药。
4. 有呕血或呕吐咖啡样物，大便带血或柏油状大便，应马上就医。
5. 极度口渴或尿少，说明有脱水，应去医院就医，补液治疗。

五、实训考核

教师在成绩评定时，应根据营业员问病的态度是否和蔼亲切，语言通俗；询问有无目的、层次、重点；是否诊断正确，选药合理；注意事项是否交代清楚明了等方面综合评定。

六、讨论

1. 消化性溃疡患者应如何从日常生活中进行自我调节？
2. 消化性溃疡应采取什么样的治疗方案？
3. 枸橼酸铋钾在用药期间出现舌、大便呈黑色是否正常？
4. 为何要加服抗幽门螺杆菌药？

实训十　抗高血压药的用药咨询

一、实训任务

1. 要求实训人员能通过对患者症状的询问，准确地判断出患者是高血压。
2. 根据患者的病情和特征，有针对性地推荐相应的药品。
3. 提醒患者的用药注意。

二、实训指导

1. 工作步骤

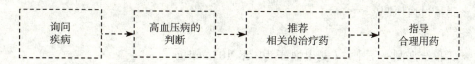

2. 疾病特征　高血压病根据起病和病情进展的缓急及病程的长短可分为缓进型和急进型，前者又称良性高血压，后者又称恶性高血压，临床以缓进型多见。

（1）缓进型高血压

①早期表现：早期多无症状，偶尔体检时发现血压增高，或在精神紧张、情绪激动或劳累后感头晕、头痛、眼花、耳鸣、失眠、乏力、注意力不集中等症状。早期血压仅暂时升高，随病程进展血压持续升高，脏器受累。

②脑部表现：头痛、头晕常见，头痛多发生在早晨，头晕可为暂时性或持续性。多由于情绪激动、过度疲劳、气候变化或停用降压药而诱发。

③心脏表现：早期，心功能代偿，症状不明显；后期，心功能失代偿，发生心力衰竭。

④肾脏表现：肾血管病变的程度和血压高度及病程密切相关。在早期可无任何临床表现。随病程的进展可先后出现夜尿、多尿、蛋白尿、管型尿及尿毒症。

(2) 急进型高血压　急进型高血压可发生在任何年龄，但以30～40岁为最多见。血压明显升高，舒张压多持续在17.3～18.7kPa（130～140mmHg）或更高。各种症状明显，小动脉的纤维样坏死性病变进展迅速，常于数月至1～2年内出现严重的脑、心、肾损害，发生脑血管意外、心力衰竭和尿毒症，最后多因尿毒症而死亡。

三、实训准备

1. 由柜台和货架构成的模拟药店。
2. 抗高血压药十余种。
3. 两人一组，抽签决定分别模拟营业员和患者。

四、实训操作

【疾病问询】

患者（#）主诉：最近总是有头晕和头痛，有没有什么药可以治？

营业员（*）问询：当患者来到柜台前时，首先应该查询患者本人的年龄、性别，然后进一步询问。

*是不是在紧张或劳累后加重？

#是。

*近期用过什么药物吗？

#没有。

*有没有胸闷、气短的感觉？

#有时候有。

*测量过血压吗？

#没有。

*那我给您测一下吧。（测出血压为168/103mmHg）

*您的血压比较高，我给你推荐一些药品，但是根据您的情况，血压偏高，另外您有胸闷的症状，可能合并有高血压的并发症，建议你尽快到医院做进一步的检查，确诊。

【疾病评估】根据血压的测定结果，可判断为2级高血压。

【药品推荐】现在认为，2级高血压患者在开始时就可以采用两种降压药物联合治疗，处方联合或者固定剂量联合，联合治疗有利于血压在相对较短时期内达到目标值，也有利于减少不良反应。联合治疗应采用不同降压机理的药物。比较合理的两种降压药联合治疗方案是：利尿剂与β阻滞剂；利尿剂与血管紧张素转化酶抑制剂（ACEI）或血管紧张素受体阻断药（ARB）；二氢吡啶类钙拮抗剂与β阻滞剂；钙拮抗剂与利尿剂或ACEI或ARB。三种降压药合理的联合治疗方案必须包含利尿剂。采用合理的治疗方案和良好的治疗依从，一般可使患者在治疗后3~6个月内达到血压控制目标值。

【用药注意】改善生活行为，包括超重和肥胖者减轻体重、减少钠盐摄入、补充钙和钾盐、减少脂肪摄入、戒烟、限制饮酒、增加运动。调整生活方式能降低血压，提高降压药物的疗效，降低心血管危险。药物治疗一般都要坚持长期甚至终生治疗。

五、实训考核

教师在成绩评定时，应根据营业员问病的态度是否和蔼亲切，语言通俗；询问有无目的、层次、重点；是否诊断正确，选药合理；注意事项是否交代清楚明了等方面综合评定。

六、讨论

抗高血压药联合应用时的注意事项？

实训十一　维生素类及矿物质药的用药咨询

一、实训任务

1. 要求实训人员能通过对患者症状的询问，准确地判断出患者是否为维生素类及矿物质缺乏症，并能认定患者所缺乏维生素类及矿物质的种类。
2. 实训人员应对目前常用的维生素类及矿物质药的品种和特点有全面了解。
3. 根据患者的病情和特征，有针对性地推荐相应的药品。

二、实训指导

1. 工作步骤

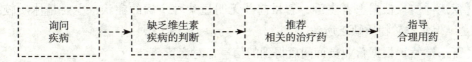

2. 疾病特征　维生素与矿物质是人类维持生命与健康、促进生长发育所必需的微量元素，它们是组成人体的重要物质，如缺乏或不足，则可产生一系列疾病。在不合理的饮食习惯、偏食，处于妊娠期、哺乳期、老年人，某些疾病如高热，消耗增加，劳动量过大以及生活条件差等情况下，均可因维生素和矿物质的供应量不足而需求量增加，如再加上长期得不到补充，就会导致一系列疾病。

常见的是维生素A、D、E、K、B_1、B_2、B_6、B_{12}及烟酸、烟酰胺、叶酸等的摄取不足引发的疾病，如夜盲、舌炎、口腔炎、阴囊炎、周围神经炎、脚气病、食欲不振、消化不良、坏血病、佝偻病，甚至影响生长发育。

矿物质是维持人体正常生命活动所必需的物质，有些矿物质为酶的组成部分，能调节多种生理功能。人体中钙、磷、钠、钾、镁、硫、氯化物等含量较大，称常量元素；铜、氟、碘、铁、锌、铬、硒、锰、钼、镍、钴、锡、铅、硅等含量甚微，称微量元素。常量元素是构成人体骨骼和牙齿的重要成分，可维持体液平衡、细胞正常活动和神经肌肉兴奋性，如缺乏钙则易引起老年人和妇女骨质疏松，腰、腿、膝酸痛；微量元素对激素、细胞膜起激活和稳定作用，如锌缺乏可引起味觉、嗅觉失常，食欲不振和儿童生长发育不良等，碘缺乏可引起甲状腺肿大，铁缺乏可引起缺铁性贫血。

三、实训准备

1. 由柜台和货架构成的模拟药店。
2. 维生素类及矿物质药（OTC）数十种。
3. 实训人员两人一组，抽签决定分别模拟营业员和患者。

四、实训操作

【疾病问询】

患者（#）主诉：日常食欲不好、偏食、体质虚弱、不耐小劳，希望购买一些营养保健药品。

营业员（*）询问：顾客来到柜台前主诉后，先询问患者的年龄、性别和职业，然后进一步询问。

*您（70岁老人）夜间常有腿部抽筋吗？腰背酸痛吗？（可能是骨质疏松，需要补钙）

*您有眼角膜干燥、溃疡、皮肤干燥、经常由于免疫力低下而感冒吗？（可能缺乏维生素A）

*您有齿龈发肿、流血、牙齿松动吗？（可能缺乏维生素C）

*您孩子上课经常注意力不集中，智力偏低吗？（可能缺锌）

*您总是感到疲乏、精力不好吗？（可能缺乏维生素及矿物质）

【疾病评估】 根据患者主诉，若目前并无明显某种疾病的症状，主要是体质较差，可能是维生素与矿物质缺乏所致。

【药品推荐】 根据营业员询问后得到的信息，对症荐药。

1. 钙缺乏症，可选用的钙制剂有碳酸钙片及其复方制剂（钙尔奇D咀嚼片、碳酸钙-氧化镁片）、葡萄糖酸钙、氨基酸螯合钙（乐力）、枸橼酸钙等。

2. 若为维生素A缺乏引起的夜盲症、皮肤粗糙，可选用维生素A胶丸剂、维生素AD滴剂。

3. 若为B族维生素缺乏引起的脚气病、结膜炎、口角炎、舌炎、脂溢性皮炎、周围神经炎等，可对症选用维生素B_1片、维生素B_2片、维生素B_6片、烟酰胺片，或选用复合维生素B片。

4. 若为维生素C缺乏引起的坏血病以及机体免疫力下降，可选用维生素C片。

5. 若为维生素与矿物质广泛缺乏，则可选用含多种维生素及矿物质制剂。其剂型有片剂、颗粒剂、口服溶液剂、滴剂等。其常用的药品有善存、维多宝、西福多维、爱得力-M-500、玛特娜、克补片、小儿维生素咀嚼片（小施尔康）、施尔康、金施尔康、含铁多维片、十维锌、乐力等。

【用药注意】使用单方的钙制剂时，患者应配合使用维生素D以促进钙的吸收。而复方钙制剂中已含有维生素D，不必加服。长期大量服用含有维生素D的补钙制剂，可能引起维生素D中毒伴高钙血症。如出便秘、腹泻、持续性头痛、食欲减退、金属味觉、恶心、呕吐、乏力等，应告诫患者立即停服。

五、实训考核

教师在成绩评定时，应根据营业员问病的态度是否和蔼亲切，语言通俗；询问有无目的、层次、重点；是否诊断正确，选药合理；注意事项是否交代清楚明了等方面综合评定。

六、讨论

1. 维生素类及矿物质药是否可以作为滋补药长期服用？
2. 缺钙的表现症状有哪些？

实训十二　皮肤科药的用药咨询

一、实训任务

1. 要求实训人员熟悉常见皮肤病的症状，并能通过对患者症状的询问，准确地判断出患者的病症和病情。
2. 实训人员应对目前常用的皮肤科用药的品种和特点有全面了解。
3. 根据患者的病情和特征，有针对性地推荐相应的药品。

二、实训指导

1. 工作步骤

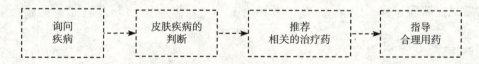

2. 疾病特征　常见皮肤病及其症状。

（1）脓疱疮　又称传染性脓疱疮，俗称"黄水疮"。是一种化脓球菌传染病。

主要症状：①本病好发于儿童，亦可见于成年人，多见于夏秋炎热季节。②好发于头面部、手足等暴露部位，多继发于痱子、湿疹等。③皮损起初为红斑、丘疹或水疱，很快变成脓疱。因为脓疱壁薄而松弛，故易破溃，渗流黄水，干后形成叠瓦状蜡黄色厚痂，邻近的皮损常互相融合。④脓疱发生于较大面积皮肤时，患者可出现畏寒发热等全身症状。

(2) 手、足癣 是皮肤真菌（又称霉菌）在手指间或足趾间感染的一种疾病。手癣中医称"鹅掌风"，足癣俗称"脚气""香港脚"。

主要症状：根据感染的病菌不同，症状也不同。如多见于足底或手掌的水泡型癣症；多见于足趾间的糜烂型癣症，以及多见于手、足掌的角化过度型，俗称"脚垫"，表现为皮肤粗糙，角化明显，冬季可干燥开裂而引起疼痛。

前两型的共同特征是奇痒难忍，反复搔抓又形成新的感染，所以手足癣很顽固，不易彻底治愈。

(3) 荨麻疹 是以红、肿、痒为特征的过敏反应。引起过敏的因素主要是食品和药物，其他如输血、昆虫叮咬、紧张、日光、寒冷、发热也能引起。在不少情况下，可能找不出是什么原因。

主要症状：最显著的症状是皮肤凸起或肿胀，小如钱币，大如菜盘。并伴有剧烈瘙痒和灼热感。重者出现恶心、呕吐、腹痛、腹泻；甚至出现憋气、呼吸困难。

(4) 皮炎 是皮肤或黏膜发生的急性炎症。表现为红斑、丘疹、水肿、水疱，甚至大疱。

主要症状：一般无特异性，由于接触的性质、浓度、接触方式及个体反应不同，发生的皮炎形态、范围及严重程度也不相同。轻症局部出现红斑，淡红或鲜红色，稍有水肿，或有针尖大小丘疹密集；重症时红斑肿胀明显，在此基础上有多数丘疹、水疱、糜烂、渗液和结痂。自觉症状大多有痒、烧灼感或肿痛感，少数严重病例可有全身反应，如发热、畏寒、头痛、恶心。

(5) 疥疮 由于疥虫感染皮肤（挖掘隧道的机械伤害及其分泌毒汁的刺激）引起的皮肤病。

主要症状：夜间阵挛性剧烈瘙痒；手缝可见疥虫掘的隧道，长 2~4mm，呈灰褐色不规则曲线；皮疹好发于皮肤薄嫩的地方，尤其在手指缝、小腹部、乳房、腋窝、腹股沟、阴部等，主要为粟米大小的丘疹或疱疹；在阴囊、阴茎、阴唇、腹股沟等处发生黄豆大小的淡红色结节，此为疥疮结节。

除上述几种外，还有湿疹、痤疮、体癣、牛皮癣、寻常疣、扁平疣、尖锐湿疣等，均为常见皮肤病。

三、实训准备

1. 由柜台和货架构成的模拟药店。
2. 皮肤科用药（OTC）数十种。
3. 实训人员两人一组，抽签决定分别模拟营业员和患者。

四、实训操作

(一) 病例一

【疾病问询】

患者主诉：家中有 5 岁的儿子面部、手足暴露部位长了许多小脓疱，这些小脓疱易破溃且流黄水，黄水干后结成厚痂，患儿因为局部瘙痒而不断搔抓，近日来有些发热。

营业员询问：

*孩子是否经常在阳光强烈的时候跑到外面玩耍？

*家长是否经常给孩子洗澡，以保持皮肤清洁卫生？

*脓疱初起时是什么情况，是红斑、丘疹还是水泡？

*孩子发病多长时间了？

*孩子在本病发生前，是否长了痱子或蚊子叮咬后引起过皮炎？

*吃过或涂过什么药没有，效果怎样？

【疾病评估】根据顾客讲述情况，可判定为脓疱疮，可作如下建议：

1. 孩子如脓疱多，面积大，且发烧重，应立即去医院治疗。

2. 病情较轻，无全身发热等症状，推荐下面介绍的治疗药物。

【药品推荐】

1. 氯霉素软膏、红霉素软膏、10%鱼石脂、10%硫黄氧化锌软膏任选一种外涂。

2. 脓疱溃破流脓则可选用1%龙胆紫溶液、1%石碳酸炉甘石洗剂清洁患部，再用紫草油纱布敷于患处。

3. 可用1%碘酊液、1%樟脑酒精外涂周围健康皮肤则可止痒并防止本病扩张。

（二）病例二

【疾病问询】

患者主诉：一个成年男子来到您的药店，说自己得了"脚气"病，想买点药回去治疗。

营业员询问：应首先向这位顾客询问以下问题：

*您有些什么症状？

*您的"脚气"是什么时候得的？

*是否由于经常用手搓脚，使手上也起了皮疹，剧痒难忍？

*您的足底或手掌经常出现群集或散落的水泡吗？

*您冬季易发生手足皲裂吗？

*您是否经常去大众浴池洗澡，用公用拖鞋、公共毛巾？

*您用了些什么药，疗效如何？

*您的症状是否夏秋季较重而冬春较轻？

*您是否有这种感觉：用药之后症状会明显减轻甚至消失，此时如马上停药，过些日子症状又会出现？

【疾病评估】可判断真菌感染的为脚癣。

【药品推荐】盐酸特比萘芬乳膏、复方苯甲酸软膏、复方十一烯酸锌软膏、复方达克宁乳膏、硝酸咪康唑软膏、酮康唑软膏、制霉菌素软膏、克霉唑乳膏、联苯苄唑乳膏等。

【用药注意】提醒患者在症状消失之后，要继续用药1周，以巩固疗效，避免复发。

（三）病例三

【疾病问询】

患者主诉：感到浑身瘙痒，随即全身出现"风团疙瘩"，剧痒难忍，整夜不能入眠，随后让您看手臂和颈部的风团块，询问她患的什么病？用些什么药可以治好它？

（初步判断为荨麻疹）

营业员询问：

＊您以前有无类似情况？

＊您是否为过敏体质？如用手指在您身上划一下，是否会出现一条稍突起的红白色的划痕并有痒感？

＊您对什么药物或食物过敏吗？

＊您去医院诊治过吗？用过什么药？效果怎样？

【疾病评估】根据患者主诉情况，可以判断该患者是荨麻疹，可建议应用下面介绍的OTC药物内服，如病情不缓解，可建议去医院诊治。

【药品推荐】盐酸异丙嗪（非那根）片、马来酸氯苯那敏（扑尔敏）片、苯海拉明片内服；或达克罗宁软膏、氢化可的松软膏、皮清霜软膏、醋酸曲安奈德软膏外用。

1. 皮炎可选用醋酸曲安奈德软膏、复方曲安奈德软膏、醋酸地塞米松软膏、氟轻松软膏等。

2. 疥疮可选用升华硫软膏、克罗米通乳膏。

3. 痤疮可选用过氧苯甲酰乳膏、红霉素过氧苯甲酰凝胶。

五、实训考核

教师在成绩评定时，应根据营业员问病的态度是否和蔼亲切，语言通俗；询问有无目的、层次、重点；是否诊断正确，选药合理；注意事项是否交代清楚明了等方面综合评定。

六、讨论

1. 如何预防皮肤感染？
2. 荨麻疹和一般蚊虫叮咬的症状有何区别？

主要参考书目

[1] 陈新谦. 新编药物学. 第 17 版. 北京：人民卫生出版社，2011
[2] 刘亚琴. 医药商品学. 第 3 版. 北京：中国医药科技出版社，2008
[3] 王雁群. 医药商品学. 北京：中国医药科技出版社，2013
[4] 周小江，窦建卫. 医药商品学. 北京：中国中医药出版社，2009
[5] 王东风. 医药商品购销员国家职业资格培训教程. 北京：中国中医药出版社，2002
[6] 宋卉，吴争鸣. 制药学服务技能与药师岗前培训教程. 北京：中国医药科技出版社，2009
[7] 孙师家，杨群华. 药品购销员实训教程. 北京：中国医药科技出版社，2007